中西医结合疑难疾病诊疗与护理

主编 亓慧博　谢兆娟　董真真　逄增容
　　　 尉利苹　侯　萍　刘卫霞

四川科学技术出版社

图书在版编目（CIP）数据

中西医结合疑难疾病诊疗与护理/亓慧博等主编.
—成都：四川科学技术出版社，2022.10
ISBN 978 - 7 - 5727 - 0759 - 9

Ⅰ．①中…　Ⅱ．①亓…　Ⅲ．①疑难病—中西医结合—
诊疗②疑难病—中西医结合—护理　Ⅳ．①R44②R47

中国版本图书馆 CIP 数据核字（2022）第 198708 号

中西医结合疑难疾病诊疗与护理

ZHONGXIYI JIEHE YINAN JIBING ZHENLIAO YU HULI

主　　编　亓慧博　谢兆娟　董真真　逄增容　尉利苹　侯　萍　刘卫霞

出 品 人　程佳月
责任编辑　李迎军
封面设计　刘　蕊
责任出版　欧晓春
出版发行　四川科学技术出版社
　　　　　成都市锦江区三色路 238 号　邮政编码 610023
　　　　　官方微博：http://weibo.com/sckjcbs
　　　　　官方微信公众号：sckjcbs
　　　　　传真：028 - 86361756
成品尺寸　185mm × 260mm
印　　张　22.5
字　　数　530 千
印　　刷　成都博众印务有限公司
版　　次　2022 年 10 月第 1 版
印　　次　2022 年 10 月第 1 次印刷
定　　价　88.00 元

ISBN 978 - 7 - 5727 - 0759 - 9

邮　　购：成都市锦江区三色路 238 号新华之星 A 座 25 层　邮政编码：610023
电　　话：028 - 86361770

本书编委会

主　编　亓慧博　谢兆娟　董真真　逢增容　尉利苹
　　　　侯　萍　刘卫霞

副主编　许　会　刘昱旻　刘文珍　邱瑞香　张淋淋
　　　　海　花　郑晓霞　董俊英

编　委　（排名不分先后）
　　　　亓慧博　济南市中西医结合医院
　　　　谢兆娟　泰安市第四人民医院
　　　　董真真　东营市河口区中医院
　　　　逢增容　青岛西海岸新区中心医院
　　　　尉利苹　威海市中医院
　　　　侯　萍　威海市文登区人民医院
　　　　刘卫霞　鹤壁市妇幼保健院
　　　　许　会　桓台县人民医院
　　　　刘文珍　滨州医学院附属医院
　　　　刘昱旻　首都医科大学附属北京中医医院
　　　　邱瑞香　日照市疾病预防控制中心
　　　　张淋淋　滨州医学院附属医院
　　　　郑晓霞　济南市第四人民医院
　　　　海　花　通辽市医院
　　　　董俊英　鹤壁市妇幼保健院
　　　　王冬梅　栖霞市人民医院
　　　　刘少壮　武警辽宁省总队医院
　　　　刘海鹰　栖霞市人民医院
　　　　贾世英　武警辽宁省总队医院

前　言

祖国医学是一个伟大的宝库，有着自己独特的理论体系。在科学技术飞速发展、临床医学不断进步的今天，挖掘和发展中西医结合的诊疗方法是每个医务工作者义不容辞的责任。为此，在繁忙的工作之余，编者广泛搜集国内外各种文献，悉心研究，认真总结自己的临床经验，编写成《中西医结合疑难疾病诊疗与护理》一书。

本书以突出中西医学的特色和优势为主，借鉴现代医学的研究成果，系统地把中西医疑难疾病的病因、诊断、治疗、护理分类编辑成 12 章，补充了民间部分偏方、验方，覆盖了中西医学治疗措施的各个方面。为方便临床查阅，疾病名称按照现代医学的分类方式编排，更加贴近临床。

该书编排新颖，内容丰富，简明扼要，结构严谨，既有前人的研究成果和经验，又有编者自己的学术创见，可为临床各科医务工作者、医学院校师生提供参考。

中西医结合诊治疾病的方法目前处于不断探索阶段，书中关于中西医结合的某些具体内容和学术观点尚不够成熟，由于编者水平所限，书中难免有不足之处，我们将在今后的临床实践中不断总结经验，也希望读者提出宝贵意见。

编　者

2022 年 6 月

目　录

第一章　症状学

第一节　休　克

休克是临床上常见的急症之一，属于中医的"厥脱"范畴。中医学认为，厥脱非单纯的"厥证"或"脱证"，系指邪毒内陷或内伤脏气或亡津失血所致的气血逆乱、正气耗脱的一类病证。临床上以神志淡漠、烦躁不安或神志不清、面色苍白或潮红或发绀、四肢厥冷、汗出不止、气息微弱或气促息粗、尿少、脉搏沉细无力、脉微细欲脱或不能触及、血压下降为特征。

【病因和发病机制】

现代医学认为各种病因引起以微循环血流障碍为特征的急性循环功能不全，由于组织灌注不良状态导致组织缺氧和体内主要器官的损害，导致了休克的发生。常见病因有：

（一）低血容量性休克

由于机体大出血、严重呕吐、腹泻、肠梗阻等导致大量的失血失液，使血液容量明显减少，从而影响了有效循环血量减少而发生低血容量性休克。

（二）创伤性休克

严重创伤所引起的剧烈疼痛刺激，使血管运动中枢抑制，从而引起广泛的周围血管极度扩张而致有效循环血量锐减、微循环灌注不足，发生创伤性休克。

（三）感染性休克

各种微生物及其毒素产物严重感染。亦称脓毒性休克。

（四）过敏性休克

各种致敏药物或致敏物质引起严重过敏反应，从而发生过敏性休克。

（五）心源性休克

急性心肌梗死（AMI）、急性心肌炎、急性心脏压塞等重症心脏病，导致心源性休克。

（六）神经源性休克

如剧痛、脊髓损伤、麻醉意外等刺激，引起反射性周围血管扩张，有效血容量相对减少，发生神经源性休克。

鉴于休克的原因及类型很多，休克的发病机制随不同的病因而异，感染性休克主要是微循环功能障碍；出血性休克主要是血容量丧失；心源性休克主要是心功能障碍。有效循环血量减少、组织血液灌流量不足、细胞能量代谢紊乱是所有休克共同的病理生理。引起有效循环血量减少的三个因素即血容量减少、血管张力失调、心排血量降低，在不同类型的休克所占的比重不同。但无论何种类型的休克，当休克发展到一定程度之后，其临床表现和病理生理改变趋向于一致，即所谓"共同路线"，指休克发展中的循环动力障碍、微循环功能失调、组织灌流不足、细胞缺氧、代谢紊乱等恶性连锁反应。

中医学认为，休克是由外感、内伤多种疾病引起的危重并发症，是指正气太虚或邪毒太盛，正气欲脱或已脱，邪毒将闭或已闭，气机逆乱伴有血压下降和微循环显著障碍的一系列病理状态。

【临床表现及辅助检查】

（一）临床表现

1. 休克前期

休克前期又称休克代偿期。此期患者神志清醒、烦躁不安，可有恶心、呕吐、面色苍白或略紫，肢体湿冷，心跳加快，脉搏尚有力，收缩压可接近正常，但不稳定，舒张压升高，脉压减少。

2. 休克期

休克期表现依休克程度而异。中毒性休克时一般表现为神志迟钝、面色苍白、皮肤湿冷、肢端发绀、呼吸加速、心跳过速、血压降低、脉压小、尿量减少。重度休克时，可陷入昏迷状态，呼吸急促、心率加快、脉搏摸不清、血压显著下降、收缩压低于60 mmHg[①]以下甚至测不出、无尿。

（二）实验室及其他检查

对休克的诊断，实验室检查为一项重要内容。

1. 血常规

大量出血后数小时，红细胞、血红蛋白和血细胞比容有明显下降。由于失水引起的休克则相反。白细胞总数及分类和原虫、螺旋体等，可为病因提供线索。有出血倾向和弥散性血管内凝血（DIC）者，血小板计数可减少。

2. 尿常规

有酸中毒时尿呈酸性。尿比重高为失水，尿比重低而固定多为肾功能衰竭等。

3. 血液生化

血气分析可有低氧血症及酸中毒表现；肾功能减退时有血尿素氮、血肌酐升高；DIC 时凝血酶原时间延长，纤维蛋白原定量减少，以及纤维蛋白原降解产物升高等。

4. 微生物学检查

疑有细菌感染时，应在使用抗生素前行血培养、痰培养等，并做药物敏感试验（简称药敏试验）。

5. 心电图检查

心电图检查对各种心脏、心包疾病及电解质紊乱和心律失常的诊断，皆有价值。

6. 放射线检查

放射线检查对诊断心、肺、胸腔、心包、纵隔疾病及急腹症等有帮助。

7. 其他检查

如血流动力学监测、动脉压、中心静脉压（CVP）、肺动脉楔压（PAWP）、心排血

---

① 1 mmHg≈0.133 kPa。

量、心脏指数、外周血管阻力等测定。

【诊断要点】

1. 有外感或内伤或失血亡津的病因（如感受温热之邪或七情劳累、真心痛、怔忡、心悸频发，或大量失血、暴吐、暴泻等）。

2. 神志淡漠欲寐或烦躁不安、面色苍白或潮红或发绀、四肢厥冷、汗出不止、气息微弱或气促息粗等症状（有其中 3 项即可）。

3. 脉沉细或脉细欲绝或不能触及，血压不降（收缩压低于 80 mmHg，脉压低于 20 mmHg），有高血压者，收缩压低于平时血压的 1/3，或收缩压降低 30 mmHg，尿少（每小时少于 30 ml），指压再充盈时间大于 3 秒。

凡具备上述两条（必须包括第 3 条）即可诊断。

【治疗】

（一）中医治疗

1. 辨证论治

1）血气两亏：神萎倦怠，面色㿠白，汗出气短，口渴烦躁，溺赤便结，四肢欠温。舌红苔黄，脉细数无力。

治宜：益气养阴。

方药：生脉散加减。

党参、黄芪各 30 g，麦冬 12 g，五味子 10 g。

2）阳气暴脱：神志淡漠，面色苍白，唇指发绀，气少息促，四肢厥冷，冷汗淋漓，体温不升。舌质淡胖，脉微弱欲绝或不能触及。

治宜：回阳固脱。

方药：参附汤或四逆汤加减。

红参、干姜、炙甘草各 10 g，熟附片 15 g。

3）真阴耗竭：神恍惊悸，面色潮红，汗出如油，口渴欲饮，饮不解渴，身热心烦，四肢温暖。舌光干枯无苔，脉虚数或结、代。

治宜：育阴潜阳。

方药：三甲复脉汤加减。

生牡蛎、生鳖甲、生地各 30 g，生龟板、麦冬、生白芍各 15 g，五味子、炙甘草各 10 g。

2. 中成药

1）人参注射液：每次 40～100 ml，稀释后静脉滴注。用于休克、气脱。

2）生脉注射液：先以本品 10～20 ml 稀释后静脉推注，每隔 15～30 分钟 1 次，待血压回升，再以 50～100 ml 加入 5% 葡萄糖液 250～500 ml 静脉滴注。用于休克、气阴欲脱。

3）参麦注射液：先用 10～30 ml 加入 5% 葡萄糖液 20～30 ml 静脉推注，每隔 15～30 分钟 1 次，连续 3～5 次，待血压回升后，再以 50～100 ml 加入 5% 葡萄糖液 250～

500 ml 中静脉滴注，直至脱离厥脱状态为止。用于休克、气阴欲脱。

4）四逆注射液：每次 30～50 ml 加入 10% 葡萄糖液 250～500 ml 中静脉滴注。用于休克、阳脱。

5）参附注射液：每次 10～20 ml 加入 10% 葡萄糖液 20 ml 中静脉注射，必要时每隔 30 分钟至 1 小时重复 1 次；或以 50～100 ml 加入 5% 葡萄糖液 250～500 ml 中静脉滴注。用于休克、阴阳俱脱。

6）枳实注射液：由枳实制成，每毫升含生药 4 g。先以每次 0.3～0.5 g/kg，稀释后静脉注射，继以 20～80 g 加入 10% 葡萄糖液 100 ml 中静脉滴注，滴速视血压而定。用于休克。

7）升压灵注射液：由陈皮制成，先用 5 ml 加入 25% 葡萄糖液 20 ml 静脉注射，继以 10～20 ml 稀释后静脉滴注。用于休克。

8）复方丹参注射液：每次 20～30 ml 加入 5% 葡萄糖液 100 ml 中静脉滴注，每日 1～2 次。用于 DIC。

9）川芎嗪注射液：每次 40～120 mg 加入 5% 葡萄糖液 100 ml 中静脉滴注，每日 1～2 次。用于 DIC。

10）醒脑静注射液：10～20 ml 加入 5% 葡萄糖液，静脉滴注。适用于感染性休克意识障碍明显者。

3. 单方、验方

1）红参 15～30 g。水煎顿服。用于休克、气脱。

2）肉桂末舌下含服。用于阳微厥逆。

4. 针灸治疗

神昏者，针刺人中、涌泉或十宣放血；阳脱者，艾灸关元 15 分钟。耳针可取皮质下、肾上腺、内分泌等。

（二）西医治疗

治疗原则是尽早去除引起休克的原因，尽快恢复有效循环血量，纠正微循环障碍，增强心脏功能和恢复正常代谢。

1. 一般紧急处理

去枕平卧，可使用休克裤，保持呼吸道通畅，间歇吸氧，注意保暖和保持安静，避免过多搬动，适当应用镇痛剂。

2. 病因治疗

治疗原发疾病亦是休克治疗的一项重要措施，如出血性疾病的止血治疗、严重心律失常的纠正、感染性休克的抗感染治疗等，都十分重要。

3. 建立必要的监测项目

1）常规的监测项目：包括血压、心率（脉搏）和呼吸，视病情每隔 15～30 分钟监测 1 次，稳定后改为 1～2 小时 1 次，直至休克纠正。目前血压监护仪、心电监护仪以及各种多功能监护仪的使用，为持续进行监护提供了条件。由于袖带测压往往比实际动脉压低，必要时采用动脉穿刺直接测压。

2）尿量监测：尿量的监测非常重要，患者均应留置导尿管。在没有肾功能障碍时，尿量可以反映血容量的状况，间接反映组织灌流量，正常尿量每小时应不少于0.5 ml/kg。

3）CVP：一般而言，CVP 低于 5 cmH$_2$O①，表示血容量不足，高于 15 cmH$_2$O，表示肺血管阻力增高或（和）心功能不全。然而，CVP 可由中心静脉血容量、右心收缩和舒张、静脉压力、胸腔负压、心包内压等因素决定。因此，如有胸腔或心包内压增高、重度肺疾病、心瓣膜病、心肌梗死、近期心直视手术后等情况，CVP 就不能反映血容量多少。使用大量血管活性药或正压性辅助呼吸，也可影响 CVP，在分析判断时应予考虑。虽则如此，CVP 仍是监测休克的重要方法之一。此外，应注意中心静脉的测压管不同于营养管的置入，其前端须接近或进入右心房，始能反映右心功能状态或间接反映肺血管阻力。

4）肺动脉压（PAP）、PAWP：Swan－Ganz 漂浮导管是目前临床上进行血流动力学监测最有效的手段，能比较准确地观察血流动力学变化以指导治疗。PAWP 与左房内压接近，正常为 6～12 mmHg，高于 20 mmHg 反映左心功能不全，低于正常值反映血容量不足。

5）其他：如血气分析、血 pH 值测定、血电解质、红细胞计数、血红蛋白、血细胞比容、尿素氮、凝血谱（包括血小板、纤维蛋白原、出凝血时间、凝血酶原时间、血浆鱼精蛋白副凝试验、纤维蛋白降解产物定量等）等。

4. 补充血容量

各种休克均有不同程度的有效血容量不足，因此，必须首先迅速补充有效血容量，以保证心排血量。在头 30～60 分钟应快速输注液体 500～1 000 ml（心源性休克、高龄、心肺功能不全者酌减），以提供有效循环血量及填补开放的毛细血管容量。

关于补液种类，开始常用等渗盐水或平衡电解质液（如有碱中毒则勿用平衡电解质液），随后选用胶体液。先输用电解质液的作用已为临床实践所证明。但用电解质液扩容后，钠和水分都比较容易渗出毛细血管壁，特别在后者通透性增高时，故可能加重组织水肿。因此，输入一定量以后，需选用胶体液如白蛋白、血浆、全血等。

一般而论，休克时补给晶体液应 3 倍于胶体液，特殊情况下不应少于 2 倍。常用的有生理盐水、林格氏液、各种复方平衡液、5% 葡萄糖氯化钠液等。

文献报道，大剂量高渗盐水对出血性休克的早期治疗获得成功。其方法之一是以 10% 氯化钠 220 ml 加入生理盐水（或 6% 右旋糖酐）80 ml 配成 7.5% 的高渗盐水（7.5% 氯化钠、2% 右旋糖酐），快速静脉输入 200～300 ml 后能使血压上升，尿量增加，这种血流动力学改善可维持 30 分钟至 2 小时。其作用主要是通过吸引细胞外液或肠道内水分而扩充血浆容量，增强心肌功能，减少周围阻力，动员细胞内水分，并对血管有直接作用，很快恢复其功能，扩大血管容量。这种方法适用于紧急情况或急诊室的初步处理。

5. 纠正酸中毒

一般情况下，若休克状态持续 1 小时以上，或静脉滴注血管活性药物而升压反应欠

---

① 1 cmH$_2$O≈0.1 kPa。

佳，应考虑代谢性酸中毒存在，应监测血浆二氧化碳结合力、血气分析、血 pH 值。根据病情先用 5% 碳酸氢钠 200～300 ml 静脉滴注，以维持二氧化碳结合力在 18～20 mmol/L。

6. 血管活性药物的应用

血管活性药物是指血管扩张剂和收缩剂两类。如何选择应用，一般根据休克类型及微循环情况而定。对温暖型休克或表现为外周血管扩张为主者，以及部分早期休克者，选用血管收缩剂，反之选用血管扩张剂。对于暂时难以弄清楚休克类型和微循环情况者，可采用血管扩张剂与收缩剂联用。

1）血管收缩剂：能迅速增加周围血管阻力和心肌收缩力，借以提高血压；然而又可使心肌耗氧增加，甚至心搏出量减少。各种器官的血管对这些药物效应不一，血液分布会发生变化，心、脑等的灌流可保持，而肾、肠胃等的灌流常降低。缩血管药物的选择如下：

（1）间羟胺（阿拉明）：为首选药物，每次 10～20 mg，肌内注射；必要时 30 分钟后重复 1 次肌内注射。继之给予 10% 葡萄糖液 500 ml 加间羟胺 50～100 mg 静脉滴注，每分钟 30 滴（极量每次 100 mg）。

（2）多巴胺：大剂量时兴奋 β 受体使血管收缩及血压回升。一般剂量时兴奋 β 受体使心肌收缩力增强，心排血量增加，肾血管扩张，肾血流量增加，既使心肾功能改善，又可回升血压。10% 葡萄糖液 500 ml 加多巴胺 20～40 mg 静脉滴注，每分钟 20 滴（极量每分钟 0.5 mg）。

（3）去甲肾上腺素：2～16 mg 加 10% 葡萄糖液 250～500 ml 静脉滴注。

（4）苯肾上腺素（新福林）：每次 2～10 mg，肌内注射；必要时 30 分钟重复 1 次，继之 10% 葡萄糖液 500 ml 加新福林 10～50 mg 静脉滴注。

（5）甲基丁胺（恢压敏）：每次 15～20 mg，肌内注射；必要时 30 分钟重复 1 次；继之 10% 葡萄糖液 500 ml 加恢压敏 50～150 mg 静脉滴注。

（6）升压素（血管紧张素Ⅱ）：1～2.5 mg 加 10% 葡萄糖液 500 ml 静脉滴注。

2）血管扩张剂

（1）多巴胺：不但有血管收缩作用，也有血管扩张作用，主要与剂量有关。小剂量时每分钟 2～5 μg/kg（40 mg 加入 500 ml 液体中，每分钟 20～50 滴），主要表现为扩张内脏血管，同时兴奋 $β_1$ 受体，有强心作用，特别适于心功能不全和少尿的患者；中等剂量时每分钟 5～10 μg/kg，有兴奋 α 受体和 β 受体作用，适用于休克伴有心力衰竭者。

（2）多巴酚丁胺：是多巴胺类新药，特别适用于心源性休克。每分钟 5～20 μg/kg，最大量不大于每分钟 40 μg/kg（250 mg 加入 5% 葡萄糖液 250～500 ml，每分钟 25～50 滴）。

（3）抗胆碱药：可改善微循环，主要用于感染性休克。①山莨菪碱（654－2）：成人每次 10～20 mg，肌内注射，必要时 15～30 分钟重复 1 次至血压回升稳定后为止。对山莨菪碱中毒者（高热、皮肤潮红、心率快、抽搐）给予毛果芸香碱每次 0.5～1 mg 肌内注射。必要时 10～20 分钟重复 1 次，1 小时后可以缓解。②东莨菪碱：对呼吸中枢有兴奋作用，更适合有中枢性呼吸衰竭的患者。每次 0.6 ~ 1.2 mg，静脉注射，每 5 ~ 15 分钟 1 次。心率每分钟高于 100 次、体温超过 40℃、青光眼、前列腺肥大者，禁用抗胆碱药。

（4）异丙肾上腺素：1 ~ 2 mg 加入 10% 葡萄糖液 500 ml 静脉滴注。原则上慎用或不用，因易诱发心动过速及严重的心律失常，故当心率 > 每分钟 120 次时禁用。

（5）α 受体阻滞剂：酚妥拉明每分钟 0.3 mg 静脉滴注，用药后立即起效，但持续时间短（30 分钟）。苯苄胺比酚妥拉明起效慢，但作用时间长，按 0.5 ~ 1 mg/kg 的剂量加入 5% ~ 10% 葡萄糖液 250 ~ 500 ml 中 1 小时滴完。本类药物有扩血容量、改善微循环作用，在补足血容量基础上，可增加心排血量，并有间接拟交感作用。但本类药物有明显而迅速的降压作用，故临床用于治疗休克应谨慎。

（6）吡丁醇：是一种 β$_2$ 受体激动剂。因为对心脏有正性肌力作用，使心排血量增加，降低心室充盈压，所以特别适用于心源性休克患者。20 mg 口服，每日 3 次。

3）两种血管活性药物的联合应用：临床可以酌情两种血管活性药的联合应用，取长补短。例如：先用中等剂量的多巴胺，以增加心搏出量和组织灌流，如血压仍较低，则可加用间羟胺，如收缩压上升在 90 mmHg 以上，但肢端循环不良，尿量很少，则可加用硝普钠，维持血压低于原有水平 4.5 ~ 9.6 mmHg，仍能改善组织灌流。也可用酚妥拉明 10 mg、间羟胺 20 mg、多巴胺 40 mg 加入 100 ml 液体中静脉滴注，每分钟 15 ~ 30 滴；或酚妥拉明 10 mg、去甲肾上腺素 3 mg 合用。其优点是阻断 α 受体兴奋，保留 β 受体兴奋，既改善微循环，又有强心作用，对严重低血压、少尿患者尤为适宜，常取得满意的疗效。

应用血管活性药物应注意如下问题：①除非患者血压极低，一时难以迅速补充血容量，可先使用血管收缩剂暂时提高血压以保证重要脏器供血外，无论何种类型休克必须首先补充血容量，在此前提下才酌情使用血管活性药物，特别是应用血管扩张剂更应如此，否则会加剧血压下降，甚至加重休克。②必须在使用血管活性药物同时进行病因治疗及其他治疗措施。③必须及时纠正酸中毒，因为血管活性药物在酸性环境下，不能发挥应有作用。④使用血管收缩剂用量不宜过大。⑤原无高血压者维持收缩压在 90 ~ 100 mmHg，有高血压病史者收缩压维持在 100 ~ 120 mmHg 为好。脉压维持在 20 ~ 30 mmHg 为宜，切忌盲目加大剂量，以免导致血压过度升高。⑥在应用血管扩张剂的初期可能有血压下降（常降低 10 ~ 20 mmHg），若休克症状并无加重，可稍待观察。待微循环改善后血压多能逐渐回升。如观察 30 分钟至 1 小时，患者血压仍偏低、烦躁不安，应适当加用血管收缩剂。

7. 肾上腺皮质激素

休克时特别是过敏性休克用肾上腺皮质激素可改善机体反应能力，提高升压疗效，改善血管通透性，解除血管痉挛及抗过敏作用。方法：氢化可的松 200 ~ 600 mg 或地塞米松 20 ~ 40 mg 加入 10% 葡萄糖液 500 ml 静脉滴注。若停用升压药时应同时停用肾上腺皮质激素。因易诱发水、电解质紊乱，故一般连续用药不超过 3 日。

8. 改善心功能

心源性休克及休克合并心力衰竭者，可酌情使用洋地黄类强心剂，同时注意减慢输液速度，适当限制输入液量。

9. 防治并发症

休克最常见并发症包括休克肺、急性呼吸窘迫综合征、心肾功能衰竭、多器官衰竭及 DIC 等，其诊断与治疗见有关章节。

【护理】

（一）一般护理

1. 专人护理

应设专人护理，保持病室安静，详细记录病情变化、出入量及用药等。

2. 调节体温

休克患者应给予保暖，避免受寒，以免加重休克，当患者体温过低时，应增加室温，增加被服。室温保持在 20℃ 左右为宜，温度太高会增加组织的代谢率，从而增加氧气的消耗量。维持适当的舒适，减少不必要的活动，让患者充分休息。若需补充血容量而快速输入低温保存的大量库存血，易使患者体温降低，故输血前应注意将库存血复温后再输入。感染性休克高热时，应予物理降温，如用冰帽或冰袋等；必要时采用药物降温。

3. 预防意外损伤

对于烦躁或神志不清的患者，应加床旁护栏以防坠床；必要时，四肢以约束带固定于床旁。

4. 对需手术的患者，应在抗休克的同时，做好必要的术前准备，如青霉素、普鲁卡因、备皮、配血，协助有关辅助诊断，一切护理操作均要快而准确。

（二）病情观察与护理

1. 一般情况的观察

注意观察患者的神志变化，早期休克患者处于兴奋状态，烦躁而不合作，应耐心护理，并注意患者的安全，必要时加以约束。当缺氧加深，从兴奋转化为抑制，出现表情淡漠，感觉迟钝时，应警惕病情恶化。如经过治疗，患者从烦躁转为安静，由昏迷转为清醒，往往是休克好转的标志。

2. 观察体温

休克时体温大多偏低，但感染性休克可有高热。应每小时测量 1 次，对高热者应给予物理降温，一般降至 38℃ 以下即可，不要太低。注意药物降温不宜采用，以防出汗过多，加重休克。体温低于正常应予保温，但不要在患者体表加温（如热水袋），因体表加温将使皮肤血管扩张，破坏了机体的调节作用，减少生命器官的血液供应，对于抗休克不利。

3. 观察血压与脉搏

根据病情每 15～30 分钟测 1 次脉搏，注意脉搏的频率、节律与强度。脉搏过快提示血中儿茶酚胺增多；脉搏快而细，血压低，表示心脏代偿失调，趋向衰竭。相反，脉搏由快变慢，脉压由小变大，说明周围循环阻力降低，表示休克好转。

血压应每 15～30 分钟测量 1 次，加以记录。休克最早表现之一为脉压缩小，如收缩压降至 90 mmHg，或脉压降至 30 mmHg 时，应引起注意。

4. 观察尿量的变化

尿量能正确反映组织灌流情况，是观察休克的重要指标。危重及昏迷患者需要留置尿管（注意经常保持通畅，预防泌尿系逆行感染），记录每小时尿量。成人尿量要求每小时 30 ml（小儿每小时 20 ml），如能达 50 ml 则更好；倘若尿量不足 30 ml 时，应加快输液；如尿量过多，应减慢输液速度。倘若输液后尿量持续过少，且 CVP 高于正常，血压亦正常，则必须警惕发生急性肾衰竭。

5. 观察周围循环情况

观察面颊、耳垂、口唇、甲床、皮肤，如患者皮肤由苍白转为发绀，表示从休克早期进入中期。发绀后又出现皮下淤点、淤斑，则提示有 DIC 可能；反之，如发绀程度减轻并转为红润、肢体皮肤干燥温暖，说明微循环好转。如四肢厥冷表示休克加重，应保温。

6. 血流动力学的监测

可帮助判断病情和采取正确的治疗措施。

1）CVP：可作为调整血容量及心功能的标志，这对于指导输液的质和量以及速度，指导强心剂、利尿剂以及血管扩张剂的使用有重要意义。CVP 正常值为 5 ~ 12 cmH$_2$O，CVP 降低常表明血容量不足，CVP 增高常见于各种原因所致的右心功能不全或血容量过多。

2）PAWP：由于 CVP 只能反映胸腔上下腔静脉和右心房的情况，而不能反映左心功能状态。对左心功能的监测现在采用 PAWP 测定，适用于心源性休克以及各型休克并左心衰竭者，指导输液、强心剂及利尿剂的使用。方法是用一种特制导管，自右肘静脉插入，通过上腔静脉达右心，再到肺动脉，"楔入"肺动脉的分支，可以监测左心功能状态。导管留在肺动脉内的时间，一般不宜超过 72 小时，在抢救严重的休克患者才采用此法，PAWP 的正常值为 6 ~ 12 mmHg，增高表示肺循环阻力增加。肺水肿时，PAWP 超过 30 mmHg。

3）心排血量和心脏指数：休克时，心排血量一般降低，但在感染性休克时，心排出量可比正常值高，必要时需测定，可指导治疗。心脏指数正常值为 3.2 L/（min·m^2）。

4）动脉血气分析：动脉血氧分压（PaO$_2$）正常值为 75 ~ 100 mmHg，动脉血二氧化碳分压（PaCO$_2$）正常值为 40 mmHg，动脉血 pH 值正常为 7.35 ~ 7.45。休克时 PaCO$_2$ 一般都较低或在正常范围。如超过 45 mmHg 或 50 mmHg 而通气良好，往往是严重肺功能不全征兆。

5）动脉血乳酸盐测定：正常值为 0.5 ~ 1.7 mmol/L。休克时间愈长、血液灌流障碍愈严重，动脉血乳酸盐浓度也愈高，乳酸盐浓度持续升高，表示病情严重。

7. 其他

根据休克类型及病情还需进行心电监测，电解质、肝肾功能以及有关 DIC 的各项检查，有些项目需动态监测才能及时了解病情，以指导治疗。

（三）用药护理

1. 浓度和速度

使用血管活性药物时应从低浓度、慢速度开始，并用心电监护仪每 5～10 分钟测 1 次血压，血压平稳后每 15～30 分钟测 1 次。

2. 监测

根据监测的血压值调整药物浓度和滴速，以防血压骤升或骤降引起不良后果。

3. 严防药液外渗

若发现注射部位红肿、疼痛，应立即更换滴注部位，并用 0.25% 普鲁卡因封闭穿刺处，以免发生皮下组织坏死。

4. 药物停止使用时注意

血压平稳后，应逐渐降低药物浓度、减慢速度后撤除，以防突然停药引起不良反应。

5. 其他

对于有心功能不全的患者，遵医嘱给予毛花苷 C（西地兰）等增强心肌功能的药物，用药过程中，注意观察患者心率变化及药物的不良反应。

（四）心理护理

1. 对患者做心理安抚

休克患者往往意识是清醒的，因此可能接受护士给予的良好心理影响。护士要选择适当的语言来安慰患者，耐心解释有关病情变化，以稳定患者情绪，减轻患者痛苦。护士在实施抢救中，说话要细声而谨慎，举止要轻巧而文雅，工作要稳重而有秩序，以影响患者心理，使其镇定并增强信心。

2. 亲切关怀患者

护士要关怀患者，询问患者有何不适、有何要求，耐心解答提问，及时解决患者的合理要求，使患者心情舒畅，更好地配合治疗与护理。

3. 做好患者亲友或陪伴人员的安慰工作

劝导患者亲友或陪伴人员不要在患者面前表现出情绪波动而干扰患者心绪的宁静，并指导他们一些简单的生活护理技术，以配合医护人员做好工作。

（亓慧博）

第二节　咯　血

咯血为声门以下呼吸道或肺组织出血，经口咯出。咯血量因病因及病变性质而不同，24 小时咯血量小于 100 ml，为小量咯血；100～500 ml，为中等量咯血；大于 500 ml 为大量咯血。

【病因和发病机制】

现代医学认为，咯血的病因大致可分为以下几种：

（一）支气管疾病

如支气管扩张、慢性支气管炎、支气管内膜结核、支气管癌等。

（二）肺部疾病

如肺结核、肺炎、肺脓肿等。

（三）心血管疾病

如风湿性心脏病二尖瓣狭窄所致肺淤血及某些先天性心脏病所致肺动脉高压等。

（四）其他

①血液病：如血小板减少性紫癜、白血病、血友病等。②急性传染病：钩端螺旋体病、流行性出血热等。③风湿病：结节性多动脉炎。④子宫内膜异位症。⑤DIC、尿毒症等。

中医学认为，咯血的发病机制主要是由于外邪侵袭，肺有蕴热；肝火犯肺，阴虚火旺等原因，使肺络受伤而致。如明·戴思恭《证治要诀·嗽血》曰："热壅于肺能嗽血，火邪损肺亦能嗽血。"明·张景岳《血证·咳血论治》则曰："水亏则火盛，火盛则刑金，金病则肺燥，肺燥则络伤而嗽血。"

【临床表现】

本症多见于支气管扩张、肺结核、肺脓疡、肺癌等。①支气管扩张：反复咯血、咳脓痰，咯血量多少不等，咳痰量每日可在60~400 ml，痰分为泡沫、黏液、脓性坏死组织三层，可伴有恶臭。②肺结核：有肺结核病史，多为干咳，痰中带血，有血丝、血点，或为血痰。③肺脓疡：发病急骤，突然高热，寒战、咳嗽、胸痛，X线检查可确诊，多脓血相兼，腥臭痰，甚则咯血量多，随着脓血痰的大量排出，体温下降，症状减轻。④肺癌：其特征为阵发性刺激性干咳，痰中带血，也有小量咯血者。

另外可见于大叶性肺炎、充血性心力衰竭等引起的咯血。

【诊断要点】

（一）病史

咯血的诊断首先依据病史。青年人痰中带血或小量咯血多见于肺结核，反复大量咯血多见于支气管扩张。40岁以上男性吸烟者应首先考虑肺癌，其次为慢性支气管炎等。年轻女性反复咯血则要考虑支气管内膜结核，支气管腺瘤。女性月经期出现咯血，应考虑气管或支气管子宫内膜异位症。幼年曾患麻疹或百日咳，而后有长期反复咳嗽，咳脓痰伴咯血者多为支气管扩张。如有疫水接触及（或）居住野外有鼠类接触史者，应考虑钩端螺旋体病或流行性出血热可能。有食生螃蟹或蝲蛄史者考虑肺吸虫病。对来自内蒙古或西北牧区居民应考虑肺包虫病。有长期硅尘吸入职业史者要考虑硅肺。另外，二尖瓣狭窄、肺栓塞、肺动静脉瘘及凝血功能障碍、尿毒症、结缔组织病、胸外伤、进入支气管及肺的医疗操作均可引起咯血，结合病史分析诊断不难。

（二）主要症状和体征

除有原发疾病表现外，大量咯血可有以下表现：

1. 呼吸困难和发绀

因血块阻塞支气管或血液、支气管分泌物在气道内潴留，可引起全肺、肺叶或肺段不张，致不同程度的呼吸困难和缺氧表现，体检可发现相应区域的呼吸音减弱或消失，X线检查可显示肺不张征象。

2. 发热

咯血后体温可轻度升高（≤38℃），如出现寒战、高热、剧烈咳嗽，常提示继发肺部感染。

3. 休克

咯血导致失血性休克并不常见，在原血容量偏低情况下偶可发生。

4. 窒息

其先兆为胸闷、憋气、冷汗、喉头咕噜作响，大量咯血，随即烦躁、发绀，呼吸窘迫，甚至昏迷。

（三）实验室及其他检查

1. 血液及痰液检查

血常规、血小板、出凝血时间检查可以提示或排除血液疾病。痰液查结核分枝杆菌、肺吸虫卵、阿米巴原虫、霉菌及其他致病菌、癌细胞，对肺结核、肺吸虫病、肺阿米巴病、肺真菌病、肺癌有重要意义。

2. X线检查

咯血患者均应进行前后位及侧位胸部X线检查，在大量咯血不易搬动时可进行床边X线检查或咯血停止后再进行检查。

3. 支气管镜检查

不仅可迅速查明出血部位，也可进行适当的治疗。病情允许时可通过活体组织检查（简称活检）或刷检进行组织学或细胞学检查，帮助明确病因。纤维支气管镜（简称纤支镜）检查应在大量咯血停止1～2小时或少量出血时进行。大量咯血有窒息危险时应用硬质支气管镜进行吸引以防气道的阻塞，对重度肺功能损害、患者衰弱不能耐受者应慎用。

【鉴别诊断】

应与呕血鉴别。

【治疗】

（一）中医治疗

1. 辨证论治

1）烦热伤肺：喉痒咳嗽，痰中带血，口干鼻燥，或有身热。舌红，少津，苔薄黄，脉数。

治宜：清热泄肺，降逆止血。

方药：泻白散合泻心汤加减。

桑白皮、地骨皮、连翘各 12 g，金银花、苇茎、仙鹤草、藕节各 15 g，黄芩、大黄、杏仁、侧柏叶各 9 g，紫珠草 30 g。

2）肝火犯肺：咳嗽阵作，痰中带血，或纯血鲜红，咳时胸肋牵痛，口苦。舌质红，苔薄白，脉弦数。

治宜：清肝泄热，和络止血。

方药：泻白散合黛蛤散加减。

桑白皮 20 g，地骨皮、栀子、黄芩、柴胡、胆草、丹皮、甘草各 10 g，青黛 6 g，蛤壳、白茅根各 15 g，三七粉（冲服）1.5 g。

3）阴虚肺热：咳嗽痰少，痰中带血，或反复咳嗽，血色鲜红，口干咽燥，颧红，潮热，盗汗。舌质红，脉细数。

治宜：滋阴清热，润肺止血。

方药：百合固金汤合生脉饮加减。

百合、生地、玄参、旱莲草各 15 g，麦冬、知母、贝母、地骨皮、黄芩、白芍各 10 g，白及 20 g，白茅根、紫珠草各 30 g。

2. 中成药

1）云南白药：机制是通过增强体内凝血因素，或抑制抗凝血因素，促使矛盾向凝血方面转化，而达止血效果。有人用 1.5～2.0 g 云南白药加地西泮 5 mg 1 次服，6 小时后痰中有鲜血者重服 1 次。治疗 21 例，疗效极佳。

2）三七粉：每次 2～3 g，每日 3 次。

3）止血散：每次 3～6 g，每日 3 次。

4）牛西西注射液：40 ml，肌内注射，每日 1～2 次。

5）仙鹤草注射液：5 ml，肌内注射，每日 1～2 次。

3. 验方

1）白及 30 g，百合、桃仁各 10 g，共研细末。内服，醋为引，每服 10 g，每日 2 次，白开水送下。用于大量咯血。

2）三七 9 g，白及 15 g，米汤冲服，每日 3 次，共服 11 日。

3）白及 4 份、生大黄 3 份、儿茶 2 份、白矾 1 份，共研细末，每服 1 g，每日 4 次。用于肺结核咯血。

4）白果、麻黄各 10～30 g，杏仁 10 g，生甘草 6～10 g，水煎服，每日 1 剂。用于支气管扩张咯血。

4. 针灸治疗

主穴：行间、鱼际、尺泽、孔最。配穴：劳宫、肺俞、百劳、然谷、太溪。刺法：根据患者临床表现辨证取穴，每次取主穴 3～5 个，配穴 3～5 个，留针 20～30 分钟，每日 1 次，10 次为 1 个疗程。针用泻法，或补泻兼施。

（二）西医治疗

咯血是许多疾病的一个症状，应当积极寻找病因，治疗原发病。如对于左心功能不全及某些血液系统疾病来说，积极治疗原发病即可在短期内起到良好的止血效果。但是，对于大量咯血而言，即刻止血至关重要，否则患者可能因窒息致死；目前，临床上最常见的咯血多为感染性疾病所引起，尤其以支气管扩张症、肺结核多见，故对于感染性疾病所致咯血，治疗原发病的同时，止血治疗是首要的治疗措施。

1. 病因治疗

肺结核患者应进行正规抗结核治疗，初治患者可用链霉素、异烟肼、利福平三联治疗。风湿性心脏病左心衰竭患者可静脉推注毛花苷 C 0.2～0.4 mg，呋塞米 20 mg。肺部真菌病可应用氟康唑、伊曲康唑、酮康唑等抗真菌药物。

2. 一般治疗

1）卧床休息：绝对卧床休息，一般采取半坐位，要符合患者的要求，保持最舒适的体位，如已知出血来源，应采取侧卧位压住出血侧，使出血侧呼吸运动减小。如需平卧，出血侧置沙袋。

2）镇静：咯血可给患者带来较大的惊恐，应适当予以镇静剂如地西泮 10 mg 肌内注射或苯巴比妥 0.1～0.2 g 肌内注射。同时指导患者呼吸和咳嗽，不可屏气，有出血务必将血咯出，以防窒息。咳嗽可加剧咯血，剧咳者可给予镇咳药，如可卡因 15～30 mg，每日 3 次。也可用喷托维林、复方吐根散等，但忌用吗啡，因吗啡抑制呼吸中枢，减少咳嗽反射，血液或血块不易咳出，可引起窒息。

3）吸氧及建立静脉输液通道：失血量多时，可小量多次输新鲜血，既防止休克又有促进止血作用。除非已发生休克，不宜大量输液或输血，以免促进出血。不可用低分子右旋糖酐，它能防止血凝。对有缺氧表现，应给予氧疗，但需首先使呼吸道通畅，免受血液堵塞，才能有效地进行氧疗。采用高频通气方式给氧更为有效。

4）其他：大量咯血时暂禁食，咯血停止或减轻后可给予易消化食物。保持大便通畅。

3. 止血疗法

1）止血药物的应用：目前还没有经双盲实验证明对治疗咯血确切有效的药物。常用止血药物有氨甲苯酸、垂体后叶素、巴曲酶，其他如维生素 K、普鲁卡因等。应用止血药物一般没有严格规定，可酌情交替应用，增强治疗效果。

（1）垂体后叶素：为脑垂体后叶的水溶性成分，可使肺小动脉收缩致血管破裂处血栓形成，同时减少肺内血流量，降低肺循环压力。大量咯血时可用 5～10 U 溶于 20～40 ml 生理盐水或葡萄糖液缓慢静脉注射，后以 10～40 U 于 5% 葡萄糖液 500 ml 中静脉滴注维持治疗，必要时 6～8 小时重复 1 次。不良反应有头痛、面色苍白、心悸、胸闷、腹痛、便意或血压升高等，高血压、冠心病者及孕妇禁用。

（2）普鲁卡因：通过神经阻滞作用达到扩张血管，降低肺循环压力的作用。用于不能使用垂体后叶素者，常用 150～300 mg 普鲁卡因溶于 5% 葡萄糖液 500 ml 内静脉滴注，每日 1 次。少数人对此药过敏，首次应用时应做皮试。

（3）酚妥拉明：为 α 受体阻滞剂，直接扩张血管平滑肌，降低肺动静脉压，减轻肺淤血达到止血目的。常用酚妥拉明 10～20 mg 加 5% 葡萄糖液 250～500 ml，缓慢静脉滴注，连用 5～7 日，应用过程中注意监测血压，血容量不足时易引起血压下降，故应在补足血容量的基础上应用。

（4）巴曲酶：含有类凝血酶和类凝血激酶 2 种有效成分。主要作用为促进出血部位的血小板聚集，促进凝血过程。一般先肌内注射 1 000 U，然后静脉注射 1 000 U，如出血不止，可 4~6 小时重复 1 次。

（5）阿托品及山莨菪碱：可用于垂体后叶素禁忌者。为治疗肺结核、支气管扩张所致咯血的首选药物。阿托品 1 mg 肌内注射，血不止者于 2~3 小时再次肌内注射 0.5 mg，以后 0.3 mg，每日 2 次口服，咯血停止为止。或山莨菪碱 10 mg 肌内注射，方法同上。机制尚不清，可能与其扩张周围血管、减少回心血量以致降低肺动脉压、减少肺血流量有关。青光眼者禁用。

（6）催产素：催产素具有直接扩张血管的作用，既能扩张静脉，也能扩张周围小动脉，从而减少回心血量，降低肺动脉压和减少肺循环血量，而达到止血目的。5~10 U 加入 25% 葡萄糖液 20 ml 静脉缓注，10 分钟后大部分人咯血量明显减少，再用催产素 10~15 U 加入 5% 葡萄糖液 500 ml 静脉滴注，每日剂量 40~50 U，遇有停药后再次咯血者，按原剂量再次给药有效。

（7）氯丙嗪：取氯丙嗪 10 mg 每 4~6 小时肌内注射 1 次，必要时增至 15 mg，每 4 小时 1 次。机制是氯丙嗪既扩张静脉，也可扩张周围小动脉，从而降低心脏前后负荷而止血。

（8）硝酸异山梨酯：硝酸异山梨酯可松弛血管平滑肌，扩张周围血管，减少回心血量，降低心排血量。方法：10~20 mg，每日 3 次口服。

（9）冬眠 II 号：取哌替啶 50 mg，异丙嗪 25 mg，氢化麦角碱 0.3 mg，加注射用水 9 ml，共 12 ml。每次取 2 ml 肌内注射，每 2~4 小时 1 次，间隔时间长短视患者反应及病情需要而定，待咯血完全停止后再继续用 3 日。

（10）肾上腺皮质激素：顽固性咯血病例用一般治疗及脑垂体后叶素治疗无效时，加用泼尼松每日 30 mg，疗程 1~2 周，可获止血效果，对浸润型肺结核疗效最佳。

（11）桂利嗪：每次 50 mg，每日 2 次口服，中等以上咯血者加倍服用。近期疗程 1 周，血止后长期或间断服用。不良反应有咽干、嗜睡，大多可耐受，无须特殊处理。

（12）肼屈嗪：开始用量每次 25 mg，每日 3~4 次，以后可逐渐增加，治疗剂量为每日 200~300 mg。肼屈嗪为动脉扩张剂。能有效地降低肺动脉压力，适用于治疗各种原因所致的肺动脉高压性咯血。不良反应有头痛、心悸、心动过速、恶心、呕吐、眩晕、体位性低血压等。

（13）其他：如卡巴克洛、维生素 K、6 - 氨基己酸、酚磺乙胺、氨甲苯酸等均可酌情选用。

2）支气管镜：对采用药物治疗效果不佳的顽固性大量咯血患者，应及时进行纤支镜检查。其目的一是明确出血部位；二是清除气道内的陈血；三是配合血管收缩剂、凝血酶、气囊填塞等方法进行有效地止血。出血较多时，一般先采用硬质支气管镜清除积血，然后通过硬质支气管镜再应用纤支镜，找到出血部位进行止血。目前借助支气管镜采用的常用止血措施有：①支气管灌洗；②局部用药；③气囊填塞。

3）选择性支气管动脉栓塞术：动脉栓塞术已被广泛应用于大量咯血患者的治疗。尤其是对于双侧病变或多部位出血；心、肺功能较差不能耐受手术或晚期肺癌侵及纵隔和大血管者，动脉栓塞治疗是一种较好的替代手术治疗的方法。

4）放射治疗（简称放疗）：有文献报道，对不适合手术及支气管动脉栓塞术的晚期肺癌及部分肺部曲霉菌感染引起大量咯血患者，局限性放疗可能有效。

4. 窒息时的紧急处理

窒息是咯血患者致死的主要原因，应及早识别和抢救，窒息抢救的重点是保持呼吸道通畅和纠正缺氧。其具体措施为：

1）体位引流：①对于一次大量咯血窒息者，立即抱起患者下半身，倒置，使身体躯干与床成40°～90°角，由另一人轻托患者的头部向背部屈曲并拍击背部，倒出肺内积血，防止血液淹溺整个气道；②对一侧肺已切除，余肺发生咯血窒息者，将患者卧于切除肺一侧，健侧肺在上方，头低脚高。

2）清除积血：用开口器将患者口打开，并用舌钳将舌拉出，清除口咽部积血；或用导管自鼻腔插至咽喉部，用吸引器吸出口、鼻、咽喉内的血块，并刺激咽喉部，使患者用力咳出气道内的积血；必要时可行气管插管或气管切开，通过冲洗和吸引，亦可迅速恢复呼吸道通畅。

3）高流量吸氧：同时注射呼吸兴奋剂如尼可刹米、洛贝林等。

4）其他措施：包括迅速建立输液通道，使用止血药物及补充血容量、纠正休克、抗感染、准备气管插管及机械通气、加强监测和护理。

5）抗感染：预防肺部感染应予以适当抗生素，特别是支气管扩张、肺脓肿及肺炎等引起的咯血更需要大力抗感染。

【护理】

1. 保持病室内安静，避免不必要的交谈，以减少肺部活动度；小量咯血者应静卧休息，大量咯血时应绝对卧床休息。

2. 守护在患者身旁并安慰患者，轻声、简要地解释病情，使之有安全感、消除恐惧感。

3. 向患者解释心情放松有利于止血，告知患者咯血时绝对不能屏气，以免诱发喉头痉挛、血液引流不畅形成血块，导致窒息，协助患者取患侧卧位或平卧位头偏向一侧，嘱其尽量将血轻轻咳出。

4. 大量咯血者暂禁食，小量咯血者宜进少量凉或温的流质饮食，多饮水及多食含纤维素食物，以保持大便通畅。

5. 备好吸痰器、鼻导管、气管插管和气管切开包等急救用品，以便医生及时抢救，解除呼吸道阻塞。

6. 严密观察生命体征，及时测血压、脉搏、呼吸，严密观察精神及意识状态的变化，注意咯血量及速度，及时发现窒息的早期症状并及时采取有效抢救措施。

7. 防治窒息，保持正确的体位引流姿势，护理时尽量少翻动患者，鼓励并指导患者将血咯出，可轻拍其背部协助之，以防血块堵塞气道。负压吸引口腔及气管内血液或血块时，避免用力过猛，应适当转动吸引导管。如吸引过程中导管阻塞，应立即抽出导管，此时往往可带出导管顶端的血凝块。窒息解除后须加强护理，防止再咯血引起再窒息、休克、肺不张及继发感染，防治心、肺功能衰竭。

8. 观察治疗反应，及时观察患者对治疗的反应及药物的作用，根据病情变化控制药液滴速。

（刘海鹰）

第三节 呕 血

上消化道出血是指屈氏韧带以上的消化道出血，包括食管、胃、十二指肠及胰管、胆管等病变引起的出血。其临床特点主要是呕血和（或）黑便，常伴有血容量减少引起的急性周围循环衰竭。急性上消化道出血是临床常见的急症，目前病死率仍高达10%。因此，应尽力做到早期发现，及时急救和处理。本病属中医学中"吐血""便血"范畴。

【病因和发病机制】

（一）消化系统疾病

1. 食管疾病

见于食管静脉曲张破裂、食管炎、憩室炎、食管癌、食管异物、食管裂孔疝、食管外伤等。

2. 胃及十二指肠疾病

见于消化性溃疡、急性糜烂性胃炎、应激性胃溃疡、胃癌、胃黏膜脱垂症、胃动脉硬化症等。

3. 肝、胆道疾病

见于门脉性肝硬化食管下端及胃底静脉曲张破裂、急性出血性胆管炎、壶腹癌等。

4. 胰腺疾病

如胰腺癌。

（二）全身性疾病

包括血液病、急性感染、尿毒症、结缔组织病、血管性疾病、应激性溃疡。

（三）其他

如水杨酸类药物，误服强酸、强碱等。

中医学认为，上消化道出血多因饮食不节，胃中积热，情志失和，肝郁化火，导致火盛气逆，迫血妄行；或因劳倦过度，或病久等导致脾虚气弱，血失统摄；或因肝病日久，气滞血瘀，或胃病缠绵，久病伤络，导致胃络瘀阻，血不循经，而发为本病。

【临床表现】

急性上消化道出血临床症状的轻重，取决于出血量、失血速度、出血前机体的健康情况、有无其他疾患以及血红蛋白水平。常突然起病。其主要症状有程度不同的贫血、便血或吐血。少量出血或缓慢中量出血，可无明显症状或仅有轻度头昏。急性大出血则可发生休克的表现，如心悸、冷汗、口渴、恶心、上腹不适、畏寒、烦躁、晕厥等。体检时面色苍白，皮肤湿凉，心率加速，血压下降。休克被控制后可出现低热，一般不超过38.5℃，可持续3~5日。由于原发病的不同，还可出现不同的症状及体征。如溃疡出血，常有饥饿性上腹部疼痛及反酸史，出血前疼痛加重，出血后疼痛消失；门脉高压，食管、胃底静脉曲张破裂出血，常有肝硬化的症状及体征，以突然大量呕吐鲜红血液、出血后脾缩小为特点；胆道出血多有胆绞痛及黄疸等病史；胃病史较短，伴食欲减退、贫血、消瘦，尤其40岁以上的男性，须警惕胃癌的可能。呕出血液的颜色取决于出血量的多少和血液在胃内停留时间的长短，可呈鲜红或暗红色，亦可呈咖啡色或黑色。

【诊断要点】

（一）病史

多有消化道炎症、溃疡、憩室、息肉、肝病，或有消化道肿瘤等病史。

（二）症状

有程度不同的贫血、便血或吐血等表现。当出血量 > 500 ml 时，可有出血性休克表现。

（三）实验室及其他检查

1. 血常规

红细胞及血红蛋白降低，白细胞数可增加，网织红细胞增加。

2. 大便常规及潜血试验

大便常规可见红细胞，潜血试验呈阳性反应。

3. 紧急胃镜检查

诊断率80%~94%，阳性率高低与检查时间有关。目前认为是急性上消化道出血的首选检查。

4. X线气钡双重造影

一般均用于出血停止后。对食管裂孔疝的诊断，X线检查比纤维胃镜准确。

5. 吞线试验

让患者吞入长约130 cm，带有金属球的棉线，使之通过十二指肠，6~8小时取出，直接观察胆汁或血迹距门齿的距离，借此估计出血部位。亦可在吞入棉线后静脉注射5%荧光素20 ml，待4分钟后取线在紫外线灯下观察荧光染色，以助诊断。

6. 选择性动脉造影

经内镜检查如无阳性发现，而患者仍有活动性大出血时，可行肠系膜上动脉造影，大多可明确诊断。但这种检查仅限于尚在出血的病例，在动脉造影后可滴入垂体加压素等血管收缩剂，发挥止血效果。

7. 放射性核素显像

静脉注射硫化^{99m}Tc 胶体或过^{99m}Tc 酸盐标记的红细胞后，可探测血流外溢的大体部位。标记红细胞的半衰期长，故可在注射后观察 24 小时，放射性核素显像可显示出血率大于每分钟 0.1 ml 的出血。但有时显示的出血部位不确切，尚需再行血管造影。

【诊断标准】

（一）急性上消化道出血在持续的诊断标准

1. 反复呕血或黑便，排便次数增多，或大便转为暗红色。

2. 进行性贫血、头晕、心悸、气急、血红蛋白及红细胞数进行性减少。

3. 经补足血容量后，休克不见好转或继续恶化。

4. 经补血、补液后，CVP 仍不下降者。

5. 无脱水、呕吐，也无明显的肾功能衰竭而尿素氮持续升高者。

判定：若有上述任何 1 项均应考虑持续出血的可能。

（二）急性上消化道大出血的标准

1. 大量呕血、便血，数小时失血量超过 1 000 ml 或循环血量的 20%。

2. 血压、脉搏明显变化，血压低于平时 30 mmHg，或每小时输血 100 ml 不能维持血压，脉搏 >110 次/分。

3. 血红蛋白降到 70 g/L 以下，红细胞 $<2 \times 10^{12}$/L 或血细胞比容降到 0.28 以下。

4. 临床上有精神恍惚、烦躁、冷汗、厥逆。

【鉴别诊断】

上消化道出血应注意与下消化道出血、大量咯血等相鉴别。

【治疗】

（一）中医治疗

1. 辨证论治

1）胃中积热：吐血色红或紫暗，大便柏油色，口干口臭，脘腹疼痛或灼热痛，小便短赤。舌质红，苔黄，脉滑数。

治宜：清胃泻火，凉血止血。

方药：泻心汤加味。

大黄、黄芩各 9 g，黄连 6 g，生地、茜根炭各 15 g，白及、大小蓟各 12 g。水煎服。

2）肝火犯胃：吐血量多势急，色鲜红，口苦目赤，胸肋胀痛，心烦易怒，失眠多梦，或见黄疸，或见蜘蛛痣，癥积痞块。舌质红，苔黄或腻，脉弦数或洪数。

治宜：清肝泻火，和胃止血。

方药：丹栀逍遥散加减。

丹皮、栀子、当归、白芍、茯苓、白术、胆草、白芍各 9 g，柴胡 6 g，生地 15 g。水煎服。

3）脾不统血：吐血暗淡，大便漆黑稀溏，病情反复，面色㿠白，唇甲色淡，神疲乏力，心悸、头晕。舌淡，苔薄白，脉细弱。

治宜：益气健脾，养血止血。

方药：归脾汤加减。

党参、黄芪、当归、山药、熟地、仙鹤草各12 g，白术、茯苓、白芍、白及各9 g。水煎服。

4）气衰血脱：吐血倾盆盈碗，大便溏黑或紫红，面色、唇甲苍白，眩晕，气短，心悸，烦渴，冷汗淋漓，四肢厥冷，神志恍惚或昏聩，尿少。舌质淡，脉微细欲绝。

治宜：益气摄血，回阳固脱。

方药：独参汤合生脉散加味。

人参、麦冬、白术、阿胶（烊化）各12 g，五味子、附子、炙甘草各10 g，黄芪30 g。

2. 中成药

1）云南白药：每次0.5 g，每日3次，温开水送服。具有止血、活血之功用。

2）血宁冲剂：每次1~2包，每日3次，温开水冲服。具有止血、散血之功用。

3）十灰丸：每次3 g，每日3次，温开水送服。具有凉血、止血、散血之功用。

3. 验方

1）乌贼骨、白及各等份。共研细末，每次3 g，每日4次，温开水吞服。

2）鲜芦根90 g，生侧柏叶、仙鹤草各30 g。煎服。

3）地榆10 g，白及12 g，三七粉5 g，大黄1.5 g。共研细末，每服10 g。每3~4小时1次。连服1~2日改为每日3次。

4）三七粉、白及粉每次各1.5 g，每日3次。

4. 针灸治疗

1）中脘、上脘、合谷、内庭、曲池，用泻法。适用于胃热炽盛者。肝火犯胃者加太冲、支沟，用泻法。

2）曲池、合谷、中脘、上脘、太溪、三阴交，用平补、平泻法。适用于阴虚火旺者。

3）膈俞、中脘、三阴交、气海、关元，用平补、平泻法。适用于胃脘血瘀者。

4）脾俞、心俞、膈俞、气海、关元、三阴交，用补法。适用于脾不统血者。

（二）西医治疗

1. 一般治疗

卧床休息，观察血压、脉搏、出血量、每小时尿量及神志变化。保持静脉通路通畅，大出血及门静脉高压症所致出血者应禁食。

2. 补充血容量

可给予葡萄糖液、血浆代用品，上消化道大出血时应立即输全血。肝硬化患者应输入新鲜血。

输血指征有：

1）收缩压低于90 mmHg或比原有水平下降45 mmHg。

2）脉率大于120次/分。

3）血红蛋白低于70 g/L。

血源暂时困难者可用低分子右旋糖酐或血浆代用品，前者每日用量不超过 1 000 ml。输血、输液量以能纠正休克为准。

3. 止血

1）药物止血

（1）垂体加压素：可降低门静脉压力，主要用于食管、胃底静脉破裂出血。垂体加压素 10 U 加入 5% 葡萄糖液 500 ml 中持续静脉滴注 4~8 小时，每日 2 次。

（2）H_2 受体拮抗剂：对消化性溃疡、急性胃黏膜损害、食管裂孔疝、食管炎等所致的出血有效。常用的有：①西咪替丁，600 mg 加入 5% 葡萄糖液 500 ml 中持续静脉滴注 4~8 小时，每日 2 次。②法莫替丁，20 mg 肌内注射或溶于葡萄糖液中静脉滴注，每日 2 次。③普萘洛尔，可使心排血量减少，内脏血容量减少，门静脉压下降，可预防出血，用量为 20~40 mg，每日 3 次。

此外，卡巴克洛、6-氨基己酸、氨甲苯酸等均可应用。

2）胃内灌注药物止血：适用于病情较重的上消化道出血患者，亦可在胃降温止血法和气囊压迫止血法的基础上应用。常用氢氧化铝凝胶 60 ml 灌注，直至胃液 pH 值达 7.0 为止；5% 孟氏液 30 ml 灌注或 1% 孟氏液 50~100 ml 注入胃内，也可注入西咪替丁或去甲肾上腺素。

3）胃降温止血：冰冻生理盐水洗胃法，有专家认为 1 L 冰水加 2~4 mg 去甲肾上腺素可增强止血效果。

4）三腔管气囊压迫止血：肝硬化食管静脉曲张出血时，酌情用三腔管压迫止血。

5）纤维内镜止血：经纤维内镜导入氢离子激光照射出血灶止血；或在直视下将止血药直接喷洒在出血部位而止血；或注入硬化剂 5% 鱼肝油酸钠于黏膜或静脉内止血。

6）其他

（1）凝血酶 2 000~4 000 U，口服或局部喷洒，每 4~6 小时 1 次。

（2）巴曲酶 1~2 U 静脉注射、肌内注射或皮下注射。

4. 外科治疗

经内科治疗不能止血或估计难以止血者应手术治疗，手术指征因病因不同而异。

【护理】

（一）一般护理

各种病因引起的上消化道出血，在护理上有其共性，也各有特殊性。

1. 大出血时患者应绝对卧床休息，取平卧位并将下肢略抬高，以保证脑部供血。呕吐时头偏向一侧，防止窒息或误吸；必要时用负压吸引器清除气道内的分泌物、血液或呕吐物，保持呼吸道通畅。给予吸氧。

2. 立即建立静脉通道。配合医生迅速、准确地实施输血、输液、各种止血治疗及用药等抢救措施，并观察治疗效果及不良反应。输液开始宜快，必要时测定 CVP 作为调整输液量和速度的依据。避免因输液、输血过多过快而引起急性肺水肿，对老年患者和心肺功能不全者尤应注意。肝病患者忌用吗啡、巴比妥类药物，宜输新鲜血，因库存血含氨量高，易诱发肝性脑病。准备好急救用品、药物。

3. 急性大出血伴恶心、呕吐者应禁食。少量出血无呕吐者，可进温凉、清淡流质，这对消化性溃疡患者尤为重要，因进食可减少胃收缩运动并可中和胃酸，促进溃疡愈合。出血停止后改为营养丰富、易消化、无刺激性半流质、软食，少量多餐，逐步过渡到正常饮食。

4. 给患者说明安静休息有利于止血，关心、安慰患者。抢救工作应迅速而不忙乱，以减轻患者的紧张情绪。经常巡视，大出血时陪伴患者，使其有安全感。呕血或解黑便后及时清除血迹、污物，以减少对患者的不良刺激。解释各项检查、治疗措施，听取并解答患者或家属的提问，以减轻他们的疑虑。

（二）病情观察与护理

要严密观察和判断患者病情变化，动态观察患者血压、脉搏、体温、尿量、指甲及皮肤色泽和肢端温度，呕血与黑便的量、性质、次数和速度，及时发现出血先兆，正确判断出血严重程度和出血是否停止等，并详细记录。

1. 根据临床症状判断失血量

可根据患者呕血量、便血量，临床症状如头晕、晕厥、皮肤苍白、出汗及体温、脉搏、呼吸、血压等情况来判断和估计出血量。①无全身症状：失血量为循环血量的 10% ~ 15%（估计失血量为 400 ~ 600 ml）；②轻度失血：失血 20% ~ 25%（800 ~ 1 200 ml），出现心悸、头晕、面色苍白、口干、冷汗、脉率在 100 次/分左右，收缩压在 90 ~ 100 mmHg，脉压小；③中度失血：失血 30% ~ 40%（1 200 ~ 1 600 ml），除上述症状外，还可出现烦躁不安、肢冷、休克，心率在 100 ~ 120 次/分；④严重失血：失血 40% ~ 50%（1 600 ~ 2 000 ml），表情淡漠、意识障碍、昏迷、无尿、重度休克，心率 120 ~ 140 次/分，脉搏触之不清。

2. 观察出血是否停止的参考

确立诊断后须观察出血是否停止以证实治疗是否有效。①经数小时观察，无新的呕血与便血，且血压、脉搏平稳者，提示出血停止；②一次上消化道出血后 48 小时内未再有新的出血，可能出血已停止；③CVP 监护时，其值在 5 cmH$_2$O 以上者，考虑出血停止；④患者自然状态良好者。

3. 具体观察项目及措施

①开始每 15 ~ 30 分钟记录 1 次血压、脉搏、呼吸和神志变化；②记录出入量，严密注意呕血、黑便情况；③建立静脉通路至少两条，做好测定 CVP 准备；④放置导尿管，观察每小时尿量；⑤肢体湿度和温度，皮肤与甲床色泽；⑥周围静脉特别是颈静脉充盈情况。

4. 其他观察

1）体温变化：出血后可有低度或中度发热，一般无须特别处理，高热时可用物理降温。

2）由门脉高压引起食管、胃底静脉曲张破裂出血的患者，应观察是否有黄疸、腹水及患者的意识状况，发现异常要及时和医生联系。

3）注意口腔、皮肤的清洁，清除口腔血迹，以免因血腥味引起恶心、呕吐，同时亦可减少感染的机会。

4）静脉滴注垂体后叶素时，要注意观察药物疗效及不良反应，滴速不宜过快，严防引起心律失常、心搏骤停及其他严重不良反应。

（三）三腔管监护

熟练的操作和插管后的密切观察及细致护理是达到预期止血效果的关键。对插三腔管止血的患者，护理中应注意下列几方面：

1. 放置三腔管 24 小时后应放气数分钟再注气加压，以免食管胃底黏膜受压过久而致黏膜糜烂，缺血性坏死。

2. 定时测量气囊内压力，以防压力不足或过高。

3. 防止三腔管脱落和气囊破损，发现气囊破裂应拔出三腔管，否则气囊上抬压迫气管易发生呼吸困难或窒息。患者床旁应另备一完好三腔管以便随时应用。

4. 鼻腔应清洁湿润，口唇涂液状石蜡以防干裂，注意呼吸道通畅。

5. 定时抽吸管内液体和血液，抽净为止，可以减少吸收，避免诱发肝性脑病，并能观察有无继续出血。

6. 确认已止血则放气观察 24 小时，无出血后可拔管，但拔管前应先口服液状石蜡 20～30 ml，润滑黏膜和管外壁，抽尽囊内气体，最后以缓慢轻巧动作拔出三腔管。

7. 昏迷患者可于囊内气体放出后保留三腔管，从胃管内注入流质和药物。

8. 三腔管压迫期限一般为 72 小时，若出血不止可适当延长时间。

（四）配合做好内镜检查与治疗的护理

1. 内镜检查与治疗前

做内镜检查与治疗原则上应在出血后 5～48 小时进行，重症出血者应在抗休克治疗使收缩压在 80 mmHg 左右后方可进行检查。急性呕血不止又需紧急内镜检查者，可先止血后检查。检查前应向患者做好解释工作，以减轻患者的紧张情绪，便于配合检查。对恶心、呕吐明显者可肌内注射山莨菪碱 10 mg，精神紧张者可肌内注射地西泮 10 mg。

2. 内镜检查与治疗后

内镜检查与治疗后患者需卧床休息，每 30～60 分钟测量体温、脉搏、呼吸、血压，随病情稳定后可改为 4～6 小时测量，并详细做好记录，仔细观察有无继续出血情况，一般患者经治疗后呕血现象消失，便血可在 36～48 小时停止。如发现患者血压下降、腹痛、烦躁，又伴有血红蛋白下降、血中尿素氮升高，提示有继续出血，视病情可行再次止血或外科手术治疗。

（五）症状护理

1. 出血前的先兆症状

头晕、恶心、口渴常是呕血前的先兆。腹内肠鸣不已、腹胀则常是便血的先兆。应注意加强床旁护理，观察呕血和黑便，严格交接病情。

2. 呕血与黑便

严密观察呕血和黑便的量、颜色和性质，以正确判断病情。如呕血 400 ml 以上，提示出血量大，可出现失血性休克；如黑便频数稀薄，提示出血在继续，应配合抢救。出血的性质、颜色可识别出血部位，如呕鲜红色血，为食管、胃底静脉破裂出血，应用三腔管压迫止血，同时应准备足够量的血积极抢救。

3. 皮肤色泽及肢端温度

应严密观察皮肤色泽及肢体温度的改变，如面色苍白，常提示有大出血，应迅速处理；口唇或指甲发绀，说明出血后微循环血流不足，应迅速给氧；四肢厥冷表示休克加重，应注意保温。

4. 尿量

应准确记录尿量。少尿或无尿一般提示出血性休克严重，血容量不足，应保证输血、输液迅速、顺利。同时及时抽血送检，如尿素氮在 7.1 mmol/L 以上，则提示有继续出血，应及时处理。如尿素氮在 17.9 mmol/L 以上，则提示预后不良。

5. 体温

体温应每 4 小时测量 1 次。出血 24 小时常有低度或中度发热；严重出血的可有高热。这与出血后血液分解产物的吸收、失血后贫血、体温调节中枢失调有关。高热时可物理降温，无须特殊处理。但应密切观察有无上呼吸道感染等其他原因的发热。

（张淋淋）

第四节　头　痛

头痛是指额、顶、颞及枕部的疼痛。头痛是一个常见症状。但对老年人来说，有些头痛是严重疾病的信号，例如高血压患者头痛突然加剧，尤其是伴有呕吐时，须警惕脑出血的发生。

中医亦称头痛，又称头风、脑风、首风等。头痛是临床上常见的自觉症状，可单独出现，亦可出现在多种急慢性病之中。《证治准绳·头痛》说："医书多分头痛、头风为二门，然一病也，但有新久去留之分耳。浅而近者名头痛，其痛猝然而至，易于解散速安也；深而远者为头风，其痛作止不常，愈后遇触复发也。皆当验其邪所从来而治之。"

【病因和发病机制】

现代医学认为，颅内血管疾病是最常见的原因，如脑血管意外（脑出血、脑血栓形成、脑栓塞、蛛网膜下隙出血）、高血压脑病、脑供血不足、静脉窦血栓形成等；脑肿瘤、脑外伤及躯体疾病；感染、中毒及内分泌代谢紊乱等也属本病原因。对疼痛刺激敏感的颅内结构：静脉窦以及引流到静脉窦的皮层静脉；颅底动脉；颅底部硬脑膜；三叉、舌咽及迷走神经；第 1 颈椎到第 3 颈椎脊神经分支。头皮及面部所有的结构对疼痛都是敏感的。有关头痛的一些生化因素近年来也受到重视。5-羟色胺（5-HT）、去甲肾上腺素以及缓激肽在偏头痛中的作用早就受到注意。此外，前列腺素、前列腺素 E 在偏头痛发作中的作用也得到证实。

中医学认为，头痛之病因多端，但不外乎外感和内伤两大类。盖头为"诸阳之会"

·25·

"清阳之府"，又为髓海所在，凡五脏精华之血，六腑清阳之气，皆上注于头，故六淫之邪外袭，上犯颠顶，邪气稽留，阻抑清阳，或内伤诸疾，导致气血逆乱，瘀阻经络，脑失所养，均可发生头痛。

【诊断】

（一）临床表现

根据临床表现常见类型如下：

1. 脑血管性疾病的头痛

1）蛛网膜下隙出血：在颅内动脉瘤与血管畸形破裂所造成的蛛网膜下隙出血中，头痛是最主要的症状，为弥散性、"爆裂样"痛。以枕部最为显著，并沿颈项部向下放射，出现颈项强直。可持续数周到数月。

2）脑出血：头痛常为发病症状，但往往迅速出现意识障碍与肢体偏瘫，伴血压升高时其诊断不难。

3）未破裂的脑动脉瘤与动静脉血管畸形：一般脑动脉瘤未破裂之前，头痛是不常见的，但是后交通动脉或颈内动脉瘤可以引起一侧性头痛。脑血管畸形，可以引起同侧突出的剧烈头痛，可以有癫痫发作。

4）缺血性脑卒中：脑供血不足可以引起头痛，伴有感觉与运动障碍，头痛呈搏动性。偏头痛类中的典型偏头痛、普通型偏头痛等亦可在老年期复发，多长期反复发作，多有家族史，麦角胺剂止痛有效。

2. 颅内压变化引起的头痛

1）腰椎穿刺后头痛：常在腰椎穿刺后数小时甚至数日后发生，反复穿刺的病例中较易发生。造成头痛的原因是穿刺部位有脑脊液缓慢向外渗漏。通常持续数小时，常表现为额、枕部钝痛。

2）气脑造影后头痛：气脑造影后由于异物刺激的因素可致头痛。卧床休息48小时，取头低卧位，加强水摄入及应用止痛剂可缓解症状。

3）自发性颅内低压症：可能为脉络丛的暂时性功能障碍所致。主要症状为头痛。

4）颅内压增高的头痛：在颅内压增高的病例中出现的头痛多由脑膜和血管的移位与牵引所致，而不是由于颅内压增高本身所造成。

5）脑肿瘤的头痛：脑肿瘤的头痛常由颅底脑动脉、静脉窦、脑神经的移位引起。如果无视盘水肿，则头痛有定位价值。头痛随肿瘤的增长而呈持续性。

3. 头部损伤的头痛

头部损伤后出现的头痛小部分由颅内因素引起，大部分由颅外因素所造成。老年人的慢性硬膜下血肿，往往由于缺乏损伤的病史而被误诊。脑震荡后头痛是主要症状，但头痛的剧烈程度与损伤无平行关系。

4. 面部疾病的扩散性头痛

1）眼部疾病所致的头痛：老年人慢性青光眼是慢性额部头痛的重要病因之一。

2）耳鼻、咽疾病所致的头痛：外耳道炎及外耳道疖肿、牙周炎、牙周脓肿等可引起头痛。鼻咽癌引起的头痛为一侧性，常伴鼻塞、鼻出血、耳聋等。老年人慢性鼻窦炎引起的头痛较轻,急性发作时,可使头痛加重,表现为一侧剧烈头痛。

5. 其他疾病所致的头痛

三叉神经痛也是老年人常见的头痛原因。老年人由于颈椎退行性改变,也可引起头痛。绝经期头痛可能由于内分泌失调所致。

(二) 实验室与其他检查

血、尿常规可作为常规检查。有指征时可做血清免疫学和脑脊液检查。颈椎、鼻旁窦 X 线片,脑超声、脑电图、脑血管造影、放射性核素脑扫描、脑室造影、CT 等检查均可以协助病因诊断。

【鉴别诊断】

头痛是一种症状,诊断时应注意查明原因,如突然出现的剧烈头痛,应考虑与脑血管疾病、急性青光眼、急性鼻窦炎、三叉神经痛等有关。头痛经过数日、数周逐渐加重时,应考虑器质性病变所引起,如脑肿瘤、慢性硬膜下血肿、亚急性脊髓炎、鼻窦炎及慢性中耳炎等。持续数月或数年的头痛,可考虑肌紧张性头痛、心源性头痛、颈椎病引起的头痛、高血压性头痛、慢性肺疾患引起的头痛。一过性头痛多与发热、酒精中毒、一氧化碳中毒等有关。鉴别诊断时应详问细查,如头痛的部位、性质、伴随症状、发病时间、诱发加重因素、缓解因素及既往病史等。

【治疗】

(一) 中医治疗

头痛的辨证,除详问病史,根据各种症状表现不同,辨别致病之因以外,尤应注意,疼痛之性质、特点及部位之不同,辨别外感和内伤,以便进行辨证论治。

外感头痛,一般发病较急,病势较剧,多表现掣痛、跳痛、灼痛、胀痛、重痛,痛无休止。每因外邪致病,多属实证,治宜祛风散邪为主;内伤头痛一般起病缓慢,病势较缓,多表现为隐痛、空痛、昏痛,痛势悠悠,遇劳则剧,时作时止,多属虚证,治宜补虚为主。

1. 辨证论治

1) 风寒头痛型:头痛时作,痛连项背,恶风畏寒,遇风尤剧,口不渴。苔薄白,脉浮紧。

治宜:疏散内寒。

方药:川芎茶调散加减。

川芎 20 g,荆芥 12 g,防风 10 g,羌活 12 g,白芷 10 g,细辛 3g,菊花 10g,桑叶 10 g。

2) 厥阴头痛型:颠顶头痛,干呕,吐涎沫,甚则四肢厥冷。苔薄白而滑,脉弦或弦紧。

治宜:温散厥阴寒邪。

方药:吴茱萸汤加味。

吴茱萸 15 g,党参 10g,生姜 6 片,大枣 3 枚,清半夏 12 g,藁本 12 g,川芎 15 g,

茯苓 12 g。

3）风热头痛型：头痛而胀，甚则头痛如裂，发热或恶风，面红目赤，口渴欲饮，便秘溲黄。舌质红，苔黄，脉浮数。

治宜：疏风清热。

方药：芎芷石膏汤加减。

川芎 15 g，白芷 10 g，菊花 12 g，生石膏 30 g，黄芩 10 g，薄荷 10 g，生地 10 g，丹皮 10 g，玄参 10 g，胆草 10 g。

4）风湿头痛型：头痛如裹，肢体困重，食欲下降，胸闷，小便不利，大便或溏。苔白腻，脉濡。

治宜：祛风胜湿。

方药：羌活胜湿汤加减。

羌活 12 g，独活 12 g，川芎 20 g，防风 10 g，蔓荆子 10 g，藁本 12 g，苍术 12 g，白术 10 g，茯苓 10 g，陈皮 10 g，生薏苡仁 15 g。

5）肝阳头痛型：头痛而眩，心烦易怒，夜眠不宁，或兼胁痛，面红口苦。苔薄黄，脉弦有力。

治宜：平肝潜阳。

方药：天麻钩藤饮加减。

天麻 12 g，钩藤 20 g，桑叶 10 g，菊花 12 g，石决明 20 g，杜仲 12 g，川牛膝 12 g，桑寄生 12 g，黄芩 12 g，山栀 10 g，丹皮 10 g，牡蛎 15 g。

有肝阴不足者，加生地 12 g，枸杞 10 g，何首乌 10 g，女贞子 10 g；肝火明显者加郁金 10 g，胆草 10 g，夏枯草 15 g。

6）肾虚头痛型：头痛且空，每兼眩晕，腰痛酸软，神疲乏力，耳鸣少寐。舌红少苔，脉细无力。

治宜：养阴补肾。

方药：大补元煎加减。

熟地 15 g，山茱萸 10 g，山药 10 g，枸杞 12 g，人参 10 g，当归 10 g，杜仲 12 g，菊花 10 g，川芎 15 g，炙龟板 12 g。

7）血虚头痛型：头痛而晕，心悸不宁，神疲乏力，面色㿠白。舌质淡，苔薄白，脉细弱无力。

治宜：养血为主。

方药：加味四物汤。

熟地 12 g，山药 12 g，山萸肉 10 g，泽泻 10 g，当归 10 g，川芎 15 g，桃仁 10 g，甘草 10 g，菊花 12 g，赤芍 12 g，黄芪 12 g，白术 12 g。

8）痰浊头痛型：头痛昏蒙，胸脘满闷。呕恶痰涎，苔白腻，脉滑或弦滑。

治宜：化痰降逆。

方药：半夏白术天麻汤加减。

天麻 12 g，清半夏 12 g，白术 10 g，陈皮 10 g，茯苓 10 g，生姜 4 片，大枣 6 枚，厚朴 10 g，白蒺藜 12 g，蔓荆子 10 g，竹茹 12 g，枳实 12 g。

9）瘀血头痛型：头痛经久不愈，痛处固定不移，痛如锥刺，或有头部外伤史。舌质紫暗，苔薄白，脉细或细涩。

治宜：活血化瘀。

方药：通窍活血汤加减。

桃仁 10 g，红花 10 g，川芎 15 g，赤芍 10 g，生姜 4 片，葱白 1 根，郁金 10 g，白芷 10 g，细辛 4 g，石菖蒲 12 g。

头痛甚者加全虫、蜈蚣；气血不足加黄芪、当归。

2. 中成药

1）镇脑宁胶囊：每次 4 粒，每日 3 次。有理气活血，祛风镇痛作用。用于内伤性头痛的各种类型。

2）天麻头风灵胶囊：每次 4 粒，每日 3 次。有祛风、活血、止痛作用。用于治疗内伤性头痛的各种类型。

3. 单方、验方

1）川芎 120 g，荆芥 120 g，细辛 30 g，白芷 60 g，羌活 60 g，甘草 60 g，防风 45 g，薄荷 240 g。上药共研细粉，每服 6 ~ 9 g，饭后茶水送服，或水煎 1 次服。治风寒头痛，一般服后可起效。

2）荆芥 60 g，炒甘草 60 g，川芎 60 g，羌活 60 g，炒僵蚕 60 g，防风 60 g，茯苓 60 g，蝉蜕 60 g，藿香 60 g，党参 90 g，姜厚朴 15 g，陈皮 15 g。上药共为细粉，每次 6 g，茶水调服。另需用下方透顶散搐鼻（细辛 2 茎，瓜蒂 7 个，丁香 3 粒，冰片 0.5 g，麝香 0.5 g，糯米 7 粒。先将细辛、瓜蒂、丁香、糯米研细末，再加入冰片、麝香末调匀。每次用药粉或黄豆粒般大，塞入双鼻孔中）。可治奇难之头痛。

3）全虫 9 g。水煎服，每日 1 剂，连服 10 日，适用于各型头痛。

4）全虫 30 g，地龙 30 g，甘草 30 g。共研细末，每服 3 g，早晚各服 1 次。适用于各型头痛。

5）生姜 5 片，葱白 3 条，红糖适量。洗净葱姜，放锅内，清水适量，或火煎煮，煮沸 10 分钟，加入红糖，取汁趁热饮用，饭后忌吹风受凉。每日 1 ~ 2 次，连服 2 ~ 3 日。适用于风寒性头痛。

6）川芎 6 ~ 9 g，鸡蛋 2 个，大葱 3 条。共放锅中水煮，鸡蛋熟后去壳再煮片刻，食蛋饮汤。每日 1 次，连服数日，可治风寒性头痛。

7）菊花 20 g，白糖适量。泡茶饮用，适用于风热头痛。

8）山楂 30 g，荷叶 12 g。水煎代茶饮用。适用于肝阳头痛。

9）猪瘦肉 100 g，红枣 10 枚，鲜胎盘 1 个，生姜 5 片，先将胎盘剪去血络，漂洗干净并切碎，配生姜锅里略炒，后加入瘦猪肉、红枣，隔水炖熟，加盐调味后食用。适用于血虚头痛。

10）川芎 30 g，菊花 15 g，山楂 15 g，羊脑 1 个。文火炖至烂熟，分次食用之。有活血清肝的作用。适用于瘀血头痛。

（二）西医治疗

针对病因进行治疗，如颅内感染应用抗生素；颅内占位性病变可行手术治疗；高血压、五官疾病、精神因素等所致者，均应进行相应的处理。无论何种原因引起的头痛，患者均应避免过度疲劳和精神紧张，须静卧，环境保持安静。

1. 对症治疗

1）镇痛剂：一般采用非甾体抗炎退热止痛剂，多选用阿司匹林 0.2 ~ 0.5 g，或复方阿司匹林 0.5 ~ 1.0 g，吲哚美辛 25 mg，氟芬那酸 250 mg，均每日 3 次，皮下或肌内注射 60 ~ 100 mg；或罗通定 30 ~ 60 mg，每日 3 次，或 60 mg 皮下或肌内注射，可待因 15 ~ 30 mg，每日 2 ~ 3 次；喷他佐辛 25 ~ 50 mg，每日 3 次，或 30 mg 皮下或肌内注射；哌替啶 50 mg 或阿法罗定 10 ~ 20 mg，或芬太尼 0.05 ~ 1 mg，皮下或肌内注射；美沙酮 5 ~ 10 mg，口服每日 2 ~ 3 次或皮下或肌内注射。

2）镇静、抗癫痫药：通过镇静以达到减轻疼痛，抗癫痫药多用于控制头痛发作。常用的有：苯巴比妥、苯妥英钠、利眠宁、地西泮、硝西泮、卡马西平等。

3）控制或减轻血管扩张药物：主要用于血管性头痛。常用药物为麦角胺，以减轻或中止偏头痛发作，常用麦咖片，1 ~ 2 片口服，半小时后无效可加用 1 片；②5 - HT 拮抗剂，主要用于预防偏头痛、丛集性头痛。常用二甲麦角新碱，每日服 2 ~ 12 mg，或苯噻啶 0.5 ~ 1 mg，或赛庚啶 2 ~ 4 mg，每日 3 次；③单胺氧化酶抑制剂苯乙肼 15 ~ 25 mg，或阿米替林 10 ~ 35 mg，每日服 3 次；④β 受体阻滞剂，普萘洛尔 10 ~ 30 mg，每日 3 次，普萘洛尔每日服 2.5 mg，一周内渐增至每日 3 ~ 4 次；⑤可乐定 0.035 ~ 0.075 mg，每日服 1 ~ 2 次。亦有报道罂粟碱、葛根片可预防偏头痛。

4）激素：地塞米松、泼尼松，主要用于炎症性头痛及急性脑血管病、脑水肿等引起的头痛。性激素、雌激素替代疗法，溴隐亭抑制催乳素分泌，以治疗月经期偏头痛。

5）调整颅内压：对颅内压增高引起的头痛主要选用高渗脱水剂、利尿剂、肾上腺皮质激素等；颅内压过低引起的头痛则应输液，同时注射垂体后叶素 3 ~ 5 U，血管扩张剂罂粟碱等。

6）理疗：依据不同病情可选用共鸣火花、电兴奋、超短波、离子导入等；对周围神经源性头痛及功能性头痛，可在病灶、痛处或痛觉传导周围神经用 1% 普鲁卡因进行封闭。

7）针灸、中药：选择相应穴位行体针或耳针。

2. 手术

对表浅神经源性头痛，有文献报道用高频电热神经破坏术，对顽固性血管性头痛可行颞浅动脉结扎术。

3. 病因治疗

早期明确诊断，采取有效措施进行病因治疗。如颅内病变应手术摘除；有炎症者，对抗感染处理；变态反应者，除给予抗过敏药外，还可用组胺脱敏疗法；青光眼者降眼压治疗等。

【护理】

1. 合理安排工作、休息，不应过度疲劳，保障充足睡眠。

2. 注意保持精神安定，适当参加娱乐及体育活动。

3. 指导患者进行自我病情监测：如头痛的性质、部位、程度、持续时间、前驱症状、伴随症状等，主动向医务人员报告。

4. 向患者说明护理措施中减轻头痛的各项疗法的必要性，并指导患者积极参与和配合各种治疗。

5. 对头痛的各种检查、用药等给予详细耐心地解释，尤其是所用药物的药名、用法、常见不良反应，以及预防发生不良反应的有关措施，使患者主动配合。

（刘少壮）

第二章　皮肤科疾病

第一节 天疱疮

天疱疮是一种慢性多发性严重的大疱性皮肤病，因其水疱遍及全身，日久成疮而得名。本病好发于中年人，老年人亦非少见。

【病因和发病机制】

现代医学认为，病因尚不完全明了，一般认为是自身免疫性疾病，直接免疫荧光发现在皮损周围皮肤基底膜有线状的 C3 和 IgG 沉积，间接免疫荧光发现 70% ~85% 的类天疱疮患者血清有抗表皮基底膜带的 IgG 循环抗体，相当多的患者也有抗基底膜带的 IgE 抗体，损害周围存在大量嗜酸性粒细胞及脱颗粒现象，因此有可能有 I 型变态反应参与皮损形成，将免疫荧光的反应底物首先在 1 mol/L 的 NaCl 中孵育，将表皮和真皮从透明板中分离，间接免疫荧光的敏感性提高，并且类天疱疮抗体结合于这种盐水分离的人工水疱的顶部，即基底细胞的底部。

中医学认为，天疱疮是由热毒内发所致，其病与脾肾关系较为密切。由于先天禀赋不足，或年老体衰，肾精亏虚，阴阳平衡失调，使热毒内蕴，久不散去形成本病。

【临床表现】

根据表皮内大疱位置的深浅和临床表现不同，主要分 4 种类型：

（一）寻常型天疱疮

1. 多发生于中年人的慢性复发性自身免疫性疾病。

2. 发病前无前驱症状，约 60% 患者于出现皮肤病变以前有口腔黏膜损害，在病程中可累及鼻、咽、喉、眼、食管、阴部及肛门等黏膜处。

3. 在皮肤上出现大小不一的浆液性大疱，疱壁薄而松弛易破。有表皮棘层细胞松解现象（即用手指挤压疱顶，可使水疱向周围扩大；或手指在疱间正常皮肤稍用力推擦可将表皮擦脱），即尼氏征阳性为本病特征。水疱壁薄易破，形成较大糜烂面，易出血，有腥臭味，糜烂面很难愈合。

4. 损害散发全身，而以受压及摩擦部位为重。有瘙痒及疼痛不适、发热、畏寒等症状。

5. 由于口腔黏膜糜烂，妨碍进食，体质逐渐消瘦，电解质紊乱，抵抗力下降，常易继发感染。

6. 实验室检查提示贫血明显，其程度往往与病情成正比；白细胞总数、中性粒细胞及嗜酸性粒细胞多呈中度增加，嗜酸性粒细胞在病危临终前又往往下降或消失；血清总蛋白明显减少，α_1、α_2 球蛋白和 γ 球蛋白增高，血沉加快；细胞学检查，可找到天疱疮细胞。

（二）增殖型天疱疮

1. 此型很少见，可由寻常型天疱疮转化而来。

2. 皮损一般不波及全身，常于口腔黏膜、面部、腋窝、腹股沟、生殖器、会阴及女性乳房下等皱襞处，发生群集水疱或小脓疱，尼氏征阳性，破裂后糜烂面逐渐发生乳头瘤样增殖，形成隆起不平的肉芽面，可有疼痛和腥味。

3. 病程慢性，时轻时重，可迁延数月、数年，一般无生命危险，但可因久病体衰，导致内脏并发症而死亡。

4. 免疫荧光检查发现棘层细胞之间有抗体沉积。组织病理检查类似寻常型天疱疮，并有表皮乳头状增生。

（三）落叶型天疱疮

1. 好发于中年男女。

2. 起病于头、面及躯干上部，而后发展至全身。开始为松弛性水疱，但因病变比寻常型天疱疮更为表浅，尼氏征常强阳性，用手指在正常皮肤上轻轻摩擦，表皮即破裂，露出浅表的糜烂面，很快干燥结痂。有时像剥脱性皮炎。

3. 本型黏膜损害较轻，有缓解期，可再发。

4. 自觉灼热、疼痛，有严重瘙痒，常伴发热、畏寒等全身症状，老年患者抵抗力低下，预后较差。紫外线可引起损害发作或加剧。

5. 免疫荧光检查发现棘层细胞间抗体。

6. 组织病理显示表皮细胞上部裂隙或水疱及棘层细胞松解现象。

（四）红斑型天疱疮

1. 此型为天疱疮中最良性者，病程可达十数年或数十年，但亦可转变为落叶型天疱疮。

2. 皮疹主要发生在头面、躯干及上肢等处，一般下肢及黏膜无损害。早期在面部出现类似红斑狼疮的蝶形红斑，但无红斑狼疮的皮肤萎缩现象。

3. 在头及躯干出现脂溢性皮炎样损害，在躯干部可发生红斑和水疱，亦可在红斑基础上发生大疱，尼氏征阳性。

4. 患者无明显全身症状，一般健康不受影响。紫外线可引起损害加重。

5. 免疫荧光检查可见棘层细胞间及基底膜部均有 IgG 沉积，血循环中有抗核抗体和表皮细胞间抗体。

【诊断要点】

诊断主要依据：

1. 正常皮肤或红斑上出现松弛性大疱，易破溃，不易愈合，尼氏征阳性。

2. 各型天疱疮有其特点。

3. 水疱基底刮取组织做涂片，用吉姆萨染色，可见棘层松解细胞。

4. 组织病理可见棘层松解，表皮内裂隙和水疱，疱腔内有棘层松解细胞。

5. 直接免疫荧光检查，角朊细胞间有 IgG 和 C3 沉积。血清中存在抗天疱疮抗体。

【鉴别诊断】

应与脓疱疮、疱疹样皮炎、大疱性类天疱疮、大疱性多形性红斑、大疱型药疹等相鉴别。

【治疗】

（一）中医治疗

1. 辨证论治

1）血热湿毒：相当于寻常型天疱疮急性期。

治宜：凉血清热，利湿解毒。

方药：生地牛角汤（经验方）加减。

生地、水牛角（先煎）、车前草、鸭跖草、土茯苓各30 g，猪苓、金银花各15 g，生甘草3 g，生槐花12 g，黄芩、连翘各9 g。每日1剂，水煎服。

2）脾虚湿阻：相当于寻常型天疱疮慢性期。

治宜：健脾利湿解毒。

方药：参苓白术散加减。

党参、焦白术、淮山药、白扁豆各15 g，车前子12 g（包煎），泽泻9 g，白鲜皮、土茯苓各30 g，生甘草3 g。每日1剂，水煎服。

3）火毒炽盛：相当于落叶型天疱疮。

治宜：清热解毒凉血。

方药：五味消毒饮加减。

生地、紫花地丁、草河车、半枝莲各30 g，赤芍、丹皮、野菊花、山栀、黄芩各9 g，金银花、连翘各15 g，生甘草3 g。每日1剂，水煎服。

4）阴虚内热：相当于红斑型天疱疮。

治宜：养阴清热。

方药：增液汤加减。

玄参、天麦冬各9 g，蛇舌草、葎草、虎杖、白鲜皮、徐长卿、生地各30 g，生甘草6 g。每日1剂，水煎服。

5）热毒痰结：相当于增殖型天疱疮。

治宜：清热解毒，化痰软坚。

方药：黄连解毒汤合内消瘰疬丸加减。

黄芩、黄柏、栀子、海藻、玄参、白芥子、姜半夏、陈皮各9 g，黄连6 g，夏枯草30 g，生甘草3 g。每日1剂。水煎服。

2. 中成药

1）金莲花片：2片，口含。用于口腔黏膜损害者。

2）青黛散：用麻油调搽。

3）清凉膏紫草茸油：调敷。

4）外科蟾酥丸：每次3～5粒，每日2次，温开水送服。

3. 验方

1）滑石粉 30 g，绿豆粉 15 g。研末和匀外扑，每日 3～4 次。

2）金银花、地榆各 30 g，野菊花、秦皮各 15 g。煎汤外洗。

3）金银花、白菊花煎水，含漱。

4）新三妙散、珍珠散、化毒散各 3 g。花椒油调敷。

（二）西医治疗

1. 一般处理

高蛋白饮食，补充多种维生素。加强护理，防治继发感染，避免紫外线照射。严重患者不能进食时可给能量合剂，必要时考虑少量输血。

2. 全身治疗

1）肾上腺皮质激素：是目前应用的主要治疗药物。过去无肾上腺皮质激素应用或应用初期经验不足时，天疱疮的死亡率很高，随着对肾上腺皮质激素的认识和应用经验的较大进步，天疱疮的死亡率已明显下降。多数学者认为天疱疮治疗的关键在于如何用好肾上腺皮质激素。

用法：肾上腺皮质激素开始的剂量可根据病情选用地塞米松 10～20 mg 或氢化可的松 400～800 mg 静脉滴注。当患者体温迅速下降恢复正常，尼氏征迅速转为阴性，红肿、糜烂、渗出迅速消退、干涸、结痂、脱屑，恢复正常皮肤，患者一般情况迅速明显好转，天疱疮抗体滴度逐步下降，说明肾上腺皮质激素用量已足。并可在 1 周后总量减 1/2，维持 10～14 日，再减余量的 1/3，10～14 日后再减 1/4，此时可改为地塞米松肌内注射或同量口服，剩余量在每日 15～20 mg 泼尼松时，则应维持 4～8 周或更长时间才能减量，大多数患者泼尼松可减为每日 10～15 mg，不致复发，也有少数患者维持量泼尼松不能少于每次 30 mg；也有少数可减为每日 5 mg 或隔日 5 mg。在应用肾上腺皮质激素的同时，一定不要忘记配合应用适当及适量的抗生素。在撤减肾上腺皮质激素的同时，还可用一些较安全的药物进行辅助治疗，尽可能避免撤减时的反跳。总之，早期大量肾上腺皮质激素可使危重患者得救。

减量与维持：泼尼松每日 60～120 mg，如果 1 周后无效，仍有新的水疱出现，则需增加药量。症状控制数周后可逐渐减量，减量在开始时应稍快些，以后则逐渐减量，一般强调维持量 3～5 年或更长，从控制量到维持量的时间一般为 8～12 周。严重病例开始每日应用大剂量泼尼松（200～400 mg），治疗 6～10 周，以后继之以联合治疗。

联合用药：文献报道，红霉素与肾上腺皮质激素并用治疗红斑型天疱疮有独特的疗效。由于免疫抑制剂不宜用于急性进展期，宜于缓解期以帮助肾上腺皮质激素减量，防止反跳，所以一开始不宜将泼尼松和环磷酰胺联合治疗。

2）免疫抑制剂：一般用于病情控制不够满意或减药不够顺利时才考虑用，可用硫唑嘌呤每日 2.5 mg/kg（每日 50～100 mg 为宜）或环磷酰胺每日 1～2 mg/kg 口服。在使用前、使用中应注意查血象，若白细胞总数低于 4×10^9/L 应停用。

3）环孢素：为一类菌多肽，是一种新的高效免疫抑制剂，它选择性地抑制 T 细胞，对造血系统无毒性。口服剂量为每日 6 mg/kg，使血浆浓度在 80～180 μg/L。有报道 2 例寻常型天疱疮用泼尼松每日 1 mg/kg，治疗效果不佳，但口服本品而不增加泼尼松剂量，10～15日治愈，12周后泼尼松逐渐减量，然后停用。

4）肝素：文献报道以肝素取代肾上腺皮质激素治疗13例寻常型天疱疮，3例糜烂完全愈合，6例部分愈合，3例糜烂面无上皮新生且无新皮损发生，1例皮损广泛者病情加重；21例肝素加小量肾上腺皮质激素治疗的患者，12例糜烂痊愈，9例逐步愈合，未见副作用。肝素有减轻抗体对细胞的毒性作用，影响周围血淋巴细胞数量及T细胞、B细胞的协调作用，并改变T细胞、B细胞免疫增殖能力。

5）抗生素：可酌情选用适当的抗生素控制感染。

6）支持对症治疗药物：补充多种维生素。选用苯丙酸诺龙、丙酸睾酮肌内注射，以促进蛋白合成。重症患者宜静脉输液，维持水、电解质及酸碱平衡，可给予能量合剂，必要时可输全血或血浆。

3. 局部治疗

可根据病情选用收敛、消炎杀菌、止痛的药物，如0.1%雷夫奴尔溶液或铜溶液湿敷，或外涂新霉素甲紫液，创面干燥者可撒布单粉（氧化锌30 g，硼酸10 g，滑石粉加至100 g），口腔糜烂者可用复方硼砂液或0.1%雷夫奴尔溶液加等量1%普鲁卡因溶液含漱。

【护理】

1. 天疱疮用药治疗后易复发，不能擅自换药或者停药，如感觉当前治疗无效，可咨询医生调整治疗方案。

2. 注意口腔护理，使用医生开具的药水漱口缓解症状，不可擅自使用正常牙具进行刷牙漱口。

3. 注意皮肤护理，不要用过热的水洗澡，尽量避免碰触伤口，对于经常接触皮肤的日常用品，如毛巾、浴巾、衣物、床单等要勤洗、勤换。

4. 避免服用青霉胺等含巯基结构的药物，必要时咨询医生。

5. 保证充足的睡眠，定期进行适度锻炼，减轻患者的心理负担，保持健康的心态。合理膳食，三餐规律，宜清淡饮食，少糖、少辛辣饮食，增加营养，提高抵抗力。改善生活习惯，保持生活环境清洁。

6. 避免长时间在日光下暴晒。

7. 衣着要宽松，减少与皮肤摩擦。

8. 避免着凉、感冒，平时注意皮肤及用物清洁，注意口腔卫生，防止感染。

（刘昱旻）

第二节 红斑狼疮

红斑狼疮主要发生于青中年女性。发病原因复杂，可能在遗传因素基础上，在性激素改变、感染、日光、某些药物等因素作用下，引起机体免疫调节功能紊乱，对自身组织产生免疫反应，而出现一系列临床症状。根据临床表现分为皮肤型红斑狼疮和系统性红斑狼疮（SLE）。中医属"红蝴蝶疮""鬼脸疮"等范畴。

【病因和发病机制】

现代医学认为，病因和发病机制尚未明确，根据目前的研究，认为与遗传因素、环境因素、体内激素变化等因素有关。

（一）遗传因素

提示与本病有关的遗传背景有：①患者一级亲属中患 SLE 者，高达 13%；②同卵双生者发病率为 25%～70%，而异卵双生者仅 1%～3%；③不同人种之间发病率存在差异；④SLE 易感基因及补体缺陷基因在患者中的发生频率明显高于正常人。

（二）环境因素等

日光、紫外线、某些药物与食物、病毒感染等都可能诱发 SLE。

（三）性激素

提示雌激素促发 SLE 者：①育龄妇女与同龄男子之比为 9:1，而绝经期妇女与同龄男子比例仅 3:1；②非育龄女性 SLE 发病率显著减低；③SLE 患者体内的雌酮羟基化产物增加；④妊娠可诱发 SLE；⑤部分子宫内膜增生症患者可出现自身抗体及类狼疮症状，用雄激素治疗后随之好转；⑥阉割后的雄性 SLE 小鼠病情加重。

发病机制尚不完全清楚，综合尸体解剖、免疫病理组织学的资料、实验动物模型的研究及临床详尽的观察，目前公认本病的发生与自身免疫异常有关，其依据为：本病患者血浆球蛋白、γ 球蛋白及 IgG 增高。血清中具有抗 DNA 等多种对自体细胞成分有特异拮抗作用的抗体。患者循环中免疫复合物阳性。免疫荧光检查证实肾、皮肤、脑等多处均有 DNA—抗 DNA 免疫复合物沉积。患者呈低补体血症。组织学改变呈免疫学特征，包括淋巴细胞及浆细胞的浸润。多数专家认为在遗传素质基础上，加上诸如感染、紫外线辐射、药物、内分泌等因素的作用，造成免疫功能紊乱，使抑制 T 细胞功能降低，B 细胞功能亢进，"禁株细胞"活跃，多种自身抗体大量产生，导致组织破坏而发病。SLE 的基本病变是结缔组织的黏液性水肿、纤维蛋白样变性和坏死性血管炎。皮肤组织病理改变为表皮萎缩、基底细胞液化变性、胶原纤维水肿。横纹肌、肾小球、心包、心肌、肺间质和实质以及神经系统均可能受累。

中医学认为，本病属于先天禀赋不足，肝肾阴亏，精血不足，或因情致内伤，劳倦过度，或日光暴晒，或药物所伤，导致热毒入里，燔灼阴血，瘀血阻络，血脉不通，皮肤受损，渐及关节、筋骨、脏腑而成本病。基本病机是素体不足，真阴亏虚，瘀毒阻络，内侵脏腑，病位在经络、血脉，与心、脾、肾有关系，并且可累及于肝、肺、脑、皮肤、肌肉、关节等多个脏器组织。病性为本虚标实，真阴不足为本，热毒、瘀血积饮为标。

【临床表现】

红斑狼疮的症状多种多样，可轻可重，早期症状往往患者可出现包括皮肤、心脏、肺、肾、血液或神经系统的问题，具体症状取决于受累器官和严重程度。红斑狼疮可累及全身多器官，根据病情轻重不同，可出现多种复杂情况，早期症状往往缺乏典型特征。

（一）系统性红斑狼疮

因可以出现多个器官受累，症状多样且复杂。

1. 全身症状

发热（低、中度热为主）、乏力、疲倦、厌食、体重下降等。

2. 皮肤与黏膜症状

包括蝶形红斑、黏膜溃疡、脱发及斑秃，以及手指及掌腹部红色痛性结节、甲周红斑、皮肤溃疡、指端缺血坏死等。其中，红斑样皮疹，出现于一半左右的患者，早期患者出现概率更低。

3. 肌肉、关节症状

有关节痛及活动受限，肌痛及肌无力。

4. 神经精神症状

如头痛、谵妄、癫痫、妄想或幻觉、昏迷、周围神经炎等多种表现。

5. 肾脏受累症状

可有血尿、血压升高、全身水肿、食欲减退、晨起恶心、呕吐、皮肤瘙痒、出血倾向等症状。

6. 肺脏受累症状

可表现为肺泡炎、间质性肺炎、细支气管炎、肺泡出血等多种临床症状。

7. 血液系统受累症状

包括贫血、白细胞和血小板减少症状，部分患者还可有轻、中度淋巴结肿大。具体可表现为皮肤黏膜苍白、乏力、头晕、食欲减退、有出血倾向等。

8. 心血管系统受累症状

可表现出心包炎、心内膜炎、心肌损害、冠状动脉损害的症状。具体可表现为心前区不适、气短、心悸、心功能不全等。

9. 消化系统受累症状

除了会表现出食欲减退、恶心、呕吐、腹痛等非特异性症状外，如引起肠道、胰腺、肝脏等脏器的病变，也会有相应的表现。

10. 泪腺、唾液腺受累症状

可出现口、眼干燥症状。

11. 眼部受累症状

主要是视力降低，甚至致盲。

12. 浆膜炎症状

表现为胸腔积液、心包积液及腹腔积液等。具体可表现出胸闷、气促、呼吸困难、心悸、腹胀、食欲减退等。

（二）皮肤型红斑狼疮

1. 急性皮肤型红斑狼疮

包括蝶形红斑，伴瘙痒感的融合性斑疹、丘疹，紫癜或淤斑、大疱。伴有脏器损伤，还可有发热、乏力、食欲减退、口腔溃疡、关节痛等症状，以及肺间质纤维化、心包积液、胸腔积液、腹水、肾病等各种复杂症状。

2. 亚急性皮肤型红斑狼疮

有鳞屑覆盖，大小不一的红斑、斑块或丘疹，以及高于皮肤表面的环形、多环形或弧形红斑。合并干燥综合征时，还可出现口干、眼干症状，合并肾脏损伤时，可出现血尿、少尿、血压升高、水肿等症状。

3. 慢性皮肤型红斑狼疮

根据临床特点，可分为 6 类，表现各不相同：

1）盘状红斑狼疮：表现为覆盖鳞屑的盘状红斑。皮损发生于头发、眉毛等处，会引起永久性的毛发脱落；盘状红斑狼疮的皮损分布于躯干和四肢时，可出现疼痛，还可能伴有关节痛。

2）疣状红斑狼疮：表现为表面覆盖有厚痂样皮屑的疣状皮损。

3）肿胀性红斑狼疮：表现为高于皮肤表面的红斑，或环形、半环形斑块。

4）深在性红斑狼疮：表现为与周围皮肤边界清楚的斑块或皮下结节，消退后可留有凹陷性瘢痕。

5）冻疮样红斑狼疮：表现为紫红色斑块，一般无明显瘙痒，还可能伴有雷诺现象，表现为受到寒冷或情绪波动时，肢体末端的小动脉痉挛，使手指、脚趾末端皮肤苍白，继而出现青紫和潮红等变化。

6）Blaschko 线状狼疮：皮损多延线状分布，呈红斑、皮下结节，可引起受累部位毛发脱落，一般无其他不适，偶感瘙痒。

【诊断要点】

红斑狼疮的诊断主要分为以下几步：

1. 面诊医生，由医生询问主要症状、相关症状、症状持续时间、以前的诊断和治疗情况以及家族史等重要信息。

2. 医生对身体做全面检查和评估，包括皮肤、头发、口腔和关节等。

3. 根据实际情况，完善相关的检查，例如抽血化验、尿液检查、影像学检查、肾活检等。其中肾活检是一种小手术，方式是局部麻醉后用专用工具取小块肾组织，然后进行组织病理学检查及免疫病理学检查等。

4. 红斑狼疮的诊断需依赖症状、病史、辅助检查结果等多个方面，由于不同类型的红斑狼疮诊断依据各不相同，且诊断及分型均较为复杂，确诊及分型有一定难度，患者很难自行判断是否患病，应在医生指导下综合多方面情况后进行评判。

【治疗】

（一）中医治疗

该疾病的中医治疗暂无循证医学证据支持，但一些中医治疗方法或药物可缓解症状，建议到正规医疗机构，在医生指导下治疗。

辨证论治

1）气营热盛：高热，不恶寒，满面红赤，皮肤红斑鲜红，咽干，口渴喜冷饮，尿赤而少，关节疼痛。舌红绛苔黄，脉滑数或洪数。

治宜：清热解毒，凉血化斑。

方药：清瘟败毒饮加减。

2）阴虚内热：长期低热，手足心热，面色潮红而有暗紫斑片，口干咽痛，渴喜冷饮，目赤齿衄，关节肿痛，烦躁不寐。舌质红少苔，或苔薄黄，脉细数。

治宜：养阴清热。

方药：玉女煎合增液汤加减。

3）热郁积饮：胸闷胸痛，心悸怔忡，时有微热，咽干口渴，烦热不安，红斑皮疹。舌红苔厚腻，脉滑数、濡数，偶有结代。

治宜：清热蠲饮。

方药：葶苈大枣泻肺汤合泻白散加减。

4）瘀热痹阻：手足瘀点累累，斑疹、斑块暗红，两手白紫相继，两腿青斑如网，脱发，口糜，口疮，鼻衄，肌衄，关节肿痛，月经愆期，小便短赤，有蛋白血尿，低热或自觉烘热，烦躁多怒。苔薄舌红，舌光红刺或边有瘀斑，脉细弦或涩数。

治宜：清热凉血，活血散瘀。

方药：犀角地黄汤加减。

5）脾肾两虚：面色不华，但时有潮红，两手指甲亦无华色，神疲乏力，畏寒肢冷，时而午后烘热，口干，小便短少，两腿浮肿如泥，进而腰股俱肿，腹大如鼓。舌胖，舌偏淡红，苔薄白或薄腻，脉弦细或细弱。

治宜：滋肾填精，健脾利水。

方药：济生肾气丸加减。

6）气血两亏：心悸怔忡，健忘失眠，多梦，面色不华，肢体麻木。舌质淡，苔薄白，脉细缓。

治宜：益气养血。

方药：八珍汤加减。

7）脑虚瘀热：病情危笃，身灼热，肢厥，神昏谵语，或昏聩不语，或痰壅气粗。舌謇，舌色鲜绛，脉细数。

治宜：清心开窍。

方药：清宫汤送服或鼻饲安宫牛黄丸或至宝丹。

8）瘀热伤肝：低热绵绵，食欲下降，两胁胀痛，月经提前，经血暗紫带块，烦躁易怒，或黄疸，肝脾肿大，皮肤红斑、瘀斑。舌质紫暗或有瘀斑，脉弦。

治宜：疏肝清热，凉斑活血。

方药：茵陈蒿汤合柴胡疏肝散加减。

（二）西医治疗

红斑狼疮的治疗目标是改善症状、控制病情，保证长期生存、预防器官损伤，尽可能降低疾病的活动度和减少药物不良反应，提高患者生活质量并指导患者管理疾病。红斑狼疮的治疗应根据患者的症状、疾病严重程度和并发症情况针对性地进行个体化治疗，如果患者有多器官系统受影响，可能需要进行多学科诊疗。同时还需要注意定期随访，由专科医生定期检测病情变化，使治疗达到最佳效果，从而实现治疗目标。

通常情况下，SLE 主要通过应用糖皮质激素联合免疫抑制剂进行治疗；皮肤型红斑狼疮治疗以外用和口服具有免疫抑制作用的药物治疗为主。

1. 一般治疗

SLE 和皮肤型红斑狼疮的一般治疗大多类似。

1）注意防晒：紫外线可能诱发或加重病情，平时尽量避免日晒和紫外线暴露（如荧光灯、卤素灯），外出可使用口罩、帽子、伞和防晒霜。

2）戒烟：吸烟与疾病活动有关，会降低药物治疗效果，也会增加发生动脉粥样硬化和冠心病的风险。

3）避免使用引起光敏反应的药物和食物。

4）注意保暖，避免外伤、劳累、不健康饮食等不良刺激。

2. 药物治疗

1）SLE：对于轻症 SLE，医生主要通过给患者口服非甾体抗炎药对症治疗，以及联合口服抗疟药和糖皮质激素控制狼疮的活动，如效果不佳，还可加用免疫抑制剂。

对于合并重要脏器损害（如肾、肺、心脏、肝脏、中枢神经系统、血液系统等）的 SLE，往往需要联合应用糖皮质激素和免疫抑制剂，如效果不佳，还可用大剂量静脉注射免疫球蛋白或使用生物制剂进行治疗。

需要注意的是，SLE 的治疗通常是终身的，当狼疮活动控制较为理想后，逐渐减少药物剂量，并用小剂量长期维持治疗，以巩固疗效。

药物治疗的常见不良反应包括骨质疏松、易感染、肥胖等。

2）皮肤型红斑狼疮：皮肤型红斑狼疮的药物治疗采取阶梯式治疗原则。

（1）可在一般治疗基础上加用外用剂型的糖皮质激素、钙调磷酸酶抑制剂、维 A 酸类药物。

（2）疗效欠佳者，可在上述治疗基础上，加用口服羟氯喹。

（3）疗效仍欠佳时，可在上述治疗基础上，加用口服的糖皮质激素、沙利度胺、维 A 酸类或氨苯砜等药物。

（4）疗效仍不明显时，可在上述治疗基础上，加用免疫抑制剂。

相应地，当某一级治疗效果良好，在持续一段时间后，可降级治疗方案，以最低级别的治疗方案维持疗效。

【护理】

1. 应注意加强营养，多食新鲜蔬菜、水果，注意营养搭配。多吃富含维生素 C 的食物，降低血管通透性，可以减轻症状。

2. 无花果、油菜、芹菜、蘑菇、香菇等食材容易诱发或加重光敏感，海鲜容易引起过敏，菠菜会加重蛋白尿等，这些食材尽量少食用。

3. 糖皮质激素是治疗狼疮的主要药物，长期服用容易出现高脂血症、高血压、糖尿病、骨质疏松症，甚至股骨头坏死等副作用。因此，在服用激素的过程中，尽量以清淡、易消化的饮食为主，肥腻之品尽量少用，提倡低糖或杂粮饮食，除药物钙剂以外，应多吃一些含钙较高食物，如海带、牛奶、芝麻酱等，这样可以减少上述副作用。

4. 忌食保健品，如绞股蓝、冬虫夏草、紫河车、蜂王浆等，这些产品容易影响免疫功能，诱发病情活动。

5. 狼疮性肾炎患者，常出现贫血、低蛋白血症、水肿、蛋白尿、高血压等，对饮食要求就更高，尽量低盐饮食，适当补充优质高蛋白饮食，如牛奶、鸡蛋、瘦肉、鱼等。

6. 戒烟。吸烟会降低疾病治疗效果，增加患心血管疾病的风险。

7. 患者要注意尽量在避光的环境，并在饮食上多增加营养，关节疼痛或水肿时不宜运动，待病情缓解后可适当运动。患者还需加强皮肤和口腔护理，切忌使用美容护肤品。

8. 患者应该避免日晒，阳光照射会导致红斑狼疮的加重，故外出时使用口罩、帽子、伞和防晒霜。同时还需要注意避免寒冷刺激，寒冷会导致雷诺现象的加重。

9. 局部一定要注意皮疹的护理，避免抓挠皮损导致局部感染。

10. 患者要保证愉悦的心情，遵医嘱规律服用药物治疗，一定注意不要自行停药。

（刘昱旻）

第三章 呼吸系统疾病

第一节　慢性阻塞性肺病

慢性阻塞性肺病（COPD）是一种以气流受限为特征的疾病，气流受限不完全可逆，呈进行性发展，与肺部对有害气体或颗粒的异常炎症反应有关，它通常是指具有气流受限的慢性支气管炎和（或）肺气肿。

COPD 是呼吸系统最常见的疾病之一，其患病率在美国成年白种人中，男性为4%～6%，女性为1%～3%。根据我国部分人口调查，COPD 约占 15 岁以上人群的3%，男性患者较女性为多，可能与男性吸烟者较多有关。

中医学无 COPD 这个病名，根据中医古籍中的描述，本病类似于"肺胀""哮证""喘证""咳嗽"等疾病。如《灵枢·胀论》中说："肺胀者，虚满而喘咳。"《灵枢·经脉》中又说："肺手太阴之脉……是动则病肺胀满，膨膨而喘咳。"《金匮要略·肺痿肺痈咳嗽上气病脉证治》指出本病主症为："咳而上气，此为肺胀，其人喘，目如脱状。"《金匮要略·痰饮咳嗽病脉证并治》中所论述之支饮，症见"咳逆倚息，短气不得卧，其形如肿"。《诸病源候论·咳逆短气候》更有其发病机制之论述："肺虚为微寒所伤，则咳嗽，嗽则气还于肺间，则肺胀，肺胀则气逆，而肺本虚，气为不足，复为邪所乘，壅痞不能宣畅，故咳逆短气也。"

【病因和发病机制】

现代医学认为 COPD 的确切病因尚不清楚，所有与慢性支气管炎和阻塞性肺气肿发生有关的因素都可能参与 COPD 的发病。已经发现的危险因素大致可以分为外因（环境因素）与内因（个体易患因素）两类。

（一）遗传因素

流行病学研究结果显示 COPD 易患性与基因有关，常见遗传危险因素是 α_1 - 抗胰蛋白酶的缺乏。

（二）气道高反应性

国内外流行病学研究结果均表明，支气管哮喘和气道高反应性是 COPD 的危险因素。

（三）吸烟

吸烟为 COPD 重要发病因素，被动吸烟也可能导致呼吸道症状及 COPD 发生。

（四）职业粉尘和化学物质

纵向研究资料证明，接触某些特殊的物质、刺激性物质、有机粉尘及过敏原能够使气道反应性增加，尤其吸烟或合并哮喘时更易并发 COPD。

（五）大气污染

严重的城市空气污染可以使病情加重。化学气体如氯、二氧化氮、二氧化硫等烟雾,其他粉尘如二氧化硅、煤尘、棉屑等,以及烹调时的油烟而引起的室内空气污染也是 COPD 的危险因素。

（六）感染

呼吸道感染是导致 COPD 急性发病的重要因素,可以加剧病情进展,肺炎球菌和流感嗜血杆菌,为 COPD 急性发作的最主要病原菌。病毒、肺炎衣原体和肺炎支原体可能参与 COPD 发病。儿童时期的重度呼吸道感染也与 COPD 的发生有关。

（七）其他

寒冷空气能引起黏液分泌物增加,支气管纤毛运动减弱,导致COPD发病。

各种外界致病因素在易患个体导致气道、肺实质和肺血管的慢性炎症,这是 COPD 发病的关键机制。中性粒细胞、肺泡巨噬细胞、淋巴细胞（尤其是 $CD8^+$ 细胞）等多种炎症细胞通过释放多种生物活性物质而参与该慢性炎症的发生,如白细胞介素(IL) - 1、IL - 4、IL - 8、肿瘤坏死因子（TNF） - α、干扰素（IFN） - γ 等细胞因子,白三烯类,细胞间黏附分子,基质金属蛋白酶,巨噬细胞炎性蛋白等都通过不同环节促进气道慢性炎症的发生和发展。肺部的蛋白酶和抗蛋白酶失衡及氧化与抗氧化失衡也在 COPD 发病中起重要作用。COPD 气道阻塞和气流受限的产生机制主要与下列 2 个因素有关：①小气道慢性炎症时细胞浸润、黏膜充血和水肿等使管壁增厚,加上分泌物增多等因素,都可以使管腔狭窄,气道阻力增加。②肺气肿时肺组织弹性回缩力减低,使呼气时将肺内气体驱赶到肺外的动力减弱,呼气流速减慢;同时,肺组织弹性回缩力减低后失去对小气道的正常牵拉作用,小气道在呼气期容易发生闭合,进一步导致气道阻力上升。

COPD 的病理改变主要表现为慢性支气管炎及阻塞性肺气肿的病理变化。

气道阻塞和气流受限是 COPD 最重要的病理生理改变,引起阻塞性通气功能障碍。患者还有肺总量、残气容积和功能残气量增多等肺气肿的病理生理改变。大量肺泡壁的断裂导致肺泡毛细血管破坏,剩余的毛细血管受肺泡膨胀的挤压而退化,致使肺毛细血管大量减少,此时肺区虽有通气,但肺泡壁无血液灌流,导致生理无效腔气量增大;也有部分肺区虽有血液灌流,但肺泡通气不良,不能参与气体交换,导致血液分流。这些改变产生通气与血流比例失调,肺内气体交换效率明显下降。加之肺泡及毛细血管大量丧失,弥散面积减少,进一步使换气功能发生障碍。通气和换气功能障碍可引起缺氧和二氧化碳（CO_2）潴留,发生不同程度的低氧血症和高碳酸血症,最终出现呼吸衰竭,继发慢性肺源性心脏病（简称肺心病）。

中医学认为,本病病变首先在肺,继则影响脾、肾,多因感受外邪、饮食不节、七情内伤或久病体虚等引起。六淫之邪或侵犯人体肌表肺卫,或从口鼻而入,致使卫表闭塞,肺失宣发,气壅于肺,而肃降不行;饮食不节,损伤脾胃,致脾失健运,痰浊内生,上贮于肺。痰饮阻塞气道,气道狭窄,而肺失宣肃;七情内伤,致使肝失条达,气机不畅,木反侮金,或木乘脾土,而肺气上逆;久病体虚,肺肾不足,或肺病日久及肾,母病及子,致肺肾亏虚,肺虚不主气,肾虚不纳气,以致气喘,动则加重。病理因素主要为痰浊、水饮与瘀血互为影响,兼见同病。病理性质多属标实本虚,但有偏实、偏虚不同,且多以标实为急。

【临床表现】

多有长期吸烟史或较长期接触粉尘、烟雾、有害气体等。常有反复呼吸道感染史，冬季多发，病程较长。

（一）症状

1. 咳嗽

多为长期慢性咳嗽，常晨间咳嗽明显，夜间有阵咳或排痰。

2. 咳痰

常为白色黏液或浆液性痰，偶可带血丝，清晨排痰较多，并发感染时有脓性痰。

3. 气短或呼吸困难

为劳力性气促，渐进性加重，以致在日常活动甚至休息时亦感气短，是 COPD 的标志性症状。

4. 喘息或胸闷

部分重症患者或急性加重时出现。

5. 其他

晚期患者有体重下降，食欲减退等。

（二）体征

早期可无异常体征。随疾病进展，常有以下体征：

1. 视诊及触诊

胸廓形态异常，胸部过度膨胀、前后径增大、剑突下胸骨下角（腹上角）增宽及腹部膨凸等；常见呼吸变浅，频率增快，辅助呼吸肌如斜角肌及胸锁乳突肌参加呼吸运动，重症有胸腹矛盾运动；采用缩唇呼吸以增加呼出气量；呼吸困难加重时常采取前倾坐位；低氧血症者可出现黏膜及皮肤发绀，伴右心衰竭者有下肢水肿、肝增大。

2. 叩诊

胸廓回响增加，心浊音界缩小或消失，肺肝界降低，肺叩诊可呈过清音。

3. 听诊

两肺呼吸音可减低，呼气延长，平静呼吸时可闻干啰音，两肺底或其他肺野可闻及湿啰音；心音遥远，剑突部心音较清晰响亮。

【诊断要点】

COPD 的诊断，尤其是早期诊断较不易，应结合症状、体征、危险因素接触史（尤其是吸烟史）、胸部 X 线检查及肺功能检查综合判断。凡有逐渐加重的气急史，肺功能测验示残气量（RV）/肺总量（TLC）增加，第一秒用力呼气容积（FEV_1）/用力肺活量（FVC）减低，最大通气量（MBC）降低，气体分布不均；经支气管扩张剂治疗，肺功能无明显改善，诊断即可成立。

诊断标准如下：

1. 长期吸烟或长期吸入有害气体、粉尘史。

2. 慢性咳嗽、咳痰，每年超过 3 个月并连续 2 年以上和（或）活动后气短。

3. $FEV_1 < 80\%$ 预计值和（或）$FEV_1/FVC < 70\%$。

4. 除外其他慢性心肺疾病如支气管哮喘、支气管扩张、肺间质纤维化、左心充血性心力衰竭等。

符合以上 4 条或 2、3、4 条者可确定诊断。

【鉴别诊断】

应注意与肺结核、哮喘、充血性心力衰竭、闭塞性细支气管炎、弥散性泛细支气管炎以及职业性肺病的鉴别诊断。

【治疗】

（一）中医治疗

1. 辨证论治

1）寒哮：因多年咳嗽而渐成气短、呼吸困难，少劳后气促。又突然气促加重，喉中哮鸣有声，胸膈满闷如塞，咳不甚，痰少而咳吐不爽，面色晦滞带青，口不渴，或口渴喜热饮，天冷及受寒易发，形寒怕冷。舌苔白滑，脉弦紧或浮紧。

治宜：温肺化痰，化痰平喘。

方药：射干麻黄汤加味。

射干 12 g，麻黄 12 g，干姜 10 g，细辛 4 g，清半夏 12 g，紫菀 12 g，款冬花 12 g，炙甘草 10 g，五味子 12 g，大枣 3 枚，葶苈子 15 g，花椒 6 g。

若有表寒里饮，寒象较甚者，可用小青龙汤。

2）热哮：素有呼吸困难，活动后气促，感受阳邪或痰从热化，气粗息涌，喉中痰鸣如吼，胸高胁胀，咳呛阵作，咳痰色黄或白而黏稠，吐出不利，烦闷不安，汗出，面赤，口苦，口渴喜饮，不恶寒。舌苔黄腻，质红，脉滑数或弦数。

治宜：清热宣肺，化痰定喘。

方药：定喘汤加减。

黄芩 15 g，桑白皮 15 g，杏仁 10 g，半夏 10 g，款冬花 10 g，苏子 10 g，白果 12 g，甘草 8 g。

肺热盛者加生石膏；表寒重者加桂枝、生姜；肺气壅实，痰鸣息涌不得卧加葶苈子、地龙；内热盛便闭者加生大黄、芒硝；痰黏稠不易吐者加知母、射干、鱼腥草。

以上两方适用于肺气肿以哮为主的有外感患者。

3）风寒袭肺：有呼吸困难，咳喘气促，劳则加重病史，外感风寒，喘咳气急，胸部胀闷，痰多稀薄色白，兼有头痛、恶寒，或伴发热，口不渴，无滑。舌薄白而滑，脉浮紧。

治宜：宣肺散寒平喘。

方药：麻黄汤加味。

生麻黄 12 g，桂枝 10 g，杏仁 10 g，炙甘草 10 g，苏子 10 g，紫菀 10 g，白芍 10 g，干姜 8 g。

4）痰热郁肺：素有呼吸困难，咳喘气促，劳则加重病史，外感热邪，或痰从热化，喘咳气涌，肺部胀痛，痰多黏稠色黄，或带血丝，伴胸中烦热，身热，有汗，口渴喜冷饮，面红，咽干，尿赤，大便干结。苔黄或腻，脉滑数。

治宜：清热泄痰定喘。

方药：桑白皮汤加减。

桑白皮15 g，黄芩15 g，鱼腥草30 g，蒲公英15 g，浙贝母10 g，杏仁10 g，苏子12 g，半夏12 g。

身热甚加生石膏、知母；痰多黏稠加海蛤粉、瓜蒌皮；口渴咽干加天花粉；喘不得卧而便闭加葶苈子、生大黄；痰有腥味加冬瓜子、薏苡仁、芦根等。

5）痰浊阻肺：素有咳嗽气促史，现喘而胸满闷窒，端坐呼吸，咳嗽痰多而黏稠、色白，咳吐不爽，食欲下降、恶心、呕吐，口黏不渴。苔白腻而厚，脉滑。

治宜：化痰降气定喘。

方药：二陈汤合三子养亲汤加减。

清半夏15 g，陈皮10 g，茯苓15 g，苏子10 g，白芥子10 g，炒莱菔子15 g，苍术12 g，白术15 g，厚朴15 g。

6）肺气郁痹：素有呼吸困难，气促劳后加重。每因情绪刺激而诱发，突然呼吸急促，气憋，胸闷胸痛，咽中如窒。苔薄白，脉弦。

治宜：开郁降气定喘。

方药：五磨饮子加减。

沉香10 g，木香10 g，槟榔15 g，乌药10 g，柴胡12 g，生龙牡各15 g，降香10 g。

以上几型适用于慢性阻塞性肺气肿以喘为主的患者。外感解除或急证平息后的治疗以补虚（肺、脾、肾）为要。

7）肺虚：咳喘短气，气怯声低，痰少而稀薄，自汗恶风，或咳而痰少而黏，烦热口干，面色潮红。舌淡红或红，脉软弱或细数。

治宜：补肺益气养阴。

方药：生脉散合补肺汤加减。

人参5 g（另炖），黄芪15 g，麦冬12 g，熟地12 g，五味子10 g，款冬花10 g，桑白皮15 g，百合12 g，沙参12 g。

8）脾虚：素有咳喘上气，气促不得卧，脘腹痞胀，纳谷减少，大便溏泄，或食腻易泻，乏力短言。苔白腻或白滑，脉细而无力。

治宜：健脾益气，化痰。

方药：六君子汤加减。

党参15 g，白术15 g，山药12 g，茯苓12 g，甘草10 g，陈皮10 g，清半夏12 g，补骨脂12 g，干姜10 g。

9）肾虚：平时喘促息短，动则尤甚，纳气不足，腰酸耳鸣，或畏寒肢冷，面苍白。舌淡胖，质嫩，脉沉细。或颧红，烦热，汗出而黏。舌红少苔，脉细数。

治宜：补肾纳气。

方药：阳虚者用金匮肾气丸。

熟附子12 g，肉桂10 g，熟地12 g，山萸肉10 g，山药15 g，茯苓10 g，泽泻10 g，

丹皮 8 g，仙灵脾 15 g，补骨脂 12 g。

阴虚者用七味都气丸加味。

熟地 15 g，山萸肉 12 g，山药 15 g，茯苓 12 g，丹皮 10 g，泽泻 10 g，五味子 12 g，党参 15 g，麦冬 15 g，女贞子 12 g，枸杞 15 g。

2. 中成药

1）金匮肾气丸：有补肾助阳作用，在慢性阻塞性肺气肿的平稳时期可长期服用，方法是每次 1 丸，每日 2 次。

2）六味地黄丸：有补肾滋阴作用，适合于肺气肿平稳期阴虚者，每次 1 丸，每日 2 次，口服。

3）知柏地黄丸、七味都气丸：有补肾阴、清虚火作用，适合于肺气肿平稳期偏于阴虚火旺者，每次 1 丸，每日 2 次，吞服。

4）咳嗽痰喘丸：适合于肺气肿平稳期有寒痰者，每次 30 粒，每日 2 次，吞服。

5）橘红丸：适合于肺气肿平稳期有热痰者，每次 1 丸，每日 2 次，口服。

6）止咳枇杷露或枇杷膏：有化热痰作用，可用于肺气肿有热痰者，每次 30 ml，每日 3 次，口服。

3. 验方

1）紫河车一具，烘干研粉，每次 3 g，吞服，日服 3 次，可长期服用。

2）菊花、陈皮各 500 g，麻黄 150 g，款冬花 100 g。装袋制枕头，经常枕用。

3）枸杞 20 g，山药 30 g，百合 15 g，茯苓 30 g，陈皮 20 g，黄芪 50 g，熟地 30 g。研粉做蜜丸 10 g 重，每次 1 丸，每日 2 次，长期服用。

4）山萸肉 10 g，核桃仁 15 g，甜杏仁 6 g，蛤蚧 6 g。研粉，每次 6 g 吞服，每日 3 次。

5）紫河车 15 g，核桃仁 15 g，山药 15 g，茯苓 15 g。研粉每次 6 g 吞服，每日 3 次，可长期服用。

4. 饮食疗法

1）生山药 120 g，煎服，每日 1 剂，坚持食用，至少 3 个月。

2）胎盘 1 具，人参 15 g，黄芪 250 g，冰糖 1 kg。将胎盘、人参、黄芪一同加水适量，浸泡半天，文火煎煮，2 小时后过滤取汁，药渣加水再煎，先后煎 3 次，然后浓缩至 500 ml 左右，放入溶化的冰糖药膏。用法：每次 2 食匙，每日 3 次，空腹温开水冲服，1 个月为 1 个疗程。

3）胡桃仁 1~2 个，生姜 1~2 片，一并细细嚼吸，每日早、晚各 1 次。

4）胡桃仁 150 g，山药 150 g，大枣 150 g（去核），枸杞 150 g，黄芪 150 g，胎盘 100 g，蛤蚧 50 g。先将黄芪煎取 3 次共缩至 200 ml，将其余药研粉，加入蜜（枣花蜜最好）500 g，搅匀后上笼蒸 2 小时，放冷后，每次 15 g，每日 2 次，嚼服。

5）冬虫夏草 3 g，猪腰 2 个。猪腰洗干净切片后与冬虫夏草一起用小火炖 1 小时。调味后食肉喝汤，对老年人肺气肿，气促，动则加剧，自汗、神疲体倦者有效。

6）薏苡仁 120 g，百合 40 g。加水适量浓煎取汁，慢慢频服。对老年人肺气肿，气促痰少，口干咽燥，疲倦乏力者有效。

7）瘦牛肉 150 g，南瓜 150 g，生姜 3 片，加入调料，共炖至烂熟，经常食用。对老年人肺气肿，咳嗽，痰多，胸闷者有效。

8）新鲜猪肺 100 g（或用羊肺），薏苡仁 50 g，川贝母 10 g。炖熟后调味即可食用饮汤。对老年人肺气肿，胸闷气促，痰多自汗者有效。

5. 体针疗法

取穴：列缺、太渊、尺泽、肺俞、定喘、天突。

配穴：风池、风门、膻中、大椎、丰隆、内关、脾俞、肾俞。

随证加减：风寒加风池、风门，并可加灸；风热用大椎、曲池，泻法；痰湿盛用丰隆、三阴交；肝火旺针太冲、肝俞；脾肾阴虚加太溪、阳陵泉、肺俞、肾俞；脾肾阳虚补脾俞、肾俞，并取气海、关元、足三里；咽痛甚加少商；气喘加膻中、气海。

方法：急性支气管炎或慢性支气管炎发作期，用泻法，或平补平泻，留针 15～20 分钟，每日 1 次，10 次为 1 个疗程。

慢性支气管炎一般用平补平泻，或用补法。隔日 1 次，每次留针 20～30 分钟，10 次为 1 个疗程。

6. 电针疗法

取穴：按体针疗法辨证取穴。

方法：取 4～6 穴，针刺得气后，用电针治疗仪，选中等量电刺激，每次 15～20 分钟，每日或隔日 1 次。

7. 耳针疗法

取穴：支气管、咽喉、肺、内分泌、肾上腺、神门。

方法：毫针针刺每次选 2～4 穴，留针 30～50 分钟，每日或隔日 1 次。10 次为 1 个疗程。慢性支气管炎可埋针或用王不留行籽贴压，每次选一侧耳穴 4～6 个，两耳交替使用，10 次为 1 个疗程。

8. 穴位注射法

取穴：肺俞、天突、定喘、胸 1～7 夹脊。

方法：每次选 2～3 穴。咳嗽者选用青霉素等抗生素，每次治疗剂量不超过肌内注射量的 1/5～1/2，并做皮试；亦可选用板蓝根、鱼腥草注射液；内伤咳嗽者可用复方当归注射液、黄芪注射液、人胎盘组织液注射液，按 4∶2∶1 的比例混合后注射，每穴 0.5～1 ml。外感咳嗽者每日或隔日治疗 1 次；内伤咳嗽者每隔 3 日治疗 1 次。

9. 推拿

①患者仰卧，医者站于其旁，用手掌推摩胸部 20 次，配合点按中府、尺泽、鱼际等穴 3 分钟。②用手掌揉按上背部 20 次，点按身柱、肺俞及背部压痛点 3 分钟，使之有酸胀感放射到胸部为好。

（二）西医治疗

1. 目标和病情评估

COPD 是一种不可逆的慢性进展性疾病，其治疗目标为：①延缓病情进展；②控制症状；③减少并发症和急性加重；④增加活动能力，扩大活动范围；⑤解除心理情绪障碍。总之，尽可能延长患者生存时间，提高其生活质量。

COPD 严重度分级是基于气流受限的程度。FEV$_1$ 的变化是严重度分级的主要依据。临床严重度分为四级（表 3-1）。

表 3-1　临床严重度分级

级别	分级标准
0 级（高危）	具有患 COPD 的危险因素
	肺功能在正常范围
	有慢性咳嗽、咳痰症状
Ⅰ级（轻度）	FEV$_1$/FVC < 70%
	FEV$_1$ > 80% 预计值
	有或无慢性咳嗽、咳痰症状
Ⅱ级（中度）	FEV$_1$/FVC < 70%
	30% 预计值 < FEV$_1$ < 80% 预计值
	（ⅡA 级：50% < FEV$_1$ < 80% 预计值
	ⅡB 级：30% < FEV$_1$ < 50% 预计值）
	有或无慢性咳嗽、咳痰、呼吸困难症状
Ⅲ级（重度）	FEV$_1$/FVC < 70%
	FEV$_1$ < 30% 预计值或 FEV$_1$ < 50% 预计值
	伴呼吸衰竭或右心衰竭的临床征象

2. 减少危险因素

戒烟是目前证明唯一行之有效的方法。戒烟后咳嗽咳痰减轻，因增龄引起的 FEV$_1$ 减退速度较非戒烟者缓慢。越早戒烟越好。大力进行戒烟宣传，提倡健康生活方式。另外，对于接触有害气体或粉尘者，应改善工作或生活环境。并注意预防呼吸道感染。

3. 稳定期治疗

1）支气管舒张剂：主要支气管舒张剂有 β$_2$ 受体激动剂、抗胆碱药及甲基黄嘌呤类，根据药物的作用及患者的治疗反应选用。

（1）抗胆碱药：是 COPD 常用的制剂，主要品种为异丙托溴铵气雾剂，雾化吸入，持续 6~8 小时，每次 40~80 μg（每喷 20 μg），每日 3~4 次。该药起效较沙丁胺醇慢，作用温和，不良反应很小，尤其适合老年患者使用。

（2）β$_2$ 受体激动剂：短效制剂如沙丁胺醇气雾剂，每次 100~200 μg（1~2 喷），雾化吸入，疗效持续 4~5 小时，每 24 小时不超过 12 喷。特布他林气雾剂亦有同样作用。常见不良反应为手颤，偶见心悸、心动过速等。除了舒张支气管外，β$_2$ 受体激动剂尚有增强膈肌功能、增强支气管纤毛排送功能等作用。现有将抗胆碱药与短效 β$_2$ 受体激动剂混合于一个吸入装置内的制剂，联合应用这两种药物以提高疗效。长效制剂如沙美特罗、福莫特罗等，必要时可选用。

（3）茶碱类：茶碱缓释或控释片，0.2 g，早、晚各 1 次；氨茶碱，0.1 g，每日 3 次。除舒张支气管外，还有强心、利尿、增强膈肌功能等多方面的作用，均有利于减轻患者症状，提高生活质量。须注意使用剂量不能过大，以免引起不良反应。

2）糖皮质激素：吸入糖皮质激素的长期规律治疗只适用于具有症状且治疗后肺功能有改善的患者。可进行 6 周至 3 个月的激素吸入试验性治疗，根据效果确定是否进行糖皮质激素吸入治疗。对 COPD 患者，不推荐长期口服糖皮质激素治疗。

3）其他药物

（1）祛痰药（黏液溶解剂）：常用药物有盐酸氨溴索、乙酰半胱氨酸等。

（2）抗氧化剂：COPD 气道炎症使氧化负荷加重，促使 COPD 的病理、生理变化。应用抗氧化剂如 N - 乙酰半胱氨酸可降低疾病反复加重的频率。

（3）疫苗：流感疫苗可减少 COPD 患者的严重程度和死亡。

4）长期家庭氧疗（LTOT）：对 COPD 并发慢性呼吸衰竭者可提高生活质量和生存率，对血流动力学、运动能力和精神状态均会产生有益的影响。LTOT 的使用指征为：①$PaO_2 \leqslant 55$ mmHg 或动脉血氧饱和度（SaO_2）$\leqslant 88\%$，有或没有高碳酸血症；②PaO_2 55 ~ 60 mmHg，或 $SaO_2 < 89\%$，并有肺动脉高压、右心衰竭或红细胞增多症（血细胞比容 > 0.55）。一般用鼻导管吸氧，氧流量为 1.0 ~ 2.0 L/min，吸氧时间 > 15 h/d。目的是使患者在海平面、静息状态下，$PaO_2 \geqslant 60$ mmHg 和（或）SaO_2 升至 90%。

4. 加重期治疗

COPD 常会出现急性加重，主要原因为气道感染（病毒、细菌），其他可以导致加重的继发性原因包括肺炎、肺栓塞、气胸、肋骨骨折/胸部创伤、不合理用药（镇静剂、麻醉剂、β_2 受体阻滞剂）、心力衰竭或心律失常，应注意区别。加重的诊断和分级尚无统一标准，主要根据基础肺功能损害和现有症状程度，轻者气急加重，咳嗽和咳痰增加。重者可出现急性呼吸衰竭（或称慢性呼吸衰竭急性加重）。如果没有高碳酸血症和呼吸衰竭，社区医疗服务和家庭护理条件良好，可先启用或增加支气管扩张剂吸入治疗及抗生素治疗，数小时如果症状改善，则可以继续在家庭治疗。如无效则应当去医院。

1）控制性氧疗：氧疗是 COPD 加重期患者住院的基础治疗。给氧途径包括鼻导管或文丘里面罩。鼻导管给氧时，吸入的氧浓度与给氧流量有关，估算公式为吸入氧浓度（%）= 21 + 4 × 氧流量（L/min）。一般吸入氧浓度为 28% ~ 30%，吸入氧浓度过高时引起 CO_2 潴留的风险加大。氧疗 30 分钟后应复查动脉血气以确认氧合满意而未引起 CO_2 潴留或酸中毒。

2）抗生素：COPD 急性加重并有脓性痰是应用抗生素的指征。起初应根据患者所在地常见病原菌类型经验性地选用抗生素，如给予 β - 内酰胺类/β - 内酰胺酶抑制剂、大环内酯类或喹诺酮类。如果对最初选择的抗生素反应欠佳，应及时根据痰培养及抗生素敏感试验调整药物。长期应用广谱抗生素和糖皮质激素者易继发真菌感染，宜采取预防和抗真菌措施。

3）支气管舒张剂：有严重喘息症状者可给予较大剂量雾化吸入治疗，如应用沙丁胺醇 500 μg 或异丙托嗅铵 500 μg，或沙丁胺醇 1 000 μg 加异丙托溴铵 250 ~ 500 μg，通过小型雾化吸入器给患者吸入治疗以缓解症状。对喘息症状较重者常给予静脉滴注茶碱，应注意控制给药剂量和速度，以免发生中毒，有条件者可监测茶碱的血药浓度。

4）糖皮质激素：住院患者宜在应用支气管舒张剂基础上口服或静脉使用糖皮质激素。可口服泼尼松龙 30～40 mg/d，有效后即逐渐减量，一般疗程为 10～14 日。也可静脉给予甲泼尼龙。

5）机械通气：对于并发较严重呼吸衰竭的患者可使用机械通气治疗。

6）其他治疗措施：注意纠正身体水、电解质失衡。补充营养，根据患者胃肠功能状况调节饮食，保证热量和蛋白质、维生素等营养素的摄入，必要时可以选用肠外营养治疗。积极排痰治疗，最有效的措施是保持机体有足够体液，使痰液变稀薄；其他措施如刺激咳嗽、叩击胸部、体位引流等方法，并可酌情选用祛痰药。积极处理伴随疾病（如冠心病、糖尿病等）及并发症（如休克、DIC、上消化道出血、肾功能不全等）。

5. 外科治疗

由于手术风险较大而获益有限，且费用较昂贵，故对于决定进行手术治疗应十分慎重。外科方法只适用于少数有特殊指征的患者，病例选择恰当时可以取得一定疗效，使患者肺功能有所改善，呼吸困难有所减轻，生活质量有所提高。术前必须进行胸部 CT 检查、肺功能测定和动脉血气分析，全面评价呼吸功能。手术方式包括肺大疱切除术和肺减容手术。肺移植术为终末期 COPD 患者提供了一种新的治疗选择，但也存在着技术要求高、供体有限、手术风险大及费用昂贵等问题。

【护理】

1. 评估患者对日常活动的耐受水平，向患者解释活动对身体健康的意义，培养患者的独立性和坚持活动的意识。克服由于长期疾病造成的依赖心理，逐渐增加患者的活动量，与患者共同制订活动计划，按计划进行有效的锻炼，改善心理状态，增加生活情趣。严重呼吸困难患者应休息，尽量减少活动和不必要的说话，以减轻呼吸困难。

2. 给患者高热量、高蛋白、高维生素饮食，提供适合患者口味的食物及适宜的进餐环境，进食时让患者取半卧位或坐位，以利吞咽，餐后 2 小时内避免平卧，鼓励患者少量多餐，不宜过饱，必要时静脉补充营养。有水肿、尿少时，应限制钠水的摄入量，钠盐 <3 g/d，水分 <1 500 ml/d。

3. 教会患者排痰的方法，协助患者翻身、拍背，指导患者深吸气后有意识地咳嗽，以利排痰，使呼吸道通畅。鼓励患者多饮水，必要时静脉补液以稀释痰液。

4. 指导患者正确的咳嗽方法，在咳嗽时按压胸壁以减轻咳嗽对肺泡造成的压力，防止自发性气胸。

5. 教会患者掌握有效呼吸的技巧，指导患者做深而慢的呼吸，做缩唇呼吸或腹式呼吸。

6. 观察咳嗽、咳痰量及性质变化，频繁咳嗽可影响休息与睡眠，剧烈咳嗽对人体有害，当发现患者剧烈咳嗽，咳痰量不多，痰黏稠时，可按医嘱给服祛痰剂；如效果不佳，可根据医嘱给予超声雾化吸入治疗。如发现患者咳痰量增多，呈黄色脓性，伴发热，则应考虑有继发感染。应及时报告医生进行处理。同时护理人员应详细准确记录痰量和颜色变化，以判断治疗效果并及时留取痰液做培养。

7. 观察是否有呼吸困难，包括呼吸频率、节律、深度和用力情况，若发现患者突然一侧剧烈胸痛，出现呼吸困难、刺激性咳嗽，不能呼吸，不能平卧，患侧有气胸体征，要注意自发性气胸的发生，应立即报告医生，并协助医生进行抢救治疗。若呼吸浅慢伴神志不清，常提示肺性脑病，应及时处理。

8. 观察神志情况，尤其是重症伴有呼吸衰竭的患者，观察神志情况极为重要，早期表现为睡眠形态紊乱，白天嗜睡，夜间兴奋，谵妄，神志恍惚，后期表现为嗜睡、昏迷。呼吸衰竭的早期兴奋与血中氧浓度降低，CO_2 浓度增高有关，应与普通的睡眠障碍相混淆，应注意观察。

9. 观察发绀情况，重症患者由于缺氧致血中还原血红蛋白增多，使皮肤、黏膜呈现弥散性青紫色，口唇、甲床、鼻尖、耳垂、颊部等处易观察。但应注意，贫血患者由于血红蛋白过低，可使还原血红蛋白达不到产生发绀的浓度而不出现发绀。

（谢兆娟）

第二节　支气管哮喘

　　支气管哮喘（简称哮喘）是由嗜酸性粒细胞、肥大细胞和 T 细胞等多种炎性细胞参与的气道慢性炎症。这种炎症使易感者对各种激发因素产生气道高反应性，引起气道缩窄。临床上表现为反复发作性喘息、气急、胸闷或咳嗽等症状，常在夜间和（或）凌晨发作、加剧，常伴有广泛多变的可逆性气流受限。多数患者可自行缓解或经治疗缓解。

　　典型的哮喘发作持续时间较短，为数分钟至数小时。急性发作与无症状间歇交替出现，一日内可反复数次。发作程度可轻可重，若严重发作经 24 小时仍不能缓解者，称之为哮喘持续状态，是支气管哮喘病情严重类型。难治性支气管哮喘是指哮喘持续状态的患者及对各种治疗有耐受性、不易根治或好转的长期发作的慢性哮喘患者。

　　难治性支气管哮喘包含两种情况，一是哮喘持续状态，二是近年提出的潜在致命性哮喘。潜在致命性哮喘是指有高度死亡危险的哮喘患者，死亡率可高达 5.4%。哮喘持续状态和潜在致命性哮喘关系密切。这类患者常因体力消耗、呼吸肌疲劳迅速发展为急性呼吸衰竭，以及其他一系列并发症而危及生命。大量的临床资料表明，对难治性哮喘发作的严重性认识不足而延误开始治疗的时间或（和）治疗措施不当，常常导致哮喘持续状态或死亡。因此，明确哮喘的定义，对哮喘发作的严重性做出正确的评价，并弄清一些患者持续发作不缓解的原因，进而给予紧急和正确有效的住院治疗，是提高治愈率的关键。

　　支气管哮喘相当于中医学的"哮病"，由于哮必兼喘，所以哮病又称作"哮喘"。

　　哮病在祖国医学文献里尚有咳嗽上气、呷嗽及喘哮、哮吼、冷哮、热哮、盐哮、酒哮、醋哮、水哮、风痰哮、年久哮等名称。哮病常反复发作，经年累月不愈，严重影响患者的身体健康，损害劳动力。因此，积极开展哮病防治研究有深远的意义。

【病因和发病机制】

现代医学认为支气管哮喘的病因复杂，其形成与发作与下列因素有关：

（一）遗传因素

哮喘患者及其家庭成员的哮喘、婴儿湿疹、过敏性鼻炎等过敏反应较群体为高。但哮喘并非都具有过敏体质的遗传。近年来讨论到哮喘的病因学时，对迷走神经功能的亢进、β受体功能低下或减少、α受体功能亢进或其中某两者同时存在，作为哮喘的重要内因。

（二）吸入变应原

如花粉、尘螨、霉菌、面粉、动物毛屑、吸入性药物、工业粉尘或气体等。由外来抗原引起的哮喘属于Ⅰ型变态反应。

（三）呼吸道或其他感染

由细菌，尤其病毒引起呼吸道感染，逐渐形成或激发为哮喘，这种情况极为常见。

（四）药物和食物诱发

在成人哮喘中，4%～28%哮喘的发生或加重与阿司匹林或其他非类固醇抗炎剂有关。青霉素、磺胺药、含碘造影剂等也可诱发。而食物变态反应发生率为3.14%，约有30%的哮喘患者有摄取某种食物后促发哮喘的病史。可能诱发哮喘的食物有牛奶、禽蛋、鱼、水果等。

（五）空气污染

工业烟雾中所含的二氧化硫、二氧化氮可促发支气管收缩，暂时性增加气管反应性和变态反应性。

（六）吸烟

吸烟使易患人群诱发哮喘或加重哮喘病情。

（七）精神因素

精神异常大多在哮喘长期反复发作的基础上发生。强烈的情绪可促发或抑制哮喘发作。

（八）运动性哮喘

哮喘可由运动激发或导致恶化，尤其在致敏状态、好发季节或伴有某些并发症时更为明显。运动前吸入色甘酸钠可预防发作。此外，疲劳、说话太多、大哭大笑等都能够激发哮喘。

（九）饮食

饮食引起哮喘并不占重要地位。麦类、蛋、牛奶及海鲜、番茄、巧克力等宜予警惕。无饮食过敏史者不宜强调忌食，以免失去应有的营养和产生对疾病的恐惧。

（十）气候变化

气候是由气温、湿度、气压及空气离子等成分构成，其中每一成分对哮喘的发病可能都有关系。

哮喘的发病机制极为复杂，以往虽认识到哮喘可以由多种因素引起，如变态反应、自主神经功能失调、精神、遗传、感染因素和非特异刺激因素等；但对哮喘的本质并不了解，因此疗效不佳。如较长时间认为哮喘是变应原通过 IgG 介导，使致敏肥大细胞脱颗粒，释放出多种化学介质，引起气道平滑肌收缩、气道狭窄而发病。在这种理论的指导下，大量的，甚至超量的气管舒张剂被用于哮喘，尤其是重症哮喘的治疗。如肾上腺素、麻黄素、β_2 受体激动剂和氨茶碱等。结果出现哮喘的死亡率与气管舒张剂的销售量同步增长的现象，表明单纯应用气管舒张剂不能降低哮喘的死亡率。

随着基础与临床研究的不断深入，对哮喘的本质有了新认识。目前认为支气管哮喘是由淋巴细胞介导的，以嗜酸性粒细胞和肥大细胞浸润为主的气道变应性炎症。这些患者平时肺功能可无明显异常，一旦接触特异性过敏原、非特异性刺激物（如含物理和化学刺激）、支气管收缩剂或感染时，气道高反应性便被激发出来。故气道高反应性是哮喘的一个关键性特征，并与哮喘的严重性密切相关。大量动物实验表明气道高反应性与气管黏膜的变应性炎症有关。故哮喘治疗的重点也由过去单纯舒张支气管平滑肌而转变为预防和抑制气道的炎症反应。而气道变应性炎症的产生则是多种炎性细胞浸润，炎性介质大量分泌和释放，以及支气管黏膜上皮细胞损伤等一系列复杂因素相互作用的结果。

难治性支气管哮喘发生的原因主要有①某些吸入性抗原或刺激物持续存在或大量暴露，致使过敏状态和哮喘发作不能缓解。②呼吸道感染：常见病原体有病毒、支原体和细菌。感染本身可引起支气管黏膜充血、肿胀及分泌物增多而加重气管阻塞。此外，某些微生物或其代谢产物还可作为抗原引起哮喘持续发作。③失水、痰液黏稠不易咳出：哮喘发作时经呼吸道丢失水分增加，大量出汗及茶碱类药物的利尿作用造成机体脱水，加之进食减少，使痰液黏稠不易咳出形成痰栓而阻塞大小气管，致使喘息不止。④精神过度紧张、烦躁不安可加重支气管平滑肌收缩。⑤长期使用糖皮质激素者突然减量或停药，使体内激素水平过低。⑥酸中毒：严重缺氧使无氧酵解增加而出现代谢性酸中毒，呼吸衰竭时 CO_2 潴留导致呼吸性酸中毒而使血 pH 值明显降低，此时许多支气管舒张剂不能充分发挥平喘作用而使哮喘发作不能缓解。⑦出现并发症：支气管因黏膜充血、水肿及痰液阻塞引起肺不张，肺过度充气及痰栓的活瓣作用又可使肺泡过度膨胀，脏胸膜破裂引起气胸及纵隔气肿，使哮喘呈持续状态。

难治性支气管哮喘的发生可能由于医生的因素，也可能是患者的因素。其病理生理学改变包括呼吸功能的损伤和心血管功能的损伤。呼吸功能的损害主要为：气管阻力增加，阻塞性通气功能的严重障碍导致各项静息肺容量和呼吸功的增加，V/Q 比值异常。心血管功能的异常主要表现为：心率加快，血压升高，肺动脉压升高，右心损伤，左右心室后负荷增加，因而容易发生肺水肿。

中医学认为，本病病因如下：

（一）外邪侵袭

外感风寒或风热之邪，失于表散，邪蕴于肺，壅阻肺气，气不布津，聚液生痰。或吸入风媒花粉、烟尘、异味气体等，影响肺气的宣发，以致津液凝聚，痰浊内生。

（二）饮食不当

贪食生冷，寒饮内停，或嗜食酸咸甘肥，积痰蒸热；或因进食鱼、蟹、虾等发物，以致脾失健运，痰浊内生，上干于肺。由于个体体质的差异，对不同食物致病的敏感性亦有区别，古有"食哮""鱼腥哮""卤哮""糖哮""醋哮"等名。

（三）体虚病后

素体不强；或病后体弱，肺脾肾等脏腑功能失调。肺虚则气不化津，痰浊内生；脾虚则积湿生痰，上贮于肺；肾虚则摄纳失常，水泛为痰；或虚火灼津成痰，上干于肺，均可致肺的宣发肃降失常。

（四）情志所伤

愤怒忧思不断，气机郁满，化生痰浊，痰随气动，聚于肺系，发为哮病。

哮喘病发作期的病机变化为"伏痰"，遇新邪引触，痰随气升，气因痰阻，相互搏结，壅塞气道，肺气宣降失常，引动停积之痰，而致痰鸣如吼，气息喘促。由于病因不同，体质差异，又有寒哮、热哮之分。哮因寒诱发，素体阳虚，痰从寒化，属寒痰为患则发为冷哮；若因热邪诱发，素体阳盛，痰以热化，属痰热为患，则表现为热哮。或由痰热内郁，风寒外来，则为寒包火证。寒痰内郁化热，亦可由寒哮转化为热哮。

若哮病反复发作，寒痰伤脾肾之阳，痰热耗灼肺肾之阴，则可从实转虚，在平时表现为肺、脾、肾等脏器虚弱之候。肺虚不能主气，气不化津，则痰浊内生，肃降无权，并因卫阳不固，而更易受外邪的侵袭诱发；脾虚不能化水谷为精微，上输养肺，反而积湿生痰，上贮于肺，影响肺气的升降；肾虚精气亏乏，摄纳失常，则阳虚水泛为痰，或阴虚虚火灼津成痰，上干于肺，而致肺气出纳失司。由于三脏之间的交互影响，可合而同病，表现肺、脾、肾气虚及阳虚，或肺肾阴虚。严重者因肺不能治理调节心血的运行，命门之火不能上济于心，则心阳亦同时受累，甚至发生喘脱危候。

【临床表现】

有反复发作的病史，常因呼吸道感染、寒冷空气、刺激性气体等生物、物理、化学和精神因素诱发。

患者表现为发作性呼气性呼吸困难，伴有哮鸣音或发作性胸闷和（或）咳嗽同时存在，并伴有大汗淋漓、干咳或咳大量白色泡沫痰，有时因缺氧明显出现严重发绀。患者常被迫采取坐位或呈端坐呼吸，精神状态表现为焦虑、烦躁，严重时可出现嗜睡、意识模糊，患者不能讲话或仅能单字、断续讲话。哮喘症状可在数分钟内发作，持续数小时甚至数日，经使用支气管舒张剂后缓解；某些患者可在缓解数小时后不明原因再次发作，有时也可在夜间及凌晨发作。运动性哮喘有时表现为运动时出现较重的胸闷和呼吸困难。

胸部呈过度充气状态，有广泛的哮鸣音，呼气音延长；心率增快 > 120 次/分，常有奇脉、三凹征、胸腹反常运动（如矛盾运动）、颜面发绀。但有时在非常严重的哮喘发作患者，哮鸣音可不出现（如静寂胸），故无明显哮鸣音并不表示患者症状不严重。

【诊断要点】

早在 1992 年第一届全国哮喘会议上就已制订了《支气管哮喘的定义、诊断严重度分级及疗效判断标准（修正方案）》，该方案参考了国际标准并结合我国的实际情况，使哮喘的临床和科研工作有了统一的标准。近年，中国支气管哮喘防治指南（2020 版）

对哮喘的诊治提出了新的观点，可供参考。临床医生在为患者制订治疗方案时，必须充分地、客观地评价病情的严重程度（表 3 – 2），采取不同的措施控制病情；改善肺功能，缓解患者的症状；在条件不具备的基层医疗单位，医生也可根据患者的临床症状估计患者的病情严重程度（表 3 – 3）设计治疗方案。

表 3 – 2 病情严重度分级

哮喘严重度	治疗前临床表现	肺功能	控制症状所需治疗
轻度	间歇、短暂发作，每周 1 ~ 2 次 每月夜间发作 2 次或以下 两次发作间无症状	FEV_1（或 $PEF^①$）≥预计值的 80% PEF 变异率≤20% 应用支气管舒张剂后 FEV_1（或 PEF）在正常范围	仅需间断吸入（或口服）β_2 受体激动剂或茶碱
中度	每周哮喘发作 >2 次 每月夜间哮喘发作 >2 次 几乎每次发作均需吸入 β_2 受体激动剂	FEV_1（或 PEF）为预计值的 60% ~ 80% PEF 变异率在 20% ~ 30% 治疗后 FEV_1（或 PEF）可恢复正常	经常需用支气管舒张剂 需每日吸入糖皮质激素
重度	经常发作哮喘 活动受限 近期曾有危及生命的大发作	FEV_1（或 PEF）≤预计值的 60% PEF 变异率≥30% 经积极治疗 FEV_1（或 PEF）仍低于正常	需每日给予支气管舒张剂 需每日吸入大剂量糖皮质激素 经常全身应用糖皮质激素

注：①PEF 为呼吸流量峰值。

表 3 – 3 哮喘重度或危重发作的诊断标准

项目	重度	危重（呼吸停止）
气短	休息时	
体位	前弓位	
谈话方式	仅能说出字或词	不能说话
精神状态	常有焦虑或烦躁	嗜睡或意识模糊
出汗	大汗淋漓	
呼吸频率	常 >30 次/分	
辅助肌肉活动及胸骨凹陷	常有	胸腹矛盾运动
喘鸣	常响亮	哮鸣音消失
脉率	>120 次/分	心动缓慢
初用支气管舒张剂后 PEF 占预计值或本人最高值的百分比	≤60%，成人 < 100 L/min 或反应持续 <2 小时	
PaO_2（吸入空气）	< 60 mmHg，可有发绀	
$PaCO_2$	>45 mmHg	
SaO_2（吸入空气）	≤90%	

潜在致命性哮喘的诊断要点：

1. 曾因呼吸停止或呼吸衰竭而进行气管切开抢救。

2. 哮喘并发呼吸性酸中毒。

3. 每年需住院 2 次以上进行抢救的长期口服糖皮质激素的患者。

4. 曾发生过 2 次以上纵隔气肿或气胸的并发症。

致命性哮喘时由于急性加重的气管严重阻塞，因而随时可发生猝死。猝死可直接由于窒息、心搏骤停、肾上腺皮质功能不全或气胸等致命性并发症。哮喘猝死的先兆为：①神志改变，如出现昏迷、恐慌、精神障碍。②衰竭状态，全身冷汗，面色灰暗。③心动过速，心率 >110 次/分或心动过缓。④呼吸急促，呼吸频率 >30 次/分，伴辅助呼吸肌收缩。⑤胸部听诊呼吸音减低，肺哮鸣音和啰音反而减弱或消失，心音也减弱。⑥PaO_2 <60 mmHg，而 $PaCO_2$ 反而下降，甚至降至正常，但 $PaCO_2$ 也可以很高。⑦奇脉，吸气时收缩压下降 >15 mmHg。⑧pH 值下降。⑨体表心电图显示 QTC 间期延长，这是由于常规剂量的 β 受体激动剂使细胞外 K^+ 向细胞内转移，血清 K^+ 出现剂量相关性降低，细胞内外浓度比值异常，因而使心肌细胞静息电位发生改变，显示剂量依赖性 QTC 间期延长。⑩不稳定型哮喘。

有些学者认为心率、奇脉、辅助呼吸肌收缩等对哮喘猝死无明确预测价值。而强调 10～14 岁的哮喘患者，不稳定型哮喘易发生哮喘猝死，而且深夜至清晨最容易发生；尤其是清晨呼气峰流速率（PEFR）明显下降者，由此可见，呼气峰流速（PEF）的监测对不稳定型哮喘的病情预测有重要意义，重症哮喘的 PEF 测定值常 <100 L/min，若 PEF <60 L/min，则提示气管阻塞程度已足于引起窒息，昼夜 PEF 变异率 >40% 的患者即有发生"哮喘猝死"的可能。

【治疗】

（一）中医治疗

1. 辨证论治

1）发作期

（1）寒哮：喉中哮鸣有声，胸膈满闷如窒，痰白清稀多泡沫，面色晦滞，口淡不渴。舌苔白滑，脉浮紧。

治宜：温肺散寒，化痰平喘。

方药：麻黄、甘草各 10 g，北杏仁、乌梢蛇各 18 g，地龙、僵蚕各 15 g，蜈蚣 3 条，干姜、法半夏各 12 g，细辛 6 g，紫花杜鹃 30 g。水煎服，每日 1 剂。

（2）热哮：哮证发作症状加痰黄或白而黏浊稠，面赤汗出，口苦，口渴喜饮。舌质红，苔黄腻，脉弦滑或滑数。

治宜：清热宣肺，化痰定喘。

方药：麻黄、甘草各 10 g，生石膏、鱼腥草各 30 g，北杏仁、乌梢蛇各 18 g，地龙、僵蚕各 15 g，瓜蒌仁 12 g，蜈蚣 3 条。水煎服，每日 1 剂。

（3）阳气暴脱：哮喘发作严重，面色青紫，汗出如油，气祛神倦，肉瞤筋惕，两便失禁，四肢厥冷。舌色青暗，苔白滑，脉微欲绝。

治宜：回阳救脱。

方药：四逆汤加人参。对顽固性哮喘造成激素依赖者，可用中药补肾法。菟丝子、巴戟天、杜仲、枸杞、山萸肉、鹿角胶各 15~20 g，熟地、山药各 20 g，附片 10 g，苏子、炙麻黄、款冬花各 10~15 g。并结合寒热性质随证加减，每日 1 剂。

2）缓解期

（1）肺气虚：易感冒，时咳，自汗，畏风。舌质淡红，苔薄白，脉细弱。

治宜：补肺益气。

方药：玉屏风散加味。

黄芪 20 g，白术 10 g，防风 6 g，党参、百合各 15 g，甘草 3 g。

（2）脾肺气虚：咳嗽气短，痰液清稀，面色㿠白，自汗畏风，食少，便溏，水肿。舌淡，有齿痕，苔白，脉濡弱。

治宜：健脾益气。

方药：六君子汤加味。

黄芪 20 g，党参、黄精、扁豆各 15 g，白术、陈皮、半夏各 10 g，茯苓 12 g，桂枝 6 g，甘草 3 g。

（3）肺肾两虚：咳嗽短气，自汗畏风，动则气促，腰膝酸软，脑转耳鸣，盗汗，遗精。舌淡，尺脉弱。

治宜：肺肾双补。

方药：温阳片加减。

黄芪 20 g，党参、生地、熟地、淮山药、仙灵脾、菟丝子、核桃肉各 15 g，熟附子 6 g，补骨脂、陈皮各 10 g，甘草 3 g。也可用紫河车（烘干研末装胶囊），日服 1.2 g。

2. 中成药

1）定喘丸：每次 3~6 g，每日 2 次。用治咳嗽哮喘，胸满气逆，喉中痰鸣等症。

2）定喘膏：外用，每次 1 张，敷贴肺俞。用治寒喘为病，咳嗽痰多，色白而稀，胸闷膈痞，气喘痰鸣等症。

3）芸香草油气雾剂：哮喘发作时吸入。用治支气管哮喘，慢性支气管炎及喘息性支气管炎等。

4）鲜竹沥：每次 15~30 ml，每日 1~3 次，小儿 1 次 5~10 ml。用治肺热咳嗽痰多，气喘胸闷，中风舌强，痰涎壅盛，小儿痰热惊风等症。

5）橘红丸：每次 1 丸，重者每次 2 丸，每日 2 次。用治肺热咳嗽，哮喘，咳痰黏黄量多，心中烦闷急躁等症。

6）热参片：每次 1~2 片，每日 2 次。用治脾肾阳虚，肺寒留饮所致之咳嗽、胸满喘逆、痰质稀有泡沫等症。

7）哮喘丸：每次 1 丸，每日 1~2 次。用治哮喘，老人久咳，喘卧不宁等症。

3. 单方、验方

1）干地龙研粉，每次 3 g，每日 2 次，或装胶囊开水吞送，现已有地龙注射液，每次 2 ml，首次用 0.5 ml，隔日 1 次，肌内注射。用于发作时主要表现为热证者。

2）曼陀罗叶制成细卷状，发作时燃吸，可缓解哮喘症状。

3）露蜂房30 g，食醋90 g，加水煎，每日3次。

4）玉涎丹：蛞蝓（蜒蚰）20条，大贝母10 g，共捣为丸。每服1.5 g，每日2次，或用蛞蝓加糖水化服。治热哮。

5）皂角15 g，煎水，浸白芥子30 g，12小时后焙干，研粉，每次1～1.5 g，每日3次。用于痰壅气逆的哮证。

6）乌贼鱼骨，刮削，研细末。每次2 g，每日2次，白开水送服。

7）治醋哮方：甘草60 g，去皮劈开，以猪胆汁5枚，浸3日，取出，火上炙干为末，炼蜜为丸。每日1次，每次4丸，临卧服。适用于每因食用添加醋类的食品而诱发哮病者的预防治疗。

8）治酒哮方：白矾30 g（研），杏仁250 g。二味同熬，矾溶化将干，取出，摊新瓦上，露一宿，砂锅内炒干。每晚饭后细嚼杏仁10～15枚。适用于每因乙醇饮入诱发哮病发作者的预防和治疗。

4. 饮食疗法

1）胡桃肉1个，生姜1片，每晚同嚼后服下。适用于虚证哮喘，可减少复发。

2）治盐哮方：豆腐1块，加水煮开，加糖少许，每日服1碗，不间断服百日。适用于过食咸物而诱发哮病发作者的预防和治疗。

5. 体针疗法

取穴：膻中、天突、定喘、肺俞、孔最。

配穴：实证配尺泽、丰隆、太渊，虚证配肾俞、气海、关元、太渊、太溪。

方法：发作期及实证用泻法，或先泻后补，寒饮可加灸。缓解期以扶正祛邪，调补肺肾为主，用补法或平补平泻法。每次取6～8穴，留针20～30分钟，发作期每日1次或每日2次，缓解期隔日1次，10次为1个疗程。

6. 灸法

取穴：大椎、风门、肺俞、定喘、膻中。

方法：用麦粒灸，每穴每次灸3～5壮，发作期每日灸1次，6次为1个疗程。缓解期10日灸1次，3次为1个疗程，一般于伏天施用此法。

7. 皮肤针

取两侧胸锁乳突肌、第7颈椎至第2腰椎旁开1.5寸①处足太阳膀胱经、鱼际至尺泽穴手太阴肺经。每个部位循序叩刺，以皮肤潮红或微渗血为度。适用于发作期。

8. 穴位敷贴

取肺俞、膏肓、膻中、脾俞、肾俞。用白芥子、甘遂、细辛、肉桂、天南星等药制成膏药，在"三伏"期间贴敷。适用于缓解期。

9. 耳针

取对屏尖、肾上腺、气管、肺、皮质下、交感。每次选3穴，毫针强刺激，留针30分钟。发作期每日治疗1～2次；缓解期用弱刺激，每周治疗2次。

---

① 寸指中医手指同身寸。

10. 电针

按针刺处方每次选 2 ~ 3 对穴，针刺得气后接电针仪，用疏密波刺激 30 ~ 40 分钟，哮喘持续者可适当延长刺激时间。多用于发作期。

11. 穴位注射

发作期选天突、定喘，每穴注入 0.1% 肾上腺素 0.2 ml，每日 1 次；缓解期选胸 1 ~ 7 夹脊、肺俞、膏肓、脾俞、肾俞，每次选用 2 ~ 3 穴，用人胎盘组织液注射液、黄芪注射液按 1 : 2 比例混合，每穴注入 0.5 ~ 1 ml，每周 2 ~ 3 次。

（二）西医治疗

治疗目的为尽快减轻哮喘症状，改善肺功能，纠正低氧血症及高碳酸血症，使患者脱离危险。

1. 氧疗

难治性哮喘发作均伴有明显的低氧血症，故纠正缺氧为重要措施。给氧浓度依据以有无 CO_2 潴留而定。绝大多数哮喘发作患者呼吸中枢兴奋性增强而过度通气，$PaCO_2$ 正常或减低，故吸氧浓度可在 30% ~ 50% 或不受限制。但当哮喘发作严重而出现明显的 CO_2 潴留时，过高浓度的氧可使主动脉体和颈动脉体化学感受器兴奋作用减弱，导致呼吸中枢抑制，分钟通气量下降和 $PaCO_2$ 进一步升高，引起严重的呼吸性酸中毒和肺性脑病。故此时吸氧浓度最好控制在 30% 以下，PaO_2 达到 60 mmHg，此时 SaO_2 已达 90%。常用鼻导管和鼻塞法给氧，在 5 L/min 以下的流量时，吸入氧浓度与氧浓度的关系：吸入氧浓度（%）= 21 + 4 × 氧流量（L/min）。这种吸氧法在给氧流量不变时，实际吸入氧浓度可随肺通气量的变化而有差异。通气量较低时吸入氧浓度偏高，而肺通气量高者实测吸入氧浓度比按公式计算的结果为低。通气面罩（如文丘里面罩）给氧是按射流原理，以一定流量的氧混合一定量的空气后，配成不同的氧浓度供氧。由于吸气期间射入混合气体量超过患者的最高潮气容积，故能使吸入氧浓度相对稳定而不受患者肺通气量的影响，缺点是咳嗽、咳痰及进食不便。

2. 精神安慰及镇静

哮喘持续状态患者，大多呈精神紧张状态，应给予镇静及精神安慰。可适当选用氯氮、地西泮、异丙嗪等。体质差、老年患者、意识障碍或哮鸣音微弱的严重患者，严格慎用镇静药物，更忌用哌替啶等对呼吸有抑制的药物。提供安静、温暖的环境。

3. 解除支气管痉挛

1）氨茶碱：以氨茶碱 0.25 g 加入 10% 葡萄糖液 40 ml 静脉缓注（10 ~ 15 分钟注完），若无效按每小时 0.9 mg/kg 计算静脉滴注总量。临床多采用 10% 葡萄糖液 500 ml 加氨茶碱 0.5 g 静脉缓滴。严防心律失常或心搏骤停的发生。

2）β_2 受体激动剂：作用快，疗效确实，但持续时间短。常用的有 1% 肾上腺素 0.3 ml 皮下注射，必要时可隔 10 ~ 15 分钟再注射 1 次，可连续 2 ~ 3 次。或以肾上腺素 1 mg 加入 1 000 ml 葡萄糖液中静脉滴注，可根据疗效及不良反应随时调整滴速。0.25% 异丙肾上腺素气雾剂吸入，每日 2 ~ 4 次，每次间隔不得少于 2 小时。沙丁胺醇气雾剂每日 3 ~ 4 次，最多不超过 8 次；克仑特罗口服，40 μg，每日 3 次。

3）肾上腺皮质激素：有抗过敏、抗炎、解除支气管痉挛作用，同时能增加组织细胞内缺氧的耐受性，与氨茶碱或 β 受体激动剂合用有协同作用。对哮喘持续状态的患者宜采用早期、短程、足量的突击疗法静脉注射或静脉滴注。可用氢化可的松每日 300～400 mg 或地塞米松每日 10～50 mg 分次静脉注射或静脉滴注，可同时给予泼尼松每日 30～40 mg 口服，待紧急状态解除后可快速减量而后较缓慢停药。

4）纠正水、电解质及酸碱平衡紊乱：哮喘持续状态患者补液是一条重要措施，不仅可以提供液体和能量，纠正脱水和电解质紊乱，而且可加入解痉止喘及消炎药物，对祛痰平喘很重要。如无心力衰竭现象，每日的补液量不应少于 2 500 ml，一般每分钟 40～60 滴。治疗过程中应注意监测血气情况，如患者并发酸中毒时可降低 β 受体对内源性及外源性儿茶酚胺的反应性，影响支气管解痉剂的作用。pH 值 ≤7.20 为严重酸中毒。一般二氧化碳结合力低于正常值或碱剩余（BE）小于 −3 mmol/L 时，即为补碱指征，在紧急应用或无化验的情况下首剂可用 5% 碳酸氢钠 2～4 ml/kg 静脉滴注，以后根据生化及血气指标决定补给量。应注意补碱需留余地，避免发生医源性碱中毒。

5）抗生素的应用：肺部感染可能是一些重症哮喘发作的诱发因素或不能缓解的原因，另一些其他原因诱发的重症哮喘亦可能因气管阻塞、抵抗力下降及应用大剂量糖皮质激素而并发严重呼吸系统的感染。肺部感染得不到控制，哮喘发作则难缓解。故对伴有肺部感染者应根据临床资料、细菌学及血清学检查结果选用足量、敏感的抗生素，并经静脉给药以尽快控制感染。未并发感染者可不用抗生素。

6）机械通气：难治性哮喘经吸氧、β 受体激动剂、氨茶碱及肾上腺皮质激素等综合治疗，大多数患者可得到缓解，但仍有 1%～3% 的患者治疗无效。对这些患者应及时建立人工气管，保持呼吸道通畅，并与呼吸机连接进行机械通气，可获满意疗效。人工气管的建立多选用组织相容性较好，带高容低压气囊的塑料或硅胶导管，在纤支镜引导下经鼻腔插入，具有对患者损伤小、易耐受和固定、口腔护理方便及带管时间较长的优点。紧急情况下应迅速在直接喉镜帮助下经口腔插入，一般不行气管切开术。应用机械通气治疗指征：①病情进行性恶化，深度嗜睡，甚至昏迷。②血气分析示进行性低氧血症（$PaO_2 < 60$ mmHg），而 $PaCO_2$ 逐渐增高，出现呼吸性和（或）代谢性酸中毒（pH 值 <7.25）。③临床观察发现呼吸暂停、不规律，呼吸次数每分钟 >60 次，或每分钟 <14 次。④心率增快，每分钟 140 次。具体方法为先做气管插管或切开，清除管腔内黏稠分泌物，然后连接呼吸器。由于气管痉挛及黏液栓塞等因素，因此开始做呼吸器治疗时，气管阻力较大，需用较大工作压力，并配合较低流和潮气量。配合使用镇静剂可缓解支气管痉挛，有利于患者和呼吸器同步。应用机械通气辅助呼吸治疗过程中，有可能出现气胸，需引起注意。

难治性哮喘机械通气的死亡率仍高达 13%，且并发症多。文献报道低血压占 20%，气压伤占 5%，心律失常占 9.6%，胃肠出血占 9%。这主要是重症哮喘时支气管平滑肌高度痉挛，黏膜充血肿胀及广泛痰栓形成使气管阻力明显升高，由于内源性呼吸末正压（PEEPi）及肺过度充气和肺不张并存使肺的顺应性降低，弹性阻力升高，平均肺泡压（PALV）与平均气道压（PAW）之差增大，吸气肌负担增加，以及气道反应性升高。故间歇正压通气（IPPV）时吸气峰压往往很高才能克服上述气道阻力及弹性阻力而维持适当的分钟通气量（MV）。吸气峰压（PIP）过高，尤其是大于 50 cmH_2O 时并发症明显增多。此外，患者精神紧张、烦躁不安及呼吸急促与呼吸机对抗亦影响机械通气。因此重症哮喘患者的机械通气十分困难，各种工作参数要及时调整，严密观察，既要保证适当的 MV，又要尽量使 PIP 控制在 50 cmH$_2$O 以内。

7）排除痰液：补足失水，湿化呼吸道。祛痰剂可用乙酰半胱氨酸、氯化铵、溴己新、碘化钾、乐舒痰等口服，α－糜蛋白酶超声雾化吸入。同时加强护理，定时翻身与拍背，鼓励患者咳嗽等。

8）其他药物：给予营养支持治疗。烦躁者给 10% 水合氯醛 10 ~ 15 ml 保留灌肠，避免应用对呼吸有抑制的药物。积极防治并发症。

4. 难治性支气管哮喘的治疗

难治性哮喘患者除常规治疗外，还应采取以下措施。

1）过敏原的避免疗法和脱敏治疗：支气管哮喘的特异性治疗可分为避免疗法和脱敏疗法两类。避免疗法即找出诱发哮喘发作的原因加以避免。其方法归纳为"避、忌、替、移"四字。但在哮喘的病因中，有不少诱发致病的过敏原，例如空气中的尘土、花粉、霉菌、尘螨等，难以绝对避免，故还需针对过敏原进行脱敏治疗。在变态反应学上，脱敏治疗统称为免疫治疗，是用能使患者诱致哮喘发作的抗原制成一定浓度的浸液，以逐渐递增剂量及浓度的原则，每周皮下注射 1 ~ 2 次，一般以 15 ~ 20 次为 1 个疗程，必要时可以最高剂量每 2 ~ 3 周注射 1 次，维持 2 ~ 3 年。对某些有季节性消长的抗原如气传致敏花粉、尘螨，可在每年好发季节前 2 ~ 3 个月开始，每次注射的浓度剂量需根据局部及全身反应强弱，或当时有无呼吸道或其他感染性疾病而有所增减或暂停 1 次。通过以上脱敏治疗，可使患者能逐渐提高外来过敏原的耐受性，从而达到减轻发作或控制发作的目的。

2）彻底清除呼吸道的慢性感染病灶：呼吸道感染既可通过炎症刺激引起支气管平滑肌痉挛和分泌物增加；又可因患者对病毒和细菌的某种成分过敏而使哮喘发作或难以控制。因此，应用有效的抗生素彻底清除呼吸道感染病灶，如慢性鼻炎、鼻窦炎及慢性支气管炎等，这是控制难治性哮喘的一条重要措施。

3）正确应用肾上腺皮质激素：哮喘时的支气管壁炎性病变，不只限于细菌或病毒所致，也包括变态免疫及化学物质所引起的细胞损害。电子显微镜显示哮喘患者的支气管壁在缓解期也有不同程度的炎性改变。现代观点认为支气管哮喘治疗重点和总目标应是炎症的控制，而不只是支气管痉挛的缓解。控制炎症的药物主要是糖皮质激素，它不但能防止炎症的发展，并且能使已有炎症吸收，抑制非常早期的炎症，改善哮喘患者预后。故早期使用糖皮质激素，辅以支气管扩张剂是比较合理的治疗方案。

类固醇治疗哮喘的最大进展是用药途径的改变，即采用局部吸入型类固醇疗法收到了疗效显著而不良反应小的效果。目前多选择具有选择性强、局部活性大的脂溶性类固醇制剂，如戊酸盐倍他米松、二丙酸倍氯米松以及最新推出的丁地去炎松，雾化吸入的疗效非常显著。尤其是丁地去炎松，在目前已发现的皮质类固醇中，其局部抗炎作用最强，而全身性不良反应最少。难治性哮喘患者往往有激素依赖性，需要长期应用糖皮质激素治疗。用法是：重症发作时糖皮质激素用量可为通常量的 2 ~ 3 倍，用静脉滴注糖皮质激素使病情缓解后，改用口服，以后逐渐减量，直至用泼尼松每日 5 mg 的维持量。

为避免激素的全身不良反应，对难治性哮喘患者口服糖皮质激素减至维持量后，最好用吸入型类固醇制剂代替。开始阶段两种制剂并用或交替应用，最后完全撤除口服糖皮质激素，用吸入制剂代替。目前最常用的是二丙酸倍氯米松。也可根据情况选用戊酸盐倍他米松或丁地去炎松。应用气雾剂过程中，除掌握好用量及方法外，要注意防止口腔霉菌感染。

4）新发现平喘药物的应用

（1）钙离子拮抗剂：支气管平滑肌收缩，肥大细胞介质（组胺、慢反应物质、白三烯）的释放，黏液分泌及迷走神经兴奋均可使支气管哮喘发作，这些因素均和钙离子内流入细胞有关，故应用钙离子拮抗剂有平喘作用。常用硝苯地平 10 ~ 20 mg 舌下含化或口服，1 日 3 ~ 4 次，或维拉帕米 40 ~ 80 mg，1 日 3 ~ 4 次。对哮喘合并冠心病、高血压、甲状腺功能亢进（简称甲亢）等不宜使用 β_2 受体激动剂的患者更为适用。

（2）多塞平：多塞平 25 mg，1 日 3 次。与其他平喘药比较具有控制症状迅速，显效率高，小剂量给药，不良反应小等优点。尤其适用于情绪紧张和多虑患者。

（3）硫酸镁：镁是多种酶的激活剂，在哮喘时使用该药能激活腺苷酸环化酶，使ATP 转变成 cAMP，解除支气管平滑肌痉挛，激活蛋白激酶及 ATP 酶，使细胞膜通透性发生改变，稳定膜电位，阻止过敏物质释放。此外还有中枢镇静、止咳等作用，达到控制哮喘目的。用法：25% 硫酸镁 10 ~ 20 ml 加入 5% 葡萄糖液 250 ~ 500 ml 中静脉滴注，一般 5 ~ 7 日为 1 个疗程。有明显呼吸抑制及低血压患者忌用。

（4）红霉素：红霉素除抗菌作用外，尚可通过抑制淋巴细胞和中性粒细胞来发挥抗炎作用。近年来的实验发现还可抑制黏液分泌，抑制茶碱清除率，延迟类固醇排泄，刺激肾上腺分泌类固醇。故可用于治疗哮喘等呼吸道疾病，尤其对难治性哮喘可减少类固醇用量。剂量每日 600 ~ 750 mg，分 3 次口服。

（5）甲氨蝶呤（MTX）：文献报道，在一些慢性重度哮喘患者中每周使用 7.5 ~ 15 mg 的 MTX，可减少 25% ~ 50% 的泼尼松用量，每周给药 1 次。其具体机理尚不明确，有待进一步研究。

（6）西咪替丁：西咪替丁为 H_2 受体拮抗剂，可抑制过敏性介质组胺的作用，减轻气道高敏状态，缓解支气管平滑肌痉挛。另外还有增强细胞免疫功能作用。常规平喘药无效时可应用。用法：西咪替丁 0.8 ~ 1.2 g 加入 5% 葡萄糖液 500 ml 中静脉滴注，每日 1 次，连用 3 ~ 5 日。

（7）维生素 K 类：此类药物具有解除平滑肌痉挛作用，近年来用于治疗支气管哮喘的报道日益增多，总有效率均在 90% 左右。用法：维生素 K_1 20 ~ 30 mg，维生素 K_3 8 ~ 16 mg，可做肌内、静脉、穴位注射。

（8）氯喹、异丙嗪、泼尼松三联疗法：三种药物联用治疗哮喘是通过它们协同作用即对免疫抗体生成的抑制、特异性 IgE 合成的干扰及稳定溶酶体膜，抑制细胞内化学颗粒逸出，提高细胞内 cAMP 含量等作用，而达到解痉及预防哮喘发作的目的。国内对51 例严重或顽固性哮喘综合处理较差患者，以"三联疗法"治疗，结果近远期均达显效，第一周好转率 76.5%，第六周显效率 100%，随访 1 ~ 5 年，复发率仅 25.2%。

（9）雷公藤多苷：研究发现雷公藤多苷对体液免疫和细胞免疫均有抑制作用，并能阻断组胺、5-HT，兴奋垂体—肾上腺系统，发挥平喘抗炎作用。有激素样作用，却无激素样不良反应。对外源性哮喘疗效较好。用法：治疗期间停用糖皮质激素，口服雷公藤多苷，每次 20 mg，每日 3 次，以后根据病情增减剂量，每日最大剂量不超过 100 mg，待病情稳定后逐渐减量或减少服药次数至停药。

（10）酚妥拉明：为 α 受体阻滞剂，可解除支气管平滑肌痉挛，改善通气，同时还可扩张血管，解除微循环障碍，改善换气，有效率 90% 左右。5~10 mg 加入液体 20 ml 中静脉滴注。继以用 20~40 mg 加入液体 500 ml 中静脉滴注，维持 4~8 小时，每分钟 15~30 滴。不良反应为血压下降，需密切观察血压。

（11）前列腺素 E_1（PGE_1）：当氨茶碱和肾上腺皮质激素治疗无效时，可改用本品。用法：每日 180~600 μg，静脉滴注，每日 1 次。疗效显著。

（12）全肺灌洗治疗哮喘持续状态：有学者报道此方法可获得良好效果。其机制和方法为：部分哮喘持续状态患者（尤其是重症患者），从叶支气管到细支气管腔内均可发现大小不等的稠厚黏液栓堵塞气管，这是患者出现严重低氧血症和高碳酸血症的主要原因之一。通过支气管镜在直视下先注入 37℃ 生理盐水冲洗黏液栓，然后将它吸出，这就是支气管肺灌洗。此方法值得进一步探讨。

（13）综合治疗：经过一般疗法 12 小时以上仍未能控制症状者，在一般常规治疗下，如抗生素、肾上腺皮质激素、氨茶碱、肾上腺素、纠正酸中毒及脱水、吸氧等，可同时加用药物，如多巴胺 10 mg、山莨菪碱 10~20 mg、西咪替丁 600~1 200 mg、10% 硫酸镁 5~10 ml 加入 5%~10% 葡萄糖液 250 ml 静脉滴注，每分钟 20~30 滴，每日 1 次。

（14）氦氧混合气的应用：近年来，有关氦氧混合气（He-O$_2$）治疗重症哮喘的报道逐渐增多。重症哮喘出现呼吸性酸中毒或呼吸性酸中毒并发代谢性酸中毒，经支气管扩张剂或肾上腺皮质激素治疗未见好转，可使用面罩吸入 He-O$_2$ 2 L/min，可根据患者缺氧的程度配成不同的吸入氧浓度（25%~40%）。由于低密度氦气可减少气管涡流，气管阻力降低，呼吸功和 CO_2 产生量减少；He-O$_2$ 使 CO_2 的弥散较氮氧混合气（N-O$_2$）的 CO_2 弥散快 4~5 倍。此外，氦气又可使吸入气在肺内分布均匀，有助于改善通气与血流比例失调，纠正缺氧，故吸入 He-O$_2$ 后的患者多在 1 小时内呼吸困难明显改善。但氦气价格昂贵，限制了其广泛应用。

【护理】

（一）一般护理

1. 热情接待患者，加强心理护理，帮助患者消除焦虑和紧张的情绪。

2. 指导患者卧位，抬高床头让患者取坐卧位，以利于呼吸。病室内应保持环境清新和阳光充足。

3. 鼓励和指导患者呼吸的技巧，慢慢地深呼吸，保持频率和节律的平稳。

4. 患者支气管哮喘发作时，要有专人陪护使患者有安全感，从心理上减轻其焦虑和紧张情绪。

5. 指导患者出现哮喘发作先兆症状时，如胸闷、呼吸不畅、喉部发痒、打喷嚏、咳嗽等不适，应及时告诉医护人员采取相应急救措施。

6. 指导患者注意气候变化，保暖，防止感冒。

7. 嘱咐患者不要接触过敏药物、食物等过敏原。

8. 戒烟、酒。

9. 给予患者易消化、多维生素的饮食。

10. 嘱患者要适量饮水，要减盐食。

（二）病情观察与监护

1. 神志情况

哮喘发作期患者一般神志是清楚的，重度、危重度发作常伴有呼吸衰竭，患者可出现嗜睡、意识模糊，甚至浅、深昏迷，神志情况是判断哮喘发作程度的指标之一。

2. 呼吸情况

应密切观察患者呼吸频率、节律、深浅度和用力情况。哮喘患者由于气管广泛痉挛、狭窄，表现为呼气性呼吸困难、呼气时间延长，并伴有喘鸣，危重度发作患者喘鸣音反而减弱乃至消失、呼吸变浅、神志改变，常提示病情危笃，应及时处理。

3. 发绀情况

由于低氧血症致血中还原血红蛋白增多，使皮肤、黏膜呈现青紫色，称为发绀。应在皮肤薄、色素少而血流丰富的部位如口唇、齿龈、甲床、耳垂等处观察。并发贫血的患者因血红蛋白过低，致使还原血红蛋白达不到发绀的浓度而不出现发绀，病情观察时应予注意。

4. 血气分析

血气分析是反映肺的通、换气功能和酸碱平衡的重要指标，亦是判断呼吸衰竭及其分型的依据，哮喘患者发生Ⅱ型呼吸衰竭表明病情危重，应立即采取有效治疗措施，挽救患者生命。

5. 药物反应

注意观察药物反应及疗效，加强心脏的监护，如患者出现心悸、心动过速、心律失常、血压下降、震颤、恶心、呕吐等反应，要及时报告医生给予相应处理。

（三）哮喘持续状态的护理

1. 给氧

患者有缺氧情况，应及时给氧，以纠正缺氧，改善通气和防止肺性脑病的发生，一般用低流量 1～3 L/min 鼻导管给氧。吸氧时注意呼吸道的湿化、保温和通畅。

2. 迅速建立静脉通道，并保持通畅，以保证解痉及抗感染药物等的有效治疗

遵医嘱准确及时地给予药物，常用氨茶碱及肾上腺皮质激素静脉滴注。应适当补充液体纠正失水。在无心功能不全的情况下补液量每日可为 2 000～4 000 ml，滴速 40～50 滴/分。静脉滴注氨茶碱时要保持恒速，以 0.2～0.8 mg/（kg·h）维持，注意观察有无恶心、呕吐、心动过速等不良反应，及时与医生联系。

3. 促进排痰，保持呼吸道通畅

痰液易使气管阻塞，使气体分布不均，引起肺泡通气与血流比例失调，影响通气和换气功能。因此，要定时协助患者更换体位、拍背，鼓励患者用力咳嗽，将痰咳出，也

可采用雾化吸入，必要时吸痰。痰液稠厚排出不畅或出现呼吸衰竭的患者，要做好气管插管、气管切开的准备。

4. 做好生活护理

鼓励患者多饮水，患者大量出汗时要及时擦拭，并更换内衣，以保证其舒适。

5. 做好心理护理

对情绪过度紧张的患者，给予支持与关心，耐心解释，以解除其心理压力。

（四）健康教育

1. 已知诱发哮喘的尘埃有大豆类粉尘、花粉尘和尘螨等，应避免接触，如花粉散发的季节尽量避开户外活动，积极寻找致敏花粉的种类。哮喘患者居住的室内环境应定期净化，及时吸净尘埃，彻底清洗地毯、毛毯和一切床上用品，及时更换床垫，用防尘枕头，保持室内清洁干燥。

2. 哮喘患者日常饮食以营养丰富清淡饮食为宜，除避免诱发哮喘的食物外，对于一些碳酸饮料、含色素或防腐剂的熟食及刺激性食物也应尽量避免，同时注意勿暴饮暴食。

3. 部分哮喘患者对毛屑过敏，家庭中的宠物如猫、狗身上的病毒、细菌、灰尘均有可能成为过敏原，应注意防范。

4. 病毒感染可诱发或加重哮喘症状。因此，患者要注意防寒受凉，不宜剧烈运动，有发热、咳嗽及时医治。

5. 某些药物如阿司匹林、布洛芬等非激素抗炎类药物有可能诱发哮喘发作，应注意慎用，并密切观察。

6. 加强出院指导

1）保持情绪稳定，多参加文娱活动，调整紧张情绪。

2）在冬季或气候多变期，预防感冒，以减少发病的次数。

3）坚持医生、护士建议的合理化饮食。

4）生活规律化，保证充足的睡眠和休息。

5）鼓励患者参加力所能及的体育锻炼，如太极拳等。增强机体抗病能力。

6）正确使用药物，教会患者气雾剂的吸入方法，以免过度使用而发生反弹性支气管痉挛。

7）在医生指导下，坚持进行脱敏疗法。

（许会）

第三节　呼吸衰竭

呼吸衰竭是任何原因引起呼吸功能严重损害，导致以缺氧为主要特征的临床综合征，可伴有或不伴有 CO_2 潴留。根据动脉血气分析结果，呼吸衰竭是指在海平面大气压、于静息条件下呼吸室内空气，并排除心内解剖分流和原发于心排血量降低（如休克、心力衰竭）情况后，$PaO_2 < 60$ mmHg（吸氧时 < 70 mmHg），伴有或不伴有 $PaCO_2 > 50$ mmHg。本病属中医学"喘证""哮证""痰饮""闭证""痰厥"的范畴。

【病因和发病机制】

现代医学认为，引起呼吸衰竭的疾病很多，任何能减损呼吸功能的因素都可导致呼吸衰竭。临床常见的大致有以下四类：

（一）中枢神经系统疾病

脑炎、脑外伤、脑血管疾病、脑肿瘤等。

（二）周围神经传导系统及呼吸肌疾病

脊髓神经炎、多发性神经炎、重症肌无力、抗胆碱酯酶药物中毒、颈椎外伤等。

（三）肺胸疾病

如老年人肺炎、吸入性肺炎、慢性支气管炎伴广泛的气道阻塞与肺气肿、哮喘持续状态、各种弥漫性肺疾病、广泛肋骨骨折等可引起的阻塞性和限制性通气功能衰竭。

（四）肺血管病变

如肺血管栓塞、阻塞性血管炎、肺毛细血管瘤，使肺泡通气与血流比例失调而损害换气功能。

中医学认为，呼吸衰竭的发病病因有：①感受外邪，温疫外邪侵袭肺卫，内陷营血，气机逆乱，闭塞清窍而致昏迷。或火热伤肺，津液伤失，肺气耗散，而致厥脱。②肺气虚弱，久病，正气虚弱，宗气衰败，气道不利，升降出入受阻，阴阳欲离，气脱将绝而致昏厥。中医还认为，心肺同居上焦，肺病日久可累及于心而致心力衰竭，发为厥脱；痰浊素盛，痰随气升，痹阻心窍，胸阳不振。以致气血阴阳不相顺接而成昏厥。

【临床表现】

本病常有引起急性呼吸衰竭或慢性呼吸衰竭的基础病因，如胸部外伤或手术后，严重肺部感染等病史，本病主要症状为缺氧和 CO_2 潴留，可引起脑、肝、心、肾等重要脏器功能障碍。中枢神经系统初期表现为头痛、烦躁、肌肉抽搐，逐渐出现语言障碍、定向障碍、嗜睡、昏迷、扑翼震颤，锥体束征阳性。呼吸循环系统初期表现为呼吸急促、发绀、心悸、心动过速、血压升高，以后心率渐慢、血压下降、呼吸减慢变浅停止、视盘水肿。肝肾功能障碍表现为黄疸、转氨酶增高，蛋白尿、血尿、管型尿和尿素氮升高。酸碱平衡及电解质紊乱可引起心律失常和酸中毒。

【诊断要点】

（一）急性呼吸衰竭

1. 原来的肺脏是健康的，由于突发原因，如溺水、电击、外伤、药物中毒或物理化学刺激及成人型呼吸窘迫综合征等，使呼吸功能突然衰竭，引起缺氧、呼吸急促和发绀。

2. 静息时 PaO_2 小于 60 mmHg，伴或不伴有 $PaCO_2$ 高于 50 mmHg。

（二）慢性呼吸衰竭

1. 慢性肺胸疾患（例如 COPD，胸廓和胸膜炎疾病以及弥漫性肺疾病等）和神经中枢及肌肉疾患引起的严重呼吸功能不全，如慢性咳嗽、咳痰、呼吸困难、发绀、多汗、心悸伴或不伴有精神神经症状，近来有所加重。

2. 静息时 PaO_2 小于 60 mmHg，伴或不伴有 $PaCO_2$ 大于 50 mmHg。一般说来，早期时可以只有缺氧，在晚期时必有高碳酸血症。

【治疗】

（一）中医治疗

1. 辨证论治

1）痰热壅肺：喘咳气粗，甚则鼻翼扇动，胸部胀满，痰多黄稠，或夹血痰，胸闷烦热，面红或暗，多汗，口渴喜冷饮，尿赤，大便或秘。舌苔黄腻，脉滑数。

治宜：疏风宣肺，清热化痰。

方药：三子养亲汤加减。

苏叶、苏梗各 10 g，苏子、莱菔子、黄芩、海蛤壳各 12 g，白芥子 5 g，瓜蒌仁 15 g，胆南星 6 g，鲜芦根 30 g。

2）痰浊蒙窍：咳喘，语无伦次，意识蒙眬，嗜睡，半昏迷，昏迷，发绀。舌质暗紫或绛紫，苔白腻或黄腻，脉滑数。

治宜：豁痰开窍。

方药：菖蒲郁金汤、涤痰汤加减。

石菖蒲、葶苈子各 9 g，胆南星、竹茹、茯苓各 12 g，郁金、天竺黄、法半夏各 12 g，甘草 3 g，加服苏合香丸。

3）肝风内动：咳喘，烦躁，躁动，语无伦次，手指（趾）抽搐，谵语，全身抽动。舌紫暗，苔白腻或黄腻，脉弦细数。

治宜：滋阴平肝息风。

方药：生脉散、镇肝息风汤加减。

北沙参、生地、麦冬各 20 g，石斛、白芍、竹茹、生牡蛎、女贞子、旱莲各 15 g，牛膝、钩藤各 12 g，五味子 6 g。食欲下降、腹满者，去生地、麦冬、五味子、加山楂、神曲各 12 g。

4）血瘀伤络：久病不愈，声低息微，或意识不清、腹满、食欲下降、呕血便血、皮下瘀点瘀斑。舌红或淡或暗，脉沉细无力。

治宜：化瘀止血兼行气通络。

方药：血府逐瘀汤加减。

赤芍、丹皮、桃仁各 6 g，郁金、延胡索各 12 g，竹茹、藕节、芦根各 15 g，甘草 3 g。呕血便血者，加白及、生茅根各 15 g；重者，加服云南白药；全身出血及气虚欲脱者，加生脉散或独参汤。

5）元阳欲绝：呼吸浅表，面色晦暗，自汗出，四肢逆冷，烦躁不安，表情淡漠（血压下降）。脉沉细无力或脉微欲绝。舌质紫暗，苔少或薄白少津，处于危重状态。

治宜：益气救逆，回阳固脱。

方药：独参汤和参附汤加减。

人参 6 g，微火久熬，熟附子 12 g，干姜 6 g，炙甘草 3 g。

2. 中成药

1）黑锡丹：每次 6～9 g，每日 3～4 次。用于呼吸衰竭，真阳暴脱，上盛下虚之症。

2）蟾酥粉：每次 10 mg，每日 3～4 次。适用于喘促欲脱之症。

3）苏合香丸：每次 1 丸，每日 2～3 次，灌服或鼻饲。温通开窍，用于寒闭。

4）局方至宝丹：每次 1.5～3 g，每日 3 次。辛凉开窍，用于热闭。

5）其他：如参附针、六神丸、生脉注射液、银黄注射液、醒脑静注射液等均可酌情选用。

3. 单方、验方

1）搐鼻散（细辛、皂角、半夏）和通关散（猪牙皂、细辛、薄荷、麝香）吹入患者鼻腔内，使之喷嚏，达到兴奋呼吸的目的。

2）鲜淡竹沥水 20～30 ml，口服，每日 3 次。

3）麻黄、五味子、甘草各 30 g。研细末，分 30 包，每次 1 包，日服 2 次。

4. 针灸治疗

常用针刺穴位：大椎、风门、肺俞、天突、膻中、内关、三阴交等。

（二）西医治疗

呼吸衰竭治疗的基本原则是迅速纠正严重缺氧和 CO_2 潴留，积极处理原发病或诱因，维持心、脑、肾等重要脏器的功能，预防和治疗并发症。

1. 建立通畅的气道

气道通畅是纠正缺氧和 CO_2 潴留的先决条件。

1）消除呼吸道分泌物：①保持呼吸道湿化；②根据患者病情进行胸部物理治疗（CPT），如分泌物严重阻塞气道时，应立即进行机械吸引。

2）缓解支气管痉挛：用支气管解痉药，必要时，同时应用肾上腺皮质激素。

3）必要时采用气管插管或气管切开方法建立人工气道。

2. 氧疗

慢性呼吸衰竭可给予持续低流量（1～3 L/min）鼻导管给氧，急性呼吸衰竭或伴心搏骤停者，应立即给予高浓度氧，氧浓度可为 80%～100%，当即 PaO_2 提高到 60～80 mmHg 时，即应给低浓度氧。

3. 机械呼吸

急性呼吸衰竭不能保持充分气体交换，经一般内科治疗后，血气分析仍发现 $PaO_2 < 60$ mmHg 或有下降趋势，$PaCO_2$ 明显增高，在无气胸、肺大疱、心肌梗死和血容量得到保证的情况下，应进行机械呼吸。

4. 呼吸兴奋剂

适用于通气严重不足伴意识障碍者。应用氧疗的同时应用呼吸兴奋剂。以尼可刹米为常用。首次 2 支（0.75 g）静脉推注，然后以 10 支（3.75 g）加入 5% 葡萄糖液

500 ml中静脉滴注。同时应注意气道通畅，并防止呼吸兴奋剂过量引起抽搐并增加氧耗。如应用呼吸兴奋剂12小时无明显效果，神志不清者，应考虑气管插管或切开，加用机械呼吸。

5. 控制感染

轻度呼吸衰竭时一般可选用青霉素120万~240万U，肌内注射或静脉注射。中度、重度患者可将青霉素加大剂量，480万~960万U。若无效时可根据病情、痰的细菌培养、药敏试验调整抗生素。

6. 纠正酸碱平衡失调

呼吸衰竭失代谢常伴有酸碱失衡，积极改善通气，可纠正呼吸性酸中毒，并发代谢性酸中毒时可用碳酸氢钠、乳酸钠或三羟甲基氨基甲烷。后者对呼吸性酸中毒也有效。在大量应用利尿剂和肾上腺皮质激素之后常并发低钾、低氯血症，产生代谢性碱中毒，应及时补充钾、氯和钠离子。

7. 糖皮质激素的应用

肺性脑病、哮喘、感染中毒性休克等情况下，可考虑应用糖皮质激素。用量要足，疗程要短，常用氢化可的松200~300 mg或地塞米松10 mg静脉滴注，3~5日停用。

8. 心力衰竭的治疗

1）利尿剂的应用：呼吸衰竭并心肺功能不全时利尿不宜过快，以免发生血液浓缩、痰液变稠和电解质紊乱等不良反应。一般应用氢氯噻嗪，可并用氨苯蝶啶，无效时可更换螺内酯。口服利尿剂无效或严重右心衰竭时可静脉注射或肌内注射呋塞米。

2）强心剂的应用：一般呼吸衰竭患者无须使用强心剂，但在呼吸道感染基本控制而心功能不全仍未改善时应继续使用强心剂。一般选用毒毛花苷K或毛花苷C静脉注射或口服地高辛，剂量一般为常用剂量的1/3~1/2。

9. 消化道出血的处理

消化道出血是呼吸衰竭的严重并发症，治疗的关键为积极缓解呼吸衰竭，昏迷患者宜放置鼻饲导管，适量灌注氢氧化铝凝胶，静脉滴注西咪替丁有防治作用，剂量为西咪替丁0.2~0.4 g加入10%葡萄糖液内静脉滴注，每日1次。此外，还可应用其他止血药物如云南白药、凝血酶、氨甲苯酸等。

10. 其他

如脑水肿的预防和治疗，肾血流量的维持以及肝功能和各种电解质、酸碱平衡的维持都是不可忽视的。此外，治疗引起呼吸衰竭的病因也是一个根本的问题，应予充分重视。

（谢兆娟）

第四章　循环系统疾病

第一节　难治性心力衰竭

通过积极强有力的治疗而心力衰竭不见好转，甚至恶化者称为顽固性或难治性心力衰竭。怎样才算积极强有力的治疗，这一点，随医疗条件及医学发展而有不同的理解。随着医学的进步，以及经验的积累，难治性心力衰竭的范围会愈来愈小。

中医没有心力衰竭病名，但因其临床表现类似于中医的"心悸""喘证""怔忡"等病。心悸包括惊悸，是指患者自觉心中悸动、惊惕不安，甚则不能自主的一种病证。临床上一般多呈阵发性，每因情志波动或劳累过度而发作。《济生方·怔忡论治》指出，怔忡发病的原因，在于"真血虚耗，心帝失辅，渐成怔忡"；另外"冒风寒暑湿，闭塞诸经""五饮停蓄，湮塞中脘"，亦能令人怔忡。朱丹溪认为，怔忡"责之虚与痰"，如他在《惊悸怔忡门》中说："怔忡者血虚，怔忡无时，血少者多。有思虑便动，属虚。时作时止者，痰因火动。"王清任在《医林改错》中认为瘀血内阻亦可引起心悸、怔忡。

【病因和发病机制】

现代医学认为，导致难治性心力衰竭的因素较多，主要见于无法手术治疗的冠心病，伴有广泛心肌梗死、心肌纤维化、乳头肌功能失调或室壁瘤而左室壁运动功能严重损害者；严重高血压心脏病伴肾或脑血管病变者；风湿性联合瓣膜病伴肺循环高压者；晚期心肌病等。常见的心外因素有肺内感染、甲亢、贫血、肝肾疾患。心房颤动（简称房颤）等快速型心律失常、风湿热、感染性心内膜炎、肺栓塞、电解质紊乱等存在。治疗方面的因素有洋地黄应用不足或过量中毒、利尿剂应用是否得当、是否长期或大量应用抑制心肌收缩的药物（奎尼丁、普鲁卡因胺、β受体阻滞剂）等。

久病正气虚衰，或外感热病，损伤心阳心阴，皆可导致心功能不全。气血俱虚，不能充养，故心悸、怔忡；气失摄纳，故短气不足以息；四肢为诸阳之本，阳虚失于温煦，故四末不温，脉息微弱；汗多为阳气不固，藩篱空疏，若见大汗淋漓，神昏，则为亡阳之危象。阳气不能干敷布津液，则水湿聚之，故颜面肢体多见浮肿。

【临床表现】

患者多有心脏病病史、心力衰竭的临床表现及常规治疗无效病史。

典型的有呼吸困难、肺部啰音、咳喘、气急、心脏增大、心率增快、颈静脉怒张、静脉压升高 >7.5 mmHg、肝大、顽固性肺水肿、伴有继发性醛固酮增多症、电解质紊乱、心脏奔马律、交替脉或重搏脉、浆膜腔积液（腹水、胸水或心包积液）、心搏量减少或低血压、心源性休克、倦怠、四肢末端厥冷、发绀、心脏指数常低于 $2 \text{ L}/(\text{min} \cdot \text{m}^2)$。左心衰竭以肺循环淤血症状为主；右心衰竭则以体循环静脉系统淤血症状为主。但顽固性心力衰竭患者，多数则系全心衰竭的表现，经强心、利尿和扩张血管治疗无效或症状持续存在。

【诊断要点】

有明确诊断的引起充血性心力衰竭的原发病存在，心力衰竭症状持续存在且对各种治疗反应较差，并具备以下临床特点者，诊断难治性心力衰竭即可成立。

1. 通常同时兼有左心衰竭和右心衰竭。

2. 持续心室率快，对洋地黄类药物疗效差，若稍增加洋地黄剂量，则易出现洋地黄中毒。

3. 顽固性水肿常伴有继发性醛固酮增多症，低钾、低镁或有稀释性低钠血症。

4. 倦怠、肢端厥冷、发绀、血压低、脉压小及少尿，提示心排血量明显降低。

5. 血流动力学改变为左心室充盈压明显增高，心脏指数 <2 L/（min·m²），周围血管阻力增高。

【鉴别诊断】

难治性心力衰竭患者有相当一部分是因诊断、治疗存在不足所造成的，因此，遇到难治性心力衰竭患者应注意仔细询问病史，认真查体，并采用必要的器械检查（超声心动图、放射性核素检查及心导管、心血管造影等），以求明确诊断，同时还应复核治疗措施是否适当、充分。

【治疗】

（一）中医治疗

1. 辨证论治

1）心肾阳虚：心悸气喘，畏寒肢冷，腰酸尿少，面色㿠白，全身浮肿。舌淡苔白，脉沉细。

治宜：温阳利水。

方药：真武汤合四逆汤加减。

附子、肉桂、生姜各 6 g，茯苓 15 g，白术、泽泻各 12 g，芍药 10 g。

2）气阴两虚：心悸气喘，活动加剧，大汗淋漓，颧红唇绀，神疲眩晕。舌红苔少，脉微细数。

治宜：益气养阴。

方药：生脉散加减。

人参 12 g，附子 9 g，麦冬 10 g，五味子 6 g，煅龙骨、煅牡蛎各 30 g。

2. 中成药

1）黄夹苷注射液：0.125～0.25 mg 加入 5%～10% 葡萄糖液 20 ml，于 5～10 分钟静脉注射，每日 1～2 次。

2）羊角拗苷注射液：0.25 mg 加入 25% 葡萄糖液 20 ml，缓慢静脉注射，每日 1～2 次。

3）参附注射液：10～20 ml，加50%葡萄糖液30～40 ml，静脉推注。

3. 单方、验方

1）葶苈子粉2 g，每日3次，饭后冲服，可强心、利尿。

2）心宝：每丸60 mg，每次服120～300 mg，每日2～3次。

3）心衰合剂（北京中医院方）：葶苈子30～60 g，桑白皮30 g，车前子（包煎）30 g，泽泻15 g，生黄芪30 g，太子参30 g，五味子10 g，麦冬15 g，丹参30 g，当归10 g，每剂浓煎200 ml，每日1～2剂，分2～4次服用。对心气虚衰、血脉瘀阻、水饮停聚、肺气壅塞者有效，加服利尿合剂疗效更佳。

4. 针灸治疗

可针刺人中、内关、天突、肺俞，强刺激后留针15分钟，每日2～3次。

（二）西医治疗

包括如下内容：①仔细寻找是否存在有影响纠正心功能不全的潜在原因，如甲亢、风湿活动及感染性心内膜炎等；对能够进行外科治疗的心血管疾病，应予及时手术。②检查治疗措施是否得当，如洋地黄类药物剂量是否恰当，利尿剂的选用是否合理，血管扩张剂有无应用指征等。③是否存在电解质紊乱。

1. 卧床休息

很好的卧床休息，本身就是减轻心脏负担。对于急性肺水肿患者，宜采取半卧位或坐位，两腿下垂以减少下肢静脉回流，降低心脏前负荷。

2. 供氧

一般用鼻导管法给氧，若能采用间歇或持续面罩加压供氧则效果更好。加压供氧还可提高肺泡和胸腔内压力，使肺泡内液体漏出和静脉回心血量减少，具有减轻肺水肿的作用。

3. 严格控制水、钠摄入量

每日钠摄入量限制在500 mg以下，饮水量在1 000 ml以下，有稀释性低血钠时尤为重要。

4. 消泡沫剂应用

急性左心衰常有大量白色或粉红色泡沫样痰，对肺的换气功能有影响，在氧气湿化瓶内加入50%～70%乙醇，以降低肺泡内液体表面张力，达到减少或消除泡沫的作用；含1%二甲硅油的消泡净气雾剂对消除肺水肿的泡沫有效，在患者吸气时喷雾吸入，可反复使用。

5. 应用镇静剂

对紧张和烦躁患者可适当应用镇静剂，如地西泮5～10 mg；东莨菪碱0.6 mg肌内注射等。

6. 洋地黄的合理应用

洋地黄至今仍是治疗心力衰竭的重要药物之一，但必须应用得当，否则很难取得效果，甚至加重病情。具体从3个方面考虑。

1）是否为适应证：各种原因的慢性心力衰竭，一般均适应于洋地黄治疗，但由于病因和病情不同，疗效有差异，如心脏瓣膜病、先天性心血管病（简称先心病）、高血压心脏病、阵发性室上性心动过速（简称室上速）、非洋地黄中毒所致者、快速型房颤或心房扑动（简称房扑）等引起的心力衰竭疗效良好；继发于甲亢、严重贫血、维生素 B_1 缺乏的心力衰竭、肺心病、活动性心肌炎或严重心肌损伤引起的心力衰竭疗效差；对机械因素引起的心力衰竭如高度二尖瓣狭窄、缩窄性心包炎或大量心包积液无效；肥厚型心肌病和预激综合征不宜用洋地黄治疗。

2）使用剂量是否恰当：如考虑用量不足，可在严密的临床及心电图观察下，在短期内适当地加大洋地黄剂量，若产生较好效果，说明药量不足，待病情好转后，改为维持量。还须注意，心肌损害越严重、肾功能有损害、电解质紊乱、高龄患者等，对洋地黄耐受性差。洋地黄中毒可使心肌收缩力减退，可产生各种心律失常，从而使心力衰竭加重。所以，目前主张尽量采用小剂量洋地黄治疗心力衰竭，宁可不足，也勿过量，以便随时追加。避免欲速则不达。当前提倡用的负荷量远比过去要求的"洋地黄"负荷量为低，如地高辛的负荷量为 0.75 ~ 1.5 mg，半衰期为 36 小时，采用每日维持疗法，每次 0.25 mg，每日 2 次，5 ~ 8 日在血液和组织中达到稳定的有效浓度，然后每日 0.25 mg。这样摄入量与排出量几乎相等，体内的蓄积量也就不再明显增加。但是临床上应根据患者具体情况认真分析，具体掌握，不宜千篇一律。

3）有无洋地黄中毒：洋地黄中毒可使心肌收缩力减退，并可产生各种心律失常，从而使心力衰竭加重而成为难治性心力衰竭，患者经洋地黄治疗后，病情一度好转又重新恶化时，应考虑有洋地黄中毒的可能。消化系统症状在右心衰竭加重时亦可出现，故其对洋地黄中毒的诊断意义不大。某些心律失常的出现，如文氏型二度房室传导阻滞、室性期前收缩呈二联或三联律、房性心动过速（简称房速）伴二度房室传导阻滞及非阵发性交界性心动过速等，均提示有洋地黄中毒的可能。对于严重的缺氧、肝肾功能不良、肺心病、AMI、扩张型心肌病、电解质紊乱以及老年患者，更应小心应用，注意个体差异，严防洋地黄中毒。有条件者可用放射免疫法监测洋地黄的血清浓度，以指导给药。疑有洋地黄中毒时，应停用洋地黄并严密观察。如有室性期前收缩或快速型心律失常，可酌用钾盐及抗心律失常药物。近年来发现，镁离子不但可以兴奋受洋地黄抑制的 $Na^+ - K^+ - ATP$ 酶，还可改善心肌的代谢、防止钾的丢失、纠正严重的心律失常以及降低心脏前后负荷等作用，这样既能防治洋地黄中毒，又可治疗心力衰竭，一般主张用 25% 硫酸镁 10 ml 入液静脉滴注，每日 1 次，连用 3 ~ 5 日多能显效。

7. 非洋地黄类强心剂

此类药物有强心作用而无洋地黄毒性，尤其适用于洋地黄无效或易中毒的患者。如胰高血糖素，每次 3 ~ 5 mg，加入葡萄糖液。

1）多巴胺：小剂量多巴胺具有兴奋 β 受体的作用，故能增强心肌收缩力，增加心排血量及心脏指数，所以治疗难治性心力衰竭疗效是肯定的。该药还能选择性扩张内脏血管，特别是扩张肾血管作用显著，有利于利尿排钠。多巴胺宜采用小至中等剂量，大剂量时外周血管明显收缩，反而增加左室后负荷和抑制左室功能，一般用量为 20 ~ 40 mg 加于 5% 葡萄糖液 350 ~ 500 ml 内静脉滴注，开始剂量为每分钟 0.5 ~ 1 μg/kg，可渐增至每分钟 2 ~ 10 μg/kg。

2）多巴酚丁胺：是合成的异丙肾上腺素衍生物，具有强力的 $β_1$ 受体作用及 α 受体的刺激作用，故能明显增强心肌收缩力，扩张冠状动脉血管，增加心排血量，降低心脏前、后负荷。治疗难治性心力衰竭效果显著。其正性肌力作用明显，而增快心率作用不明显。用法为 20 ~ 40 mg 加入 5% 葡萄糖液 100 ~ 200 ml 中，按每分钟 2.5 ~ 10 μg/kg 静脉滴注。

3）氨联吡啶酮：是一种非糖苷、非儿茶酚胺的强效正性肌力药，本品在洋地黄作用达高峰时或使用儿茶酚胺后，仍可增强心肌收缩力，且不宜引起心律失常，对难治性心力衰竭有独特的疗效。本品静脉滴注用量为每日 1.5 ~ 2 mg/kg，滴速为每分钟 0.2 mg，也可选用 0.5 ~ 1 mg/kg 静脉滴注 5 ~ 10 分钟，继以每分钟 5 ~ 10 μg/kg 静脉滴注。每日总量不宜超过 8 mg/kg。口服剂量为 1 ~ 3 mg/kg，每 8 小时 1 次，口服后 1 小时即出现作用，持续 4 ~ 5 小时。

4）胰高血糖素：每次 3 ~ 5 mg，加入葡萄糖液内，静脉注射，0.5 ~ 1 小时 1 次；或以其 5 ~ 10 mg 加入葡萄糖液内，静脉滴注。

8. 利尿剂的合理应用

合理使用利尿剂是治疗心力衰竭的重要措施之一。但若使用不当，则或达不到治疗效果，或因过度利尿而引起水、电解质紊乱，使心力衰竭成为难治性。所谓合理应用利尿剂，其原则是：利尿剂主要用于以肺淤血或腔静脉淤血为临床表现的向后性心力衰竭。利尿剂应间断使用，其间断时间的长短多以利尿情况决定，一般规律是利尿剂连用 5 日以上多不再有利尿作用。而对于前向性心力衰竭、肺心病心力衰竭、心包积液及右心室心肌梗死的利尿应适可而止。对 AMI 及扩张型心肌病等合并心力衰竭时，更应慎用利尿剂，因其左室充盈压在 15 ~ 18 mmHg 才能维持适宜的心排血量，而使用大量强效利尿剂可使左室充盈压明显降低，心排血量更为减少，反而使心力衰竭加重。

目前多主张联合使用利尿剂，以便充分发挥利尿剂的效用。一般选用两种或两种以上作用部位不同的利尿剂。最常用的是噻嗪类与保钾利尿剂，仍无效者，可加用袢利尿剂和醛固酮拮抗剂，剂量也须加大，如氢氯噻嗪可用 50 mg，每日 3 次；依他尼酸 50 ~ 75 mg，每日 2 ~ 3 次；呋塞米 40 ~ 80 mg，每日 2 ~ 3 次；螺内酯 40 ~ 60 mg，每日 2 ~ 3 次。如胃肠道水肿影响吸收，可静脉注射依他尼酸钠 50 ~ 100 mg 或呋塞米 80 ~ 160 mg，每 6 ~ 8 小时 1 次。有人联合应用乙酰唑胺 250 mg，每日 3 次，1 周用 3 ~ 4 日，加螺内酯 25 ~ 50 mg，每日 4 次，加呋塞米 160 mg 静脉注射，同时用氨茶碱 250 ~ 500 mg 静脉注射或低浓度多巴胺静脉滴注治疗难治性心力衰竭、顽固性水肿取得显著利尿效果。

利尿剂失效的原因有严重电解质紊乱，以稀释性低钠血症为常见；肾血流量减少；低蛋白血症；继发性醛固酮增多症；合并严重肾脏病变；同时使用含钠药物、镇静剂、麻醉剂（大剂量巴比妥、吗啡、哌替啶）、降压药（利血平）、苯妥英钠、非类固醇抗炎药（吲哚美辛）等拮抗利尿作用的药物。因此，应针对上述不同情况采取相应措施。此外，使用利尿剂应从小剂量开始，除顽固性病例外，对有严重水肿的心力衰竭患者，也不要开始就采用大剂量强效快速利尿剂，以免引起血容量急剧减少、血液浓缩及氮质血症等。对 AMI 及扩张型心肌病等并发的心力衰竭，应用利尿剂更要审慎。使用强效快速利尿剂时，应对患者严密观察，注意临床症状、液体出入量、血电解质、心率及血压的变化。此外利尿剂应间断使用，以便使体液和电解质在间歇期重新平衡，防止电解质紊乱。

9. 血管扩张剂的应用

可根据 PAWP、CVP、心排血量、外周血压等合理选择血管扩张剂。常用的血管扩张剂有硝普钠、异山梨酯、酚妥拉明、肼屈嗪、卡托普利、哌唑嗪等。

1）硝普钠：既减轻后负荷，增加心排血量，又减轻前负荷，使肺淤血缓解。本品作用迅速，毒性小，疗效可靠，为紧急应用的首选药。从小剂量每分钟 1 ~ 15 μg 开始，无效时每 5 ~ 10 分钟增加 5 ~ 10 μg，平均用量为每分钟 75 μg。应进行严密的血流动力学监测，肝肾功能不全时慎用。

2）酚妥拉明：作用类似硝普钠，但以扩张动脉为主，同时也扩张静脉，且具有正性肌力作用。静脉用量为 0.1 ~ 1 mg/min（平均用量 0.4 mg/min），从小剂量开始，逐渐增量，以维持疗效。滴注过程中应注意血压与心率的变化。

3）硝酸酯类：以扩张静脉、减轻前负荷为主，故更适用于肺淤血及呼吸困难的患者。AMI 并发肺水肿者，可硝酸甘油舌下含化，对慢性难治性心力衰竭，可含化异山梨酯 5 ~ 10 mg，每 2 ~ 6 小时 1 次，也可用 2% 硝酸甘油糊外敷，每 6 ~ 8 小时更换 1 次，硝酸酯类与肼屈嗪合用有类似硝普钠的作用。

4）肼屈嗪：以扩张小动脉为主，适用于高阻低排性心力衰竭。口服 2 ~ 3 小时即见心搏出量增加，24 小时达高峰。从小剂量开始，10 ~ 25 mg，每日 3 次，可根据情况逐渐增加，每日用量不应超过 200 mg，以免引致红斑性狼疮样综合征。

5）巯甲丙脯氨酸：本品为血管紧张素转换酶抑制剂，以扩张小动脉为主。据新近国内外文献报道，该药治疗难治性心力衰竭可取得显著疗效。每次 12.5 ~ 25 mg，每日 3 次。常见的不良反应为低血压、蛋白尿等。

使用血管扩张剂时应注意其选用原则：

1）明确药物的血流动力学效应（如硝酸酯类以扩张静脉为主；肼屈嗪则以扩张动脉为主；而硝普钠、酚妥拉明同时扩张动、静脉）。

2）了解心力衰竭的类型和特点。

3）从小剂量开始。

4）掌握足量指标。

5）血容量不足时禁用血管扩张剂。

6）心包积液、缩窄性心包炎、主动脉狭窄与特发性肥厚性主动脉瓣下狭窄不宜用血管扩张剂。

7）轻度心力衰竭、心脏扩大不明显者一般不使用血管扩张剂。

8）熟悉每种药物的不良反应，用药时应严密观察，一旦出现问题，应及时处理。终止用药时应逐渐减量。

10. 糖皮质激素

难治性心力衰竭患者应用小剂量糖皮质激素常可获一定疗效，其机理可能是：①促进 Na^+、K^+ 转运正常化，Na^+ 转运细胞外，K^+ 进入细胞内，细胞水肿得以减轻，血钠水平上升；②对抗抗利尿激素，使利尿剂得以发挥作用；③抑制垂体前叶分泌醛固酮，减少钠、水潴留；④增加肾小球滤过率。一般用泼尼松 5 ~ 10 mg，3 ~ 4 次/日，以后逐步减量，多在 4~5 日发挥疗效，可用 2 周左右。

11. 给予改善心肌代谢、营养的药物

如 ATP、肌苷、辅酶 A、辅酶 Q_{10}、细胞色素 C、极化液等治疗。有报道，1，6 - 二磷酸果糖可以加强心肌细胞收缩功能，用法为 5 g 加入 50% 葡萄糖液 40 ml 中缓慢静脉滴注，每日 1~2 次。

12. 纠正电解质和酸碱平衡紊乱

心力衰竭患者多有低钾、低镁，不仅使心力衰竭难以控制，且易于发生洋地黄中毒和并发低氯性碱中毒。轻度低钾可口服 10% 氯化钾 10 ml，每日 3 次，或服用保钾利尿剂，重症低钾、低镁者，可用 10% 氯化钾 1.0~1.5 g 及 25% 硫酸镁 10~20 ml 加入葡萄糖液 500 ml 内静脉滴注，每日 1 次，3~5 日多能显效。稀释性低钠血症是导致难治性心力衰竭的因素之一，亦是治疗中比较棘手的难题，主要应严格限制水分摄入量（500~1000 ml/24 h），短期内应用肾上腺皮质激素或采取综合治疗等，一般不宜用高渗盐水。

13. 降低基础代谢

上述疗法无效又无诱因可查时，可试用 ^{131}I 或抗甲状腺药物，通过降低基础代谢率，减轻心脏负担与耗氧量。

14. 心肌梗死并发室壁瘤所致难治性心力衰竭

有条件者可施行室壁瘤切除术。冠心病患者若有指征可做冠状动脉搭桥术，改善心肌缺血，从而改善心功能状态。

15. 进行机械性辅助循环

包括主动脉内气囊反搏术、左室辅助泵、人工心脏等，这样可以使病变心脏得到及时休息，有利于功能恢复。

16. 腹膜透析

选用以高渗葡萄糖液为主的透析液进行透析，可减少血容量，减轻心脏前、后负荷，尤适用于尿毒症伴高血压心脏病的左心衰竭。透析液中加入有关的电解质，有助于纠正电解质紊乱。操作时严格无菌技术，防止继发感染，必要时于透析液中加入适量抗生素。

尽管采用上述积极适当的治疗而心力衰竭仍无法控制，如属于能矫正的心血管畸形，可冒险进行心血管检查及心血管造影。有适应证者外科手术，不适应矫正手术者，可考虑心脏移植。

【护理】

（一）一般护理

1. 良好的休息能减轻心脏负荷，对急性心力衰竭患者应限制体力活动，严重者必须卧床休息，尽可能解除患者的思想顾虑和恐惧感，保证患者有充足的睡眠时间，必要时医生给予地西泮等镇静剂。

2. 饮食问题非常重要，进食后消化道血流量增加，也增加了心脏负荷，急性心力衰竭患者宜少吃多餐，食物应为易消化无刺激，富含维生素。低盐饮食对减轻水钠潴留很重要，但应用排钠利尿剂时，钠盐限制不必过于严格，避免发生低钠血症。

3. 避免过分激动和疲劳；做好生活护理，防治呼吸道感染；控制输液速度及输液量，防止静脉输液过多过快。

4. 给予心理支持，医护人员应保持镇定自若，态度热情，操作认真熟练，尽可能消除患者恐惧感。各项治疗措施前加以说明，尽量解除患者痛苦。

（二）病情观察与护理

1. 观察体温、脉搏、呼吸、血压的变化。注意心力衰竭的早期表现，夜间阵发性呼吸困难是左心衰竭的早期症状，应予警惕。当患者出现血压下降、脉率增快时，应警惕心源性休克的发生，并及时报告医生处理。

2. 观察神志变化，由于心排血量减少，脑供血不足缺氧及 CO_2 增高，可导致头晕、烦躁、迟钝、嗜睡、晕厥等症状，及时观察以利于医生综合判断及治疗。

3. 观察心率和心律，注意心率快慢、节律规则与否、心音强弱等。有条件时最好做心电监护并及时记录，以利及时处理。出现以下情况应及时报告医生：①心率＜40次/分或＞130次/分；②心律不规则；③心率突然加倍或减半；④患者有心悸或心前区痛的病史而突然心率加快。

4. 注意判断治疗有效的指标，如自觉气急、心悸等症状改善，情绪安定，发绀减轻，尿量增加，水肿消退，心率减慢，原有的期前收缩减少或消失，血压稳定。

5. 注意观察药物治疗的效果及不良反应，如使用洋地黄类药物时，应注意观察患者心率、心律的变化，观察药物的毒性反应，并协助医生处理药物的毒副反应。此外，迅速建立良好的静脉通道，以保证药物的顺利应用，严格控制静脉输液速度。做好各种记录，发现异常及时报告医生，配合处理。备好一切抢救药品、器械。

洋地黄制剂毒性反应的处理如下：

1）立即停用洋地黄类药物，轻度毒性反应如胃肠道神经系统和视觉症状，一度房室传导阻滞，窦性心动过缓及偶发室性期前收缩等心律失常表现；停药后可自行缓解。中毒症状消失的时间：地高辛为24小时内，洋地黄毒苷需7～10日。

2）酌情补钾，钾盐对治疗由洋地黄毒性反应引起的各种房性快速型心律失常和室性期前收缩有效，肾功能衰竭和高血钾患者忌用。

3）苯妥英钠：是治疗洋地黄中毒引起的各种期前收缩和快速型心律失常最安全有效的常用药物，但有抑制呼吸和引起短暂低血压等不良反应，应注意观察。

（三）健康教育

1. 向患者及家属介绍急性心力衰竭的诱因，积极治疗原有心脏疾病。急性肺水肿发作过后，如原发病因得以去除，患者可完全恢复；若原发病因继续存在，患者可有一段稳定时间，待有诱因时又可再发心功能不全症状。

2. 嘱患者在静脉输液前主动告诉护士自己有心脏病史，便于护士在输液时控制输液量及速度。

（尉利苹）

第二节 难治性心律失常

重症心律失常是可以导致心搏骤停的严重心律失常，心电图常见有室速、心室颤动（简称室颤）、窦性停搏、高度房室传导阻滞、心室内传导阻滞和心室静止。绝大多数致命性心律失常并发于器质性心脏病，只有少数特殊类型为原发，如先天性 QT 间期延长综合征、Brugada 综合征、特发性室颤等。本病属中医"心悸""怔忡""眩晕""昏厥"等范畴。

【病因和发病机制】

现代医学认为，心律失常的主要病因包括：①各种原因的器质性心脏病，如冠心病、风湿性心瓣膜病、心肌病，尤其是发生心力衰竭、心肌梗死和心肌炎时。②内分泌代谢病与电解质紊乱：以甲亢、血钾过高或缺乏多见。③药物的不良反应：如洋地黄、胺碘酮等抗心律失常药物及咪康唑等。④房室旁道引起的预激综合征。⑤心脏手术或诊断性操作。⑥其他：如脑血管病、感染、自主神经功能紊乱等。心律失常也可发生于无明显心脏疾患和健康者，原因常不完全明确。

心律失常的发生机制主要是冲动发生异常和冲动传导障碍及二者联合存在。

1. 冲动起源异常

1）窦性心律失常：是由于窦房结的冲动频率过快、过慢、不规则而形成的。

2）异位性心律：冲动是由窦房结以外的起搏点发出，如房室结、希氏束（浦肯野纤维网的细胞发出）。

2. 冲动传导异常

1）传导阻滞：冲动到某处传导障碍或延缓、部分下传。

2）折返现象：冲动沿一条途径下传，但从另一条途径又折返回原处时恰到其反应期，使该处再一次进行冲动传递，形成环形传递，可表现为各种期前收缩、阵发性心动过速、扑动、颤动。

3）传导紊乱：除正常途径传导外，在心房和心室间即房室结区有一部分异常激动过快地传到心室，使部分心室肌提前激动，出现传导紊乱，易引起室上速、房颤等。

对心脏功能影响大，常可危及生命的有室上速、房扑与快速房颤、阵发性室速、扑动与室颤。

中医学认为，本病的发生与情志失调，心气不足，心血虚少，心阳不振，心脉瘀阻等因素有关，主要临床表现为心悸动不安，脉结代。历代医家亦多有论述，如《证治汇补·惊悸怔忡》中说"人之所主者心，心之所养者血，心血一虚，神气失守，神去则舍空，舍空则郁而停痰，痰居心位，此惊悸之所以肇端也""有停饮水气乘心者，则胸中漉漉有声，虚气流动；水既上乘，心火恶之，故筑筑跳动，使人有怏怏之状，其脉偏弦""有阳气内虚，心下空豁，状如惊悸，右脉大而无力者是也""有阴气内虚，虚火妄动，心悸体瘦，五心烦热，面赤唇燥，左脉微弱，或虚大无力者是也"。《景岳全书·怔忡惊恐》："怔忡之病，心胸筑筑振动，惶惶惕惕，无时得宁者是也……此证惟阴虚劳损之人乃有之，盖阴虚于下，则宗气无根，而气不归原，所以在上则浮撼于胸臆，在下则振动于脐旁，虚微动亦微，虚甚动亦甚。"

心悸的形成，常与心血不足、心虚胆怯、心阳虚弱、水饮内停、瘀血阻络等因素有关。

大怒则伤肝，大恐伤肾，怒则气逆，恐则精却，阴虚于下，火旺于上，惊悸则发；怒则伤肝，肝郁犯胃，痰火互相，上扰心神，亦可发生心悸；心血不足，不养心神，脾胃为气血生化之源，脾胃功能低下，则血不养心，则悸动不安；阴虚者火旺，火旺则内扰心神而悸动不安；心阳不振，不能温养心脉，则心悸不安；脾肾阳虚，不能蒸化水液，停聚而为饮，饮邪上犯，心阳被抑，则心悸时发；心阳不振，血脉运行不畅，心脉痹阻，则心悸、怔忡。

【临床表现】

难治性心律失常可使心脏病的患者发生心绞痛、心力衰竭、肺水肿、休克。心率过于缓慢的心律失常可发生阿—斯综合征，引起晕厥或抽搐。严重心律失常时如不及时处理可以加重病情，甚至危及生命。

详尽的病史常能提供对诊断有用的线索，如：①心律失常的存在及其类型。②心律失常的诱发因素。③心律失常发作的频率与起止方式。④心律失常对患者造成的影响等。体格检查应包括心脏视、触、叩、听的全面检查，部分心律失常依靠心脏的某些体征即能基本确诊，如房颤等。

（一）快速型心律失常

快速型心律失常大致可分为快速室性心律失常和室上性心律失常。前者又可分为阵发性室速、心室扑动（简称室扑）或室颤；后者可分为室上速、快心室率型房颤和房扑。现分别叙述如下：

1. 室上速

室上速是指连续 3 次以上室上性期前收缩。按发病机制可分为：①心房性心动过速。②房室交界处性心动过速。③具有旁路传导的心动过速，即预激综合征并发心动过速。④阵发性折返性心动过速。临床上以前两种最常见。多见于无器质性心脏病的年轻人，常反复发作，亦见于风湿性心脏病、冠心病、高血压及甲亢性心脏病。呈阵发性发作，突然发作突然停止，心率一般在 150～220 次/分，心律规则，脉细速，可有心悸、胸闷、头晕、乏力等症状，长时间发作可引起血压下降、休克、晕厥、心绞痛及心力衰竭。

2. 阵发性室速

阵发性室速是发生于希氏束分叉以下的一组快速型室性心律失常，频率 >100 bpm，自发至少连续 2 个，心电程序刺激诱发的至少连续 6 个室性搏动。本病以冠心病为主要病因，其中约半数发生于 AMI，其次为洋地黄中毒、急性心肌炎、严重低血钾、风湿性心脏病、奎尼丁晕厥、介入性心脏检查及心脏手术、严重感染、拟交感药物过量，如异丙肾上腺素及肾上腺素过量、嗜铬细胞瘤或过度惊吓等。心动过速突然发作，突然终止。由于发作时心房与心室收缩不协调，引起心室充盈减少，心排血量降低，可出现心脑等器官供血不足的症状，如头晕、乏力、呼吸困难、心绞痛、晕厥等。原来的心脏情况越差，心动过速发作时频率越快，持续时间越长，对血流动力学的影响也越大，常引起休克、心功能不全等。心律轻度不齐，心率多在每分钟 140 ~ 160 次。第一心音强度轻重不一。脉搏细弱快速。持续性发作时常有休克或心功能不全的体征。

3. 房扑

房扑多为阵发性，每次历时数分钟至数日，慢性持续者少见，多转变为房颤。本病仅见于器质性心脏病者，最多为风湿性二尖瓣病及冠心病，亦可发生于病态窦房结综合征、高血压、肺心病、心肌病、慢性心包炎等，急性的病因有风湿热、急性心肌梗死、药物中毒等。可有心悸、气急、心前区不适、头晕、乏力等症状，如房室传导比例呈 2:1，心律可绝对规则且不受自主神经张力影响者，心室率约为每分钟 150 次；若房室传导比例为 4:1 或 3:1，则心室率可减慢到每分钟 75 ~ 100 次。压迫颈动脉窦或眼球，可使心率暂时减慢，有时突然减慢一半。心室率不甚快的房扑，运动后可成倍增加。

4. 房颤

房颤是心房各部分发生极快而细的乱颤，每分钟为 350 ~ 600 次，心室仅能部分接受由心房传下的冲动，故心室率常在每分钟 110 ~ 160 次，且快而不规则。临床上也有阵发性和持久性两种之分。

房颤与房扑两者相同，多见于各种器质性心脏病，且以风湿性心脏病二尖瓣狭窄最为常见。其次为冠心病、高血压心脏病、甲亢性心脏病、肺心病、心肌病、心力衰竭，亦可见于慢性缩窄性心包炎、预激综合征、洋地黄中毒等。但有些患者虽有房颤反复发作，而心脏检查不出任何器质性病变者，称为特发性房颤（又称孤立性房颤）。常有心悸、气急、胸闷、自觉心跳不规则，可伴有心功能不全征象。原有窦性心律心脏病患者，突然发生房颤有时可诱发心力衰竭，而长期房颤者有心脏内易形成血栓，一旦血栓脱落可产生相应脏器栓塞现象。心率一般在每分钟 100 ~ 160 次，心音强弱不一，心律绝对不规整，脉搏短绌。此外，可有原发性心脏病的相应症状及体征。

5. 室扑与室颤

室扑与室颤是最严重的异位心律，各部分的心肌进行快而不协调的乱颤，心室丧失有效的整体收缩能力，对循环功能的影响相当于心室停搏，常为临终前的一种心律变化。多见于：①各种器质性心脏病，如冠心病，尤其是 AMI、心肌炎、心肌病、先心病、主动脉瓣狭窄。②突发性意外事故，如溺水、电击伤、自缢、严重创伤、大出血等。③急性疾病，严重感染、脑出血、肺梗死、严重休克等。④手术及麻醉意义，如各种介入性心脏检查，胸腔手术，支气管造影，心血管手术对心脏过度激惹、牵拉、损伤，低温麻醉过低，麻醉药物过量或不当。⑤电解质紊乱，如血钾过高或过低、缺氧、严重酸中毒。⑥药物中毒，如洋地黄、奎尼丁、安眠药、过量钾盐、锑剂、氯喹、肾上腺素等，以及药物过敏。⑦神经源性反射，如颈动脉窦综合征。临床特点有①先兆症状：多数在发生室颤与室扑前有先兆征象，肢乏、寒冷、心前区不适、心慌、心悸及原发病表现。进一步发展出现发绀、血压下降、呼吸急促、胸闷、心跳改变、意识障碍及烦躁不安。心电示波可见频发性多源性或连续出现的室性期前收缩，尤其是可见 R-on-T 现象、短阵室速、尖端扭转型室速、QT 间期延长、传导阻滞、多种严重的心律失常。②发生室颤或室扑：如不及时抢救，即出现心搏骤停。由于血液循环中断，可引起意识丧失、抽搐、呼吸停止、四肢冰冷、发绀、无脉搏、无心音、无血压、瞳孔散大。

（二）严重过缓型心律失常

严重过缓型心律失常属于严重的或致死的心律失常范畴。根据心脏内激动起源或者激动传导不正常引起整个或者部分心脏活动的变化，可将严重过缓心律失常分为两型：即停搏型过缓心律失常和阻滞型过缓心律失常。

停搏是指某一起搏点在一定时间内不能形成并发出激动，称该起搏点停搏。分为窦性、房性、交界性、室性及心室和全心停搏。窦性停搏常见而重要，而全心停搏和心室停搏更重要。心脏的激动在传导过程中发生障碍称为传导阻滞，按其部位可分为窦房传导阻滞、心房内传导阻滞、房室传导阻滞和室内传导阻滞。房室传导阻滞又可分为一度、二度莫氏Ⅰ型和莫氏Ⅱ型、三度（完全性）房屋传导阻滞。心室内阻滞分为单束支、双束支、三束支传导阻滞。其中二度Ⅱ型、三度房室传导阻滞、双束支和三束支室内阻滞为严重的致命性传导阻滞，需急诊处理。

1. 病态窦房结综合征

病态窦房结综合征是由于窦房结或其周围组织的器质性病变导致功能障碍，从而产生多种心律失常和多种症状的综合病征。本病男女均可发病，发病年龄平均在 60~70 岁，常患有不同类型的心脏病，在此基础上发生心动过缓、心律失常或心脏停搏致使心排血量降低，出现不同程度的脑、心、肾供血不足的临床表现。起病隐匿。由于病变程度轻重不一，病情发展的快慢也有差异，但一般进展缓慢。主要临床表现是器官灌注量不足，由于心室率缓慢及可伴有反复发作的快速型心律失常，导致心排血量下降所致。受累的器官主要为心、脑、肾，脑血流减少引起头晕、乏力、反应迟钝等，严重者可引起阿—斯综合征反复发作。心脏供血不足可引起心悸、心绞痛、心功能不全，甚至心脏停搏。窦性心动过缓，心率常慢于每分钟 50 次，心尖第一心音低钝及轻度收缩期杂音。窦性停搏时，心率及脉搏可有明显间歇；双结病变出现完全性房室传导阻滞时，可闻及大炮音及第四心音，发生房颤或室上性心动过速时，心率变快，心律不规则或规则。

2. 窦性停搏

窦性停搏又称窦性静止。表现为头晕、晕厥，甚至出现阿—斯综合征。

3. 心室停搏与全心停搏

短暂者引起头晕，停搏时间长者可出现阿—斯综合征而死亡。

4. 房室传导阻滞

一度及二度Ⅰ型房室传导阻滞偶可见正常人或迷走神经张力过高、颈动脉窦过敏者。慢性或持久性房室传导阻滞多见于冠心病心肌硬化者，其次见于慢性风湿性心脏病、心肌病、克山病、心肌炎后遗症及先天性心脏病等。而一过性或暂时性房室传导阻滞多见于风湿热、冠心病、AMI、洋地黄中毒、心肌缺氧、急性感染（如流感、白喉）等。一度房室传导阻滞可无自觉症状，或有原发病症状。二度房室传导阻滞心率慢时，有心悸、头晕、乏力等症状。Ⅰ型（文氏型）：听诊心率呈周期性逐渐增快，然后出现一较长的间歇，此后又逐渐增快，周而复始。Ⅱ型：心室脱落时，可有头晕、心悸，听诊每隔1次至数次规律的心脏搏动后有一间歇。三度房室传导阻滞：自觉心跳缓慢，感头晕、乏力，有时可出现阿—斯综合征。一般心率慢而规则，每分钟20~40次，第一心音强弱不等，有大炮音。

【诊断要点和鉴别诊断】

心律失常本身不是一个独立的疾病，而是一组综合征。其病因多数是病理性的，但亦可见生理性的。因此，心律失常的诊断必须是综合分析的结果，诊断和鉴别诊断时应结合病史、体格检查及心电图检查。

详细的病史常能对诊断提供有用的线索，特别对病因诊断意义更大。体格检查除认真检查心律、心率外，对心脏的体征应做细致检查。部分心律失常依靠心脏的物理诊断检查手段亦能基本确诊，如房颤等。心电图是诊断心律失常最重要的一项无创性检查技术，医生应掌握心电图机的使用方法，在患者心律失常发作时及时描记心电图并标明姓名和时间，以利于诊断和鉴别诊断。

【治疗】

（一）中医治疗

1. 辨证论治

1）心虚胆怯：症见心悸或怔忡，善惊易怒，坐卧不安，少寐多梦。苔薄白，脉动数或虚弦。

治宜：镇惊定志，养心安神。

方药：安神定志丸加减。

人参10 g，茯神15 g，石菖蒲12 g，龙骨15 g，远志10 g，琥珀3 g，磁石15 g。

2）心血不足：心悸或怔忡，头晕，面色不华，倦怠乏力。舌淡红，脉细弱。

治宜：补养心血，益气安神。

方药：归脾汤加减。

炙甘草12 g，人参10 g，黄芪15 g，白术10 g，当归12 g，龙眼肉10 g，酸枣仁10 g，远志10 g，地黄10 g，麦冬10 g。

3）阴虚火旺：心悸不宁，心短少寐，头晕目眩，手足心热，腰酸耳鸣。舌红，少苔或无苔，脉细数。

治宜：滋阴清火，养心安神。

方药：天王补心丹加减。

生地15 g，元参12 g，天冬10 g，麦冬10 g，当归10 g，丹参10 g，党参15 g，茯苓12 g，柏子仁10 g，夜交藤20 g，五味子10 g，生牡蛎20 g。

4）心阳不振：心悸或怔忡，胸闷气短，面色苍白，形寒肢冷。舌质淡白，脉象虚弱或沉细而数。

治宜：温补心阳，安神定悸。

方药：桂枝甘草龙骨牡蛎汤加味。

炙甘草 12 g，桂枝 12 g，生龙骨 15 g，生牡蛎 15 g，熟附子 12 g，黄芪 15 g，泽泻 10 g。

5）水饮凌心：心悸眩晕，胸脘痞满，形寒肢冷，小便短少，或下肢浮肿，渴不欲饮，恶心吐涎。苔白滑，脉结代。

治宜：振奋心阳，化气行水。

方药：苓桂术甘汤加减。

茯苓 15 g，桂枝 10 g，甘草 12 g，白术 12 g，清半夏 12 g，生姜 4 片，黄芪 15 g，人参 10 g，熟附子 10 g。

6）心血瘀阻：心悸不安，胸闷不舒，心痛时作，或甲唇青紫。舌紫暗或有瘀斑，脉涩或结代。

治宜：活血化瘀，理气通络。

方药：桃仁红花煎加减。

桃仁 10 g，红花 9 g，丹参 15 g，赤芍 10 g，川芎 12 g，木香 10 g，元胡 10 g，炙甘草 12 g，桂枝 10 g，生牡蛎 20 g。

2. 中成药

在辨证用药的同时加用中成药可以照顾兼证或提高疗效。

1）朱砂安神丸：心血不足、阴虚、血瘀型心律失常，均可以加用，可改善临床症状。每次 1 丸，每日 2 次。

2）柏子养心丸：用法基本同朱砂安神丸。每次 1 丸，每日 2 次。

3）大黄䗪虫丸：心脉瘀阻型心律失常可以加用。每次 1 丸，每日 2 次。

4）金匮肾气丸：对心肾阳虚型心悸不安者可服用。每次 1 丸，每日 2 次。

3. 验方

1）太子参 15 ~ 30 g，麦冬、丹参、百合各 15 g，五味子、甘草各 6 g，淮小麦、磁石、龙牡各 30 g，大枣 7 枚。每日 1 剂，水煎 2 次合服。多用于窦性心动过速、室上性心动过速、心脏神经症等。

2）石菖蒲、朱茯神各 10 g，远志 6 g。水煎服。适用于功能性心律失常。

3）半夏、风化硝（分冲）、花槟榔各 10 g，茯苓、猪苓各 30 g，郁李仁 16 g。水煎服，每日 1 剂。用于心律失常。

4）党参、玉竹、丹参各 30 g，白芍、炙甘草、龙齿各 9 g，枣仁、五味子、赤芍各 6 g，琥珀 3 g。水煎服，每日 1 剂。用于房颤。

5）生麻黄 6 ~ 12 g，熟附块 12 ~ 24 g，细辛 3 ~ 12 g，瓜蒌 12 ~ 30 g，枳壳、汉防己各 9 g，红花 6 g，川芎 9 ~ 12 g，虎杖 12 g。每日 1 剂，文火煎 1 小时以上，取浓汁，头煎二煎合，分 2 次煎。用于病态窦房结综合征，证属寒凝血瘀者。

4. 饮食疗法

1）酸枣仁 15 g，山药 30 g，熟附块 15 g，瘦猪肉 100 g。文火煎汤服用，对心阳不足的心律失常可以应用。

2）熟附子 10 g，丹参 20 g，猪肉 100 g。文火煎汤服用，对血瘀型心律失常可以应用。

3）人参 6 g，生姜 10 片，生薏苡仁 100 g。文火煮粥服用，有强心益气复脉作用。

（二）西医治疗

重症心律失常的治疗原则：尽管心律失常种类很多，但许多心律失常本身并不需紧急处理，有下列情况之一者被认为是心律失常的治疗指征。①快速心律失常引起明显血流动力学改变和心脏功能损害时，如室颤、室速及部分房颤伴快速心室反应者。②虽然心律失常不会立即导致心功能障碍，但持续时间较长则可能引起心功能受损，如房速、房室结折返性室上速、房室折返性室上速等。③在特定条件下，心律失常可引起更恶性的心律失常，从而使心脏功能恶化，如 AMI 条件下的 R－on－T 室性期前收缩或连续的多源性室性期前收缩，如不及时控制，有导致室速或室颤的危险。④尽管表面上危害性不大，但可给患者带来痛苦的心律失常，如多源性房性期前收缩等。⑤虽无明显的血流动力学障碍，但治疗可明显改善患者的生活质量，如慢性完全性房室传导阻滞者。

1. 室上速

1）刺激迷走神经的方法：①用压舌板刺激悬雍垂，诱发恶心、呕吐。②深吸气后屏气再用力做呼气动作（Valsalva 法），或深呼气后屏气再用力做吸气动作（Müller法）。③颈动脉按摩，患者取仰卧位，先按摩右侧 5～10 秒，如无效再按摩左侧，切忌两侧同时按摩，以防引起脑缺血。

2）抗心律失常药物的应用：室上速的药物治疗，比较合理的方法是通过电生理检查选择有效药物，但电生理检查在临床应用中有不便之处，特别是急症患者，因此临床多应用经验治疗，常用药有以下几种：

（1）维拉帕米静脉注射，每次 5 mg 加葡萄糖液 10～20 ml 缓慢静脉注射，总量不超过 20 mg。

（2）毛花苷 C 0.4 mg 稀释后缓慢静脉注射，常用于伴心力衰竭者。预激综合征不宜应用。

（3）ATP 20 mg 快速静脉注射，3 分钟后可重复。老年人、病笃者禁用。

3）电复律：当患者发生了低血压、肺水肿或胸痛等情况时，应以直流电复律，能量不超过 50 J 多可奏效。

2. 阵发性室速

由于室速多发生于器质性心脏病者，故室速尤其是持续性室速往往导致血流动力学障碍，甚或发展为室颤，应严密观察，并予以紧急处理，终止发作。如伴有休克，可先给予或同时给予升压药物，并做好同步直流电复律的准备。

1）首选治疗

（1）利多卡因：由于疗效确切，为首选药物。利多卡因只抑制钠通道（I_{Na}）的激活和失活状态，抑制作用中等，且钠通道抑制恢复较快，利多卡因还明显促进 K^+ 外流。一般剂量对窦房结没有影响，对希—浦系统正常或异常自律性，以及早期和延迟后除极均有抑制作用，当心肌处于缺血损害或心率较快时，利多卡因对浦肯野纤维的 Na^+ 通道抑制作用加强，而起到明显的抗心律失常的作用，使单向阻滞变为双向阻滞，预防室速和室颤的发生。利多卡因在治疗浓度对传导速度影响不大，但在细胞外 K^+ 浓度较高、pH 值减低时，则能减慢传导。利多卡因对心房和旁路几乎没有作用。

有起搏和传导功能障碍时，利多卡因可能加重这种障碍，可能与抑制交感神经有关。利多卡因很少引起血流动力学的不良反应，除非心功能严重受损或药物浓度过高。

虽口服吸收良好，但肝的首过效应明显，仅 1/3 进入血液循环，且口服易导致恶心、呕吐，因此一般为静脉给药。静脉给药 15～30 秒即可见效，平均清除半衰期 1～2 小时，几乎完全被肝脏清除，清除速度与肝血流有关，肝功能障碍、心力衰竭时联合使用 β 受体阻滞药可提高药物的血浆浓度。

主要治疗严重的快速型室性心律失常，对房性心律失常无效，特别适用于危急室性心律失常，如 AMI 及洋地黄中毒所致的室性期前收缩、室速及室颤。静脉注射 50～100 mg，每 5～10 分钟重复 1 次，共 250～300 mg，用药 45～90 秒即可起效，有效后以 1～3 mg/min 维持。肌内注射 100～300 mg 可于 15 分钟内起效，持续 90 分钟。现在不推荐心肌梗死患者预防性使用。

不良反应小，主要是中枢神经系统症状，可引起嗜睡、眩晕，剂量过大时导致视物模糊，语言、吞咽障碍和抽搐，甚至呼吸抑制等，严重者可导致左室功能下降、传导阻滞和窦性静止。

（2）同步直流电复律：药物治疗无效时或出现休克，以及阿—斯综合征者应首选同步直流电复律。可立即采取心前区捶击法，因为捶击可产生 5～10 J 的电能或产生期前收缩，以求中断折返激动达到终止室速的目的。有条件者应采用同步直流电复律或人工心脏起搏超速抑制。洋地黄毒性反应引起者禁用。

（3）苯妥英钠及钾盐：适用于洋地黄中毒引起的室速。苯妥英钠 125～250 mg 加入注射用水或生理盐水 20 ml 中，于 5～10 分钟静脉注射。必要时可隔 10 分钟后再注 100 mg，直至有效或总量 ≤1 000 mg 为止。氯化钾 3.0 g 加入 5%～10% 葡萄糖液 500 ml 静脉滴注。或用门冬酸钾镁 10～20 ml，以 10 倍量液体稀释后缓慢静脉滴注。

2）次选治疗

（1）美西律：用量为 100～200 mg 加入 5%～10% 葡萄糖液 20 ml，5～10 分钟静脉注射，有效后以 1～2 mg/min 静脉滴注维持，24 小时用量为 0.5～1.0 g。

（2）普鲁卡因胺：可用 0.1 g 加入葡萄糖液 40 ml 中静脉注射 2 分钟注完，也可用 0.5～1 g 加入 5% 葡萄糖液 100～200 ml 中静脉滴注，每分钟 1～2 ml，24 小时不超过 2 g。用药期间心电图 QRS 增宽大于 30% 或血压下降应立即停药。

（3）阿普林定：初量 0.1～0.2 g 加入 5% 葡萄糖液 100～200 ml 中静脉滴注，滴速为每分钟 2～5 mg，以后每 6～8 小时滴入 50～100 mg，24 小时总量不超过 0.3 g，维持量 50 mg，每日 1～2 次。对扭转型室速无效。

（4）溴苄胺：可用 125～250 mg 加入 40 ml 葡萄糖液中稀释，5～10 分钟缓慢静脉注射。也可 125～250 mg 肌内注射，每 6 小时 1 次。可有恶心、呕吐、低血压等不良反应。

（5）普罗帕酮：35～70 mg 加入 50% 葡萄糖液 20 ml 中缓慢静脉注射，5～10 分钟注完，若无效 15～20 分钟再注射 35 mg，直至复律或总量达 350 mg，必要时以每分钟 0.5～1 mg 速度静脉滴注维持。严重心力衰竭、低血压、完全性房室传导阻滞及肝肾功能不全者忌用。

（6）美西律：50~100 mg 加入 50% 葡萄糖液 20 ml 中缓慢静脉注射，5~10 分钟后可重复 1 次，5~10 分钟注完。

（7）丙吡胺：100 mg 加入 50% 葡萄糖液 20 ml 中缓慢静脉注射，10 分钟注完，但一般不主张静脉给药。

（8）维拉帕米：对无器质性心脏病、运动诱发的室速有效，用法见室上速治疗。

（9）其他：也可选用氟卡尼、恩长尼及妥卡尼治疗。

（10）心脏起搏：如病情允许，经药物治疗无效可经静脉导管快速起搏法起搏心室，以终止室速的发作。

（11）消融术：包括经导管消融术和经冠状动脉灌注消融术，是近年来随着电生理学的研究开展起来的。前者通过直流电、射频、激光等产生的热凝固、气压伤或膜击穿等造成组织坏死、损伤，破坏维持心动过速所必需的折返环路或异位兴奋灶，从而消除室速。

（12）手术治疗：外科多选择心功能降低、室速频率快、易发生室颤的高危患者做治疗。目前常采用心内膜切除和（或）冷冻凝固。

急性发作控制后，可口服普鲁卡因胺 0.5 g 或奎尼丁 0.2 g，每 6 小时 1 次以防复发。对冠心病、心肌梗死者如出现 Lown Ⅲ 级以上的室性期前收缩，应连用利多卡因数日。治疗反应不佳时要检查血钾、血镁给以补足。关注心肌缺血及心力衰竭是否改善，酸碱平衡是否纠正，尤其注意抗心律失常药物所致的心律失常，并给予及时的处理，避免奎尼丁与洋地黄、氟卡尼与胺碘酮并用，以免导致扭转型室速的发生。

3. 房扑

1）病因治疗：积极治疗原发病。

2）药物治疗

（1）控制心室率：心室率快者，宜先用洋地黄制剂，次选维拉帕米。无效可试用奎尼丁、普鲁卡因胺或胺碘酮。

（2）房扑伴 1:1 房室传导，大多存在旁路传导，治疗和预激综合征伴房颤相同，禁用洋地黄，维拉帕米也应慎用。

（3）复律：可选用奎尼丁（见房颤）。

3）电复律：对预激综合征并发房扑，或伴明显血流动力学障碍者，宜首选电复律治疗。

4）预防复发：预防房扑可用地高辛、普罗帕酮、维拉帕米、胺碘酮、阿替洛尔等。

4. 房颤

对急性房颤应治疗引起房颤的病因，如治疗发热、心功能不全、甲亢等，同时减慢心室率或转复为窦性心律。急性房颤的心室率很快时，患者感到心慌、气短、胸闷、恐惧等，应尽快减慢心室率，其治疗方法如下：

1）控制心室率

（1）紧急处理：初发房颤未经药物治疗心室率显著快者，或原有房颤心室率突然增快者，或重度二尖瓣狭窄并发快速房颤者，均需紧急处理。首选西地兰 0.4 mg 加 10% 葡萄糖液 20 ml 缓慢静脉注射，2 小时后如效果不满意可再用 0.2 ~ 0.4 mg，使心室率控制在 100 次/分以下，部分阵发性房颤患者有可能转复为窦性心律。无心功能不全时，亦可选用维拉帕米或 β 受体阻滞剂静脉注射。预激综合征并发快速心房颤动者禁用洋地黄。

（2）慢性房颤治疗：对慢性房颤不宜转复心律的患者，需长期服药控制房颤心室率。要求是安静时维持心室率在 70 次/分左右，轻度活动后不超 90 次/分。常用地高辛 0.25 mg，每日 1 次口服。无心功能不全者，亦可选用维拉帕米或 β 受体阻滞剂口服，或与地高辛合用。有报道，维拉帕米不仅能控制安静时心室率，而且也能满意控制活动时的心室率。应用地高辛不能控制活动后心室率者，可改用维拉帕米治疗。

2）转复心律：及时使房颤转复为窦性心律，不但可增加心排血量，且可防止心房内血栓形成和栓塞现象。

3）抗凝治疗：房颤不论是否伴二尖瓣狭窄均易致动脉栓塞，尤其是脑栓塞，常见于房颤发生初期数日至数周以及转复后，故应使用活血化瘀的药物减少血液黏滞度，如阿司匹林 50 ~ 300 mg，每日 1 次口服。如果发生了动脉栓塞，急性期可以滴注肝素，恢复期常用醋硝香豆素或华法林等药物口服，使凝血酶原时间延长至对照值的 2 倍。

5. 室扑和室颤

1）病因治疗：严重心脏病者应绝对卧床休息，一旦发现先兆应对症处理，给予吸氧、镇静。首先应做到积极治疗原发病，因为发生室扑或室颤后，由于心肌的协调性丧失，故无一致性的心室收缩，此时心室电活动虽未完全静止，但心排血量已不存在，如不及时抢救几乎全部死亡。应特别警惕危险性较高的室性期前收缩，以免落在心动周期的"易损期"引发室颤。为了防止发生室颤，需要及时使用利多卡因控制此种室性期前收缩。我们体会 AMI 发生原发性室颤，用足量利多卡因静脉滴注可使心跳复苏率明显提高，应视为常规。

2）电除颤：治疗室颤与室扑的最有效的手段，是采用胸外非同步直流电击除颤。当心电示波器显示颤动波为高大频繁时，可应用 150 ~ 360 J 的电能，除颤电极板一个置于胸骨右缘第二肋间，另一个放在心尖或其外侧缘紧贴胸壁进行电击。一次不成功还可重复。一般室颤仅在颤动波粗大时，除颤才能成功，如颤动波纤细稀疏时，应心腔内注射 1:1 000 肾上腺素 0.5 ml，同时静脉内注射乳酸钠 40 ml 后，再采用胸外挤压，待颤动波变为粗大后，再行电击除颤，以使奏效。

有必要指出，考虑到大多数猝死患者是室颤，为抓紧抢救时机，故不一定非在心电图证实后再除颤，而可采取盲目除颤法，提高抢救成功率。

3）药物除颤

（1）溴苄胺：目前认为是有效并较安全的抗颤药之一。每次可用 250 mg 静脉注射。临床多用于冠心病猝死的治疗，不宜用于冠心病猝死的预防。

（2）阿普林：为 Ⅰc 类药物，具有钠通道阻滞作用及细胞膜抑制作用，降低 Na^+ 通透性，对预防室颤有较好的疗效。始量 0.1 ~ 0.2 g 用 5% 葡萄糖液 200 ml 稀释静脉滴注，滴速为每分钟 2 ~ 5 mg，24 小时总量不宜超过 0.3 g；维持量 50 mg，每日 1 ~ 2 次，口服。

（3）β受体阻滞剂：为Ⅱ类药，具有抗交感神经作用，有确切的抗颤作用。这是由于交感神经活动增加而引起室颤易感性升高，局部心肌释放的儿茶酚胺活性直接作用结果。对 AMI 后猝死的发生有明显降低效应。可选用普萘洛尔、吲哚洛尔等。

（4）胺碘酮：为第Ⅲ类药，具有延长整个动作电位时程作用，对反复发生室颤的患者，其可预防大多数室颤患者室颤的发作。口服每日 0.6 ~ 1.2 g，分 3 次服，1 ~ 2周后根据需要改为每日 0.2 ~ 0.6 g 维持。也可静脉使用。

（5）普罗帕酮：为Ⅰc 类药物，具有膜稳定及钠通道阻滞作用。临床应用较为普遍，对室性心律失常有较好的疗效。口服 0.1 ~ 0.2 g，6 ~ 8 小时 1 次。1 周后改为0.1 ~ 0.2 g，每日 3 次维持。静脉滴注 1 次 1 ~ 1.5 mg/kg，稀释后静脉滴注。

4）其他：心律转复后不稳定者，可安装临时起搏器或永久起搏器。

6. 严重过缓型心律失常

除病因治疗及消除诱因外，主要治疗是以提高心室率为主。

1）药物治疗

（1）异丙肾上腺素：轻者给予 5 ~ 10 mg 舌下含服，重者给 1 ~ 2 mg 加入 10% 葡萄糖液 500 ml 中静脉滴注，控制滴速使心室率维持在 60 次/分左右，该药增加心肌收缩力，增加心肌耗氧量，易引起心律失常，故 AMI 患者一般不宜用。

（2）阿托品：该药主要适用于迷走神经张力过高引起的心动过缓，轻者口服0.3 mg，每日 3 次，重者 1 ~ 2 mg 加入 10% 葡萄糖液 500 ml 静脉滴注，控制滴速，使心率维持在 60 次/分左右。阿托品主要提高窦性心律。故在房室传导阻滞患者应用时应注意观察。

（3）糖皮质激素：常用于急性窦房结功能不全或急性房室传导阻滞，地塞米松10 ~ 20 mg，静脉滴注，可促进病变的恢复。

2）起搏器治疗

对急性窦房结功能不全、二度Ⅱ型、三度房室传导阻滞，伴晕厥或心源性休克者，应及时给予临时心脏起搏，为治疗原发疾病创造机会。

【护理】

（一）一般护理

1. 患者宜安置在安静的单人房间，保持病房的安静，减少各种刺激。谢绝探视。一般患者可平卧，呼吸急促和血压不正常者可采用半卧位，休克者可采用仰卧中凹位。心律失常可因精神激动、烦躁而加重，护理人员应嘱患者安静勿躁，心情舒宽，并耐心听取患者诉说每次诱发的病因与处理经过，转告医生，以便做治疗参考。

2. 若患者清醒可给予高热量、高蛋白饮食。昏迷患者靠输入营养药物通常不能满足机体的需要，故一般须给予鼻饲。

3. 立即行心电监测，以明确心律失常的类型、发作频度，及时报告医生，争取早确定诊断，早定紧急抢救方案并协助处理。

4. 快速建立静脉通道，立即给予氧气吸入。

5. 急诊心律失常者，由于症状严重，病情凶险，患者多焦虑不安、惊恐、惧怕，有濒死感，加之原发病及血流动力学的影响，致使患者过度紧张。因此，应加强心理护理，耐心与患者交谈，并详细了解患者病情变化的原因，给患者讲明治疗方法和应该注意的事项，消除恐惧心理，使其积极配合治疗和护理，以利早日康复。

（二）病情观察与护理

1. 评估心律失常可能引起的临床症状，如心悸、胸闷、乏力、气短、头晕、晕厥等，注意观察和询问这些症状的程度、持续时间及给患者日常生活带来的影响。

2. 密切观察患者的意识状态、心率、呼吸、血压、皮肤黏膜状况等。一旦出现猝死的表现如意识丧失、抽搐、大动脉搏动消失、呼吸停止，立即进行抢救。

3. 严密监测心率、心律的变化。监测心律失常的类型、发作次数、持续时间、治疗效果等情况。当患者出现频发、多源室性期前收缩、R－on－T现象、阵发性室速、二度Ⅱ型及三度房室传导阻滞时，应及时通知医生。

4. 抗心律失常的药物常有一定的不良反应，甚至是毒性作用。护士应熟悉各种抗心律失常药物的作用机制、用法及注意事项等，并严格执行医嘱，在用药过程中，严密观察疗效及可能发生的药物不良反应。如利多卡因是当前治疗快速的室性异位心律的首选药物，但需注意剂量和给药的速度，静脉一般为 $1 \sim 4$ mg/min，静脉注射时，一次为 $50 \sim 150$ mg，5 分钟后可重复，但一般一小时内总量不超过 300 mg，否则因短时间内用量过多，会出现神经系统毒性症状，嗜睡、抽搐、感觉异常等。老年患者使用时更需密切观察。奎尼丁及普鲁卡因胺有心肌抑制、血管扩张的不良反应，会导致血压下降。因此，使用前后应观察血压、心率。奎尼丁药物易发生过敏，因此，第一次服用时必须使用试验剂量，观察有无皮疹、发热等。使用前后需测定血压，若血压低于 90/60 mmHg 或心率慢于 60 次/分应停药与医生联系。

5. 有些心律失常的发生常可能和电解质紊乱，尤其是钾或者酸碱失平衡有关。因此，常须紧急采血做血钾和血气分析的测定，以利及时纠正，使心律失常得到迅速控制。

6. 应随时准备好有关药物、仪器、器械、吸引器等抢救物品和器材。对可能出现快速的、威胁生命的心律失常，应备好除颤器。对可能出现高度或三度房室传导阻滞者，事先浸泡消毒临时起搏导管电极及附件，并备好临时起搏器。

（三）健康教育

1. 向患者及家属讲解心律失常的常见病因、诱因及防治知识。

2. 嘱患者注意劳逸结合、生活规律，保证充足的休息和睡眠，保持乐观、稳定的情绪。戒烟酒，避免摄入刺激性食物如咖啡、浓茶等，避免饱餐和用力排便。避免劳累、情绪激动、感染，以防止诱发心律失常。

3. 嘱患者遵医嘱用药，严禁随意增减药物剂量、停药或擅用其他药物。教会患者观察药物疗效和不良反应，发现异常及时就诊。

4. 教会患者及家属监测脉搏的方法以利于自我监测病情，对反复发生严重心律失常危及生命者，教会家属心肺复苏术以备急用。

（尉利芹）

第三节　急性心肌梗死

AMI 是由于冠状动脉急性闭塞，使部分心肌严重持久缺血而发生局部坏死。临床上有剧烈而较持久的胸骨后疼痛、休克、发热、白细胞增多、红细胞沉降率（简称血沉）加快、血清酶活性增高及进行性心电图变化等。相当于中医学中的"真心痛"。

【病因和发病机制】

现代医学认为，冠状动脉粥样硬化、持续的冠状动脉痉挛及冠状动脉内血栓形成是导致该支动脉所供应心肌坏死的原因。如在粥样硬化、冠状动脉狭窄的基础上发生心排血量骤降（出血、休克或严重的心律失常）或在左心室负荷剧增（重度体力活动、情绪激动、血压剧升），也可使心肌严重持久缺血引起心肌坏死。因此，多种因素促发下，冠状动脉持续痉挛是心肌梗死的原因之一。AMI 发病机理的现代观点认为，多种因素能够引起冠状动脉痉挛，反复而持久的冠状动脉痉挛进而引起冠状动脉血流停滞，血管阻断，损伤冠状动脉内膜，引起破裂、出血，使血栓素 A_2（TXA_2）在体内含量相对增多，引起血小板聚焦，促进血栓形成，这些又加重了冠状动脉痉挛，形成恶性循环。总之，内膜损伤引起的粥样斑块、血小板聚焦增强、冠状动脉痉挛三者互相作用，互为因果，最后导致 AMI。

中医学认为，本病属本虚标实之证，多由七情内伤、寒邪犯心、劳倦内伤、饮食不节、气血不足、肝肾亏虚所致。

【临床表现及辅助检查】

（一）症状

1/2～2/3 在病前几小时至两周或更长时间有先兆症状，其中常见的是原有稳定型心绞痛变为不稳定型，或无心绞痛者骤然发病，剧烈胸痛，疼痛多在胸骨后或心前区呈难以忍受的压榨、窒息或烧灼样剧痛，持续时间常超过 30 分钟，休息及含硝酸甘油不能缓解。但也有 5%～15% 的患者疼痛缺如，而代之以肺水肿、休克、晕厥及心律失常等。更有部分患者表现极不典型，如疼痛部位、性质不典型，出现一些疼痛的替代症状，如咽异物感、吞咽困难、左上肢发作性酸软无力等。或由 AMI 而反射性引起腹腔内脏器功能紊乱的表现，应注意警惕。

（二）体征

1. 一般情况

患者常呈焦虑不安或恐惧，手抚胸部，面色苍白，皮肤潮湿，呼吸增快；如左心功能不全时呼吸困难，常采半卧位或咳粉红色泡沫痰；发生休克时四肢厥冷，皮肤有蓝色斑纹。多数患者于发病第 2 日体温升高，一般在 38℃ 左右，1 周内退至正常。

2. 心脏

心脏浊音界可轻至中度增大；心率增快或减慢；可有各种心律失常；心尖部第一心音常减弱，可出现第三或第四心音奔马律；一般听不到心脏杂音，二尖瓣乳头肌功能不全或腱索断裂时心尖部可听到明显的收缩期杂音；室间隔穿孔时，胸骨左缘可闻及响亮的全收缩期杂音；发生严重的左心衰竭时，心尖部也可闻及收缩期杂音；10% ~ 20% 的患者可在发病 1 ~ 3 日出现心包摩擦音，持续数日，少数可持续 1 周以上。

3. 肺部

发病早期肺底可闻及少数湿啰音，常在 1 ~ 2 日消失，啰音持续存在或增多常提示左心衰竭。

（三）心电图检查

可起到定性、定位、定期的作用。透壁性心肌梗死典型改变是出现异常、持久的 Q 波或 QS 波。损伤型 ST 段的抬高，弓背向上与 T 波融合形成单向曲线，起病数小时之后出现，数日至数周回到基线。T 波改变，起病数小时内异常增高，数日至 2 周左右变为平坦，继而倒置。但有 5% ~ 15% 病例心电图表现不典型，其原因为小灶梗死，多处或对应性梗死，再发梗死，心内膜下梗死以及伴室内传导阻滞，心室肥厚或预激综合征等。以上情况可不出现坏死性 Q 波，只表现为 QRS 波群高度、ST 段、T 波的动态改变。另外，右心梗死、真后壁和局限性高侧壁心肌梗死，常规导联中不显示梗死图形，应加做特殊导联以明确诊断。

【诊断要点】

诊断主要依靠典型临床表现、特征性心电图改变及血清心肌酶谱检查。上述三项中具备二项即可确诊。但临床表现可不典型，故凡年龄在 40 岁以上，发生原因不明的胸闷伴恶心、呕吐、出汗、心功能不全、心律失常等，或原有高血压突然显著下降者，应考虑有急性心肌梗死的可能。

【鉴别诊断】

注意与心绞痛、主动脉夹层动脉瘤破裂、急性肺栓塞、急性心包炎（尤其是急性非特异性心包炎）、早期复极综合征以及上腹部疾病如溃疡病穿孔、急性胰腺炎、急性胆囊炎、胆石症、胆道蛔虫病、急性胸膜炎等相鉴别。此外，AMI 可有栓塞、室壁瘤、心脏破裂、乳头肌功能失调或断裂、心肌梗死后综合征等并发症。应注意检查，及时发现。

【治疗】

（一）中医治疗

1. 辨证论治

1）气虚血瘀：多见于 AMI 的初期，即发病后头 3 日之内。心前区剧痛，自汗，气短，倦怠，语言低微，胸闷。舌暗或见瘀点，苔薄白，或见舌体胖嫩，脉细或结、代。

治宜：益气活血。

方药：抗心梗合剂加减。

黄芪20 g，丹参、黄精各30 g，党参、赤芍、郁金各15 g，川芎10 g。

2）痰浊内阻：多见于 AMI 的中期，即发病后第3日至第4周。此时病渐平稳，气虚或阳虚的症状有所减轻，而痰湿痹阻较为突出。胸闷如窒而痛，痰白黏量多，倦怠身重，食欲下降、脘闷。苔浊腻，脉滑。

治宜：温化痰饮，健脾利湿，宣痹通阳。

方药：瓜蒌薤白半夏汤合冠心Ⅱ号方加减。

瓜蒌、薤白、丹参各30 g，党参、郁金各15 g，半夏、桂枝、厚朴、赤芍、生大黄各10 g。可随证加减。

3）气阴两虚：以恢复期多见，即发病的第3～4周，湿浊或痰热痹阻之象渐退，舌苔由厚转薄，病情稳定转入恢复期阶段。心悸气短，倦怠乏力，心烦易怒，自汗盗汗，头昏脚软，夜寐不安。舌质暗红或淡暗，苔少或剥脱，脉细数。

治宜：益气养阴，兼以活血化瘀。

方药：生脉散合冠心Ⅱ号方加减。

丹参30 g，党参、郁金各15 g，麦冬、赤芍、川芎各10 g，五味子6 g，降香3 g。可随证加减。

2. 中成药

1）冠心苏合丸：1丸，1日2次。用于镇痛。

2）心痛丸：1丸，每日2次。

3）田七末：3 g 即冲服，对止痛有效。

4）参附注射液：10～30 ml 加5%或10%葡萄糖液500 ml 静脉滴注，每日2次。用于休克。

5）速效救心丸：10～15粒，每日2次。用于镇痛。

6）七叶莲注射液：2 ml，肌内注射，每日1～3次，止痛有一定疗效。

7）复方丹参或丹参注射液：均可用2 ml 肌内注射，每日2次；或8～16 ml 加10%葡萄糖液200 ml 静脉滴注。有扩张血管，增加心血流量，活血化瘀止痛之效。

8）醒脑静注射液：可肌内注射或静脉注射，每次2～4 ml，每日1～2次。对神志欠佳者有效。

3. 单方、验方

1）太子参30 g，麦冬15 g，五味子10 g。水煎，每日1剂，复煎，分2次服，连服5～7日。亦可加丹参20 g。适用于气阴两虚者。

2）西洋参、田三七各30 g，灵芝60 g，丹参50 g。上药共研极细末，储瓶备用。每次服3 g，日2次，温开水送下。适用于气阴两虚者。

3）白木耳、黑木耳各10 g，冰糖少量。先将木耳温水泡发洗净，与冰糖放入碗中，加水适量，加盖，隔水炖1小时。1次或分次服用。适用于气阴两虚者。

4）鲜山楂30 g 打碎，加水适量，少量白糖调味，每日服1剂，疗程不限。

5）黑木耳30 g，加葱、蒜适量，烹调做菜佐膳，要经常服用，可减慢血小板的凝聚，避免血栓的形成。

4. 针灸治疗

1）体针：主穴为心俞、厥阴俞，配穴为内关、足三里、间使。每次取主穴 1 对，配穴 1 对或 1 侧，不留针。每日 1 次，2 周为 1 个疗程。

2）穴位注射：主穴为心俞、厥阴俞，配穴为内关、间使。每日取两穴交替，每穴注射复方活血注射液 0.5 ml，15～20 次为 1 个疗程。

5. 推拿疗法

上脘、中脘、下脘、神阙、关元等穴。

（二）西医治疗

治疗原则是保护和维持心脏功能，挽救濒死和缺血的心肌，防止梗死扩大，及时处理严重心律失常、心功能不全、休克和各种并发症，防止猝死，并及早发现，加强院前的抢救。

1. 入院前的紧急救治措施

有 1/3～1/2 的患者在到达医院以前已经死亡，因此，患者的自救及他人的现场抢救和迅速而又稳妥的转送，与入院后抢救具有同等重要意义。

冠心病患者应了解有关卫生知识，尽量不单独外出，随身携带必要的抢救药物，特别在活动中感到胸痛时应立即坐下休息。有冠心病史者，应立即含服 1 片硝酸甘油，5～10 分钟不缓解时可含服第 2 片，如仍无缓解，即应疑有 AMI 可能，争取向周围的人说明情况以求得帮助。如患者发生心搏骤停，应给予紧急处理，待病情稳定后再护送就近医院治疗。切不可在心搏骤停时只消极等待医护人员或盲目转送。若医务人员在场，可予肌内注射利多卡因 100～200 mg 及采取止痛措施。

2. 入院后的一般治疗

1）监护：患者应立即送入冠心病监护病房（CCU），实施心电监护 2～3 日，病情平稳后转入次一级监护室。

2）休息：心肌梗死第 1 周应绝对卧床休息，第 2 周患者可在床上做四肢活动，第 3～4 周帮助患者在床上起坐，然后逐步离床在床旁站立和室内缓步行走，活动量的掌握必须循序渐进，切忌突然加大活动量，活动中发生胸痛应立即卧床休息。

3）饮食：以易消化的低脂、低热量半流质为宜；少量多餐，适当限盐，用利尿剂者宜多进含钾食物；食物中应用足量纤维素以防便秘；如有便秘予以大便软化剂或缓泻剂。

4）吸氧：入院的最初 3～4 日常规予以间断或持续氧气吸入，病情重时酌情延长。

5）维持静脉通道：以保证静脉注入急救药品。头 3 日须持续静脉补液，输液量视病情而定，保持水、电解质和酸碱平衡。

6）镇静剂：精神过度紧张与恐惧对患者极为不利，酌予镇静剂如地西泮每日 2.5 mg 3～4 次口服，必要时 5～10 mg 肌内注射，不仅可镇静，也可协助止痛药物的作用，减少体内儿茶酚胺及游离脂肪酸释放，降低心室充盈压及动脉压从而减轻心脏负荷。夜间必须保证患者足够的睡眠。

7）止痛剂：剧烈胸痛引起冠状动脉痉挛，增加儿茶酚胺释放，从而能导致梗死面积扩大，增加心律失常、心力衰竭及心源性休克的发生机会，因此镇痛往往是首要的治疗。目前多主张首选吗啡 2 ~ 8 mg（生理盐水 3 ~ 5 ml 稀释）静脉注射，速度小于每分钟 1 mg，若疼痛未缓解，间隔 5 ~ 10 分钟重复给药，呼吸在每分钟 12 次以下时切勿使用。哌替啶的作用和副作用与吗啡相似，止痛作用较弱，不做常规用药。芬太尼药理作用与吗啡相似，止痛效力比吗啡大 100 ~ 200 倍，肌内注射 15 分钟起效，维持作用 1 ~ 2 小时，本药有轻微的拟胆碱作用，肌内注射时呼吸抑制不明显。常用芬太尼 0.05 ~ 0.1 mg 皮下注射。对于疼痛不止、明显躁动不安时，可试用冬眠疗法，于 500 ml 液体内加哌替啶 50 ~ 100 mg，异丙嗪 25 ~ 50 mg，双氢麦角碱 0.6 mg 静脉滴注，密切观察血压与心率变化。

此外，当今最新应用 β 受体阻滞剂普萘洛尔、阿替洛尔、噻吗洛尔、美托洛尔，不仅对血压较高、心率较快的前壁梗死的患者有显著止痛效果，且能改善预后。用药过程中应严密监测血压和心功能。

3. 心肌再灌注

1）溶栓疗法：有静脉和冠状动脉两种给药途径。静脉溶栓简便易行，可争取抢救时机，但盲目用药，剂量偏大，出血并发症增多。因此，有人主张先自静脉内给予半量，再在闭塞的冠状动脉内补充给药。适应证：心电图上 2 个或多个导联有进行性心肌损伤表现（ST 段抬高）；年龄小于 75 岁；无禁忌证。禁忌证：对溶栓药物过敏者；2 周内有外科手术、脑出血或蛛网膜下隙出血者；凝血功能有缺陷者；新近内脏出血或有活动性溃疡者。

（1）链激酶和尿激酶：均为纤维蛋白溶酶的激活剂。国内以静脉内给药者为多。方法：链激酶 50 万 ~ 100 万 U 加入 5% 葡萄糖液 100 ml 内，30 ~ 60 分钟滴完，后每小时给予 10 万 U，静脉滴注 24 小时。用前需做皮肤过敏试验，治疗前半小时肌内注射异丙嗪 25 mg，加少量地塞米松同时滴注可减少过敏反应的发生。用药前后进行凝血方面的化验检查，用量大时尤应注意出血倾向。冠状动脉内注射时先做冠状动脉造影，经导管向闭塞的冠状动脉内注入硝酸甘油 0.2 ~ 0.5 mg，后注入链激酶 2 万 U，继之每分钟 2 000 ~ 4 000 U，共 30 ~ 90 分钟，至再通后继用每分钟 2 000 U，30 ~ 60 分钟。患者胸痛突然消失，ST 段恢复正常，心肌酶峰值提前出现为再通征象，可每 15 分钟注入 1 次造影剂观察是否再通。尿激酶无抗原性，作用较链激酶弱。50 万 ~ 100 万 U 静脉滴注，60 分钟滴完。冠状动脉内应用时每分钟 6 000 U 持续 1 小时以上至溶栓后再维持 30 ~ 60 分钟。

（2）重组组织型纤溶酶原激活剂：本品对血凝块有选择性，故疗效高于链激酶。冠状动脉内滴注 0.375 mg/kg，持续 45 分钟。静脉滴注用量为 0.75 mg/kg，持续 90 分钟。

（3）其他：国内有去纤酶、溶栓酶、抗栓酶等蛇毒制剂，其疗效尚未明确。

单纯溶栓疗法再灌注率为 50% ~ 75%，不能纠正造成冠状动脉残余狭窄的粥样斑块，溶栓成功后 15% ~ 35% 再次阻塞，在治疗后应使用肝素抗凝治疗 1 周及抗血小板凝集药物或继用经皮冠状动脉腔内成形术（PTCA）。

2）PTCA：通过使病变内膜和粥样斑块破裂以及中膜过度伸展而使动脉腔内径增宽，达到冠状动脉再通。AMI 时可以紧急 PTCA 术，其成功的标准是直径增加 20% 以上，成功率为 62% ~ 90%，复发率为 30% 左右，且大部分在治疗后 6 个月以内。第 2 次 PTCA 较首次成功率高，且并发症少，1 年后复发率为 30%，若与溶栓相结合其疗效更佳。

4. 缩小梗死面积

治疗原则是减少心肌耗氧量，增加心肌的供能，增加心肌供氧，保护缺氧心肌。

1）硝酸酯类：此类药物能扩张冠状动脉，增加心肌供血。急性期静脉给药，缓解后改为口服。其剂量因人、依病情决定。常用首选药为硝酸甘油，其剂量为 25 mg 溶于 10% 葡萄糖液 500 ml 中静脉滴注，初滴速为每分钟 12.5 μg，每 5 ~ 10 分钟按心律、血压及临床效应调整滴速，一般为每分钟 25 ~ 50 μg 给药时间一般持续 72 小时，少数泵衰竭者为 7 ~ 10 日。如收缩压 <80 mmHg 加入多巴胺 10 ~ 20 mg 滴注。

2）β 受体阻滞剂：实践证明，早期应用 β 受体阻滞剂可缩小梗死面积，增加存活率。心力衰竭、支气管哮喘、低血压、心率慢时禁用。常用药物为普萘洛尔 5 ~ 10 mg 加入 10% 葡萄糖液内静脉滴注 2 ~ 3 小时，或 20 ~ 30 mg 每日 3 次口服；也可选用噻吗洛尔 5 ~ 10 mg，每日 2 次口服；或美托洛尔 50 ~ 100 mg，每日 2 次口服。近年来有人提出，只要无 β 受体阻滞剂禁忌证的心肌梗死患者，在病后 5 ~ 7 日可长期服用 β 受体阻滞剂，以预防再梗死和猝死。

3）钙离子拮抗剂：通常用硝苯地平 10 ~ 20 mg，每日 2 ~ 3 次口服。有高血压者更适合应用，与硝酸酯类及 β 受体阻滞剂有协同作用，可以联合用药。

4）低分子右旋糖酐及复方丹参等活血化瘀药物：一般可选用低分子右旋糖酐每日静脉滴注 250 ~ 500 ml，7 ~ 14 日为 1 个疗程。在低分子右旋糖酐内加入活血化瘀药物如血栓通 4 ~ 6 ml、川芎嗪 80 ~ 160 mg 或复方丹参注射液 12 ~ 30 ml，疗效更佳。心功能不全者低分子右旋糖酐应慎用。

5）含镁极化液（GIKM）：AMI 患者常有血清镁浓度降低及心肌组织缺镁。缺镁可引起冠状动脉痉挛、心肌缺血及心律失常和猝死。因此，在普通极化液中加入镁有利于纠正心肌梗死后低镁血症，缓解冠状动脉痉挛，改善心肌缺血，预防心律失常和猝死。具体用法为 10% 氯化钾 10 ~ 15 ml，25% 硫酸镁 10 ~ 20 ml，普通胰岛素 12 U 加入 10% 葡萄糖液 500 ml 中静脉滴注，每日 1 次，2 周为 1 个疗程。

6）透明质酸酶：此酶能够增加细胞间隙，促进营养物质的转运，显示有改善心肌缺血和减少梗死面积的作用。应在发病早期应用，超过 9 小时常难以奏效。先用 150 U 做皮试，如阴性，则按 500 U/kg 静注，每 6 小时 1 次，共用 48 ~ 72 小时。此疗法为现代试验性治疗之一。

7）前列环素有扩张血管、抗血小板凝集及减少溶酶体酶释放、防止梗死灶扩大等作用，可用每分钟 6 mg/kg 静脉滴注。

5. 严密观察，及时处理并发症

1）抗休克：目前对 AMI 休克的治疗尚不满意，须尽早发现，及时处理。

（1）补充血容量：CVP 和 PAWP 低者，估计有血容量不足，可用低分子右旋糖酐或 5% ~ 10% 葡萄糖液静脉滴注。待 CVP 或 PAWP 复后则应停止。输液速度不宜过快。

（2）应用升压药：补充血容量后血压仍不升而 PAWP 和心排血量正常时，提示周围血管张力不足，可用升压药，如①多巴胺 10~30 mg 加入 5%~10% 葡萄糖液 100 ml，静脉滴注。②间羟胺 10~30 mg。③去甲肾上腺素 0.5~1 mg 静脉滴注。多巴胺与间羟胺或去甲肾上腺素可联合使用。④多巴酚丁胺 250 mg 加入 5% 葡萄糖液 250~500 ml 静脉慢滴。

（3）应用血管扩张剂：经上述处理仍不升压，而 PAWP 升高，心排血量下降，周围血管收缩，出现四肢厥冷、发绀时，可用血管扩张剂。在 5% 葡萄糖液 100 ml 加硝普钠 5~10 mg、硝酸甘油 1 mg 或酚妥拉明 10~20 mg，静脉滴注。

（4）其他：①纠正酸中毒可用 5% 碳酸氢钠。②氧气吸入。③注意尿量，保护肾功能。④肾上腺皮质激素的应用，如氢化可的松静脉滴注。

2）抗心律失常：AMI 有 90% 以上出现心律失常，绝大多数发生在梗死后 72 小时内，不论是快速型或缓慢型心律失常，对 AMI 患者均可引起严重后果。因此，及早发现心律失常，特别是严重的心律失常前驱症状，并给予积极的治疗。

（1）对出现室性期前收缩的 AMI 患者，均应严密心电监护及处理。频发的室性期前收缩或室速，应以利多卡因 50~100 mg 静脉注射，无效时 5~10 分钟可重复，控制后以每分钟 1~3 mg 静脉滴注维持，情况稳定后可改为药物口服；美西律 150~200 mg，普鲁卡因胺 250~500 mg，溴苄胺 100~200 mg 等，6 小时 1 次维持。

（2）对已发生室颤应立即行心肺复苏术，在进行心脏按压和人工呼吸的同时争取尽快实行电除颤，一般首次即采取较大能量（200~300 J），争取 1 次成功。

（3）对窦性心动过缓如心率小于每分钟 50 次，或心率在每分钟 50~60 次但合并低血压或室性心律失常，可以阿托品每次 0.3~0.5 mg 静脉滴注，无效时 5~10 分钟重复，但总量不超过 2 mg。也可以氨茶碱 0.25 g 或异丙肾上腺素 1 mg 分别加入 300~500 ml 液体中静脉滴注，但这些药物有可能增加心肌耗氧量或诱发室性心律失常，故均应慎用。以上治疗无效症状严重时可采用临时起搏措施。

（4）对房室传导阻滞一度和二度Ⅱ型者，可应用肾上腺皮质激素、阿托品、异丙肾上腺素治疗，但应注意其副作用。对三度及二度Ⅱ型者宜行临时心脏起搏。

（5）对室上性快速心律失常可选用 β 受体阻滞剂、洋地黄类（24 小时内尽量不用）、维拉帕米、胺碘酮、奎尼丁、普鲁卡因胺等治疗，对室上速、房颤及房扑药物治疗无效可考虑直流同步电转复或人工心脏起搏器复律。

3）心力衰竭的治疗：主要是治疗急性左心衰竭，以应用吗啡（或哌替啶）和利尿剂为主，也可选用血管扩张剂以减轻左心室后负荷，或用多巴酚丁胺 250 mg 加入 5% 葡萄糖液 250~500 ml 内静脉滴注，每分钟 10 μg/kg 治疗。在梗死发生后 24 小时内宜尽量避免使用洋地黄类药，以免引起室性心律失常。

4）其他并发症的治疗

（1）心肌梗死后综合征：患者表现为发热、胸痛、心包积液或肺炎，多出现在 AMI 2~10 周。抗生素一般无效，可口服阿司匹林、吲哚美辛。心包或胸腔积液时可用类固醇激素，如泼尼松 40~60 mg，每日 1 次晨服，常需用 6~8 周，停药过早可再发。

（2）肩手综合征：为 AMI 后发生的肩、腕、手部的肿胀、疼痛、僵硬感及运动障碍，其原因可能是肩部肌肉反射性痉挛或梗死早期活动过少，肌肉废用所致，治疗可采用理疗或局部封闭。

（3）前胸壁综合征：是 AMI 后 2 月内出现的前胸壁疼痛，与心肌病变无关，可因局部活动（如抬高上肢）而诱发，不伴心电图及心肌酶学改变。可予止痛、镇静药物，理疗或酌用类固醇激素。

（4）心室壁瘤：发生率为 10% ~ 30%，心电图除有心肌梗死的异常 Q 波外，约2/3病例有 ST 段持续抬高 1 月以上。X 线检查、记波摄影、左室造影、超声心动图和放射性核素心血池扫描均有助于诊断。并发室壁瘤易发生心力衰竭、心律失常或栓塞，必要时可考虑手术切除。

（5）心脏破裂：是 AMI 的严重并发症，一般在梗死后 1 周内发生，24 小时内发生者尤多。该症一旦发生，手术治疗是唯一方法，但患者常因病情来势凶猛而死亡。对室间隔的破裂穿孔，如有机会可紧急手术修补穿孔。

（6）栓塞：AMI 后动脉栓塞的发生率为 2% ~ 10%，以脑栓塞及肺栓塞最为常见，其次是四肢动脉栓塞，多发生于起病 1 周之后。

（7）心脑卒中：可能因同一机理造成心、脑急性血运障碍，治疗重点在心肌梗死。

6. 康复期处理

无严重并发症而病情稳定者，平均住院 4 ~ 5 周即可出院。经 2 ~ 4 个月逐渐增加体力活动锻炼后，如对运动负荷反应良好，逐渐恢复轻工作。即使完全康复后也不宜重体力劳动，亦应避免精神过度紧张，吸烟者应严格戒烟。

【护理】

（一）一般护理

1. 单人房间，保持环境安静。

2. 做好心理护理，避免情绪激动，消除紧张情绪。

3. 心肌梗死后第一日应绝对卧床休息，一切活动均由护理人员或家属完成；第二日可在床上洗漱、活动下肢；以后逐渐坐起进餐，床旁排便；发病后的 2 ~ 3 周，患者在医护人员帮助下逐渐增大活动量，由起床、站立、慢走、洗温水浴到以平常的走路速度进行室内步行，而后试着下楼，逐步增加医疗体操、上下一层楼梯或院内行走，此期允许会客、看电视及阅读报纸杂志，但要避免过度疲劳；第 4 ~ 8 周，原则上采用能量消耗少的活动如生活自理、修剪花木、家务琐事等，步行是活动的重要内容，逐步增加步行距离和时间；第 9 ~ 12 周，可恢复原先的日常活动，活动形式可根据患者的爱好、体力状况、特殊要求及可能获得的条件进行锻炼。

4. 合理调整饮食，给予一定的水分，增加水果、蔬菜摄入，食用蜂蜜、香蕉等，促进排便。

5. 急性期可给予缓泻剂，加强腹部按摩，必要时可做低压清洁灌肠，协助排便；要减轻患者精神上和心理上的不安，避免排便时过度屏气，防止因腹内压急剧升高，反射性引起心率及冠状动脉血流量变化而发生意外。在排便前可预防性口服硝酸异山梨酯，排便时，医护人员应在床旁守护，严密观察心电图的改变，防止发生意外。

6. 备好各种抢救药品与器械：熟悉各种抢救药品和器械的使用方法，尤其是除颤器的使用方法及指征必须掌握，以便更好地配合抢救。

（二）病情观察与护理

AMI系危重疾病，应早期发现危及患者生命的先兆表现，如能得到及时处理，可使病情转危为安。故需严密观察以下情况：

1. 血压

始发病时应每0.5～1小时测量1次血压，随血压恢复情况逐步减少测量次数为每日4～6次，基本稳定后每日1～2次。若收缩压在90 mmHg以下，脉压减小，且音调低落，要注意患者的神志状态、脉搏、面色、皮肤色泽及尿量等，是否有心源性休克的发生。此时，在通知医生的同时，对休克者采取抗休克措施，如补充血容量，应用升压药、血管扩张剂以及纠正酸中毒，避免脑缺氧，保护肾功能等。有条件者应准备好CVP测定装置或漂浮导管测定PAWP设备，以正确应用输液量及调节液体滴速。

2. 心率、心律

在CCU进行连续的心电、呼吸监测，在心电监测示波屏上，应注意观察心率及心律变化。及时检出可能作为恶性心动过速先兆的任何室性期前收缩，以及室颤或完全性房室传导阻滞，严重的窦性心动过缓、房性心律失常等，如发现室性期前收缩为：①每分钟5次以上。②呈二、三联律。③多源性期前收缩。④室性期前收缩的R波落在前一次主搏的T波之上，均为转变阵发性室速及室颤的先兆，易造成心搏骤停。遇有上述情况，在立即报告医生的同时，需应用相应的抗心律失常药物，并准备好除颤器和人工心脏起搏器，协同医生抢救处理。

3. 胸痛

AMI患者常伴有持续剧烈的胸痛，应注意观察患者的胸痛程度。剧烈胸痛可导致低血压，加重心肌缺氧，扩大梗死面积，引起心力衰竭、休克及心律失常。常用的止痛剂有罂粟碱肌内注射或静脉滴注，硝酸甘油0.6 mg含服，疼痛较重者可用哌替啶或吗啡。在护理中应注意可能出现的药物不良反应，同时注意观察血压、尿量、呼吸及一般状态，确保用药的安全。

4. 呼吸急促

注意观察患者的呼吸状态，对有呼吸急促的患者应注意观察血压、皮肤黏膜的血循环情况、肺部体征的变化及血流动力学和尿量的变化。发现患者有呼吸急促、不能平卧、烦躁不安、咳嗽、咳泡沫样血痰时，立即取半坐位，给予吸氧，准备好快速强心、利尿剂，配合医生按急性心力衰竭处理。

5. 体温

AMI患者可有低热，体温在37～38.5℃，多持续3日左右。如体温持续升高，1周后仍不下降，应疑有继发肺部或其他部位感染，及时向医生报告。

6. 意识变化

如发现患者意识恍惚、烦躁不安，应注意观察血流动力学及尿量的变化。警惕心源性休克的发生。

7. 器官栓塞

在AMI第1～2周，注意观察组织或脏器有无发生栓塞现象。因左心室内附壁血栓可脱落，而引起脑、肾、四肢、肠系膜等动脉栓塞，应及时向医生报告。

8. 心室膨胀瘤

在心肌梗死恢复过程中，心电图表现虽有好转，但患者仍有顽固性心力衰竭或心绞痛发作，应疑有心室膨胀瘤的发生。这是由于在心肌梗死区愈合过程中，心肌被结缔组织所替代，成为无收缩力的薄弱纤维瘢痕区。该区内受心腔内的压力而向外呈囊状膨出，造成心室膨胀瘤。应配合医生进行 X 线检查以确诊。

9. 心肌梗死后综合征

需注意在 AMI 后 2 周、数月甚至 2 年内，可并发心肌梗死后综合征。表现为肺炎、胸膜炎和心包炎征象，同时也有发热、胸痛、血沉和白细胞升高现象，酷似 AMI 的再发。这是由于坏死心肌引起机体自身免疫变态反应所致。如心肌梗死的特征性心电图变化有好转现象又有上述表现时，应做好 X 线检查的准备，配合医生做出鉴别诊断。因本病应用肾上腺皮质激素治疗效果良好，若因误诊而用抗凝药物，可导致心腔内出血而发生急性心脏压塞。故应严密观察病情，在确诊为本病后，应向患者及家属做好解释工作，解除顾虑，必要时给患者应用镇痛及镇静剂；做好休息、饮食等生活护理。

（三）健康教育

1. 注意劳逸结合，根据心功能进行适当的康复锻炼。

2. 避免紧张、劳累、情绪激动、饱餐、便秘等诱发因素。

3. 节制饮食，禁忌烟酒、咖啡、酸辣刺激性食物，多吃蔬菜、蛋白质类食物，少食动物脂肪、胆固醇含量较高的食物。

4. 按医嘱服药，随身常备硝酸甘油等扩张冠状动脉药物，定期复查。

5. 指导患者及家属，病情突变时，采取简易应急措施。

（董真真）

第四节　感染性心内膜炎

感染性心内膜炎（IE）是心脏内膜表面的微生物感染，以赘生物为主要特征性的病变。赘生物为大小不一、形状不定的血小板和纤维素团块，其网状结构内充满大量微生物和少量炎症细胞。心脏瓣膜最常受累，但感染也可发生在间隔缺损部位、腱索或心壁内膜。动静脉瘘、动脉瘘（如动脉导管未闭）或主动脉缩窄处的感染虽属动脉内膜炎，但临床与病理均类似于 IE。多个群的细菌和真菌，以及分枝杆菌、立克次体、衣原体、支原体均可引起 IE；而最常见的病原体为链球菌、葡萄球菌、肠球菌和需复杂营养的革兰阴性菌属。

根据病情的缓急，IE 可分为急性感染性心内膜炎（AlE）和亚急性感染性心内膜炎（SIE）。AIE 往往由毒力较强的病原体感染，有严重的全身中毒症状，未经紧急救治可在数日到数周内死亡。

感染性心内膜炎又可分为自体瓣膜心内膜炎（NVE）、人工瓣膜心内膜炎（PVE）和静脉药瘾者心内膜炎。

中医根据本病的发病及其临床表现的特点，认为本病属于"温病"范畴。由素体正虚、感受邪毒而成，病变出现心肺气绝者，预后不良。

【病因和发病机制】

现代医学认为IE绝大多数发生于心脏病的基础上。近年来发生于无心脏病变者显著增多，已占首位。其原因可能与经血管的各种创伤性检查与治疗，各种内镜检查日渐增多，使感染机会明显增加有关。亦可见由药物或疾病引起免疫功能抑制的患者。发生于冠心病基础上的患者有增加趋势，多见于老年男性，主要侵犯主动脉瓣；而风湿性心脏病所占的比例明显减少。先天性心脏病史，以动脉导管未闭、室间隔缺损、法洛四联症最常发生。IE约90%是链球菌或葡萄球菌。草绿色链球菌发病率在下降，但仍占优势。金黄色葡萄球菌、肠球菌、表皮葡萄球菌、革兰阴性菌或真菌的比例明显增高。近年来由于普遍地使用广谱抗生素，致病菌种已明显改变，几乎所有已知的致病微生物都可引起本病，各种条件致病菌亦明显增多。同一病原体可产生急性病程，也可产生亚急性病程。两种细菌的混合感染时有发生。草绿色链球菌为口腔及上呼吸道的常居细菌，因此牙齿、扁桃体、咽喉部是病原菌的常见侵入途径；此外，在尿路、肠道、产科方面的感染和手术操作等均易致菌血症。当心脏瓣膜存在病理变化或有先天性缺损时，侵入的细菌可在心瓣膜、心内膜和动脉内膜的损伤部位上黏附、繁殖，引起炎症，最常见的部位为病变的瓣膜和受血流漩涡冲击最强之处，而黏附力量最强者为金黄色葡萄球菌及肠球菌；其次为草绿色链球菌、表皮葡萄球菌及绿脓杆菌；黏附力最差的是大肠杆菌。在黏附、繁殖过程中的细胞被冲入血流形成菌血症，菌血症反复发生可使机体产生循环抗体，尤其是凝集素，它可促使病原体集聚于心内膜损伤处，数量增多而引起感染。有人认为革兰阳性菌常侵犯瓣膜，而革兰阴性菌则好侵袭心内膜游离壁。

在心脏瓣膜病损、先天性心血管畸形等心脏基础病变处，存在着异常的血流压力阶差，产生血流的强力喷射和涡流。高速喷射的血流强力地撞击低压腔侧心内膜，使心内膜损伤，胶原暴露，引起血小板和纤维蛋白沉积，形成血小板纤维蛋白微栓，并可机化，为细菌的黏着创造了条件。另外，涡流可使病原体沉淀于低压腔的近端、血液异常流出处的受损心内膜上。在正常人的血液中，虽时常有少数细菌由口腔、鼻、咽部及其他部位侵入而引起菌血症，但大多为时短暂，很快被抗体清除。但反复的菌血症可使机体产生特异性抗体，尤其是凝集素，可使细菌凝集成团，黏附于血小板纤维蛋白微栓上，从而引起感染。另外，有些细菌有很强的黏着力。当大量细菌入侵血液后，对富含纤维素之类的糖蛋白的心内膜、瓣膜表面有较强的黏着力，即可黏着、繁殖，引起炎症。黏着力最强的细菌为金黄色葡萄球菌及肠球菌，其次为草绿色链球菌、表皮葡萄球菌及绿脓杆菌，最差的是大肠杆菌。

免疫对IE的发病和治疗亦起着一定的作用，瓣膜感染后所产生的免疫反应可引起无菌性关节炎、关节痛以及肾脏损害。过去认为IE并发弥漫性肾小球肾炎是微小栓子引起肾栓塞所致，但近年来认为，它是一种免疫复合物所致疾病。本病患者血液中补体

（主要为C3）浓度降低，说明其在抗原抗体反应中被结合掉。而且循环血液中出现抗原抗体复合物，用免疫荧光检查，可在电镜下观察到肾小球基底膜上有抗原抗体复合物沉积。再者，IE并发弥漫性肾小球肾炎患者死亡之后，尸检时其肾小球洗脱液能与生前培养出的细菌发生特异性结合。

主动脉瓣关闭不全时，常见的感染部位在主动脉瓣的左室面和二尖瓣腱索上；二尖瓣关闭不全时，感染灶位于二尖瓣的心房面和左房内膜上；室间隔缺损则位于左右室间隔缺损处的内膜面和肺动脉瓣的心室面。但当缺损面积大到引起左右心室不存在压力阶差或并发肺动脉高压使分流量减少时，则不易患本病。

心脏外科手术时，污染的人造瓣膜、缝合材料、器械等容易使术后出现菌血症。同时，手术时血液经过体外循环转流后，其吞噬作用被消除、破坏，减弱了对病原体的清除能力。这些都参与形成术后IE。

中医学认为，疾病的发生有正邪两种因素。正气不足可为邪气的侵入创造条件；邪气的入侵则是发病的直接因素。正不胜邪则病生。本病患者素体心虚或有宿疾，正气不足，抵抗力弱，"至虚之处，便是留邪之地"，故易为邪毒所犯；热毒邪气入侵后，先犯气分，出现气分热毒炽盛或热毒壅肺，表现为高热寒战、多汗、心烦、口渴、尿赤，或高热、咳嗽、咳痰、胸痛、喘促，甚或气热伤及肺络而咯血。随着病情的发展，热毒由气及营，形成气（血）营两燔，表现为发热不退，烦躁不安，心悸气促，皮肤黏膜出现瘀斑、瘀点，甚或神昏谵语、舌质红绛。热毒邪气燔于气（血）营，一方面可耗伤气阴，出现低热滞留、心悸、怔忡、疲乏多汗、动则气短、口干咽燥等症。如病变严重，心肺之气耗损太过，则出现心肺气绝而见呼吸急促、喘息抬肩、口唇发绀、汗出如油、四肢厥冷、脉散乱无伦等险恶之候。另一方面，热毒之邪扰动肝风，形成热陷心营、肝风内动的病机变化，出现剧烈头痛、神昏躁扰、颈项强直或肢体抽搐，此时预后大多不良。再一方面，热毒邪气还可煎炼阴血，扰乱气机，导致气滞瘀阻，这一病机形成后，其病理产物——瘀滞，可作为第二病因，阻滞人体脏腑经络，产生一系列变证。瘀阻脑络，可致神机不灵、失语、口眼歪斜、肢体不运，甚至偏瘫，中焦气滞瘀阻，可见腹痛剧烈、腹部硬满或左上腹痛连胁肋、腹有肿块；瘀阻下焦可见下焦气滞不畅而腰痛；血络受阻，血不循经，可见尿血。"下焦如渎"，主水道之通调，气滞瘀阻可致水道不利，少尿或无尿。总之，本病来势凶险，病情严重，病理变化错综复杂，常形成多病机并存、症状表现复杂多变的局面。其原始原因是正虚感受邪毒，变证病因是病理产物瘀滞，病变涉及多部位、多脏腑经络，病机演化有突变性的特点。

【临床表现及辅助检查】

（一）临床表现

多发于青壮年，男：女为2:1，草绿色链球菌是最常见的致病菌，患者常有获得性或先天性心脏病病史，如风湿性心瓣膜病、法洛四联症、动脉导管未闭等。多数患者无前驱症状，部分近期有手术、器械检查或感染史，起病缓慢而无特异性。

起病多缓慢，出现低热、疲倦、食欲减退，但亦有起病急骤，伴寒战、高热和器官栓塞现象。

1. 全身感染表现

1）发热：约80%病例有不同程度的发热，热型不规则。老年人及充血性心力衰竭、尿毒症或已用过抗生素的患者体温可能正常。

2）乏力、食欲下降、多汗、肌肉关节酸痛、进行性贫血。

3）多数患者可出现肝、脾肿大，质软并有轻度压痛。

4）1/3患者可出现非发绀型杵状指（趾）。

2. 心脏症状

1）心脏杂音：杂音易变是本病的特征性表现之一，一旦出现具有重要诊断价值。当腱索断裂或瓣叶穿孔时，可出现新的高调收缩期杂音。

2）心力衰竭：常见于治疗延误或治疗无效的患者，且是导致患者死亡的重要原因。

3）心律失常：在本病中并非少见，多为室性期前收缩，其次为房颤；约4%患者可发生高度房室传导阻滞，为本病死亡的重要原因。

3. 栓塞及血管病变表现

1）脏器栓塞：IE的赘生物脱落可导致动脉栓塞，临床上以脑、脾、肾、四肢多见；右侧IE可导致肺栓塞，并出现相应的临床症状；少数冠状动脉栓塞，出现心肌梗死的表现；脑细菌性动脉瘤破裂可导致脑出血。

2）皮肤黏膜小血管病变：①淤点，多分布于上腔静脉引流区，口腔及眼结膜处，常可成群反复出现；②Osler结节，分布于手指、足趾末端的掌面、足底或大小鱼际处，呈红色或紫红色结节，略高于皮肤，有明显压痛；③Janeway结，出现在手掌或足底的无痛性小出血点或红斑损害；④Roth点，眼底呈中心发白的棉絮状出血区，约见于50%的患者；⑤指甲下线形出血。

（二）辅助检查

血培养对本病的诊断有重要意义，阳性血培养结果不仅可作为诊断本病的最直接证据，而且可同时做药敏试验，以利选用抗生素。有75%～85%的患者血培养阳性。目前认为，IE的病原体可以随赘生物不间断地进入血循环中，产生持续的菌血症状态。但是，24小时内血中细菌数量不一，可影响培养的阳性率。为了提高血培养的阳性率，应注意以下几点：①严防污染；②在应用抗生素前24小时内采集3～5次血液标本，每次至少取血10～15 ml，取血时间以寒战或体温升高时为好；③血培养前如用过抗生素，培养瓶肉汤量应多些，达到采血量的20倍，以降低抗生素浓度，或做消除抗生素作用的处理，如曾用过青霉素，在培养瓶中加入青霉素酶，用过磺胺药者加入对氨苯甲酸，以利细菌生长；④培养观察时间不应少于3周，对疑为布鲁氏杆菌、生长缓慢的革兰阴性杆菌以及小嗜氧链球菌感染者应培养4周，并选用特殊条件；⑤常规应做需氧和厌氧菌培养，必要时应做霉菌（主要为念珠菌）检查；⑥如静脉血培养阴性，骨髓培养可获较高的阳性率。

【诊断】

对不明原因发热1周以上伴有心脏杂音，伴或不伴有栓塞表现，均应考虑本病的诊断。血培养阳性或超声心动图发现赘生物有确诊价值。对于无发热或无心脏杂音或血培养阴性者，如有不能解释的贫血、心瓣膜病变进行性加重、顽固性心力衰竭、反复周围动脉栓塞、多发性肺栓塞、肾脏损害等均应考虑本病的诊断。

【鉴别诊断】

对于以发热为主要表现，心脏体征变化不明显者须与败血症、伤寒、结核、上呼吸道感染、肿瘤、胶原组织疾病等鉴别。以心力衰竭表现为主，无自觉发热或仅偶有低热者极易漏诊，对心力衰竭顽固不易控制者，应注意是否合并本症。因栓塞致使身体某一局部症状特别明显，如肾栓塞引起肾区痛及血尿者，须与肾结石鉴别。本病以神经或精神症状为主要表现者，在老年人中应注意与脑动脉硬化所致脑梗死、脑出血及精神改变相鉴别。本病与风湿热的鉴别较困难，后者多为年轻人，发热，多伴有多发性、游走性、非化脓性关节炎，环形红斑，皮下结节，心肌炎，心包炎等损害。而栓塞、淤点、Osler 小结、杵状指、脾大仅见于 IE。血培养阳性更是鉴别的重要指标。此外，在风湿性心脏病的基础上发生本病，经足量抗生素治疗而热不退，心力衰竭不见好转，应怀疑合并风湿活动的可能。两病可同时存在。

【治疗】

（一）中医治疗

1. 辨证论治

1）热扰心神：症见发热甚而恶热，或有寒战，汗出血不解，烦渴，心悸，时有神昏，小便黄短。苔黄而干，脉弦数或结代。

治宜：清解实热。

方药：白虎汤加减。

生石膏 60 g，知母 12 g，黄柏 12 g，白茅根 30 g，鱼腥草 30 g，连翘 15 g，金银花 12 g，生地 12 g，黄连 10 g，野菊花 10 g。

2）热入营血：症见不规则发热，皮肤黏膜有瘀点或紫癜，有脑、脾、肾等器官栓塞临床表现。舌绛，脉沉细数。

治宜：清营凉血散瘀。

方药：犀角地黄汤加减。

犀角末 1 g（吞），生地 12 g，赤芍 12 g，丹皮 12 g，玄参 12 g，知母 12 g，白茅根 30 g，紫草 15 g，丹参 15 g，鱼腥草 20 g，连翘 12 g，甘草 6 g。

3）热入心包：症见发热，神昏谵语，捻空理线，寻衣摸床，皮肤及黏膜有瘀点。舌红，脉细数。

治宜：清营凉血，醒神定志。

方药：清营汤和安宫牛黄丸。

犀角末 1 g（吞），生地 12 g，丹皮 12 g，玄参 12 g，麦冬 10 g，莲子花 10 g，黄连 10 g，黄芩 10 g，淡竹叶 10 g。安宫牛黄丸 1 丸吞服。

4）阴虚风动：症见低热绵绵，心悸不安，手足蠕动，小便短少，大便干结。舌红少津，或光红无苔，脉细数无力。

治法：滋阴清热，定悸息风。

方药：大定风珠加减。

白芍 12 g，阿胶 10 g（烊冲），生龟板 12 g，生鳖甲 12 g，生地黄 12 g，火麻仁 15 g，生牡蛎 15 g，麦冬 10 g，生大黄 6 g，甘草 6 g。

5）阴虚内热：症见低热，倦怠，盗汗，消瘦，口干不渴，小便短少，大便干结。舌红少苔，脉细数。

治宜：养阴清热。

方药：秦艽鳖甲散加减。

秦艽 12 g，生鳖甲 12 g，当归 12 g，知母 10 g，生地 15 g，银柴胡 10 g，地骨皮 10 g，丹皮 10 g，青蒿 10 g，乌梅 6 g，火麻仁 10 g。

2. 中成药

1）安宫牛黄丸：用于神昏谵语者，每次 1 丸，每日 2 次。

2）至宝丹：用于神昏谵语有痰者，每次 1 丸，日 2 次。

3）抗热牛黄丸：用于高热不退者，每次 1 丸，日 2 次服。

4）清开灵针：用于高热不退者，每次 30～40 ml 加入液体中滴脉注射，每日 1 次。

3. 验方

1）生地 15 g，丹皮 12 g，赤芍 12 g，玄参 12 g，白茅根 30 g，丹参 15 g，鱼腥草 30 g，金银花 15 g，鸭跖草 30 g，地骨皮 15 g。每日 1 剂，水煎服，适用于老年性心内膜炎属阴虚血热妄行者。

2）野菊花 15 g，紫花地丁 15 g，蒲公英 15 g，连翘 12 g，金银花 15 g，鱼腥草 30 g，青蒿 12 g，丹皮 15 g，赤芍 12 g。每日 1 剂，水煎服，适用于老年人心内膜炎属火毒亢盛者。

4. 饮食疗法

1）金银花 20 g，野菊花 20 g，桑叶 15 g，蜂蜜 100 g。水煎后加入蜂蜜，当茶饮用，有清热解毒作用。

2）绿豆 100 g，冬瓜 150 g，冰糖 30 g，金银花 30 g，白茅根 100 g。水煎后加入冰糖。当茶饮用，有清热利尿作用。

3）金银花 20 g，陈皮 12 g，山楂 10 g，淮山药 30 g，粳米 50 g，茯苓 20 g。先将金银花、陈皮、山楂、茯苓水煎，滤出后用药水煮山药及粳米。有健脾消食除胀的作用。

4）白萝卜 1 个，山药 30 g，瘦猪肉 100 g。水煎食用，有补虚除胀帮助消化的作用。

（二）西医治疗

1. 抗生素治疗

1）一般原则：①应用要早，治疗成功的关键在于早期诊断和早期治疗。于采血培养后即可根据情况选用抗生素，先按经验给药，3 日后视病情再做调整。②用杀菌药，长时间应用无严重毒性作用的药物，并且加用有协同作用的药物，具有以上特点的药物以青霉素为首选与链霉素或卡那霉素或庆大霉素合用有协同作用。③剂量要足，通常需要维持抗生素血清浓度为杀菌水平的 4 倍以上。④疗程要长，一般在 4 周以上。致病菌对抗生素敏感度较差，或有并发症的患者，疗程宜延长至 8 周。

2）选用抗生素的原则及用法：在临床上拟诊为 IE 的患者，先连续抽血 3～5 次送血培养，之后即开始抗生素治疗，一般在获得血培养结果之前先按临床入侵途径推测最可能的致病菌选择药物，待血培养报告出来后再按药物的敏感试验调整。对临床高度怀疑本病，而血培养反复阴性者，可凭经验按肠球菌及金黄色葡萄球感染，选用药物，同时行血培养和血清学检查，除外真菌、支原体、立克次体引起的感染。

IE 的治疗目标是：①控制感染，消除感染病原微生物，防止复发。②处理 IE 造成的心脏结构破坏和心脏外并发症，降低病残率及病死率。由于抗生素的应用，IE 的治愈率有了极大提高，并且越早治疗治愈率越高。因此，早期诊断、早期治疗极其重要。但有时仅用抗生素治疗已不能控制感染，或感染已经导致瓣膜结构严重破坏、心肌脓肿、赘生物栓塞等严重情况下，则需要外科手术治疗，以去除感染灶、修复被破坏的心脏结构，纠正异常的血流动力学，方能挽救患者生命。

3）治疗方法

（1）病原菌未明确的 IE：此类患者一种情况是临床拟诊心内膜炎，血培养尚未出结果者。另一种情况是反复血培养阴性而无法确定病原菌者。对于前者，在系列血培养采血完成后，即予青霉素 1 200 万～1 800 万 U 静脉滴注，并与庆大霉素合用，剂量为 1 mg/kg，8 小时 1 次肌内注射或静滴。如 3 日后不退热，则加大青霉素剂量至 2 000 万 U 以上静脉滴注。应注意青霉素用量超过 2 000 万 U/d，脑脊液中浓度过高，有可能引起神经损害，表现为肌肉痉挛、癫痫样发作及昏迷。另外青霉素含钾或钠，大剂量可引起高血钾、高血钠等。若有效则青霉素维持治疗 6 周，庆大霉素用于头 2 周。若疗效仍不佳则青霉素改为其他抗生素，如半合成青霉素苯唑西林、派拉西林或阿莫西林，剂量均为 6～12 g/d，分 3 次静脉滴注，或者用头孢西汀 6～8 g/d，分 3～4 次静脉滴注，或万古霉素 30 mg/（kg·d），分 2 次静脉滴注，总量一般不超过 2 g/d，注意观察庆大霉素与万古霉素对肾脏的毒性反应。若血培养结果阳性，则根据药敏试验来调整用药品种及剂量。

对于血培养阴性的心内膜炎，则应当进一步针对一些特殊的细菌或非细菌性病原体进行特殊培养和检测，尽可能明确致病菌。若仍不能明确，则推荐使用氨苄西林加庆大霉素治疗。氨苄西林 12 g/d，分 4 次静脉滴注，庆大霉素 1 mg/kg，8 小时 1 次肌内注射或静滴。庆大霉素对听神经及肾脏有毒性，应注意观察患者是否有耳鸣、听力改变以及尿常规是否异常。也可用头孢曲松替代氨苄西林。

（2）金黄色葡萄球菌心内膜炎：近年来有增加趋势，已成为常见的致病菌。可用新型青霉素，如苯唑西林、氯唑西林、氨氯西林，剂量一般 6～12 g/d 静脉滴注，病重者宜联合用药，可加用阿米卡星 0.4 g/d；庆大霉素 16～24 万 U/d；林可霉素 1.8～2.4 g/d 静脉滴注；也可选用头孢类抗生素。若对青霉素过敏或以上药物耐药时，可应用万古霉素 2 g/d，分 2 次静脉滴注。治疗过程中应仔细检查是否有必须处理的转移病灶或脓肿，避免细菌从这些病灶再度引起心脏病变处的种植。

（3）草绿色链球菌心内膜炎：目前仍是常见的致病菌。首选青霉素 800 万 ~ 1 000 万 U/d 静脉滴注，同时加用氨基糖苷类抗生素如庆大霉素、阿米卡星、妥布霉素。青霉素属细胞壁抑制剂类，和氨基糖苷类药物合用，可增进后者进入细胞内起作用。以上治疗若有效，连用 6 周；若 3 日后无效，青霉素加量为 1 500 万 ~ 2 000 万 U/d，如 3 日后仍无效，换用其他抗生素。对青霉素过敏者，可选用红霉素、万古霉素类。

（4）青霉素较不敏感的链球菌心内膜炎：这些细菌的青霉素最低抑菌浓度（MIC）在 0.2 ~ 0.5 μg/ml，可采用大剂量青霉素静脉滴注 4 周 + 庆大霉素 2 周的方案。青霉素剂量为 1 800 万 U/d，分 6 等份，4 小时 1 次静脉滴注。庆大霉素 1 mg/kg，8 小时 1 次肌内注射或静脉滴注，对青霉素有速发性过敏者采用万古霉素治疗，剂量同前述，疗程 4 周。如为青霉素迟发性过敏者也可采用庆大霉素 + 头孢曲松治疗，剂量同前述。对于青霉素高度耐药（MIC > 0.55 μg/ml）的链球菌心内膜炎，则采用治疗肠球菌心内膜炎的方案。

（5）肺炎链球菌、化脓性链球菌，B、C、G 组链球菌心内膜炎：这些细菌对抗生素不太敏感，而且往往造成瓣膜损坏。对于化脓性链球菌或敏感的肺炎链球菌采用青霉素 300 万 U，4 小时 1 次静脉滴注，疗程 4 周。对青霉素相对不敏感或高度耐药（MIC > 1.0 μg/ml）的肺炎链球菌可用头孢曲松 + 万古霉素方案治疗，剂量用法同前述。对 B、C、G 组链球菌心内膜炎采用大剂量青霉素（1 800 万 U/d）4 周 + 庆大霉素 2 周的方案治疗，但有超过半数的患者因心内并发症需要早期外科手术治疗。

（6）肠球菌心内膜炎：肠球菌对抗生素较不敏感，而且耐药菌株在增加，使药物治疗较困难。往往需要通过抗细胞壁的抗生素与氨基糖苷类抗生素协同杀菌作用才能取得较好的疗效，但是对庆大霉素（MIC ≥ 500 ~ 2 000 μg/ml）或链霉素（MIC ≥ 2 000 μg/ml）高度耐药的肠球菌抗生素治疗将很困难。肠球菌心内膜炎的抗生素标准治疗方案为避免万古霉素对肾脏的毒性，可采用青霉素脱敏治疗。头孢类抗生素对肠球菌无效。

（7）革兰阴性杆菌引起的心内膜炎：病死率较高。如肠球菌心内膜炎（入侵门户在泌尿、生殖或胃肠道）可采用氨苄西林、羧苄西林、哌拉西林等与氨基糖苷类联合应用，也可用头孢类静脉滴注。

（8）真菌及其他病原体心内膜炎：采用全剂量两性霉素 B 或氟康唑静脉滴注。国内有报道使用大蒜素静脉滴注疗效较好。但单用药物治疗仅有个别治愈报道，难于治愈且病死率极高，因此首选手术治疗。两性霉素 B 从 0.1 mg/（kg·d）开始，逐步增加到 1 mg/（kg·d），总量不超过 3 g。此药毒性较大，可引起头痛、发热、血栓性静脉炎、显著胃肠道反应和肾功能损害，用药中应注意观察不良反应。氟康唑毒性较小，单独使用只有抑菌作用，与两性霉素 B 合用有协同作用，并能减少两性霉素 B 的用量。剂量 200 ~ 400 mg/d，分 2 次静脉滴注。

立克次体心内膜炎尚无好的药物治疗，可选用多西环素或其他四环素类药物 + 喹诺酮类长期治疗，疗程至少 4 年。有报道用羟基氯喹替代喹诺酮类可缩短疗程至 31 个月左右。手术仍是有效的治疗。支原体心内膜炎可用红霉素类治疗。

（9）绿脓杆菌心内膜炎：联合用羧苄西林和庆大霉素。某些厌氧菌或立克次体感染时，可用四环素类。厌氧菌感染还可用甲硝唑静脉滴注。

4）在下列情况下可在强有力的抗生素治疗下配合使用激素：①革兰阴性杆菌感染伴有内毒素性休克。②毒血症严重，发热持续不退。③应用抗真菌药两性霉素 B 治疗时，药物反应严重时可在用药前先静脉注射氢化可的松。④并发顽固性心力衰竭或完全性房室传导阻滞者。⑤对抗生素有严重过敏反应。多选用氢化可的松或地塞米松短期静脉滴注。

2. 加强支持对症治疗

可少量多次输新鲜血，冻干血浆或人体白蛋白、多种氨基酸等适当应用营养心肌药物，注意水电解质平衡。

3. 手术治疗

手术治疗已成为药物治疗的重要辅助手段，手术适应证为：①难治性心力衰竭。②难以控制的感染（持续培养阳性）。③瓣膜破坏，腱索或乳头肌断裂。④瓣周或心肌脓肿伴心脏传导阻滞。⑤霉菌性心内膜炎。⑥多数的早期 PVE。⑦动脉瘤切除术。⑧ 1 次以上大的栓塞事件且赘生物较大。

决定手术时机的关键是患者的血流动力学状态，而不是感染是否已得到控制，即术前是否有活动性感染并不是主要问题，如有急性心力衰竭应尽早手术，即使给予抗生素准备的时间只有 3～5 日，甚至不足 24 小时，术后应给予有效用药达到足够长的疗程。术后继续能用抗生素 4～6 周。

【护理】

1. 病情严重时应卧床休息，随着病情好转，实施渐进性活动计划。在适量活动中注意患者的反应，观察有无出汗、头昏、软弱、血压和心率变化等，发现异常应及时调整活动量。

2. 给予高热量、高蛋白、高维生素、易消化的半流质或软食，补充热量的消耗，做好口腔护理，以增进食欲。

3. 发热时采取物理降温，必要时遵医嘱给予药物降温，注意降温效果，防止受凉感冒。

4. 耐心解释患者提出的疑虑，鼓励患者树立信心，配合治疗，以利康复。

5. 密切观察病情变化，随时注意体温、脉搏、呼吸、血压、心律的改变。仔细观察淤点的好发部位如上肢、口腔黏膜、睑结膜、前胸、手足等处有无淤点出现，一旦发现可为诊断提供依据。加强对栓塞症状的观察，及时发现栓塞现象及心力衰竭表现。出现病情变化时及时通知医生，并做好相应的抢救及护理。

6. 早期治疗给予大剂量抗生素时，注意用药前做过敏试验及观察用药后反应。

7. 当肢体栓塞处发生疼痛时，可用热水袋或湿热敷，以改善血液循环，减轻疼痛。有腰痛、血尿应及时留尿检查。有偏瘫时按瘫痪患者护理常规护理。肺栓塞咯血、呼吸困难时给半卧位，同时给予氧气吸入。有胸痛、休克症状时应及时配合抢救。

8. 当栓塞患者需行抗凝治疗时，应密切注意出血倾向及有关护理。

9. 患者发生心力衰竭时，按心力衰竭护理常规护理。

10. 高热时按发热护理常规护理。寒战时注意保暖。

11. 本病的细菌常深居赘生物中，为纤维蛋白和血栓所掩盖，常须长期应用大剂量抗生素静脉滴注，所以应注意保护静脉，轮流选择不同部位的静脉做穿刺，同时应预防静脉炎的发生。

12. 准确记录患者每日液体出入量，根据尿量、血电解质情况，补充水分，维持水和电解质的平衡。

13. 患者一旦出现并发症，应按并发症护理常规护理。

14. 健康教育

1）教授防治知识

（1）本病的病因和病程。

（2）长期应用抗生素的意义。

（3）预防本病的重要性和具体方法，如在拔牙、切除扁桃体及做其他手术前应告诉主管医生自己有过心内膜炎病史，并接受预防性应用抗生素治疗；平时保持口腔卫生和皮肤卫生等，以减少病原体侵入的机会。

（4）自我监测的目的和方法，以评估治疗效果，识别并发症的早期征兆以及本病复发的征兆。一般在停止治疗后 2 周内出现体温再度升高、结节、食欲缺乏和乏力等应考虑复发。

2）心理疏导：对于患者提出的各种顾虑，应做出清晰的解释，鼓励患者树立信心。经验表明，一个有信心的患者既可顺从治疗，又能增加治疗效果，促进恢复。

（王冬梅）

第五章　消化系统疾病

第一节　胃食管反流病

胃食管反流病（GERD）是指胃、十二指肠内容物反流入食管引起临床症状及或食管炎症的一种疾病。反流物主要是胃酸、胃蛋白酶，亦可为胆汁等。本节主要介绍胃酸相关性 GERD。GERD 在欧美国家十分常见，我国对 GERD 的认识及研究起步较晚，近几年发现本症在我国并不少见，据同济医科大学附属协和医院近三年专科门诊初步统计，GERD 约占专科就诊人数的 6.2%，任何年龄均可发病，男女发病情况相近。

中医无食管炎病名，根据其临床症状属中医"吞酸""吐酸""胸痹""噎食""哮喘"等范畴。

【病因和发病机制】

现代医学认为，在正常情况下，胃内的压力比食管内高，但胃液并不能反流进入食管，这是因为食管有一系列的保护机制：①食管下端括约肌（LES）的作用。正常情况下，LES 能保持比胃囊内高的静止张力，并能适应腹腔内的压力变化，即腹腔内压力升高，则 LES 的张力也升高，以保持与胃内压力的梯度。当 LES 功能发生变化，不能维持这一梯度时，张力下降，则胃液可反流进入食管。LES 的张力变化与神经及体液因素有关。②胃食管角（His 角）形成的活瓣作用。当胃内压力升高时，黏膜活瓣被挤压而关闭。当上述保护性机制功能不全则胃液反流进入食管，使黏膜发炎。③食管酸清除：食管有自发性及继发性的推进性蠕动，是食管廓清的主要方式。当胃酸反流入食管后，大部分由食管蠕动清除，剩余部分由唾液中和。多项研究表明 GERD 者食管酸清除时间延长，主要是由于食管全部蠕动功能障碍所致，当唾液分泌功能障碍时亦影响食管的酸清除。④食管黏膜：在 GERD 中，只有 48%～79% 的患者发生食管黏膜损害（食管炎），另一部分患者虽有胃食管反流症状，但并没有食管炎症表现，这与食管黏膜组织抵抗力有关，当各种因素影响食管黏膜组织抵抗力下降时易致食管炎症的发生。⑤胃排空延迟：许多原因可致胃排空延迟，如胃运动功能障碍、糖尿病胃轻瘫等，由于胃排空延迟可促进及加重胃食管反流。

反流的胃液及十二指肠液损害食管黏膜，使黏膜充血、水肿，上皮细胞坏死脱落、糜烂，甚至出现溃疡。长期的反流造成慢性炎症及反复溃疡形成，使黏膜下组织及肌层纤维化，最终导致食管狭窄。

在有反流性食管炎的 GERD 患者，其病理组织学基本改变可有：①复层鳞状上皮细胞层增生；②黏膜固有层乳头向上皮腔面延长；③固有层内炎症细胞以中性粒细胞浸润为主；④糜烂与溃疡；⑤胃食管连接处以上出现 Barrett 食管改变。由于所处的发展阶段不同，其病变程度和相应的组织病理学特征也不同。

Barrett 食管是指食管与胃交界的齿状线 2 cm 以上出现柱状上皮替代鳞状上皮，一般出现在中度食管狭窄的部位及其以下的食管黏膜以及较深的食管溃疡的周边，其组织学特点可分为 3 种类型：①特殊型柱状上皮，表面有绒毛和凹陷，可见绒毛细胞、杯状细胞、潘氏细胞等，但无吸收功能，此型最常见且癌变率高；②交界型上皮，不完全胃化，与贲门上皮相似，因此又被称为贲门型上皮，为胃的柱状上皮，但无主细胞和壁细胞；③胃底型上皮，完全胃化生，最为少见，上皮细胞与胃底相似，有胃小凹、胃柱状上皮、壁细胞和主细胞，可分泌胃酸和蛋白酶。

中医学认为，本病与饮食不节，偏冷或偏热，饮食偏嗜，如好饮醇醪，喜食煎炸，致痰湿内壅或七情气郁，日久化火，脉络瘀阻，损伤食管黏膜，或感受风寒外邪，邪气隔阳，阳热聚中，阳气内遏不得泄越，而致血肉腐坏。

【临床表现及辅助检查】

（一）临床表现

GERD 的临床表现多样，轻重不一，部分有较典型的如烧心、反酸等反流症状，有些则酷似心绞痛或以哮喘等主要表现。

1. 烧心

烧心系指胸骨后或剑突下烧灼感，是 GERD 最常见的症状，出现于 50% 以上患者。是由于反流的胃酸或胆汁对食管黏膜刺激所致，多在餐后 1 小时出现，卧位、前屈位及腹压增高时加重。

2. 反胃

反胃系指无恶心和不用力状态下，胃内容物上溢，涌入口腔。反流物多呈酸性。此时称为反酸，也可有胆汁等十二指肠液。

3. 吞咽困难和吞咽痛

部分患者有吞咽困难，多由食管痉挛或功能紊乱引起，呈间歇性，进固体或液体食物均可发生；少数由食管狭窄引起，症状进行性加重。严重的食管炎或食管溃疡可出现吞咽痛。

4. 胸骨后痛

胸骨后痛指发生于胸骨后或剑突下的疼痛，严重时可放射到背部、胸部、肩部、颈部、耳后，此时酷似心绞痛。

5. 其他

部分患者有咽部不适、异物感或堵塞感而无真正的吞咽困难，称为癔球症，可能与酸反流所致食管上段括约肌压力升高有关。部分患者则因反流物刺激咽喉部而致咽喉炎、声嘶。亦有因反流物吸入气管和肺而反复发生肺炎，甚至肺间质纤维化。某些非季节性哮喘也可能与反流有关。

6. 并发症

1）食管狭窄：重度反流性食管炎可引起炎性反复导致纤维组织增生，最终出现管腔狭窄，8%～20% 严重的反流性食管炎发展成食管狭窄。

2）出血、穿孔：反流性食管炎患者可因食管黏膜炎症、糜烂、溃疡导致急性或慢性出血，可表现为呕血和（或）黑便，出血的发生率在 5% 以下。偶见食管穿孔。

3）Barrett 食管：指食管黏膜在修复过程中，鳞状上皮被柱状上皮所替代。Barrett 食管是癌前病变，其腺癌的发生率较正常人高 30～50 倍。Barrett 食管可发生消化性溃疡，亦称 Barrett 溃疡。

（二）辅助检查

1. 内镜检查

内镜检查是诊断反流性食管炎最准确的方法，并能判断反流性食管炎的严重程度和有无并发症，结合活检可与其他原因引起的食管炎和其他食管病变（如食管癌等）作鉴别。内镜下无反流性食管炎不能排除 GERD。根据内镜下所见食管黏膜的损害程度进行反流性食管炎分级，有利于病情判断及指导治疗。目前国外采用洛杉矶分级法：正常，食管黏膜没有破损；A 级，一个或一个以上食管黏膜破损，长径小于 5 mm；B 级，一个或一个以上黏膜破损，长径大于 5 mm，但没有融合性病变；C 级，黏膜破损有融合，但小于 75% 的食管周径；D 级，黏膜破损融合，至少达到 75% 的食管周径。

2. 24 小时食管 pH 值监测

其是目前已被公认为诊断 GERD 的重要诊断方法。应用便携式 pH 值记录仪在生理状态下对患者进行 24 小时食管 pH 值连续监测，可提供食管是否存在过度酸反流的客观证据，有助于鉴别胸痛与反流的关系。常用的观察指标：24 小时内 pH 值 <4 的总时间百分率、pH 值 <4 的次数，持续 5 分钟以上的反流次数以及最长反流时间等指标。但要注意在行该项检查前 3 日应停用抑酸药与促胃肠动力的药物。

3. X 线检查

平卧或头低脚高位进行吞钡 X 线透视是了解有无胃食管反流的简易方法，但诊断敏感性不高，在轻型患者常无阳性发现。反流性食管炎可见下段食管黏膜皱襞粗乱、食管蠕动减弱，运动不协调或不规则收缩。该项检查还可发现是否合并食管裂孔疝、贲门失弛缓症及食管肿瘤等病变。

4. 食管滴酸试验

食管滴酸试验又称 Bernstein 试验。患者在单盲情况下坐位导入鼻导管，固定在距鼻孔 30 cm 处，滴注生理盐水 10～12 ml/min，历时 15 分钟，再以同样速度滴注 0.1 mol 盐酸。食管炎活动期患者一般在 15 分钟内出现胸肌后烧灼样不适或疼痛，经换用生理盐水滴注，症状渐见缓解。本试验有利于胸骨后疼痛的鉴别诊断。

5. 食管内压测定

正常人静息时 LES 压力大于 15 mmHg，低于 9.8 mmHg 表示 LES 张力降低，胃液易反流。

6. 食管闪烁扫描

^{99m}Tc 标记的固体或液体吞服后在胃和食管行 γ 闪烁照相，并配合诱发试验，行核素计数和反流指数测定，诊断阳性率为 90%。

【诊断要点】

由于部分 GERD 患者反流症状明显，但 X 线检查、内镜检查食管无异常发现，或者内镜检查显示有食管炎，但不一定是由于反流引起；有的临床表现酷似心绞痛，或以哮喘、咽喉炎为主要表现，造成诊断上困难。诊断标准如下：

1. 饭后发生反酸、烧心，卧位时加重；胸骨下不适感或疼痛。

2. 内镜检查食管黏膜充血、渗出、糜烂或浅溃疡；严重者有食管瘢痕狭窄。

判定：具备第 1 项即可诊断，兼有第 2 项即可确诊。

日本食管疾病研究会的诊断标准：

1. 临床症状

剑突下烧灼感，吞咽食物时食管刺痛感，胸骨疼痛，咽下困难，反流。

2. X 线检查

食管钡餐见食管轻度狭窄，双重造影见黏膜面小颗粒状变化。

3. 实验室检查

食管内压力测定，食管内 pH 值测定及食管滴酸试验。

4. 内镜检查

1）色泽变化型：以食管黏膜色泽变化（充血、白浊）为主。

2）糜烂、溃疡型：以食管黏膜破坏为主。

3）隆起肥厚型：以食管黏膜多数小隆起或肥厚为主。

5. 活检

1）必需所见

（1）急性炎症所见：中性粒细胞浸润。

（2）糜烂性炎症所见：上皮层破坏。

（3）慢性炎症所见：间质纤维化。

2）次要所见：毛细血管增生，肉芽组织形成，乳突延长，上皮再生，基底细胞增生，肌层纤维化、肥厚及瘢痕形成，除中性粒细胞外的其他炎细胞浸润、水肿等。

胃食管反流病的内镜诊断标准（消化内镜学会）：

1. 轻度

红色条纹和红斑，累及食管下 1/3。

2. 中度

糜烂 <1/2 食管周围，仅累及食管中、下段。

3. 重度

Ⅰ级：糜烂 >1/2 食管周围；或已累及上段，或形成溃疡 <1/3 食管圆周；在食管任何部位。

Ⅱ级：溃疡 >1/3 圆周食管、任何部位。

并发症：食管缩短，Barrett 食管。

【鉴别诊断】

本病应与溃疡病、心绞痛、食管癌等相鉴别。

【治疗】

（一）中医治疗

1. 辨证论治

1）痰气交阻：症见吞咽梗阻，间歇发作，胸膈痞闷，呕吐吞酸。苔薄腻，脉弦滑。

治宜：理气化痰。

方药：启膈散加减。

北沙参、丹参、茯苓各 12 g，川象贝各 6 g，郁金 9 g，半夏 10 g。

2）痰热互结：症见胸膈痞闷，灼热疼痛，泛酸，口苦口干，吞咽不下。苔薄黄腻，脉细弦滑。

治宜：清热化痰。

方药：小陷胸汤加减。

全瓜蒌 12 g，半夏、郁金、山栀、枳壳各 10 g，川连 3 g，川贝母 6 g。

3）痰瘀盘踞：症见胸膈疼痛，固定不移，或经检查确定食管有瘢痕狭窄者。苔薄舌暗，脉细涩。

治宜：软坚散结，活血化瘀。

方药：膈下逐瘀汤加减。

当归、川芎、桃仁、丹皮、赤芍、五灵脂、延胡索、半夏各 10 g，瓦楞子 30 g。

2. 单方、验方

1）乌贼骨、白及各 30 g，浙贝母 12 g。共细末，每服 6 g，每日 4 次。

2）半夏、黄芩、旋覆花各 9 g，黄连 3 g，全瓜蒌 12 g，干姜 2 g，瓦楞子（先煎）30 g，代赭石（先煎）15 g，可随证加减。每日 1 剂，煎服 2 次。

3）取纯藕粉 2 匙，加温水少许，和匀后再加冷水适量，充分调匀。用小火加热，边热边搅，待呈薄糊状已熟，加入云南白药 1 g，白糖少许，拌匀。用法：患者卧床（低枕）含一口，仰卧咽下；再含一口，左侧卧咽；再含一口，右侧卧咽；再含一口，俯卧咽下；剩余者仰卧咽毕，漱口后仰卧床勿起，1 小时内勿饮水进食。每日 2 次，以午餐后及晚睡前服为好，使药物充分作用于患处。

（二）西医治疗

1. 药物治疗

药物治疗的目的是增强抗反流屏障的作用，提高食管的清除能力，改善胃排空和幽门括约肌的功能，防止十二指肠反流，抑制酸分泌、减少反流物中酸或胆汁等含量，降低反流物的损害性，保护食管黏膜，促进修复。通过治疗达到解除症状治疗反流性食管炎，预防并发症和防止复发等目的。

1）中和和抑制胃酸药物：中和胃酸的药物沿用已久的有氢氧化铝、碳酸钙等，近来较常用的有铝碳酸镁，常用方法为 2 片/次，每日 3 次。饭后 1～2 小时嚼碎服下。抑制胃酸的药物主要是组胺 H_2 受体拮抗剂（H_2RA）和质子泵抑制剂（PPI），PPI 能持久抑制基础与刺激后胃酸分泌，是治疗 GERD 最有效的药物，目前临床应用的有奥美拉唑、兰索拉唑、泮托拉唑、雷贝拉唑等，药物用量以逐步递减为妥。经治愈的患者停药后，90%可在6个月内复发，因此，需要做长期维持治疗。

2）促动力药物：促进食管、胃的排空，增加LES张力，抑制胃食管反流。此类药物宜于餐前半小时左右服用。常见的动力药物分类有：

（1）多巴胺受体拮抗剂：主要有甲氧氯普胺、多潘立酮和伊托比利。作用于食管、胃、肠道的多巴胺受体，使胆碱能受体相对亢进，可促进食管、胃平滑肌张力，增进食管蠕动，增加LES张力及收缩幅度，促进食管的清除功能，阻止胃内容物反流。加快胃排空，还能增进十二指肠、空肠、回肠的蠕动，减少十二指肠反流。但单独用药效果欠佳，应与抑酸药合并使用。

甲氧氯普胺主要作用于中枢神经系统的多巴胺受体，具有促进食管清除和加快胃排空，增加LES张力的作用。在临床治疗反流性食管炎疗效有限，一般需与抗酸药同时使用。能通过血脑屏障，可产生神经精神方面的副作用，如倦怠、焦虑、锥体外系反应等。目前，在临床上已经较少使用。常用剂量为5~10 mg，3次/日，饭前服用。

多潘立酮主要可以加快胃排空，对食管清除的作用相对较弱，在临床上用于反流性食管炎治疗以及疗效评价的报道较少。长期使用有报道可引起血中催乳素水平增高，临床上非哺乳期患者出现泌乳现象。常用剂量为：10~20 mg，3次/日，饭前服用。

伊托比利是近年来研制的新型胃动力药，具有水溶性多巴胺D_2受体拮抗作用和乙酰胆碱酯酶活性。通过拮抗突触后胆碱能神经元上的多巴胺受体，刺激神经末梢释放内源性乙酰胆碱，进而促进胃肠道运动。临床上常用于缓解功能性消化不良。本品作用是多潘立酮的10倍左右。常用剂量为：50 mg，3次/日，饭前服用。

莫沙必利是近年来研制的新型胃动力药，具有对胆碱运转神经的活化，使神经末梢释放内源性乙酰胆碱，进而促进胃肠道运动。临床上常用于缓解功能性消化不良。本品作用是多潘立酮的10~12倍。常用剂量为：5 mg，3次/日，饭前服用。

（2）西沙必利：是甲苯酰胺的衍生物，为5-HT受体激动剂，主要作用于消化道的胆碱能中间神经元及肌间神经丛运动神经元的5-HT受体，增加乙酰胆碱的释放，从而改善食管、胃、小肠和大肠的推动性运动，为全胃肠道动力药，不仅对食管清除的作用较强，而且还能加快胃排空，减少十二指肠内容物胃反流，曾一度认为是临床上最好的胃肠道的促动力药物，受到医生和患者的青睐。常用剂量为：5~10 mg，3~4次/日。联合应用H_2RA与促动力药物对反流性食管炎的治愈率高于单用H_2RA。西沙必利还可用于GERD维持治疗，在维持治疗中，西沙必利和雷尼替丁合用效果优于单用雷尼替丁，但较奥美拉唑疗效差。不良反应有腹痛、腹泻等，但一般症状较轻，停药后常消失。近年来，应用西沙必利后，有报道出现患者心电图异常，有大量文献陆续报道了患者因服用西沙必利而导致严重的心血管不良反应，如Q波延长、QT间期延长、严重的心律失常，尤其是室性心律失常，包括尖端扭转型室速等，导致患者猝死。自1993年在美国上市以来，已经有38例患者死亡，美国食品药品监督管理局（FDA）已将本药品从美国市场上撤销。在欧洲等国也已禁用。同时西沙必利与抗心律失常、抗抑郁药（包括应用广泛的阿米替林）、抗精神病药、抗组胺药（阿司咪唑）、抗生素（司氟沙星）和尿失禁治疗药物特罗地林均有严重的相互作用。以上不良因素使西沙必利的临床需求量大幅度降低。目前，在中国本药尚可用于反流性食管炎治疗，但也做出了严格的限制，要求剂量在 15 mg/d 左右，并定期复查心电图。对年龄较大，有冠心病、心血管疾病病史的患者慎用。

3）黏膜保护剂：主要包括硫糖铝和枸橼酸铋钾，此类药能在受损黏膜表面形成保护膜以隔绝有害物质的侵蚀，从而有利于受损黏膜的愈合。硫糖铝的常用剂量为 1 g，每日 4 次，饭前 1 小时和睡前服用；枸橼酸铋钾 240 mg，每日 2 次，早饭和晚饭前 30 分钟服用。铝碳酸镁对黏膜也有保护作用，它能吸附胆酸等碱性物质，使黏膜免受损伤。

4）拟胆碱药：氯贝胆碱能增加 LES 的张力，促进食管收缩，加快食管内酸性食物的排空以改善症状。每次 25 mg，每日 3 ~ 4 次。本品能刺激胃酸分泌，长期服用要慎重。

5）联合用药：促进食管、胃排空药和制酸剂联合应用有协同作用，能促进食管炎的愈合。亦可用多巴胺拮抗剂（如甲氧氯普胺、多潘立酮）或西沙比利与组胺 H_2 - 受体拮抗剂或质子泵抑制剂联合应用。

2. 维持治疗

GERD 具有慢性复发倾向，据西方国家报道，停药后半年复发率在 70% ~ 80%。为减少症状复发，防止食管炎反复复发引起的并发症，需考虑给予维持治疗，停药后很快复发且症状持续者，往往需要长期维持治疗；有食管炎并发症如食管溃疡、食管狭窄、Barrett 食管者，肯定需要长期维持治疗。H_2RA、西沙必利、PPI 均可用于维持治疗，其中以 PPI 效果最好。维持治疗的剂量因个别患者而异，以调整至患者无症状的最低剂量为最适剂量。

3. 抗反流手术治疗

抗反流手术是不同术式的胃底折叠术，如同时合并食管裂孔疝，可进行裂孔修补及抗反流术。目的是阻止胃内容物反流入食管。抗反流手术指征为：①严格内科治疗无效；②虽经内科治疗有效，但患者不能忍受长期服药；③经反复扩张治疗后仍反复发作的食管狭窄，特别是年轻人；④确诊由反流引起的严重呼吸道疾病。除第 4 项为绝对指征外，近年来，由于 PPI 的使用，其余均已成为相对指征。

4. 新的治疗方法

GERD 内镜下治疗在近年来获得较大进展，Stretta 法和生物聚合物注入法是两种新的治疗方法。

1）Stretta 法：该设备由一根带有探针的导管、球篮和带有 4 根镍钛合金电极的球囊组成。电极呈放射状均匀分布于球囊表面，球囊位于球篮中与导管相连，导管与体外带有温度和电阻监视器的射频发生器相连。当球囊充气时，电极将被插入食管黏膜，电极长度将使之仅定位于肌层，此时开通射频发生器，产生热能通过电极传入组织，当组织温度达到 85℃时，在温度监视器作用下，射频发生器自动停止能量输入，同时通过导管注入消毒水（30 ml/min）冷却组织，减轻组织损伤。治疗时电极插入部位位于胃食管交界线（Z 线）近端 2 cm 至远端 2cm 范围内，通过旋转球囊和纵向移动导管调节电极插入部位，通常可产生 15 ~ 25 个电极插入点。该方法的作用机制可能是由于能量刺激导致食管胶原分子缩短、巨噬细胞和成纤维细胞激活、胶原结构重建，最终导致胃食管交界处缩窄变紧。

有学者完成的一项多中心非随机临床研究。对所有入选的 116 例具有内镜治疗适应证的 GERD 患者，行 Stretta 方法治疗后进行了 12 个月的跟踪观察。结果显示，该方法可显著改善 GERD 症状，减少酸反流并减少或停止 PPI 的使用。其并发症多发生于治疗后的 6 个月内，主要包括食管穿孔、出血、黏膜损伤、吸入性肺炎和胸膜渗液，并发症总发生率低于 0.6%，认为该方法是一种安全有效的治疗手段。

2）生物聚合物注入法：该方法是通过内镜将生物聚合物注入 LES。根据注入的聚合物不同，该类方法可分为 Enteryx 法、Rolfs 法和 Endotonics 法，分别是通过胃镜分别将生物聚合物、脂质微球或硫化氢置入 LES 附近。Enteryx 本身是黏度较低的液体，可通过 23～25 号针管注射，而当与组织接触时可迅速变成海绵状团块。近年来的资料表明，该聚合物无抗原性，在体内不会被生物降解，不通过血管或淋巴管移行，注射后形成的团块亦无皱缩现象，因此，逐渐开始应用于 GERD 治疗。该操作通常使用前视镜或侧视镜合并一根带有 4 mm 长针头的导管完成，为保证能准确注射到食管肌层。整个操作最好在 X 线透视下进行。治疗时针头注射部位位于 Z 线近端 1～3 cm 处，食管四壁各注射一点。当内镜到达注射部位后，经内镜活检孔插入导管，将聚合物注入食管肌层，同时通过内镜和 X 线透视观察注射深度是否正确。正常情况下，注射速度为 1 ml/min，总量为 1～2 ml，透视可见聚合物沉积于食管下端。如内镜下见注射部位形成黑色包块，则表明注射过浅，聚合物沉积于黏膜下层，此时需加大注射深度。如透视下未见聚合物在食管壁内沉积，则提示注射过深，需要重新插针。如注射过程中见聚合物漏入食管腔内，透视下可见环状不透光带，此时可于同一穿刺点内继续注射至 3～4 ml。注射结束后，针头需留置于注射部位 30 秒，然后退针。Rolfs 法和 Endotonics 法与 Enteryx 法的操作基本相似，仅注入的物质不同。该类方法的作用机制尚不明确。

部分研究表明，Enteryx 方法可能通过升高患者的 LES 压力或使 LES 压力带增长，而导致酸反流时间和次数显著减少。

【护理】

1. 首先应改变生活方式和饮食习惯。避免餐后平卧和睡前 2 小时内进食。睡眠时抬高床头，这是简单而有效的方法，因食管体部在夜间很少有推进性蠕动，反流液易在食管内潴留，故主张抬高床头，一般抬高 15～20 cm。

2. 避免过冷、过热及刺激性食物，以免诱发胸骨后疼痛。睡前 2 小时停止进食，以减少夜间反流。

3. 避免进食致胃酸增高的食物，如咖啡、浓茶、醋酸及酸性饮料等，胃酸增高不仅增加酸反流量，而且酸增高反馈抑制胃泌素的释放，从而降低 LES 的张力。

4. 避免食用降低 LES 张力的食物，如巧克力、脂肪等；应戒酒，乙醇可降低 LES，减弱食管全部蠕动，影响食管对酸性反流物的清除能力。此外，吸烟可降低 LES 压力，同时可使幽门括约肌松弛，致十二指肠胃反流，应戒除。

5. 避免增加腹压有关因素，如减肥、不穿紧身衣裤、不紧束腰带，尽量避免举重物、弯腰等增加腹压的动作和姿势。防治咳嗽、便秘、呕吐、腹胀、腹水等病证。

6. 治疗某些可促进胃食管反流的疾病，如食管裂孔疝、十二指肠球部溃疡、胆石症等。

（亓慧博）

第二节　慢性胃炎

慢性胃炎系由多种病因引起的胃黏膜的慢性炎症性病变。本病十分常见，男性多于女性，其发病率随年龄的增长而增加。我国多数是以胃窦为主的全胃炎，后期可有胃黏膜固有层的腺体萎缩。本病属中医学"胃脘痛""胃痞"范畴。

胃脘痛病名的记载最早见于《黄帝内经》，《素问·五常政大论》说："少阳司天，火气下临……心痛，胃脘痛。"至于其发病原因和发病机制，《素问·至真要大论》指出："厥阴司天，风淫所胜……民病胃脘当心而痛。"说明胃脘痛与木气偏胜、肝胃失和有关。《素问·举痛论》又云："寒气客于肠胃之间，膜原之下，血不得散，小络急引故痛……寒气客于肠胃，厥逆上出，故痛而呕也。"以上论述阐明了寒邪入侵胃脘引起气血壅滞不通而发作胃脘痛的机制。至于本病的病变部位和临床表现及治法，在《黄帝内经》中也有描述，《灵枢·邪气脏腑病形》有："胃病者，腹䐜胀，胃脘当心而痛，上支两胁，膈咽不通，食饮不下，取之三里也。"针刺足三里治疗胃脘痛，一直沿用至今。

汉·张仲景《金匮要略》一书中多处提及胃脘痛的辨证论治。如《呕吐哕下利病脉证治》有"呕而肠鸣，心下痞者，半夏泻心汤主之"。对宿食的证治，《腹满寒疝宿食病脉证治》谓："脉数而滑者实也，此有宿食，下之愈……宿食在上脘，当吐之……痛而闭者，厚朴三物汤主之……按之心下满痛者，此为实也，当下之，宜大柴胡汤。"此外，仲景的附子粳米汤、芍药甘草汤、吴茱萸汤、小建中汤、黄芪建中汤等方，亦为后世治疗胃痛的常用有效方剂。

唐·孙思邈《备急千金要方·心腹痛》记载有九痛丸，治九种心痛："一虫心痛、二注心痛、三风心痛、四悸心痛、五食心痛、六饮心痛、七冷心痛、八热心痛、九来去心痛。"以上论述虽未说明九种心痛的临床表现，但从名称上分析，这里所说的心痛，大部分是指胃脘痛。所以九种心痛之说，实际上是对心胃痛按照病因进行分类。

宋·严用和《济生方·心腹痛门·心痛论治》指出："夫心痛之病，医经所载凡有9种……其名虽不同，而其所致因外感六淫，内伤七情，或饮啖生冷果实之类，使邪气搏于正气，邪正交击，气道闭塞，郁于中焦，遂成心痛。"严氏所说的九种心痛与《备急千金要方》的九种心痛，名称完全一致，但从其对病因病机和病变部位的论述来分析，与胃脘痛极相类似，说明在古代医籍中所谓心痛者多数是指胃脘痛。

元·朱丹溪《丹溪心法·心脾痛》有"心痛，即胃脘痛"之说，后世医家对此论有不同看法，认为太绝对化。李东垣在《兰室秘藏》立"胃脘痛"一门，拟草豆蔻丸、神圣复气汤、麻黄豆蔻丸三方；论其病机，则多由饮食劳倦而致脾胃之虚，又为寒邪所伤而致。治疗多采用益气、温中、理气、和胃之法。对于胃脘痛的病因，朱丹溪认为虽有因劳役太甚，饮食失节，中气不足，或寒邪乘虚而客之，亦有病久郁而生热，或素有热，虚热相搏，结郁于脘而痛；或有食积痰饮，或气与食相郁不散，停结胃上而痛。朱氏明确提出胃痛日久可郁而化热的胃热证。在金元时期医学家纠正了心痛与胃脘痛相互混淆的局面，使胃脘痛成为一个独立的病证。

明代以后的中医书籍，重点论述胃脘痛的病因病机和辨证论治。如张介宾在《景岳全书·心腹痛》论胃脘痛病因时曰："胃脘痛证，多有因食、因寒、因气不顺者……因虫、因火、因痰、因血者……惟食滞、寒滞、气滞者最多……而总其大要，因寒者常居八九，因热者十惟一二。"并认为胃病与气的关系最密切，食停则气滞，寒留则气凝，所以治疗胃痛以理气为主。

清代许多医家对本病的辨证治疗有独到之处。如叶天士《临证指南医案·胃脘痛》提出："初病在经，久痛入络，以经主气，络主血，则可知其治气治血之当然……辛香理气，辛柔和血之法，实为对待必然之理。"说明胃脘痛初起病在气分，胃脘痛与气滞关系密切，久病入血分，故治疗胃脘痛首先要辨病在气还是血分，而施以理气活血之法。顾清远《顾氏医镜·胃脘痛》云："阳明中土，万物所归，故世人之患胃病，腹痛者甚多。"在治疗上，他主张对肝脾不和者以芍药甘草汤为基本方，随证加减；气滞者加四磨饮；血瘀者加失笑散；食滞者用保和丸；热证用黄芩汤，竹叶石膏汤等，亦颇能扼其要。

综上所述，胃痛一病，在唐宋以前，多与心痛相混而称。金元时期将胃痛从心痛门中分离出来，独立成为一个病证。明清时期医学家从各个侧面对胃痛进行论述，将胃痛的病机和辨证论治系统化，至今仍有效地指导临床实践。

【病因和发病机制】

现代医学认为，慢性胃炎的病因与发病机理迄今尚未完全阐明，可能与下列因素有关：

（一）急性胃炎的遗患

急性胃炎如治疗不当而迁延不愈，可演变成慢性胃炎。

（二）刺激性食物与药物

长期服用对胃有刺激的食物（如酒、辣椒、芥末、浓茶、咖啡等）和药物（如水杨酸类药物、保泰松、利血平等），不良的饮食习惯，粗糙的食物刺激和过度吸烟等，可使胃黏膜发生慢性炎症。

（三）自身免疫

损伤后的壁细胞可作为自身抗原刺激机体的免疫系统而产生相应的壁细胞抗体和内因子抗体，致壁细胞数减少，胃酸分泌减少甚至缺失，以及内因子分泌丧失引起的维生素 B_{12} 吸收不良，导致恶性贫血。

（四）十二指肠液反流

由幽门括约肌松弛等因素造成的十二指肠液反流，因其内的胆汁和胰液等会削弱胃黏膜的屏障功能，使其易受胃液、胃蛋白酶的损害。

（五）幽门螺杆菌

幽门螺杆菌的致病性主要表现在：①尿素酶作用产生的氨引起胃黏膜细胞损伤；②空泡毒素引起的细胞损伤；③细胞毒素相关基因调控的 IL－8 诱导因子诱导上皮细胞释放细胞因子 IL－8，从而导致中性粒细胞游走、活化而引发炎性病变；④HP 菌体细胞壁抗原诱发自身免疫反应。

中医学认为，本病有以下几种因素：

（一）寒邪客胃

外感寒邪，脘腹受凉，寒邪内客于胃；过服寒凉，寒凉伤中，致使气机凝滞，胃气不和，收引作痛。《素问·举痛论》曰："寒气客于肠胃之间，膜原之下，血不得散，小络急引，故痛。"

（二）饮食伤胃

饮食不节，暴饮暴食，损伤脾胃，内生食滞，致使胃中气机阻滞，胃气失和而疼痛。《素问·痹论》曰："饮食自倍，肠胃乃伤。"或五味过极，辛辣无度，肥甘厚腻，饮酒如浆，则蕴湿生热，伤脾碍胃，气机壅滞，脘闷胀痛。

（三）肝气犯胃

忧思恼怒，情志不遂，肝失疏泄，气机阻滞，横逆犯胃，胃失和降，而发胃痛。肝郁日久，化火生热，邪热犯胃，肝胃郁热，热灼而痛。若肝失疏泄，气机不畅，气滞日久，血行瘀滞，或久痛入络，胃络受阻，均可导致瘀血内停，发生胃脘痛。

（四）脾胃虚弱

素体不足，或劳倦过度，或饮食所伤，或久病脾胃受损，或肾阳不足，失于温煦，均可引起脾胃虚弱，中焦虚寒，致使胃失温养作痛。或热病伤阴，或胃热火郁，灼伤胃明，或久服香燥理气之品，耗伤胃阴，胃失濡养，亦致胃痛。此外，本证也可因过服寒凉药物，伤及脾胃之阳，而引起疼痛。

胃为阳土，喜润恶燥，为五脏六腑之源，乃多气多血之腑，主受纳腐熟水谷，其气以和降为顺。所以，感受外邪，内伤饮食，情志失调，劳倦过度，皆可伤及胃腑，致胃气失和，气机郁滞，胃脘作痛。脾胃的受纳运化，中焦气机的升降，有赖于肝之疏泄，正如《素问·宝命全形论》"土得木而达"。所以病理上会出现木旺克土，或土虚木乘。脾与胃相表里，同居中焦，共奏受纳运化之功，脾气主升，胃气主降，胃之受纳腐熟，赖脾之运化升清，所以胃病常累及脾，脾病常累及胃。但胃为阳土，其病多实，脾属阴土，其病多虚，所以脾气健运与否，在胃痛的发病中也起着重要的作用。胆之通降，有助于脾之运化，胃之和降。胆病失于疏泄，可致肝胃气滞。若胆腑通降失常，胆气不降，逆行入胃，胃气失和，气机不利，则脘腹作痛。《灵枢·四时气》曰："邪在胆，逆在胃。"肾为胃之关，脾胃之运化腐熟，全赖肾阳之温煦，所以肾阳不足，可致脾阳不振，脾肾阳虚。反之脾胃虚寒，日久必损及肾阳。

总之，胃痛的病因是多种的，但其发病机制却有共同之处，即胃气阻滞，胃失和降，胃失濡养，胃之气血阻塞不通，不通则痛。

【临床表现及辅助检查】

（一）临床表现

多数患者无明显临床症状。少数患者表现上腹闷痛、饱胀、食欲减退、恶心、嗳气等消化不良症状，病程迁延反复。上腹痛与病变程度不一致，与病变部位或食物性质有一定关系。疼痛多在进食之后，促使胆汁反流对胃黏膜刺激，刺激性食物或不易消化食物也容易引起食后疼痛。饭后饱胀可能是胃舒张功能障碍，虽进食不多亦感过饱。胃窦部胃炎胃肠道症状明显，上腹饱闷胀感，周期发作剧痛，颇似消化性溃疡。胃体胃炎消化道症状不甚明显，时有出现厌食，贫血及体重减轻，被疑为胃癌。也有少数慢性胃炎患者并发急性黏膜糜烂，出现上消化道出血。

（二）辅助检查

大多数慢性胃炎钡餐检查无异常发现。如胃黏膜萎缩可见黏膜皱襞相对减少。少数胃窦胃炎可有胃窦区狭窄，黏膜皱襞影粗乱，并可形成充盈缺损，甚至呈息肉样或结节状，酷似胃癌影像。

胃镜检查是诊断慢性胃炎的主要手段，不但对病变的部位、炎症程度、胃内伴发病等进行直视观察，以及进行某些治疗措施外，更重要的是在直视下进行多部位定位活检，对钳取的组织，进行病理确诊和分型，同时还可以进行组织培养及组织化学等研究工作。悉尼分类将胃炎的胃镜诊断定为7种：充血渗出性、平坦糜烂性、隆起糜烂性、萎缩性、出血性、反流性和皱襞增生性胃炎。国内仍将分为浅表性胃炎（非萎缩性胃炎）和萎缩性胃炎。

浅表性胃炎胃镜表现：主要是黏膜增多、充血、水肿、黏膜红白相间和糜烂甚至出血等。萎缩性胃炎的胃镜表现：主要是黏膜色泽灰暗、灰黄或灰绿，血管透见，如伴有腺窝增生或上皮化生病变，则黏膜增厚、粗糙，呈颗粒或结节僵硬感。

胃黏膜活检是确诊慢性胃炎，尤其是萎缩性胃炎最可靠的方法。由于胃黏膜病变的程度和性质，在胃镜下与病理组织检查存在着不一致的现象，其符合率为60%～80%。因此，依据胃镜检查，临床上可诊断慢性胃炎，而活检则是确诊慢性胃炎，并作为分型、分度的根据。

幽门螺杆菌自1983年Marshall等首先从人胃黏膜中分离出本菌，口服菌液可致典型的急性胃炎以来，目前已能用胃黏膜培养、普通切片染色、快速尿素酶检验及抗体检测等多种方法进行检查，发现溃疡病和慢性胃炎患者的胃黏膜中普遍存在此菌。慢性胃炎的阳性率在40%～60%，阳性发现与病变活动有关。几年来幽门螺杆菌检查已作为治疗、观察和研究慢性胃炎的重要内容之一。

【诊断要点】

1. 上腹部无规律性疼痛或饱闷感，食欲减退，嗳气或反酸、恶心。部分患者可有消化道出血表现。

2. X线钡餐检查可见胃张力改变，黏膜皱襞增粗、稀少或紊乱。

3. 纤维胃镜检查结合黏膜活检、胃液分析等可确定各类慢性胃炎。

【鉴别诊断】

本病应和下列几种疾病鉴别：

（一）消化性溃疡

有慢性、周期性、节律性上腹疼痛，胃液分析胃酸分泌正常或增多，X线钡餐可见良性龛影征象，胃镜检查可见溃疡，活检鉴别良、恶性溃疡。

（二）胃肠神经症（功能性消化不良）

消化道症状无一定节律性，症状受精神因素的影响大，常伴有消化道以外的神经症症状。X线及胃镜等消化道的检查阴性，且排除器质性病变。心理治疗、安定、镇静及调节神经药常有明显效果。

（三）慢性胆道疾患

可为慢性、复发性上腹痛，疼痛常因进食不当或进食油腻食物而诱发。多为右上腹不适或典型的胆绞痛发作，可有发热、黄疸及墨菲征阳性，X线胆道造影和超声检查可鉴别。

（四）钩虫病

可有黑便及十二指肠炎症状，通过大便查找虫卵。胃镜检查鉴别。

【治疗】

（一）中医治疗

1. 辨证论治

1）肝胃不和：症见上腹部胀痛，有时牵及胸胁及后背，嗳气，反酸，食欲下降，遇精神刺激常发作或加重，大便有时不爽。舌苔薄白，脉弦。

治宜：疏肝和胃。

方药：柴胡疏肝散加减。

柴胡 12 g，枳壳 10 g，白芍 12 g，清半夏 12 g，郁金 10 g，元胡 10 g，制香附 12 g，川楝子 12 g，白术 10 g，砂仁 6 g，生麦芽 12 g。

2）肝胃郁热：症见胃脘灼痛，痛势急迫，烦躁易怒，嘈杂吞酸。口干苦，大便干结，舌红苔黄，脉弦数。

治宜：疏肝泄热和胃。

方药：化肝煎加减。

山栀 10 g，丹皮 12 g，白芍 15 g，甘草 10 g，佛手 10 g，香橼皮 10 g，清半夏 12 g，川连 3 g，吴茱萸 2 g，乌贼骨 15 g，沙参 12 g，生大黄 6 g。

3）脾胃虚寒：症见胃脘部隐隐作痛，痛则喜温喜按，空腹痛甚，得食则减，泛吐清水，食欲下降，神疲乏力，甚则手足不温，大便溏薄。舌淡胖苔白，脉虚弱或迟缓。

治宜：温中健脾。

方药：理中汤加味。

党参 12 g，白术 10 g，炙甘草 12 g，白芍 15 g，干姜 12 g，熟附子 10 g，清半夏

10 g，茯苓 10 g，陈皮 10 g，砂仁 6 g，焦三仙各 15 g，乌贼骨 15 g。

4）寒凝气滞：症见中脘突然挛急而剧痛，时泛清水，得热则痛减，受寒即发，嗳气。苔白滑，脉沉弦。

治宜：温中散寒。

方药：良附丸加味。高良姜 12 g，制香附 12 g，白芍 20 g，炙甘草 12 g，熟附子 12 g。

5）胃阴不足：症见胃脘部灼热疼痛，嘈杂似饥，或饥而不欲食，口干，大便干结。舌红或光红无苔，脉弦细或细数。

治宜：滋阴养胃。

方药：沙参麦冬汤合芍药甘草汤。

麦冬 12 g，沙参 12 g，石斛 10 g，白芍 15 g，甘草 12 g，玉竹 10 g，天花粉 12 g，白扁豆 10 g，乌贼骨 15 g。

6）饮食停滞：症见胃痛，脘腹胀满，嗳腐吞酸，或吐不消化食物，吐食或矢气后痛减，或有大便不爽。苔厚腻，脉滑。

治宜：消食导滞。

方药：保和丸加减。

山楂 12 g，神曲 10 g，炒莱菔子 20 g，清半夏 15 g，陈皮 10 g，茯苓 10 g，连翘 12 g，鸡内金 10 g，砂仁 6 g，乌贼骨 15 g。

7）瘀血停滞：胃脘疼痛，痛有定处而拒按，或痛如针刺，食后痛甚，或见吐血便血，舌质紫暗，脉涩。

治宜：活血化瘀。

方药：失笑散和丹参饮加大黄、甘草。五灵脂 15 g，蒲黄 10 g，丹参 15 g，檀香 10 g，砂仁 6 g，生大黄 15 g，甘草 10 g。

若呕血便血，面色萎黄，四肢不温，舌淡脉弱无力，为脾胃虚寒，脾不统血，治疗应用黄土汤；若失血日久，心悸气短，多梦少寐，体倦，食欲下降，唇白舌淡，脉虚弱者，应健脾养心，益气补血，用归脾汤。

2. 中成药

1）逍遥丸：每次 8 粒，每日 3 次。用于肝胃不和的脘胀、食欲下降者。

2）保和丸：每次 1 丸，每日 2 次。用于食滞中脘见腹胀吞酸，嗳腐食减者。

3）附子理中丸：每次 1 丸，每日 2 次。用于脾胃虚寒，见脘痛隐隐，遇寒加重，得热则减，舌白脉虚者。

4）开胸顺气丸：每次 6 g，每日 2 次。用于食滞中脘，大便不畅者。

5）香砂六君丸：每次 6 g，每日 2 次。用于脾胃虚寒，症见腹胀、食欲下降，舌淡苔白者。

3. 单方、验方

1）百合 20 g，乌药 10 g，白芍 15 g，甘草 10 g，制香附 12 g，木香 10 g，枳实 15 g，白术 15 g，苍术 12 g，清半夏 12 g，陈皮 10 g，干姜 10 g，黄连 6 g，乌贼骨 15 g，焦三仙各 15 g。每日 1 剂水煎服。

2）乌药、乌梅各 10 g，乌贼骨 20 g，百合、蒲公英各 15 g，川贝母 8 g，沙苑子 12 g，甘草 3 g。每日 1 剂水煎服。用于慢性胃炎、胃窦炎。

3）淮山药 100 g，生鸡内金 100 g，醋制半夏 60 g，浙贝母 40 g，研成细末。每次 3 g，用水吞服，每日 3 次。

4）炒黄芪、蒲公英各 30 g，百合、白芍、丹参各 20 g，乌药、焦三仙各 15 g，甘草 6 g。每日 1 剂，水煎服。用于浅表性胃炎兼有胃部烧灼样感者。

5）枸杞 20 g，每日分 2 次空腹时嚼服，2 个月为 1 个疗程，疗效较好。

6）党参、茯苓、瓦楞子、代赭石、瓜蒌仁各 30 g，白术 20 g，肉桂、大黄、枳壳、川朴各 9 g，生山楂 45 g，苏子 6 g，甘草 3 g，生姜 3 片，大枣 5 枚。水煎服，每日 1 剂。用于各种慢性胃炎。

4. 饮食疗法

1）每日饭后食苹果 1 个，对消化不良、反胃有效。

2）干橘皮 30 g，炒后研粉，每服 6 g，加白糖适量，空腹温开水冲服。

3）糯米 100 g，大枣 6 枚。同煮粥，日日服用。

4）鸡蛋皮 20 g，晒干，研粉，每服 3 g，白开水送下，日服 2 次。可治胃痛吐酸水。

5）党参 20 g，黄芪 15 g，炒薏苡仁 30 g，红枣 5 枚，粳米 100 g。先将前 3 味煎取药汁，然后加入红枣、粳米煮成粥状，即可服用。用于慢性胃炎，有疲倦乏力、食欲下降、腹胀等。

6）猪肚 200 g，砂仁 10 g，生姜 4 片。用文火炖至猪肚烂熟，经调味后即可服用。用于脾虚湿困的慢性胃炎。

7）党参 20 g，白术 20 g，山药 30 g，生姜少许，粳米 100 g。先将前两味煎取药汁，再加入山药、生姜、粳米等，炖至粥状即可服用。用于慢性胃炎伴有虚寒泄泻者。

8）鲫鱼 500 g，山药 100 g，生姜 4 片，大枣 6 枚。用文火炖 1 小时服用。用于慢性胃炎见脾胃虚弱，食欲下降，体倦，消瘦者。

9）鲜百合 60 g，山药 50 g，粳米 50 g。三者混合煮粥食用。用于慢性胃炎属胃阴亏虚，见胃脘隐痛、口干咽燥、大便干结者。

10）石斛 30 g，猪瘦肉 100 g，麦冬 30 g。用文火炖至猪肉烂熟。经调味后吃肉喝汤。用于慢性胃炎之胃阴不足，见有上腹隐痛、口干不欲饮、食欲下降者。

11）鲜白萝卜 500 g，瘦猪肉 100 g。用文火炖至猪肉烂熟，经调味后食用。用于慢性胃炎消瘦，腹胀，食欲下降者。

12）鲜佛手 30 g，陈皮 10 g，生麦芽 20 g。用开水泡茶饮用。有疏肝理气和胃作用。用于慢性胃炎有脘胁胀满，气窜走痛，嗳气泛酸等。

（二）西医治疗

1. 一般治疗

养成良好的生活习惯，注意保持生活、工作、饮食的规律性，避免过度劳累和精神紧张，调节情绪；注意饮食及个人卫生，防止幽门螺杆菌交叉感染；定时进食，避免浓茶、烟酒、咖啡以及辛辣刺激、过酸过甜食物；尽量避免口服对胃肠道黏膜有损伤作用的药物（如 NSAIDs），不要擅自服用药物。

2. 药物治疗

1）制酸解痉剂：部分浅表性胃炎和大多数疣状胃炎患者胃酸分泌增加，临床上可出现上腹不适、隐痛、反酸等症状，短期使用 H_2RA（如西咪替丁、雷尼替丁）、氢氧化铝凝胶、复方氢氧化铝、溴丙胺太林等药物可收到缓解症状的疗效。胆汁反流性胃炎和某些慢性萎缩性胃炎也常常需要用制酸解痉药物。有报道用不同药物治疗疣状胃炎，西咪替丁组疣状结节消失率为 95/98；呋喃唑酮为 14/26；中药组为 12/30。说明西咪替丁对此类胃炎的疗效最好。

2）助消化药：缺乏胃酸而无胃黏膜明显充血水肿或糜烂者，可饭后口服 1% 稀盐酸 2~5 ml，每日 3 次。胃蛋白酶合剂 10 ml，口服，每日 3 次。近年有研究认为这种治疗对胃内容物 pH 值几乎无影响，也不能补充胃酸分泌量，故停止使用。苦味健胃药虽是老药，但因为可以反射性引起唾液、胃液的分泌，增加胃的运动，提高消化能力，增进食欲，故仍选用，如复方龙胆酊、酵母片、维霉素等也可酌情选用。

3）抗菌治疗：慢性胃炎胃黏膜活检发现幽门螺杆菌者须加服抗菌药物，目前认为对该菌敏感的药物主要有胶态次枸橼酸铋、呋喃唑酮、庆大霉素和阿莫西林等。关于幽门螺杆菌相关性慢性胃炎应用胶态次枸橼酸铋治疗可取得明显疗效，不但大多数病例该菌可以转阴，而且多数胃窦炎好转、活动性炎症消失。据观察在服用铋剂后 40~100 分钟显示胃黏膜上皮表面幽门螺杆菌死亡，先是该菌周围有铋剂，随后菌体肿胀、溶解。或可能是铋剂使黏膜表面形成铋蛋白质络合物，这种微环境的改变可使该菌难以生存。如果胶态次枸橼酸铋与庆大霉素或阿莫西林合用则疗效更佳。

很多学者建议用 PPI 为主的三联疗法，即一种 PPI 和下列三种药物中的任何两种组成：克拉霉素、硝基咪唑类药物（甲硝唑、替硝唑）、阿莫西林。其疗效高，不良反应小。例如，用奥美拉唑，1 次/日，20 mg/次；甲硝唑，2 次/日，400 mg/次；克拉霉素，2 次/日，250 mg/次，组成三联方案 1 周疗法。

4）保护胃黏膜或增强黏膜抵抗力药物：由于慢性浅表性胃炎在发病机制上与消化性溃疡有很多相似之处，如胆汁反流、幽门螺杆菌感染、胃黏膜屏障破坏、迷走神经亢进等，因此，保护胃黏膜、抗胆汁反流、杀灭幽门螺杆菌等治疗消化性溃疡的药物均可选择地应用于胃炎的治疗。甘珀酸第 1 周 100 mg，每日 3 次，第 2 周起每日 50 mg，每日 3 次，4~6 周为 1 个疗程，有醛固酮样不良反应。对镜下见黏膜损害轻者，有急性表现者，可考虑用胃膜素 2 g，日 3~4 次，温水冲服。硫糖铝不仅具有保护胃黏膜的作用，动物实验报告还可能有预防萎缩性胃炎癌变的功效。每日 1 g，日 3~4 次口服。甲氧氯普胺有促排空和抗胆汁反流作用，每次 10 mg，每日 3 次，可有锥体外系不良反应。多潘立酮或西沙比利 10 mg，每日 3 次，餐前 30 分钟服，无不良反应。考来烯胺可结合反流入胃内的胆汁酸，4.0 g，每日 4 次（睡前 1 次）。

5）其他药物

（1）赛庚啶：对食欲减退者，本品可刺激兴奋视丘下部的摄食中枢，也可促进食欲。4 mg，日 1~3 次。

（2）维生素：文献报道，应用粗制核黄素、维生素 A、维生素 C、新型维生素 B_1

等治疗萎缩性胃炎有一定疗效。

（3）考来烯胺：4 g，每日 3~4 次口服。适于碱性反流性胃炎。

（4）谷维素：每日 300 mg，给药 3~4 周，有较好疗效。

（5）猴头菌片：每日口服本品 10 片，3 个月后症状即可缓解。

（6）表皮生长因子：近年来报道，用表皮生长因子治疗萎缩性胃炎效果较好。

（7）抗贫血药：有恶性贫血者用叶酸及维生素 B_{12} 治疗。缺铁性贫血可用铁剂治疗，肌内注射右旋糖酐铁可减少铁剂对胃黏膜的刺激。

3. 对症治疗

胃肠动力药如多潘立酮或西沙必利对于腹胀、恶心、呕吐、腹痛具有明显的疗效；恶性贫血者应予维生素 B_{12} 注射；补充多种维生素及微量元素对于逆转黏膜肠化生和不典型增生有一定效果；出现重度不典型增生时宜手术治疗。

【护理】

（一）一般护理

1. 休息与活动

急性发作或伴有消化道出血时应卧床休息，并可用转移注意力，做深呼吸等方法来减轻焦虑、缓解疼痛。病情缓解时，进行适当的运动和锻炼，注意避免过度劳累。

2. 饮食护理

以高热量、高蛋白、高维生素及易消化的饮食为原则，宜定时定量、少食多餐、细嚼慢咽，避免摄入过咸、过甜、过冷、过热及辛辣刺激性食物。

（二）病情观察

观察患者消化不良症状，腹痛的部位以及性质，呕吐物和大便的颜色、量及性状等，用药前后患者的反应。

（三）用药护理

注意观察药物的疗效及不良反应。

1. 慎用或禁用

阿司匹林、吲哚美辛等对胃黏膜有刺激的药物。

2. 胶体铋剂

枸橼酸铋钾宜在餐前半小时服用。部分患者服药后出现便秘和大便呈黑色，停药后可自行消失。

3. 抗菌药物

服用阿莫西林前应询问患者有无青霉素过敏史，应用过程中注意有无迟发性过敏反应。甲硝唑可引起恶心、呕吐等胃肠道反应。

（四）症状、体征的护理

腹部疼痛或不适者，避免精神紧张，采取转移注意力、做深呼吸等方法缓解疼痛；或用热水袋热敷胃部，以解除痉挛，减轻腹痛。

（五）健康指导

1. 疾病知识指导

向患者及家属介绍本病的相关病因和预后，避免诱发因素。

2. 饮食指导

指导患者加强饮食卫生和营养，规律饮食。

3. 生活方式指导

指导患者保持良好的心态，生活要有规律，合理安排工作和休息时间，劳逸结合。

4. 用药指导

指导患者遵医嘱服药，如有异常及时就诊，定期门诊复查。

（亓慧博）

第三节　难治性消化性溃疡

消化性溃疡是一种划界清楚的局限性组织缺损（超过黏膜肌层），其形成与胃酸——胃蛋白酶的消化作用有关，在临床上主要是指发生在胃及十二指肠的慢性溃疡，亦包括发生在食管下段、胃——空肠吻合口附近及含有胃黏膜的 Meckel 憩室等部位的溃疡。

消化性溃疡经目前各种有效治疗后，多在 4 ~ 8 周愈合，如经过正规抗溃疡治疗 3 个月，溃疡仍不愈合，则称为难治性溃疡。

中医没有消化性溃疡病名，但根据其临床表现类似于中医"胃痛""腹痛"等。胃痛，又称胃脘痛，是以上腹部胃脘近心窝处经常发生以疼痛为主的病证。

【病因和发病机制】

现代医学认为，消化性溃疡的病因和发病机制迄今尚未完全明确。目前认为，溃疡的形成是由于胃、十二指肠黏膜的保护因素和损害因素之间的关系失调所致。

食物的化学性和机械性刺激，胃酸和胃蛋白酶的消化作用等，是对胃黏膜的潜在性损害因素。但因机体具有一系列的保护性功能，如胃黏液、胃黏膜屏障，黏膜细胞的更新高度旺盛，胃肠壁有丰富的血供，碱性十二指肠液中和胃酸的作用，肠抑胃泌素和其他胃肠激素，以及胃、十二指肠正常的节律性运动等。所以在正常生理情况下，胃、十二指肠不会发生溃疡。如果一旦损害因素增加，或保护因素削弱时，就会导致胃、十二指肠溃疡形成。

（一）损害因素

1. 胃酸、胃蛋白酶的消化作用

胃酸、胃蛋白酶的消化作用是溃疡形成的主要原因，特别是胃酸的作用占主要地位。胃酸是由胃体壁细胞所分泌，胃酸分泌与壁细胞数量有关，十二指肠溃疡患者壁细胞数增多为重要的发病原因。正常男性其壁细胞总数约 10 亿个，女性约 8 亿个，而在十二指肠溃疡可高出正常的 1 倍。壁细胞数增多可能与体质因素有关，也可能是壁细胞长期遭受刺激所致。有迹象表明迷走神经处于持续兴奋状态不但能使胃酸分泌增多，而且能促进胃窦运动，加速胃排空，其结果是十二指肠球部有持续的过度酸负荷，导致溃疡形成。但部分十二指肠球部溃疡患者，胃酸分泌正常，其溃疡形成可能是其他因素所致。

2. 精神、神经和内分泌功能紊乱

大脑皮质和下丘脑通过自主神经系统和内分泌系统 2 个途径调节胃肠道的分泌、消化、运动等功能和血液循环。迷走神经的异常兴奋，通过刺激壁细胞和 G 细胞，使胃酸分泌过高，在十二指肠溃疡发病机制中起重要作用。自主神经系统受大脑皮质的调节，而后者的功能障碍往往是迷走神经兴奋性异常增高的原因，因此，持续和过度的精神紧张、情绪激动等神经精神因素在十二指肠溃疡的发生与复发中占显著地位。

肾上腺皮质激素具有兴奋胃酸、胃蛋白酶分泌和抑制胃黏液分泌作用。当内分泌功能紊乱而有过多肾上腺皮质激素时，上述作用增强，使十二指肠溃疡易于形成。

3. 刺激性食物与药物

长期服用对胃有刺激的食物或药物，以及不规则的进食等，均能直接损伤胃、十二指肠黏膜，导致消化性溃疡的发生与复发。

4. 胃泌素和胃窦部潴留

正常人体的胃窦部具有丰富的胃泌素细胞，所分泌的胃泌素具有兴奋壁细胞，使之分泌胃酸的作用。当副交感神经兴奋，胃窦部黏膜接触蛋白质及其分解物，或因胃窦部动力障碍导致胃窦部潴留、扩张等均能促使胃泌素细胞分泌胃泌素，从而促使壁细胞分泌胃酸增多，易形成溃疡。

（二）削弱保护的因素

正常情况下，胃和十二指肠黏膜不被胃内容物损伤和被胃液消化，是因为有一道胃黏膜屏障。这道屏障的主要组成部分是胃黏膜上皮细胞膜的脂蛋白层。当脂蛋白层遭到破坏（凡能溶解脂肪的化合物，如某些药物、乙醇、胆盐等，均能破坏脂蛋白层），胃液中的 H^+ 回渗到黏膜层里，使胃黏膜受损。胃的炎症亦可削弱黏膜的抗酸能力。近年认为，幽门螺杆菌与消化性溃疡的发生有密切关系。此外，各种因素导致的十二指肠内容物，特别是胆汁反流入胃，能削弱黏膜屏障的保护作用。

（三）其他因素

许多观察认为，O 型血者患十二指肠溃疡或幽门前区溃疡比其他血型者的发病率约高出 40%。还观察到消化性溃疡患者的亲属中，本病的发病率亦高于常人 2～3 倍。这些可能与遗传因素有一定关系。

上述有关因素，黏膜的损害与保护的关系失调为本病的发病基础。胃溃疡的发生着重于保护因素的削弱，表现为胃黏膜屏障的破坏，胃幽门运动功能失调与十二指肠液反流对胃黏膜抵抗损害能力的削弱等。十二指肠溃疡的发病则着重于损害因素的增强，表现为壁细胞总数的增大，神经内分泌功能紊乱所致的胃酸分泌增加，幽门螺杆菌感染等。

难治性溃疡真正病因尚未明了，目前认为难治性因素有①溃疡本身的特征：深凹或直径较大（＞10 mm 直径）的溃疡、横轴溃疡（包括线状溃疡或对吻溃疡）、球后溃疡、多发溃疡等均属难愈者。②患者性别：患者多为男性患者。③吸烟：多数报道认为吸烟，特别是大量吸烟是延缓消化性溃疡愈合的因素。④梗阻与穿透。⑤发病与病程：难治性十二指肠溃疡常有发病早（初起症状发生在 30 岁以下）和病程长的特点。⑥合并有其他慢性全身病：慢性呼吸系疾患、慢性风湿及类风湿关节炎、肝硬化等，其溃疡亦较难愈合。⑦其他：口服某些药物、饮酒，某些特殊职业等也有关系。

溃疡发生部位多在胃小弯或幽门前区，后壁较前壁常见。十二指肠开始的 3～4 cm 是溃疡的最好发部位，前壁比后壁常见。溃疡数目绝大多数是 1 个，少数患者可有 2～3 个。十二指肠前后壁的一对溃疡称相吻溃疡，十二指肠和胃同时有溃疡称复合溃疡。溃疡的大小多数直径小于 3 cm，少数（约占 10%）溃疡较大，其直径在 4 cm 以上。溃疡形态多呈圆形或椭圆形，可有各种深度，浅的限于黏膜层，深的可贯穿胃或十二指肠壁的全层。

溃疡的组织形态，在溃疡活动期，其底部由表面向深部依次有以下 4 层：第一层为急性炎症性渗出物，紧接一层是非特异性细胞浸润，第三层为肉芽组织，第四层为瘢痕组织。呈扇形，扩展可延伸到肌层，甚至可达浆膜层。溃疡边缘的黏膜有明显的上皮细胞再生和炎症的变化，并常见到腺体的"肠化生"，在瘢痕区域内的血管壁变厚，偶见内有血栓形成。

中医学认为，本病病因与发病机制与慢性胃炎一致。

【临床表现】

（一）症状

本病患者少数可无症状，或以出血、穿孔并发症发生为首发症状，但绝大多数是以上腹疼痛而起病。

1. 上腹部疼痛

常因精神刺激、过度疲劳、饮食不当、服用药物、气候变化等因素诱发或加重。疼痛特点如下：

1）慢性：消化性溃疡多反复发作，呈慢性过程，病程很长，平均 6～7 年，长者可达十几年，甚至更长。

2）周期性：上腹部疼痛呈反复周期性发作，尤以十二指肠溃疡更为明显。疼痛可持续几日、几周或更长时间，之后出现较长时间的缓解，亦有短时间内复发者。发作期与缓解期相交替。一般在秋冬和冬春之交发病。

3）节律性：疼痛呈节律性并与进食明显相关。十二指肠溃疡饥饿时疼痛，多在餐后 3 小时左右出现，饮食后缓解，一部分十二指肠溃疡患者有午夜痛，常被痛醒。胃溃疡疼痛不甚规则，常在餐后 1 小时内发生，至下次餐前自行消失。

4）疼痛性质及部位：疼痛可为钝痛、灼痛、胀痛或饥饿痛。胃溃疡疼痛部位见于中上腹部或偏左，十二指肠溃疡疼痛多位于中上腹部偏右侧。突然发生的疼痛或者疼痛突然加重，剧烈持续，由上腹部迅速向全腹弥漫，应注意急性穿孔发生。疼痛较重，向背部放射，经抗酸治疗不能缓解，应考虑后壁慢性穿透性溃疡。

2. 消化系统其他症状

常有反酸、嗳气、流涎、恶心、呕吐等，可单独或伴同疼痛出现。反酸和流涎是贲门松弛和迷走神经兴奋的表现。恶心、呕吐多反映溃疡具有较高的活动程度，大量呕吐宿食，提示幽门梗阻。

3. 全身性症状

患者可有失眠等神经症的表现和缓脉、多汗等自主神经功能不平衡的症状。疼痛较剧而影响进食者可有消瘦及贫血。

（二）体征

发作期间，可有上腹压痛。胃溃疡的压痛点多稍偏左，十二指肠溃疡或幽门溃疡则略偏右。后壁溃疡，尤其是后壁穿透性溃疡，在背部也可有压痛点，位于第 7 ~ 12 胸椎旁（多数局限于第 10 ~ 12 胸椎旁）。缓解期一般无明显体征。

（三）并发症

消化性溃疡常见的并发症有上消化道出血、穿孔、幽门梗阻和癌变。

1. 上消化道出血

消化性溃疡是上消化道出血最常见的病因。根据统计约有 1/4 患者，在病程中有一次或多次发作。一部分患者大量出血为本病的初发症状。临床表现为呕血和（或）黑便，原来的溃疡病症状在出血前可加重，出血后可减轻。10% ~ 15% 无溃疡病症状史，而以大量出血为首发表现。宜争取短期内明确诊断，如条件和病情许可，争取在 24 ~ 48 小时进行早期纤维胃镜检查，其诊断率准确率可在 90% 以上，能使患者得到及时的治疗。

2. 穿孔

急性穿孔是消化性溃疡最严重的并发症。当溃疡深达浆膜层时可通透而发生急性穿孔，胃或十二指肠内容物溢入腹腔，导致急性弥散性腹膜炎。其诱因有饱餐、粗糙食物和引起腹压骤增的动作如剧烈咳嗽。临床表现为突然发生上腹剧痛，继而出现腹膜炎的症状和体征，部分患者呈休克状态。当溃疡深达浆膜层，与邻近组织粘连者，称为慢性穿孔。当溃疡穿透到胰腺脏器时则背部疼痛明显，亦可有一定程度的胰腺炎。慢性穿孔多见于十二指肠溃疡，特别是后壁溃疡。

3. 幽门梗阻

溃疡急性期可引起幽门痉挛、充血、水肿或瘢痕收缩而妨碍幽门的畅通，造成暂时性或持续性幽门梗阻。临床主要表现为上腹部疼痛于进餐后加重和（或）饱胀感，腹部可出现胃蠕动波，摇动腹部可闻及震水音；后期则无蠕动波的出现，但可见扩大的胃型轮廓，且往往有大量呕吐，呕吐后上述症状可缓解或减轻。

4. 癌变

据统计 5% ~ 10% 的胃溃疡可发生胃癌，十二指肠溃疡癌变则未见报道。胃溃疡患者，如年龄在 45 岁以上，经积极内科治疗而出现下列情况时，宜考虑癌变而应进一步检查。①无并发症而疼痛的节律性消失，治疗失效或减效，营养状态下降者。②X 线钡餐检查或胃镜检查发现可疑胃癌者。③大便隐血试验经治疗而长期持续阳性者。

【诊断要点】

1. 有慢性、周期性和节律性的上腹部疼痛及上腹压痛。胃溃疡多在餐后 1 小时内发生，持续 1~2 小时缓解，表现为进餐—疼痛—缓解。十二指肠溃疡发生在餐后 2~4 小时，持续 2~3 小时或至下次餐后才缓解，表现为疼痛—进餐—缓解—疼痛。部分十二指肠溃疡患者，可发生夜间疼痛。

2. 伴有恶心、呕吐、反酸、嗳气、消化不良等。

3. 出血、穿孔、幽门梗阻、癌变，为本病常见并发症。

4. 内镜检查是诊断消化性溃疡的重要方法，内镜窥视结合活检可确定溃疡的部位、形态、大小、数目及判断良恶性。

5. 溃疡的 X 线直接征象为龛影，胃小弯溃疡常可显示腔外龛影，十二指肠溃疡则龛影不易显示，常表现为球部变形、激惹和压痛，但球部炎症及溃疡愈合也可有此征象。应用气钡双重造影，阳性率可达 80%。

6. 十二指肠球部溃疡患者基础胃酸分泌量（BAO）、最大胃酸分泌量（MAO）多数增加，而胃溃疡则大多正常或偏低。

7. 经食 3 日素食后，如大便隐血试验阳性，提示溃疡有活动性，经正规治疗后，多在 1~2 周转阴。

8. 胃镜检查时取活检组织以检测幽门螺杆菌的有无。

【鉴别诊断】

本病应与下列诸病鉴别：

（一）慢性胃炎

本病亦有慢性上腹部不适或疼痛，其症状有时酷似消化性溃疡，但慢性胃炎的疼痛常为胀痛，且周期与节律性不明显。萎缩性胃炎则胃液为低酸或缺酸。本病的诊断主要依据胃镜检查，X 线钡餐检查阳性率不高，且黏膜的改变也是非特异性的。

（二）慢性十二指肠炎

自纤维胃、十二指肠镜广泛应用于临床后，发现不少被诊断为十二指肠溃疡者，实为慢性十二指肠炎。因其临床表现酷似十二指肠溃疡，钡餐检查常有球部变形及激惹等溃疡的间接 X 线征象，故常造成误诊。本病确诊有赖于胃、十二指肠镜的检查及黏膜活检。

（三）胃癌

胃良性溃疡与恶性溃疡的鉴别十分重要，两者在临床的某些症状虽有所不同，但常非特异性，故对中年以上的胃溃疡患者，经积极的内科治疗，症状未见改善，胃酸低下或缺乏，大便潜血试验持续阳性者，或诊断为胃溃疡而疼痛节律性消失者即应考虑胃癌。X 线钡餐有胃镜检查是主要的鉴别手段。

（四）胃黏膜脱垂症

胃黏膜脱垂症是由于异常松弛的胃黏膜逆行突入食管或向前通过幽门管脱入十二指肠球部所致。本病亦可表现上腹间歇性疼痛，但一般无明显的节律性及空腹痛，进食可诱发疼痛发作，亦有上腹饱胀、嗳气、恶心、呕吐等症状，抗酸治疗无效。左侧卧位常可使症状减轻或缓解，而右侧卧位常使症状加剧。此外尚有少部分患者出现幽门梗阻及上消化道大出血。诊断主要依赖 X 线钡餐检查。X 线表现为幽门管增宽，十二指肠球底部有凹陷缺损，呈"蕈样"或"降落伞样"改变。胃镜检查，有时亦可见增粗及冗长的胃黏膜皱襞通过幽门进入十二指肠球部。

（五）胃神经症

本病可有上腹部不适、恶心、呕吐，或者酷似消化性溃疡，但胃肠道以外的神经症症状也甚突出，如健忘、失眠、头眩、心悸及出汗等。本病的诊断必须通过各种检查，包括 X 线钡餐及胃镜等检查，完全排除了胃部的器质性病变才能成立。即使如此，也应定期追踪观察，以免误诊。

（六）胆囊炎和胆石症

多见于中年女性。可表现为上腹或右上腹的间歇性疼痛而与消化性溃疡混淆。其不同之处是缺乏节律性，且多为绞痛，并常伴恶寒、发热、恶心、呕吐与黄疸。抗酸药不能使疼痛缓解。进油腻食物常可诱发，发作时右上腹壁紧张度增加，胆囊区压痛明显，墨菲征多阳性。B 超检查可以做出诊断。

【治疗】

（一）中医治疗

1. 辨证论治

1）肝气犯胃：胃脘胀闷，脘痛连胁，嗳气频繁，大便不畅，每因情志因素而痛作。苔多薄白，脉沉弦。

治宜：疏肝和胃，理气止痛。

方药：柴胡、香附、枳壳、陈皮、川楝子、元胡、苏梗、甘草各 10 g，白芍 15 g，木香 5 g。随证加减。水煎服，每日 1 剂。

2）脾胃虚寒：胃隐隐作痛，喜温喜按，空腹痛甚，得食痛减，泛吐清水，食欲下降，神疲乏力，甚则手足不温，大便溏薄。舌淡苔白，脉虚弱或迟缓。

治宜：温中散寒，健脾和胃。

方药：党参、黄芪、白芍各 15 g，茯苓、白术、陈皮、甘草各 10 g，木香 5 g，炮姜 8 g。

对虚寒不甚，气虚偏重者，宜上方合四君子汤加减；虚寒较甚者，在上方基础上加重炮姜用量，并酌加桂枝或肉桂等品；胃脘胀闷、食欲下降者，加砂仁、枳壳；吐酸多者酌加海螵蛸、煅瓦楞子；呕吐清涎多者，加生姜、吴萸、半夏。水煎服，每日 1 剂。

3）胃阴不足：胃脘隐痛或灼痛，午后尤甚，烦渴思饮，口燥咽干，食少便干，手足心热。舌红，苔黄少津，脉弦细。

治宜：滋养胃阴，清退虚热。

方药：沙参、麦冬各 15 g，石斛、知母、白芍、栀子、竹茹、生地、玉竹、当归各 10 g。每日 1 剂，随证加减。

4）瘀血阻络：胃脘痛如针刺或刀割，痛处固定，拒按，或见吐血、黑便。舌质紫暗或有瘀斑，脉涩。

治宜：活血化瘀，理气和胃。

方药：桃仁、当归、赤芍、丹皮、五灵脂、元胡、香附、川楝子各 10 g，川芎、红花各 5 g。

呕血、便黑者，上方去桃仁、红花，加三七粉、白及、炒薄黄等。水煎服，每日 1~2 剂。

2. 中成药

1）良附丸：每次 3~6 g，每日 2 次。用于寒凝气滞型。

2）胃疡安丸：每次 1~2 丸，每日 2~3 次。用于脾胃虚寒型兼气滞血瘀型胃、十二指肠溃疡。

3）溃疡丸：每次 1 丸，每日 1~2 次。用于脾胃虚寒型。

4）黄芪建中丸：每次 1 丸，每日 2 次。具有补气散寒，健胃敛阴之功。用于胃脘隐痛，大便干结等。

5）疏肝理气丸：每次 1 丸，每日 2~3 次。用于肝胃不和型。

6）胃痛宁片：每次 3 片，每日 2~3 次。用于胃、十二指肠溃疡之胃脘灼热疼痛，口苦，反酸，嗳气等。

7）左金丸：每次 3 片，每日 2~3 次。用于肝火犯胃，脘胁疼痛，呕吐酸水，口苦嘈杂等。

8）失笑散：每次 6~9 g，每日 1~2 次。用于瘀血阻滞，胸胁脘腹疼痛等。

9）胃康片：每次 4~6 片，每日 3 次。具有和胃止痛，收敛制酸之功。

10）摩罗丹：每次 9~18 g，每日 3 次。具有健脾养胃，消胀止痛之功。用于胃脘隐隐胀痛或隐隐灼痛，绵绵不断，纳食不香等。

3. 验方

1）乌贼骨 30 g，象贝母 15 g。研细，每日 3 次，每次 5 g。方名"乌贝散"。适于胃溃疡。

2）肉桂、当归各 30 g，吴茱萸 10 g，鸡内金 2 g，陈红曲 30 g。共研细末，炼蜜为丸。每日 2 丸（3 g），早晚服，开水送下。适于十二指肠球部溃疡。

3）荜茇、儿茶各 10 g。上品研成细粉，成人每日 3 次，每次 2 g，连服 7 日。对于胃溃疡、胃出血有奇效。

4）香附、元胡、高良姜各 15 g，广木香、九香虫各 9 g，干姜 6 g。或加冰片 1.5 g。共研细末，贮瓶备用，勿泄气。使用时取本散 15 g，撒入脐中，偏寒甚者用白酒调敷脐中，胃痛加敷中脘穴。每日换药 1 次。凡证属中寒、虚寒性和肝气犯胃所致者均可用之。

4. 饮食疗法

1）番茄汁、土豆汁各半杯，混合服下。早晚各服 1 次。适于胃溃疡。

2）老姜、红枣、猪板油、面粉各 250 g。把老姜洗净，抹干水分和去核红枣一起，用猪板油炸酥后研为细末，再与面粉调匀加水适量调成小饼，蒸熟后分 2 日食尽。有温中健脾、解痉止痛作用。适用于虚寒型胃与十二指肠溃疡，常服有效。

3）西瓜可清胃热，多饮瓜汁。

4）每日晨起漱口后，食花生油 2 ~ 4 匙，半小时后方可饮食，连服 1 周可见效。

5）马铃薯（新鲜未发芽的）洗净（不去皮）切碎，捣烂，用纱布包好挤汁，每日早晨空腹服 1 ~ 2 匙，酌加蜂蜜适量，连服 2 ~ 3 周。服药期间禁忌刺激性食物。

5. 针灸治疗

选穴内关、中脘、足三里。适用于各种胃脘痛。暴痛实证用泻法，久痛虚证用补法。也可用耳针，选穴胃、脾、交感、神门、皮质下，每次取 3 ~ 5 穴，留针 30 分钟，或用电针、埋针。反酸多，去胃加内分泌；十二指肠球部溃疡加十二指肠。还可选用艾灸中脘、足三里、神阙穴。适用于虚寒型。

6. 埋线

选穴足三里（左）、胃俞透脾俞；或足三里（右）、中脘透上脘；或下脘、灵台、梁门。3 组穴轮流使用，用羊肠线埋植，每次间隔 20 ~ 30 日。

（二）西医治疗

1. 一般治疗

生活要有规律，工作宜劳逸结合，要避免过度劳累和精神紧张，如有焦虑不安，应予开导，必要时可给镇静药。原则上需强调进餐要定时，避免辛辣、过咸食物及浓茶、咖啡等饮料。牛乳和豆浆虽能一时稀释胃酸，但其所含钙和蛋白质能刺激胃酸分泌，故不宜多饮。

2. 药物治疗

治疗消化性溃疡的药物主要包括降低胃酸的药物、根除幽门螺杆菌感染的药物和增强胃黏膜保护作用的药物。

1）降低胃酸的药物：包括制酸药和抗分泌药 2 类。

（1）制酸药：迄今为止，仍为内科治疗的基本药物。制酸药的使用目的在于降低胃液的酸度，减少胃液对溃疡病灶处神经末梢的刺激，减轻疼痛，改善症状，更重要的是使胃液的 pH 值提高到 4 以上，从而使胃蛋白酶的活力显著降低，促进溃疡愈合。常用的复方制酸药有复方氢氧化铝、胃疡宁、钙铋镁、胃得乐、乐得胃、乐胃片等。制酸药的疗效以液体（凝胶、溶液）最佳，粉剂次之，片剂又次之。服药时间宜在两餐之间或餐后 1 小时及临睡前各 1 剂，如有效则宜持续服用 6 个月或更长时间。

（2）抗分泌药：主要有 H_2RA 和 PPI 两类。

H_2RA：目前常用的西咪替丁，2 次/日，每次 0.4 g；雷尼替丁，2 次/日，每次 150 mg；法莫替丁，2 次/日，每次 20 mg，连续服用，一般十二指肠溃疡愈合快，服药 4 周后愈合率为 80%，余者半数经服药至 6 ~ 8 周时愈合。而胃溃疡需 8 ~ 12 周愈合。肝肾功能不全者慎用。哺乳期妇女禁用。

PPI：抑制胃酸分泌的作用远较 H_2RA 强，而且能抑制幽门螺杆菌的增长，是治疗溃疡最有效药物。常用药物为奥美拉唑，1 次/日，每次 20 ~ 40 mg；兰索拉唑，1 次/日，每次 15 ~ 30 mg，连续服用 6 ~ 8 周，不良反应小。

2）根除幽门螺杆菌治疗：根除幽门螺杆菌是消化性溃疡治疗上的重要进展。现已普遍达成共识：对幽门螺杆菌相关性溃疡不管是初发还是复发，不论是活动或静止，不论有无并发症，均应抗幽门螺杆菌治疗。清除幽门螺杆菌指药物治疗结束时幽门螺杆菌消失，而根除幽门螺杆菌是指药物治疗结束后至少 4 周无幽门螺杆菌复发。临床要求达到根除。

对幽门螺杆菌感染治疗的药物较多，但根治该菌十分困难，细菌对部分药物可产生耐药性。故不宜单一抗生素及单一抗菌药治疗。多采用将抑制胃酸分泌药或胶体铋剂、抗菌药联合应用的方案。一种胶体铋或一种 PPI 与克拉霉素、阿莫西林、甲硝唑中的 2 种，组成三联疗法，疗程 7 日。常用量：奥美拉唑 20 mg、兰索拉唑 30 mg、胶态果胶铋 240 mg、克拉霉素 250 ~ 500 mg、阿莫西林 500 ~ 1 000 mg、甲硝唑 400 mg，均 2 次/日。

呋喃唑酮用于溃疡病的治疗，不但具有良好的近期溃疡愈合作用，而且有复发率低的优点，对幽门螺杆菌有显著的抑菌作用。可用其替代甲硝唑。剂量为 0.1 g，2 次/日。不良反应较多，主要有头晕、头痛、乏力、心悸、恶心、呕吐及周围神经炎等。用药期间，应密切观察，避免长期、大量服用，老年溃疡患者应慎用。

现普遍认为幽门螺杆菌疫苗是在全球范围内控制幽门螺杆菌感染的最有效方法。如今，幽门螺杆菌疫苗的研制已取得极大进展。

3）胃黏膜保护剂：①硫糖铝，每次 1 g，每日 3 ~ 4 次，餐后 2 小时服。此药能结合胃蛋白酶，并形成保护膜。②甘珀酸，每次 50 mg，每日 3 次，口服。此药能促进黏液的分泌并延长胃上皮细胞的寿命，促进胃溃疡愈合，但对十二指肠溃疡疗效稍差。有心脏病、高血压和肾病者慎用。③复方铋剂（枸橼酸铋钾），每次 120 mg，每日 4 次，口服。此药能在溃疡面形成氧化铋的保护性薄膜，对胃溃疡愈合率高达 90%。④其他药物，米索前列醇，每次 200 μg，每日 4 次，口服。胃膜素每次 2.0 ~ 2.5 g，每日 3 次，口服。

4）促进胃动力药物：在消化性溃疡病例中，如凡有明显的恶心、呕吐和腹胀，实验室检查有胃潴留、排空迟缓、胆汁反流或胃食管反流等表现，应同时给予促进胃动力药物。

（1）甲氧氯普胺：10 mg，每日 3 ~ 4 次，餐前 15 ~ 30 分钟与睡前服用。对胃溃疡、十二指肠溃疡有效。不宜与抗胆碱药合用，长期服用（数周至数月）可出现类似震颤性麻痹发作的锥体束外神经系症状，应加以监护，及时停用。

（2）多潘立酮：适用于胆汁反流性胃炎、反流性食管炎、糖尿病性胃瘫和功能性消化不良等。本品能促进食管和胃的排空，极少透过血脑屏障，不产生锥体外系症状。常用剂量每次 10 mg，每日 3 ~ 4 次。

（3）西沙必利：能增加胃的排空和蠕动，对消化道动力有促进作用。主要用于功能性消化不良、反流性食管炎等。不良反应很少。常用剂量每次 5 ~ 10 mg，每日 3 ~ 4 次。

5）抗胆碱药：主要作用系抑制迷走神经而减少胃酸分泌、解除平滑肌和血管痉挛、改善局部营养和延缓胃排空而有利于延长制酸剂和食物对胃酸的中和，但因具有延缓胃排空的作用而引起的胃窦部潴留，使胃泌素分泌增加，故不宜于治疗胃溃疡。较常用的有阿托品：每次 0.3 ~ 0.6 mg。颠茄合剂：每次 10 ml。颠茄酊：每次 1 ml。溴丙胺太林：每次 15 ~ 30 mg。甲溴阿托品：每次 1 ~ 2 mg。苯甲羟胺：每次 15 mg。胃肠安：每次 1 ~ 2 mg。奥芬溴铵：每次 5 ~ 10 mg。胃安：每次 0.5 mg。贝那替嗪：每次 1 mg。有焦虑症状者用奥芬溴铵或贝那替嗪较好。

6）作用于大脑皮质与下视丘药物：舒必利 50 ~ 100 mg，每日 3 次。此外还有三四丙咪嗪、氯苯草胺和安他唑啉。

3. 难治性消化性溃疡的治疗

应积极去除影响溃疡愈合的不良因素，劝患者住院治疗，延长治疗时间（如原用 H_2RA 治疗，可再延长 4 ~ 6 周），能使部分难治性溃疡愈合。酌情更换治疗药物，如将 H_2RA 换成黏膜保护性药物。

1）法莫替丁：较西咪替丁和雷尼替丁作用增强，20 mg，2 次／日，2 周治疗的溃疡愈合率与前两代药的 4 周愈合率（80% 左右）相当。用于难治性溃疡效果较好。

2）$H^+ - K^+ - ATP$ 酶抑制剂：$H^+ - K^+ - ATP$ 酶抑制剂是治疗难治性溃疡的强有力药物。对于胃泌素瘤引起的顽固性溃疡，用大剂量奥美拉唑 40 ~ 80 mg，每日 1 次，也能控制溃疡的发生。

3）胶体铋：应用较广的为得乐冲剂或片剂，剂量为 120 mg，1 日 4 次（3 次餐前半小时，1 次睡前）或用 120 mg，1 日 2 次（早、晚餐前各 1 次），疗程不少于 4 周。

4）抗菌剂：已证实幽门螺杆菌与消化性溃疡密切相关，也是造成消化性溃疡易复发的因素之一，用杀灭幽门螺杆菌的药物使细胞清除，确能使难治性溃疡得到愈合。

5）内镜治疗：对于顽固性或难治性溃疡可在内镜下运用清创、局部用药、低功率激光照射、微波凝固、高频电凝等治疗手段。有人通过纤维胃镜用小檗碱过氧化氢溃疡局部喷注。

6）手术治疗：未出现并发症的消化性溃疡绝大多数无须手术治疗。因手术本身有时可致严重并发症和后遗症，故应慎重考虑后再做决定。一般手术治疗的指征有：①大量出血经内科紧急处理无效。②急性穿孔。③器质性幽门梗阻。④胃溃疡疑有癌变。⑤胃溃疡经积极内科治疗而毫无疗效者。

【护理】

1. 在溃疡病急性发作期或有并发症时，要卧床安心休息，以促进疾病的恢复。由于溃疡病是慢性疾病，病程迁延，经常发作甚至产生并发症，因此可能引起患者情绪波动而影响休息，所以应给患者进行耐心的解释，以体贴同情的语言劝慰患者，指导患者正确掌握发病的规律性和预防复发的措施，以调动患者的主观能动性。对消化性溃疡患者忽视心理护理，即使最周到正确地进行躯体护理，对患者来说，也是不全面的。

2. 指导患者有规律地定时进食，以维持正常消化活动的节律。在溃疡活动期，以少食多餐为宜，每日进餐 4 ~ 5 次，避免餐间零食和睡前进食，使胃酸分泌有规律。一旦症状得到控制，应尽快恢复正常的饮食规律。饮食不宜过饱，以免胃窦部过度扩张而增加促胃液素的分泌。进餐时注意细嚼慢咽，避免急食，咀嚼可增加唾液分泌，后者具有稀释和中和胃酸的作用。

3. 选择营养丰富，易消化的食物。除患者并发出血或症状较重外，一般无须规定特殊食谱。症状较重的患者可以面食为主，因面食较柔软易消化，且其含碱能有效中和胃酸，不习惯于面食者则以软米饭或米粥替代。由于蛋白质类食物具有中和胃酸作用，可适量摄取脱脂牛奶，宜安排在两餐之间饮用，但牛奶中的钙质吸收反过来刺激胃酸分泌，故不宜多饮。脂肪到达十二指肠时虽能刺激小肠分泌抑胃蛋白酶，抑制胃酸分泌，但同时又可引起胃排空减慢，胃窦扩张，致胃酸分泌增多，故脂肪摄取应适量。尚应避免食用机械性和化学性刺激强的食物。

4. 注意观察疼痛的部位、时间、性质与饮食、药物的关系，如上腹部出现难以忍受的剧痛，继而全腹痛，伴恶心呕吐、面色苍白、血压下降、出冷汗等休克表现，检查腹部发现腹肌紧张，全腹有压痛、反跳痛，肝浊音界缩小或消失，应考虑是否有溃疡病穿孔。并及时通知医生，禁食、迅速备血、输液及做好术前准备，及时插胃管行胃肠减压，抽取胃内容物，以防止腹腔继续污染，争取穿孔后 12 小时内紧急手术。若疼痛的节律性出现改变，服制酸剂治疗无效，同时伴食欲缺乏，应考虑有癌变的可能，应报告医生，并协助进一步检查，以明确诊断，及早进行治疗。

5. 注意观察呕吐的量、性质及气味，如吐出隔日或隔餐食物，量多，伴有酸臭气味，吐后症状缓解，检查上腹部常见到胃蠕动波、振水音，则应考虑有幽门梗阻的可能。轻度患者可给予流质饮食，准确记录液体出入量，定时复查血液电解质。重度患者应禁食，补充液体，注意水、电解质酸碱平衡，若经内科治疗病情未见改善，则可能因溃疡周围结缔组织增生形成瘢痕、痉挛收缩而造成幽门梗阻，应做好术前准备，进行外科手术治疗。

6. 溃疡病并发出血可有黑便，应注意观察大便的颜色、量，并注意是否有头晕、恶心、口渴、上腹部不适等呕血先兆症状。发现异常，及时报告医生并协助处理。

7. 注意观察药物治疗的效果及不良反应，备好止血药物及有关抢救器械，并熟练掌握药物性能及操作规程与方法。

（刘文珍）

第四节　胃　癌

胃癌的发病情况在不同地区和国家差别很大。我国胃癌多见于男性，男女之比约为22∶1，此性别差异随年龄的增长而增大。全国胃癌平均死亡年龄为 61.62 岁，其中男性为 61.11 岁，女性为 62.59 岁。我国胃癌的发病有明显的地区差异，以西北部的青海、宁夏、甘肃三省为最高，其次为东南沿海的江苏、浙江、福建、上海等省、市，而南部各省最低。胃癌的死亡率以日本为最高，美国为最低，我国的死亡率仅次于日本。根据统计，我国的胃癌死亡率列第二位，仅次于肺癌。

中医历代文献中胃癌病名，根据胃癌的临床表现文献中描述与"反胃""心下痞""积聚""伏梁""胃脘痛"等相类似。如《素问·腹中论》中说："病有少腹盛，上下左右皆有根……病名曰伏梁……裹大脓血，居肠胃之外，不可治，治之每切按之致死……此下则因阴，必下脓血，上则迫胃脘，出膈，侠胃脘内痈，此久病也，难治。"《难经》也说："心之积，名曰伏梁，起脐上，大如臂，上至心下，久不愈，令人病烦心。"严用和在《济生方》中也写道："伏梁之状，起于脐下，其大如臂，上至心下，犹梁之横梁架于胸膈者，是为心积……其病腹热面赤，咽干心烦，甚则吐血，令人食少肌瘦。"以上描述与某些中晚期胃癌的腹水及身体浮肿相类似。

【病因和发病机制】

现代医学认为，胃癌的病因尚不完全清楚，它的世界性地理分布有明显的差异。在同一国家的不同地区和不同人群之间，胃癌的分布也有很大不同。普遍认为和以下因素有关：

（一）环境和饮食因素

第一代到美国的日本移民胃癌发病率下降约25%，第二代下降约50%，至第三代发生胃癌的危险性与当地美国居民相当。故环境因素在胃癌发生中起重要作用。某些环境因素，如火山岩地带、高泥炭土壤、水土含硝酸盐过多、微量元素比例失调或化学污染可直接或间接经饮食途径参与胃癌的发生。流行病学研究提示，多吃新鲜水果和蔬菜、使用冰箱及正确储藏食物，可降低胃癌的发生。经常食用霉变食品、咸菜、腌制烟熏食品，以及过多摄入食盐，可增加危险性。长期食用含硝酸盐较高的食物后，硝酸盐在胃内被细菌还原成亚硝酸盐，再与胺结合生成致癌物亚硝胺。此外，慢性胃炎及胃部分切除者胃酸分泌减少有利于胃内细菌繁殖。老年人因泌酸腺体萎缩常有胃酸分泌不足，有利于细菌生长。胃内增加的细菌可促进亚硝酸盐类致癌物质产生，长期作用于胃黏膜将导致癌变。

（二）遗传因素

通过流行病学调查，发现A型血的人胃癌的发病率较高。胃癌者的亲属中，胃癌的发病率比对照组高4倍。美国黑人比白人胃癌的发病率高。因此，推测胃癌的发生可能与遗传有关。

（三）免疫因素

近年来发现，免疫功能低下的人胃癌发病率较高。从而表明机体的免疫功能障碍，对癌肿的免疫监督作用降低，是发生癌肿的因素之一。

（四）环境因素

胃癌发病率与环境因素有一定关系。高纬度地区胃癌的发病率较高。生活在泥炭土壤地区的居民，其发病率也较生活在沙土或黏土地的居民高。生活在煤矿或石棉矿区的居民，胃癌发病率显著增高。土壤中锌与铜含量的比例与胃癌的发病率高低也有关。我国北部及东南沿海各省的胃癌发病率也远较南方或西南各省的发病率高。

（五）细菌、真菌因素

N－亚硝基化合物在体内合成可能与细菌和霉菌有关。胃癌高发区常有喜食久储霉变的食物。

（六）胃癌与胃其他疾病的关系

胃息肉、胃溃疡都已证实可以癌变。胃酸缺乏和恶性贫血，约1/3的胃癌患者无游离酸，推测胃黏膜功能不正常和胃癌发生有一定关系。另外，恶性贫血者的胃癌发病率约高出正常人的3倍。此外，巨大增生性胃炎、慢性萎缩性胃炎、肠上皮化生、异型上皮型都可转化为胃癌。

（七）胃癌与血吸虫病

血吸虫卵在胃壁内的沉积，其机械性的刺激及异种抗原作用、虫卵毒素物质的破坏作用等均可使胃黏膜产生损伤致成溃疡式慢性增生性炎症，经历长期由量变到质变的过程而转成胃癌。

（八）吸烟与胃癌

日本曾对吸烟与胃癌进行研究，发现吸烟量越大，危险性越大，因此，有人提出将戒烟作为胃癌的一项预防措施。

（九）幽门螺杆菌与胃癌

幽门螺杆菌感染在胃癌发病中的作用日益受到重视。发现幽门螺杆菌阳性率与胃癌死亡率呈正相关。早年的幽门螺杆菌感染造成胃黏膜浅表炎症，漫长持续的炎症，使幽门螺杆菌胃炎转化成胃黏膜萎缩肠上皮化生不典型增生，进而发展成胃癌。

中医认为，胃癌的病因分内因和外因两种，内因可见肝脾不和、脾虚气弱不能运化水湿，痰湿停于胃中，日久化火生毒，发为肿瘤。外因因饮食不洁，酒与辛辣之物或外感寒邪，居于中焦，蕴于胃府，日久化火生毒，癌瘤乃发。

（一）饮食不节

如烟酒过度或恣食辛香燥热、熏制、腌制、油煎之品，或霉变、不洁之食物等，使脾失健运，不能运化水谷精微，气滞津停，酿湿生痰；或过食生冷，伤败脾胃之阳气，不能温化水饮，则水湿内生。

（二）情志失调

如忧思伤脾，脾失健运，则聚湿生痰；或郁怒伤肝，肝气郁结，克伐脾土，脾伤则气结，水湿失运。

（三）正气内虚

如有胃痛、痞满等病证者，久治未愈，正气亏虚，痰瘀互结而致本病。或因年老体虚及其他疾病久治不愈，正气不足，脾胃虚弱，复因饮食失节、情志失调等因素，使痰瘀互结为患，而致本病。

【临床表现】

早期胃癌多无症状，或者仅有一些非特异性消化道症状。因此，仅凭临床症状，诊断早期胃癌十分困难。

进展期胃癌最早出现的症状是上腹痛，常同时伴有食欲下降，厌食，体重减轻。腹痛可急可缓，开始仅为上腹饱胀不适，餐后更甚，继之有隐痛不适，偶呈规律性溃疡样疼痛，但这种疼痛不能被进食或服用抑酸剂缓解。患者常有早饱感及软弱无力。早饱感是指患者虽感饥饿但稍一进食即感饱胀不适。早饱感或呕吐是胃壁受累的表现，皮革胃或部分梗阻时这种症状尤为突出。

胃癌发生并发症或转移时可出现一些特殊症状。贲门癌累及食管下段时可出现吞咽困难。并发幽门梗阻时可有恶心、呕吐；溃疡型胃癌出血时可引起呕血或黑便，继之出现贫血。胃癌转移至肝可引起右上腹痛、黄疸和（或）发热；转移至肺可引起咳嗽、呃逆、咯血，累及胸膜可产生胸腔积液而发生呼吸困难；肿瘤侵及胰腺时可出现背部放射性疼痛。

早期胃癌无明显体征，进展期在上腹部可扪及肿块，有压痛。肿块多位于上腹偏右相当于胃窦处。如肿瘤转移至肝可使之肿大及出现黄疸，甚至出现腹水。腹膜有转移时也可发生腹水，出现移动性浊音。侵犯门静脉或脾静脉时有脾大。有远处淋巴结转移时可扪及 Virchow 淋巴结，质硬不活动。肛门指检在直肠膀胱陷凹可扪及一板样肿块。

【诊断要点】

晚期胃癌通过病史、症状、体征及辅助检查（主要是 X 线钡餐检查和纤维胃镜检查）即可确诊，但治愈的可能性极小。早期胃癌治疗效果较好，但诊断较困难。故对临床疑为胃癌的患者，特别是 40 岁以上，以往无"胃病史"而出现消化道症状者应进行 X 线钡餐、纤维胃镜检查及活检，胃液细胞学检查是早期发现胃癌的关键。

胃癌的诊断主要依据内镜检查加活检以及 X 线钡餐。早期诊断是根治胃癌的前提。对下列情况应及早和定期胃镜检查：①40 岁以上，特别是男性，近期出现消化不良、呕血或黑便者；②慢性萎缩性胃炎伴胃酸缺乏，有肠化生或不典型增生者；③良性溃疡但胃酸缺乏者；④胃溃疡经正规治疗 2 个月无效，X 线钡餐提示溃疡增大者；⑤若发现大于 2 cm 的胃息肉，应进一步做胃镜检查；⑥胃切除术后 10 年以上者。

【鉴别诊断】

大多数胃癌患者经过外科医生初步诊断后，通过 X 线钡餐或胃镜检查都可获得正确诊断。在少数情况下，胃癌需与胃良性溃疡、胃良性肿瘤等相鉴别。

（一）胃良性溃疡

与胃癌相比较，胃良性溃疡一般病程较长，曾有典型溃疡疼痛反复发作史，抗酸剂治疗有效，多不伴有食欲减退。除非合并出血、幽门梗阻等严重的并发症，多无明显体征，不会出现近期明显消瘦、贫血、腹部肿块，甚至左锁骨上窝淋巴结肿大等。更为重要的是 X 线钡餐和胃镜检查，良性溃疡直径常小于 2.5 cm，圆形或椭圆形龛影，边缘整齐，蠕动波可通过病灶；胃镜下可见黏膜基底平坦，有白色或黄白苔覆盖，周围黏膜水肿、充血，黏膜皱襞向溃疡集中。而癌性溃疡与此有很大的不同，详细特征参见胃癌诊断部分。

（二）胃良性肿瘤

多无明显临床表现，X 线钡餐为圆形或椭圆形的充盈缺损，而非龛影。胃镜则表现为黏膜下肿块。

【治疗】

（一）中医治疗

1. 辨证论治

1）肝胃不和：多见于胃癌早期，病灶多在胃窦部，伴有或不伴有不全性幽门梗阻。症见胃脘胀满，两胁隐痛，气郁不舒，食后疼痛，嗳气陈腐，口苦心烦，时有便干。舌质红，苔薄黄，脉弦细或沉弦。

治宜：疏肝和胃。

方药：柴胡疏肝散加减。

柴胡、枳壳、制香附、旋覆花（包）各10 g，青皮、陈皮、广木香、绛香、厚朴各6 g，砂仁（后下）3 g，延胡索15 g。

2）气滞血瘀：症见胃脘疼痛部位固定，面赤烦渴。舌质暗红，有瘀点、瘀斑，脉弦或涩。

治宜：理气活血。

方药：桃红四物汤加减。

桃仁、红花、三棱、生莪术、王不留行、五灵脂、广郁金各10 g，当归15 g，蒲黄（包）、广木香、青皮、陈皮各6 g。

3）痰湿结聚：症见胃脘疼痛，食减腹胀，呃逆呕吐，涌泛清水痰涎，胃脘包块痞硬。苔腻，脉濡或见滑象。

治宜：消痰散结。

方药：海藻玉壶汤加减。

海藻、昆布、夏枯草、黄药子、生牡蛎（先煎）各30 g，象贝母、姜半夏、胆南星、慈姑、皂角刺、葶苈子、瓜蒌仁各10 g，海浮石（先煎）15 g。

4）胃热伤阴：中晚期胃癌多见，常伴有自主神经功能失调。症见胃脘灼热，嘈杂，纳后痛剧，口干欲饮，五心烦热，小便短赤，大便秘结。舌质绛红或光红少苔，脉弦细或弦数。

治宜：滋阴清热，养胃和中。

方药：沙参麦冬汤合竹叶石膏汤加减。

泡参、北沙参、麦冬、知母各15 g，玉竹10 g，花粉、黄柏各12 g，生石膏30 g。

5）气血两虚：晚期胃癌，贫血，消瘦，恶病质，血浆蛋白低下。症见心悸气短，头晕目眩，自汗盗汗，虚烦不眠，面色萎黄，肌肤消瘦，下肢浮肿或有腹水，大便溏或秘结。舌质淡红或瘦小光红，苔薄或无苔，脉沉细无力。

治宜：补气养血，健脾益肾。

方药：十全大补汤合脾肾方加减。

党参、白芍、补骨脂、仙灵脾、阿胶各15 g，白术、大枣各10 g，黄芪30 g，茯苓、熟地、枸杞、女贞子、鸡血藤各20 g。

2. 验方

1）干蟾皮、莪术各9 g，生马钱子3 g，八月札12 g，枸杞、瓜蒌皮、白花蛇舌草、白毛藤、煅瓦楞、生薏苡仁各 30 g，槟榔、赤芍、夏枯草各 15 g，广木香 9 g。天龙片或蛇药片 15 片。日 1 剂，水煎服。

2）黄芪、茯苓、牡蛎各 60 g，党参、白术各 45 g，海藻、三七、壁虎各 30 g，蟾皮 20 g。研细蜜丸之如梧子大，20 丸，日 3 次。

3）牡蛎、夏枯草、海藻、海带、王不留行、炒楂曲、炒麦芽、丹参、天花粉、元参、白花蛇舌草、石见穿、蜀羊泉、野菊花。常规量日 1 剂，水煎服。有人用于治疗胃淋巴母细胞性淋巴肉瘤 1 例，治疗 2 年肿瘤完全消失，随访 4 年无复发。

4）鹿角霜、白芥子、补骨脂、肉豆蔻、生晒参、茯苓、白术、姜半夏各 9 g，陈皮 6 g，炮姜、炙甘草、吴茱萸、生麻黄各 3 g，肉桂末（冲）2 g。日 1 剂，水煎服。熟地 36 g，鹿角霜、煅牡蛎、黄芪、炒白芥子、厚朴、姜半夏、僵蚕、土元各 24 g，生甘草、干姜、生麻黄各 9 g，研粉做丸如黄豆大，每次 6 丸，每日 7 时、11 时、15 时、20 时 4 个钟点服。据报道用上方治疗 1 例胃淋巴母细胞性淋巴肉瘤，服药 1 年而愈，随访 7 年无复发。

5）核桃树枝 120～150 g（鲜及干品均可），鸡蛋 3 枚。加水小火煮 4 小时，吃蛋饮汁，2 个月为 1 个疗程。有人用上方治疗 1 例胃淋巴肉瘤，随访 4 年无复发。

6）活蟾蜍 10 只，洗净加入黄酒 1 500 ml，放在砂锅内，用文火煮烂，每日服 1只。白花蛇舌草、黄砂糖、茅根各 80 g，日 1 剂水煎服。同时用鹿角 2 g/d 冲服。有人用上方治疗 1 例胃低分化性淋巴肉瘤，用药 1 个月症状消失，随访 12 年无复发。

7）党参、生黄芪、熟地、芡实、莲肉各 15 g，白术、茯苓、黄精各 12 g，白毛藤、甘草各 3 g，三七 5 g（冲），枸杞 9 g，大枣 6 枚。日 1 剂水煎服。据报道用于治疗中晚期胃癌术后患者 320 例［配合化学治疗（简称化疗）］根治及姑息术后 3、5、10 年生存率分别为 60.5%、47.36%、18.42% 及 44.06%、23.16%、5%。

8）代赭石、海藻、昆布、制鳖甲各 15 g，旋覆花、三棱、莪术、赤芍、白茅根、生地、熟地、当归各 9 g，夏枯草 60 g。每日 1 剂，水煎服。白鸭血趁热服，每周 1 次；白鹅尾毛烧炭研细，调入米汤或稀粥、藕粉中服。有人用于治疗 1 例幽门癌伴腹腔及肝转移者，随访 6 年，除偶有上腹隐痛外，余均正常。

9）麝香 3 g。手术时将消毒后的麝香分 3 等份，分别埋入肠系膜或残留胃网膜内。有人用于治疗胃窦癌 6 例，生存 5～8 年，平均 6.83 年；胃底癌 3 例，分别生存 4、6、8 年，平均 6 年；降结肠癌、直肠癌各 1 例，均排异出体外，并于术后 11 个月和 14 个月出现癌转移死亡。未埋麝香组胃窦癌 6 例，生存期 1～5 年，平均 3 年；胃底癌 5 例，生存 1～3 年，平均 2.2 年。

10）党参（或人参 10 g）、瓦楞子各 30 g，茯苓、清半夏、陈皮各 15 g，白术、露蜂房、全虫各 10 g，黄芪、料姜石各 60 g，蜈蚣 2 条。随证加减。日 1 剂，水煎服。有人用上方治疗晚期胃癌 33 例，存活 8 个月至 12 年，平均 3.5 年。

（二）西医治疗

1. 手术治疗

外科手术切除加区域淋巴结清扫是目前唯一可能治愈胃癌的手段。手术效果取决于胃癌的分期、浸润的深度和扩散的范围。对那些无法通过手术治愈的患者，部分切除仍然是缓解症状最有效的手段，特别是有梗阻的患者，术后有 50% 的患者症状能缓解。因此，即使是进展期胃癌，如果无手术禁忌证或远处转移，应尽可能手术切除。

2. 内镜下治疗

对早期胃癌可在内镜下行高频电凝切除术，适合于黏膜隆起型，直径 < 2 cm、边界清楚者；内镜下微波凝固治疗法可用于早期胃癌以及进展期胃癌发生梗阻者；内镜下激光、光动力治疗也可用于早期胃癌。由于早期胃癌可能有淋巴结转移，因此，内镜下治疗不如手术可靠。

3. 化疗

胃癌的化疗有多年的历史，特别是近年来，化疗发生了很大的变化，如新药的发现、新的药物应用途径、新的联合化疗方案等使药物治疗的效果获得了很大的提高。从化疗的途径上可分为腹腔化疗和全身化疗两种。

1）单药治疗

（1）5 - 氟尿嘧啶（5 - FU）：300 mg/m^2 iv① drip② d1 ~ 5，4 周重复，总量 7 ~ 10 g。

（2）呋喃氟尿嘧啶：100 ~ 150 mg/m^2，tid③，总量 40 g。

（3）优氟啶：2 片，tid，总量 20 ~ 30 g。

（4）卡莫氟：200 mg，tid，总量 30 g。

（5）去氧氟尿苷：400 mg，tid，d1 ~ 21，休 7 日为 1 疗程。

2）联合化疗

（1）FAM 方案

5 - FU：600 mg/m^2 iv drip d1，8；

多柔比星（ADM）：30 mg/m^2 iv d1；

丝裂霉素（MMC）：6 ~ 8 mg/m^2 iv drip d1。

3 周重复 1 次。

（2）LFP 方案

亚叶酸（LV）：200 mg/m^2 iv drip d1 ~ 3；

5 - FU：500 mg/m^2 iv drip d1 ~ 3；

顺铂（DDP）：20 mg/m^2 iv drip d1 ~ 3；

3 周重复 1 次。

（3）ELF 方案

依托泊苷（VP - 16）：120 mg/m^2 iv drip，d1 ~ 3；

LV：200 mg/m^2 iv drip d1 ~ 3；

5 - FU：500 mg/m^2 iv drip d1 ~ 3。

3 周重复 1 次。

---

① iv 为静脉给药。

② drip 为滴注。

③ tid 为 1 日 3 次。

（4）ECF方案

表柔比星（EPI）：500 mg/m² iv d1，q3w①；

DDP：60 mg/m² iv drip（水化）d1，q3w；

5-FU：200 mg/m² iv drip（持续24小时），qw②。

（5）EAP方案

ADM：20 mg/m² iv d1，8；

VP-16：120 mg/m² iv drip d4~6；

DDP：40 mg/m² iv drip（水化）d1，8。

4周重复1次。

（6）LFEP方案

LV：200 mg/m² iv drip d1~3；

5-FU：600 mg/m² iv drip（持续24小时）d1~3；

DDP：20 mg/m² iv drip d1~3；

EPI：50 mg/m² iv d1。

3周重复1次。

（7）FAMTX方案

5-FU：1 500 mg/m² iv drip d1；

MTX：1 500 mg/m² iv drip d1；

ADM：30 mg/m² iv d14。

LV：15 mg/m² po③q6h④，共8次。

4周重复1次。

目前，采取选择性胃周动脉灌注化疗加结扎治疗晚期胃癌已收到一定效果。上海市长宁区中心医院，还用中药喜树碱在术前肌内或静脉给药，总量140~120 mg，50%以上的患者腹部肿块缩小，手术切除率提高。

4. 免疫治疗

胃癌患者往往有免疫功能低下，临床上已使用多种免疫治疗手段来辅助手术、放疗、化疗以及恢复提高机体的免疫功能而增强效果。免疫治疗分为特异性免疫治疗和非特异性免疫治疗两大类，且以后者使用为多。

1）特异性免疫治疗：①特异性主动免疫疗法，即接种瘤苗，少用。②特异性被动免疫疗法，基本上已被放弃。单克隆抗体（McAb）只用于诊断性实验及少量临床试验。③过继性免疫治疗，属生物治疗，如IL、IFN、TNF等，此外尚有免疫核糖核酸（IRNA）被认为是很有希望的抗肿瘤免疫治疗剂。

2）非特异性免疫治疗：主要方法是使用免疫增强剂或免疫调节剂等，目前应用于

---

① q3w为每3周1次。

② qw为每周1次。

③ po为口服。

④ q6h为每6小时1次。

胃癌非特异免疫方法的制剂主要有 BCG，BCG - CWS，OK - 432，LVM 等，尤以后三者使用为多。左旋咪唑（LVM）属免疫调节剂，它能选择性地作用于 T 细胞，降低 T 细胞内 cAMP 的水平而改变 cAMP/cGMP 的比率。临床应用为成人每日 150 mg（2.5 mg/kg），分 3 次口服，连服 3 日后停药 1 日，再继续服药 3 日（即每两周服药 3 日），给药期限为 1 ~ 2 年。本药突出优点为口服给药，不良反应少。

尽管免疫疗法有不少的进展，但到目前为止，胃癌的免疫治疗仍只能作为一辅助治疗方法，它必须与手术、化疗、放疗等疗法相结合。有迹象显示，积极的手术切除，辅以贯穿手术前后的长期免疫治疗与化疗，将是中晚期胃癌综合治疗的最佳组合。

5. 放疗

胃癌对放射线一般不敏感，目前尚不宜对胃癌进行单独的放疗。

6. 介入治疗

早期胃癌患者如有全身性疾病不能行手术切除者可采用内镜治疗术，此外，通过内镜应用激光、微波及注射无水乙醇等亦可取得根治效果。进展期胃癌不能进行手术者亦可通过内镜局部注射免疫增强剂（如 OK - 432）及抗癌药物。

7. 综合治疗

上述各种治疗方法综合应用可提高疗效。如化疗辅助手术，包括术中及术后局部动脉内注射；放疗辅助手术（术前、术中放疗）；化疗加放疗等。

对不能手术切除的晚期胃癌，经股动脉插管至肠系膜上动脉和腹腔动脉注入治疗药物可达到缓解症状的目的。

在抗癌治疗中，必须十分注意对患者的支持治疗，如补充营养、纠正贫血、调整酸碱平衡、预防感染、镇痛、止血等。

【护理】

1. 做好心理护理。消除患者顾虑、悲观的消极态度，使患者焦虑、恐惧感减轻，治疗信心增强，积极配合医疗护理计划的实施。

2. 饮食要少量多餐，给予高蛋白、高热量、富含维生素的易消化饮食。营养状况较差的患者，应补充血浆或全血，以提高手术耐受力。

3. 胃癌有并发症时的护理，手术前其他常规护理，可参照胃十二指肠溃疡行胃大部切除术的手术前护理。

4. 术后要严密观察生命体征变化，尤其要注意脉搏及血压变化，以预防早期出血，血容量不足可引起脉数及血压下降。

5. 全身麻醉（简称全麻）清醒后生命体征平稳应采用半卧位，以保持腹肌松弛，减轻疼痛，也利于呼吸、循环及腹腔引流。

6. 预防肺部并发症，鼓励深呼吸，协助正确排痰，定时翻身拍背和鼓励早期下床活动。

7. 保持腹腔引流通畅，腹腔引流管接无菌引流瓶，引流瓶应隔日更换 1 次，以防逆行感染。引流管不宜过长，妥善固定，注意观察有无扭曲、受压、脱落等现象。观察引流液的颜色、性质及量，并认真记录。一般 24 小时引流液量在 200 ml 左右，为血浆样浅红色渗出液。如手术当日在短时间内有鲜红血样液体流出，量在 300 ~ 500 ml，且脉速、血压下降、面色苍白，应考虑有出血倾向，需及时报告医生。

8. 术后要禁食，持续胃肠减压。保持胃管通畅，减少胃内容物对吻合口的刺激，减轻胃内张力，预防吻合口水肿及吻合口瘘。①每 2 小时用生理盐水冲洗胃管，每次不得超过 20 ml，并抽出相应的量。②冲洗时避免压力过大、冲洗液过多，以免引起吻合口出血。③注意胃液颜色、性质、量，详细记录，如有鲜红色血性液体流出，及时报告医生。④胃管要固定好，注意有无脱落或侧孔吸住胃壁，及时纠正以免影响减压效果。嘱患者不要擅自拔除胃管，尤其是睡眠状态下，意识不清楚时。⑤禁食期间注意口腔护理。

9. 鼓励患者早期活动，除年老体弱或病情较重者，术后第 1 日坐起轻微活动，第 2 日协助患者下床，进行床边活动，第 3 日可在病室内活动。患者活动量应根据个体差异而定，早期活动可增强肠蠕动，预防术后肠粘连，减少并发症。

10. 术后并发症的护理

胃癌术后常见的并发症包括术后胃出血、胃吻合口破裂或瘘、术后梗阻、倾倒综合征与低血糖综合征。

1）术后胃出血：由于术中残余或缝合创面少量渗血，术后 24 小时内可从胃管内流出少量暗红色血液，一般 24 小时内可自行终止。如果从胃肠减压中吸出大量鲜红色血液，甚至呕血或黑便，出现脉快、血压下降等休克症状，应立即给予止血药物、输新鲜血等保守治疗手段，严密监测生命体征，必要时行再次手术。

2）胃吻合口破裂或瘘：较少见，多发生在术后 5 ~ 7 日。发生较早的吻合口破裂有明显的腹膜炎征象，一旦确诊，应立即手术修补；如发生较晚多易形成局部脓肿或外瘘，应给予引流、胃肠减压和积极支持疗法；若经久不愈，需行再次手术。

3）术后梗阻：分为输入段梗阻、吻合口梗阻和输出段梗阻三类。共同症状是大量呕吐。

（1）输入段梗阻：①急性完全性输入段梗阻，容易发展至绞窄、肠段坏死和穿孔，病情极为严重。典型症状是：上腹部突发性剧烈疼痛，频繁呕吐，不含胆汁，量也少。上腹偏右有压痛，甚至扪及包块，血清淀粉酶升高，有时出现黄疸，可有休克症状。应紧急手术治疗。②慢性不完全性输入段梗阻，表现为食后 15 ~ 30 分钟，上腹突感胀痛或绞窄，一阵恶心后，大量喷射状呕吐胆汁，而不含食物，呕吐后症状消失。具备上述典型症状者，亦称输入段综合征。不全梗阻者，如在数周或数月内不能缓解，亦需手术治疗。

（2）吻合口梗阻：分为机械性梗阻和胃排空障碍两种。①机械性梗阻：表现为食后上腹饱胀，呕吐，呕吐物为食物，不含胆汁，X 线吞钡检查可见钡剂完全停留在胃内，须再次手术解除梗阻。②胃吻合口排空障碍：多因自主神经功能紊乱而使残胃处于无张力状态。临床较多见，在术后 7 ~ 10 日，已服流质情况良好的患者，在改进半流食或不消化食物后突然发生呕吐，经禁食后，轻者 3 ~ 4 日自愈，严重者呕吐频繁，可持续 20 ~ 30 日，处理包括禁食、胃肠减压、输液、输血和应用糖皮质激素治疗，有时可肌内注射新斯的明，每次 0.5 ~ 1.0 mg，每日 1 ~ 2 次，有助于胃蠕动恢复。5% 高渗盐水洗胃，有助于吻合口水肿的消退。

（3）输出段梗阻：表现为上腹饱胀，呕吐食物和胆汁。X 线钡餐检查可确认梗阻部位。如不能自行缓解，应立即手术加以解除。

4）倾倒综合征与低血糖综合征

（1）倾倒综合征：表现为进甜流食饮食后 10 ~ 20 分钟，出现剑突下不适、心悸、乏力、出汗、头晕、恶心、呕吐，甚至虚脱，常伴有肠鸣及腹泻，餐后平卧十几分钟，症状多可缓解。倾倒综合征产生原因一般认为是由于胃大部切除后丧失了幽门括约肌，食物过快地大量排入上段空肠，又未经胃肠液混合稀释而呈高渗性，将大量的细胞外液吸入肠腔，循环血容量骤然减低所致。也和肠腔突然膨胀，释放 5 - HT，肠蠕动剧增，刺激腹腔神经丛有关。预防应告诫患者术后早期应少量多餐，避免进甜的过热流食，进餐后平卧 10 ~ 20 分钟。多数患者在半年到 1 年内能逐渐自愈。

（2）低血糖综合征：多发生在进食后 2 ~ 4 小时，表现为心慌、无力、眩晕、出汗、手颤、嗜睡，也可导致虚脱。原因为食物过快进入空肠，葡萄糖过快地吸收，血糖呈一时性增高，刺激胰腺分泌过多的胰岛素，而发生反应性低血糖所致。出现症状时稍进饮食，尤其是糖类即可缓解。少食多餐可防止其发生。

（亓慧博）

第五节　溃疡性结肠炎

溃疡性结肠炎（UC）是一种病因尚不十分清楚的直肠和结肠慢性非特异性炎症性疾病。病变主要限于大肠黏膜与黏膜下层；范围多累及远段结肠，病变可逆行向近段发展，甚至累及全结肠及末段回肠。临床表现为腹泻、黏液脓血便、腹痛。病情轻重不等，多呈反复发作，慢性病程。本病可发生在任何年龄，多见于 20 ~ 40 岁，亦可见于儿童或老年。男女发病率无明显差别。本病在我国较欧美少见，且病情一般较轻，但近年患病率似有增加，重症也迭有报道。本病属中医学"泄泻""痢疾""肠风"范畴。

【病因和发病机制】

现代医学认为，本病病因和发病机制目前尚不完全明确，可能与下列因素有关：

（一）免疫功能异常

本病常出现某些自身抗体、免疫复合物与细胞免疫异常，故认为可能与发病有关。

1. 自体免疫

本病患者血清中能检出抗结肠上皮抗体，结肠黏膜病变部位有大量浆细胞浸润及免疫复合物沉积。体外实验证明此抗体能与结肠上皮细胞结合，且与大肠杆菌 O_{14} 黏多糖抗原有交叉反应。在某种情况下，大肠杆菌 O_{14} 抗原激发了抗结肠抗体的生成，抗原、抗体结合后，产生一系列免疫反应，损害结肠黏膜。

2. 变态反应

UC 活动期，病变结肠黏膜组织中嗜酸性粒细胞增多、肥大细胞脱颗粒及血浆组胺浓度升高，为抗原—IgE 复合物与肥大细胞膜结合后释放组胺并激活激肽释放酶—激肽系统，使血管扩张，通透性增加，肠黏膜充血、水肿、糜烂与溃疡。

（二）感染因素

本病病理变化及临床表现与结肠感染性疾病相似，如脓血便及毒血症，肠道的菌落计数明显超过正常人。但大便多次培养不出细菌，并且使用抗生素不能使病情缓解。近期有人用电镜观察结肠病变组织，可见一种病毒，内含有核心和外壳，直径约 50 nm，故推测本病可能与此病毒有关。

（三）过敏反应

个别患者有食物过敏史。有认为患者的结肠黏膜对机械性刺激过敏，肠壁的肥大细胞增多，受刺激后释放组胺，引起充血、水肿、平滑肌痉挛和溃疡形成。

（四）精神因素

焦虑、抑郁、悲痛等情绪变化可诱发或使病情加重。这可能是由于中枢神经系统活动障碍造成了自主神经功能紊乱。导致肠道痉挛，血液循环障碍，最终造成黏膜的糜烂或溃疡。

（五）遗传因素

本病患者家庭成员发病率较高，种族间发病率有明显差异，本病在白种人中发病率明显多于黑种人。

病变主要累及直肠及乙状结肠，较重者可扩展至降结肠、横结肠，少数可累及全结肠，甚至涉及回肠末段，又称为"倒灌回肠炎"。病变的深部仅及黏膜及黏膜下层，很少达肌层。早期黏膜有水肿、充血，以后发展为糜烂、出血或黏膜呈颗粒状，开始时黏膜有隐窝脓肿及表浅小溃疡。严重者溃疡可深达肌层，甚至穿孔至周围组织。肉芽组织及黏膜水肿可形成假息肉。溃疡愈合形成瘢痕组织，使结肠变形缩短，结肠袋消失，肠腔狭窄。缓解期溃疡可以愈合。

中医学认为，本病的病变部位在脾胃与大小肠，主要因外感湿邪或过食生冷，损伤脾胃，脾失健运，致升降失调，传导失司，也可因脾胃虚弱，运化无权，水谷不化，清浊不分而引起。

【临床表现】

（一）症状

急性期常有低热、中度发热；重症时可有高热、心率增快、全身衰弱、贫血等毒血症状。腹泻每日数次，重者在 10 ~ 30 次，或腹泻、便秘交替出现，大便呈糊状，伴里急后重，严重病例可有食欲减退、恶心、呕吐。

（二）体征

左下腹或全腹常有压痛，肠鸣音亢进，常可触及管状的结肠，直肠指检常有触痛。轻型或缓解期时可无体征。

（三）临床分型

按起病缓急和病情轻重分为三种类型：

1. 轻型

起病缓慢，症状轻，无全身症状，腹泻每日 3 次以下，可有少量便血。病变局限于直肠和乙状结肠，临床最多见。

2. 重型

有消化道和全身症状，常有肠外表现，腹泻每日 6 次以上，常有明显黏液脓血便。病变呈进行性，累及全结肠，较多出现并发症。

3. 暴发型

较少见。起病急，消化道和全身症状重，腹部症状明显，易并发中毒性结肠扩张和急性肠穿孔。

（四）并发症

1. 中毒性巨结肠

国内少见，多发生在暴发型或重症患者。由于结肠病变广泛，炎症累及结肠肌层与肠肌神经丛，肠壁张力低下，肠内容物及气体大量积聚，引起急性结肠扩张。诱因为低血钾、钡剂灌肠、使用抗胆碱药物等。临床表现病情急剧恶化，中毒症状明显，肠蠕动、肠鸣音减弱或消失。预后差，易引起急性肠穿孔。

2. 下消化道出血

由于溃疡病变侵蚀使较大血管破裂而致，其次低凝血酶原亦是原因之一。

3. 癌变

国内发生率较低，国外报道有 5% ～ 10% 发生癌变。

结肠镜检查是重要的诊断方法，对重症患者进行检查应慎防肠穿孔。镜检可见黏膜充血、水肿、糜烂或浅小溃疡。后期可见炎性息肉、肠壁强直、结肠袋消失。

X 线钡剂灌肠可观察黏膜形态。后期纤维组织增生，肠腔变窄。重型或急性暴发型不宜行此项检查，防止诱发中毒性结肠扩张。

【诊断要点】

1. 在排除菌痢、阿米巴痢疾、慢性血吸虫病、肠结核等感染性肠炎及克罗恩病（Crohn 病）、缺血性结肠炎、放射性结肠炎等的基础上诊断本病。

2. 具有典型的临床表现，且至少有结肠镜或 X 线的特征性改变中的一项，可以诊断本病。

3. 临床表现不典型，而有典型结肠镜或 X 线表现者，可以诊断本病。

4. 有典型的临床表现或既往史，而目前无典型结肠镜或 X 线表现者，应列为"疑诊"追访。

【鉴别诊断】

本病应与下列各病鉴别：

（一）菌痢

大便培养可找到痢疾杆菌。

（二）阿米巴痢疾

新鲜大便可发现溶组织阿米巴滋养体或包囊，用抗阿米巴药物治疗有效。

（三）血吸虫病

有与流行区疫水接触史，大便可找到虫卵或孵化发现血吸虫毛蚴，直肠黏膜活检压片，可发现虫卵。此外还有肝脾肿大等体征。

（四）肠易激综合征

肠易激综合征系最常见的肠道功能性疾病。过去曾称为结肠过敏、结肠功能紊乱、痉挛性肠炎、黏液性结肠炎等，实际上结肠并无炎症，仅是结肠动力学及肌电活动易激性异常。发病因素有：①肠平滑肌反应性异常；②精神因素与自主神经功能紊乱；③饮食过分精细，纤维素不足引起肌动力学改变，常伴有其他神经症症状。大便中可有黏液，但无脓血，显微镜检仅见少许白细胞。结肠镜、X线钡剂灌肠可发现结肠痉挛、袋形加深，但无器质性病变。

（五）结肠癌

通过X线钡剂灌肠、结肠镜检查及黏膜活检、直肠指检等可以鉴别。

【治疗】

（一）中医治疗

1. 辨证论治

1）湿热内蕴：症见腹痛腹泻，大便中夹血或脓血，里急后重，肛门灼热，小便短赤，发热口苦。苔黄腻，脉滑数。

治宜：清热化湿，调气和血。

方药：白头翁汤加味。

白头翁15 g，秦皮、黄柏各9 g，川连6 g。

热重，加黄芩10 g，金银花20 g；湿重加厚朴、苍术各6 g。

2）肝脾不和：症见因情绪紧张或激动即发腹痛泄泻，泻后痛减，肠鸣腹胀，胸胁胀痛。苔薄，脉弦。

治宜：疏肝理气，健脾和胃。

方药：痛泻要方加减。

白术15 g，白芍12 g，陈皮、防风各6 g。泄泻不止加乌梅5枚，五味子6 g；食欲下降，神疲，加党参10 g，山药15 g。

3）脾胃虚弱：症见大便稀薄，夹有黏液，腹痛绵绵，肢倦乏力，纳食减少，面色少华。舌淡苔白，脉细弱。

治宜：健脾和胃。

方药：参苓白术散加减。党参、白术、山药、薏苡仁各15 g，茯苓、莲肉各10 g，桔梗、砂仁各6 g，甘草3 g。

久泄气虚脱肛者，宜补中益气汤，以补提升气；食欲减退，加山楂10 g，神曲

10 g，麦芽 15 g。

4）瘀阻肠络：症见少腹刺痛，以左侧为甚，按之痛甚，泻下不爽，常夹脓血，面色晦滞。舌边有瘀斑或质暗红，脉细弦或细涩。

治宜：活血化瘀，行气止痛。

方药：少腹逐瘀汤加减。

当归、赤芍、五灵脂、蒲黄、延胡索各 9 g，川芎、茴香各 6 g，炮姜 45 g，地榆 15 g。

5）脾肾阳虚：症见畏寒肢冷，面色㿠白，腰膝酸软，五更泄泻。舌质淡，苔白滑，脉沉细无力。

治宜：温肾固摄。

方药：四神丸加味。

补骨脂 15 g，肉豆蔻 12 g，制附子、五味子、吴茱萸各 6 g，党参 9 g。泄泻日久滑脱不禁者，加赤石脂、禹余粮各 9 g。

6）阴血亏虚：症见便血黏稠量少，腹中隐痛，午后低热，头晕目眩，失眠盗汗，神疲乏力。舌红少苔，脉细数。

治宜：养阴清肠。

方药：驻车丸加减。

当归、阿胶、白芍、墨旱莲、地榆炭各 9 g，石斛 12 g，甘草 6 g，炮姜、川连各 3 g。

2. 单方、验方

1）蜂房、儿茶、白及各 10 g，青黛 15 g。混匀研粉取 15 g 加温水 40℃左右稀释成 50 ml 以灌肠器将药液注入肠腔，每晚 1 次，灌后臀部垫高卧床 1 小时，疗程 4 ~ 12 周不等，有较好疗效。

2）山药 150 g，诃子肉、石榴皮各 60 g。共为细末，每日 3 次，每次 4.5 g，空腹服用。本方有滋补脾胃，涩肠止泻之功。

3）黄芪、薏苡仁、丹参各 30 g，党参、茯苓、山药、赤药、川芎、丹皮各 15 g，白术 10 g。水煎服，每日 1 剂。本方有益气健脾，活血化瘀之功。适用于脾气虚弱，兼有血瘀患者。

4）蒲公英、败酱草、红藤、穿心莲各 30 g，黄柏 15 g。加水煎至 150 ml，温度在 30 ~ 40℃时做保留灌肠。保留 8 小时以上疗效更佳。

5）锡类散具有消炎、收缩血管及镇静止痛作用，用于治疗 UC 效果良好，一般以 0.3 g 食间服。每日 3 次，同时每晚保留灌肠 1 次（0.6 ~ 0.9 g 加入 100 ml 生理盐水中）。中国医科大学有专家报道用其 0.6 g 加 0.2% 小檗碱溶液保留灌肠治疗 34 例 UC，100% 基本缓解。

6）明矾、苍术、苦参、槐花各 15 g，大黄 10 g。每剂煎成 250 ml，溃疡性直肠炎，每 50 ~ 80 ml 保留灌肠，患者取胸膝位用注入器经肛门注入，乙状结肠及高位结肠病变，每次 100 ~ 125 ml 用导尿管置入直肠内 5 ~ 30 cm（深度依病变受累范围而定）注入药液，多数病例灌肠前嘱患者排空大便即可，少数高位结肠病变可在灌肠前洗肠，注药后臀部垫高俯卧位至少 30 分钟，早晚各 1 次，每 7~10 日为 1 个疗程，少数患者 1 个疗程即可收效，多数患者需要 2~3 个疗程，疗程间停药 3 日。本组疗效优良者占 83.3%。

7）明矾、苍术、苦参、槐花各 15 g，大黄 10 g，煎水保留灌肠。文献报道治疗 355 例，痊愈和基本痊愈 299 例，好转 49 例，无效 7 例，总有效率 98%。

8）白头翁 20 g，苦参、地榆、黄连、白芍各 10 g，大黄 5 g，甘草 8 g。水煎浓缩 100 ml，每日 1 次做保留灌肠。也可用上方浓煎 200 ml，加入甲硝唑 0.6 g（研粉）于汤剂内，每晚 1 剂做保留灌肠。

3. 饮食疗法

1）茶叶 15 g。浓煎饮服。适于急性发作期。

2）马齿苋 60 g。水煎饮服。适于急性发作期。

4. 针灸治疗

针刺选大肠俞、天枢、关元、长强、太溪、足三里等穴，平补平泻手法，留针 15~30 分钟，也可选用艾灸上述穴位。

5. 穴位埋线

以 0 号肠线埋入天枢、足三里穴，每 2 周 1 次，疗程 8~12 周。

【护理】

（一）一般护理

1. 急性发作期和严重病例应卧床休息。一般病例适当休息，注意劳逸结合。

2. 急性发作期与暴发型病例，应暂禁饮食或给流质饮食，病情好转后可进无渣半流质饮食。避免冷饮、水果、多纤维素及刺激性食物。忌食牛奶和乳制品。

3. 大便次数繁多，便后应温水坐浴或肛门热敷，以促进局部血液循环，预防感染。

4. 采集大便标本及时送检；全身情况衰竭的患者需做口腔和皮肤护理。

（二）病情观察与护理

1. 注意观察病情变化及有无并发症的发生，观察腹泻的频次和大便的性状，如大便是否混有黏液和脓血或全为黏液和脓血；便次频繁应观察水电解质平衡和全身营养障碍的表现，如口渴、皮肤弹性减弱、心悸、恶心、呕吐、血压下降、消瘦、乏力等；急性暴发型患者出现高热等毒血症状伴腹胀、腹部压痛、肠鸣音减弱或消失或腹膜刺激症状，提示有肠穿孔的可能，应立即通知医生。

2. 对于病程长、病情反复发作、明显消瘦、伴低蛋白血症、毒血症，应加强营养支持疗法；并根据腹泻程度及血钾、钠、氯测定，防止电解质紊乱，纠正酸中毒；贫血或严重营养不良者输全血、血浆或血清白蛋白时应观察过敏反应；用解痉药如阿托品、普鲁本辛时量宜少，以免因剂量过大引起中毒性结肠扩张；应用药物灌肠或直肠滴注时，应在晚睡前执行，灌注前低压盐水洗肠，取左侧卧，略抬高臀部，观察保留效果；需行钡灌肠或结肠镜检查时，术前低压盐水洗肠；并发肠穿孔应做好术前和转科准备。

（三）健康教育

本病病因未明，病程长，排便次数增多往往给患者精神上带来困扰。应教育患者及家属正确认识实际健康状态，从休息、饮食及合理用药等多方面措施控制病情的发展并逐步得以缓解和康复。由于用药疗程长，必须把药物的性能，每日服用剂量、用法、药物的副反应向患者和家属解释。以利于出院后能正确用药，有贫血或营养不良的患者必须详细指导合理的营养。对各种可能出现的并发症做适当的说明，并嘱咐及时到医院便于采取措施，以免耽误病情。

（张淋淋）

第六节　肝硬化

肝硬化是一种由不同病因引起的慢性进行性弥漫性肝病。病理特点为广泛的肝细胞变性坏死、再生结节形成、结缔组织增生，致使正常肝小叶结构破坏和假小叶形成。临床可有多系统受累，主要表现为肝功能损害和门静脉高压，晚期出现消化道出血、肝性脑病、感染等严重并发症。

在我国，肝硬化是常见疾病和主要死因之一。本病占内科总住院人数的 4.3% ～ 14.2%。患者以青壮年男性多见，35 ～ 48 岁为发病高峰年龄，男女比例为（3.6～8）：1。属中医文献中"积聚""癥瘕""鼓胀""单腹胀""肝水""黄疸"等证范畴。

祖国医学文献里，尚有"水蛊""虫胀""肤胀""肝水""肿胀""鼓胀""蜘蛛胀""单腹胀"等名称。按病机分类又有气鼓、水鼓、血鼓、虫鼓等记载。

鼓胀病，成因复杂，往往虚实互见，治疗较难，民谚说："得了鼓和肿，神仙也难通。"近来通过中西医结合，治疗有显著进展。但仍需积极预防，早期诊断，为提高治愈率、恢复患者的健康而努力。

鼓胀，源于《灵枢·水胀》。指出："鼓胀何如……腹胀，身皆大，大与肤胀等也。色苍黄，腹筋起，此其候也。"同时将鼓胀与肾水症鉴别，说："水与肤胀、鼓胀……何以别之……水始起也，目窠上微肿，如新卧起之状，其颈脉动，时咳，阴股间寒。足胫肿，腹乃大，其水已成矣。以手按其腹，随手而起，如裹水之状。"

《金匮要略·水气病脉证并治》名为肝水，明确指出鼓胀损害位置在肝，说："肝水者，其腹大，不能自转侧，胁下腹痛，时时津液微生，小便续通。"此外，还有一些对证候特征方面的论述，憾未成篇。

隋唐，由于实践的深入，对鼓胀病因认识逐步提高，如《诸病源候论·水蛊候》，已认识到本病的形成与感染"水毒"有关。指出："由水毒气结聚于内，令腹渐大，动摇有声，常欲饮水，皮肤鳖黑，如似肿状。"开始认识到虫积腹胀的危害。唐以前将肿、胀合而论述，如《备急千金要方》《外台秘要》等书。以其胀可兼肿，肿可见胀，故合称肿胀，实际肿与胀各不相同。

宋以后，始将肿与胀分开，肿多指肾及心病引起的水肿。胀，即本病，但叙述笼统。如宋·杨士瀛著《仁斋直指方》一书写道："失饥伤饱，痞闷停酸，朝则阴消阳长，谷气易行，故能饮食，暮则阴长阳消，谷气难化，故不能食，是为谷胀。脾土受湿，不能制水，水渍于肠胃而溢于体肤，辘辘有声，怔忡喘息，是为水胀。七情郁结，气道壅塞，上不得降，下不得升，身肿大而四肢瘦削，是为气胀。烦躁漱水，迷妄惊狂，痛闷呕恶，虚汗厥逆，小便多，大便黑，妇人尤多见之，是为血胀。"又将鼓胀分为谷胀、气胀、血胀。

金元刘河间、李东垣、朱丹溪，又将鼓胀病因归纳为：食积、胃寒、血瘀、气郁。如刘氏所谓"宿食不化而胀"；李氏则说："胃中寒则胀满，浊气在上，则生胀"；丹溪更谓"蓄血而腹胀""大怒而腹胀"，同时明确指出嗜酒成性，必损肝脏而成本病，说："陈氏，年四十余，性嗜酒，大便时见血，于春间患胀，色黑而腹大，其形如鬼，诊其脉数而涩，重似弱。"

明清，除在认证识病因上有进步外，更对治疗及预后加以论述。如明·王肯堂说："实者祛之，虚者补之，寒者热之，热者寒之，结者散之，留者行之。邪从外入内而盛于中者，先治其外而后调其内，阴从下逆上而盛于中者，先抑之而调其中。阳从上降下而盛于中者，先举之，亦调其中，使阴阳各归其部"。在辨病诊断上，张石顽已提出肝掌、赤痕之说，曰："蓄血成胀，腹上青紫筋见；或手足有红缕赤痕，小水利，大便黑"（《石室秘录》）。喻嘉言则认识到本病可见蜘蛛痣，面部有"蟹爪纹路"。又如沈金鳌论预后时指出："蛊胀而肚上有青筋，或腹满而大便滑泄，或久疟而变作虚浮，与夫肝伤而唇黑……"（《杂病源流犀烛》）。

【病因和发病机制】

现代医学认为，引起肝硬化的原因很多，在我国由病毒性肝炎所致的肝硬化最常见，国外则以乙醇中毒多见。

（一）**病毒性肝炎**

主要为乙型、丙型和丁型病毒性肝炎病毒感染，一般经慢性肝炎演变而来，急性或亚急性重症肝炎时如有大量肝细胞坏死和广泛纤维化也可以直接演变为肝硬化。病毒的持续存在是演变为肝硬化的主要原因。甲型和戊型病毒性肝炎一般不发展为肝硬化。

（二）**乙醇中毒**

长期大量饮酒（每日摄入乙醇 80 g 在 10 年以上）时，乙醇及其中间代谢产物（乙醛）的毒性作用，引起乙醇性肝炎，胶原合成增加，继而发展为肝硬化。

（三）**胆汁淤积**

持续肝内淤胆或肝外胆管阻塞时，可引起原发性或继发性胆汁性肝硬化。

（四）**营养失调**

通过动物实验证明，长期缺乏蛋白质、B 族维生素、维生素 E 和抗脂肪肝因素（主要是胆碱）等能引起肝细胞坏死，演变成肝硬化。但目前有人认为，人体营养不良，不是引起肝硬化的直接原因，而是由于营养不良降低了肝细胞对有毒和传染因素的抵抗力，使肝细胞易受损害，最后演变成肝硬化。

（五）肠道感染或炎症

慢性特异性或非特异性肠炎，常引起消化、吸收和营养障碍，加以病原体在肠内所产生的毒素经吸收由门静脉到达肝脏，均可引起肝细胞变性、坏死而演变为肝硬化。

（六）隐源性肝硬化

隐源性肝硬化系指发病病因难以肯定或原因不明的肝硬化，其中部分病例可能与隐匿性无黄疸型肝炎有关。

（七）化学中毒

长期服用某些药物，如双醋酚酊、辛可芬、α－甲基多巴等，或反复接触小剂量的化学毒物，如四氯化碳、磷、砷等，可引起中毒性肝炎，最后导致肝硬化。

（八）循环障碍

慢性心功能不全，特别是右心衰竭时，肝脏长期淤血缺氧，使肝细胞变性、坏死、增生，而演变成所谓的心源性肝硬化。

（九）血吸虫病

血吸虫卵主要在肝脏汇管区刺激引起结缔组织大量增生，导致肝纤维化和门脉高压，旧称血吸虫肝硬化，目前则称血吸虫病性肝纤维化。

（十）代谢紊乱

由于遗传缺陷，导致某些物质的代谢障碍，沉积于肝脏，引起肝细胞变性、坏死、结缔组织增生，形成肝硬化。如肝豆状核变性时铜沉积于肝脏，血色病时铁沉积于肝内等。

中医学认为，本病有以下几种因素：

（一）肝气瘀滞

情志不调，肝气不疏，气机瘀滞，水湿不布，停而为邪，积于中焦，乃成鼓胀。

（二）嗜酒肥甘

嗜酒过度，饮食不节，酿成湿热，损伤脾胃，导致清气不升，浊气为降，清浊相混，壅滞中焦，而致鼓胀。

（三）脾虚食积

脾虚日久，健运失职，谷气难消，食积滞于胃脘，致脾胃愈伤，积食、水湿交杂不化，可形成鼓胀。

（四）宿有痞块

血瘀凝滞于肝脾脉络，久则结块日渐增大，气机壅滞更甚，中阳不运，水湿停聚，遂成鼓胀。

（五）久病迁延

凡因病久损伤肝脾，导致疏泄健运功能障碍，则续发鼓胀。其他如癥积、疟母、久泻、久痢等，日久损伤肝脾，水湿内聚，亦可致鼓。

（六）水毒气结

因捕鱼、摸蟹或洗澡、游泳于血吸虫疫区之河流中，感染致病。系因感染水毒（血吸虫）后，迁延日久，脉络瘀阻，肝气不舒，脾气因之升降，水湿停着，积渐可成鼓胀。

（七）寒热内郁

风寒侵袭，伤人脾胃，导致运化功能失调，郁而不发，产生内热，脾胃受损，湿热互结，积渐成鼓。

（八）跌扑闪挫

血瘀日久，脾虚不运，水聚而渐成鼓胀。

综上所述，形成本病的病机，首先在于肝脾的功能失调。肝气郁遏日久，势必木郁克土，在证候上可出现气滞湿阻证，脾失健运湿浊不化，阻滞气机，即可化热而出现湿热蕴结证，又可由于患者素体阳虚或久病湿从寒化而出现寒湿困脾证，肝脾俱病，肝气郁滞，血瘀凝聚，隧道壅塞，可见肝脾血瘀证。

脾运化失职，清阳不升，水谷之精微不能输布以奉养他脏，浊阴不降，水湿不能转输以排泄体外，病延日久，肝脾日虚，进而累及肾脏亦虚。肾阳虚，无以温脾土，使脾阳愈虚而成脾肾阳虚证。肾阴虚，肝木失其滋荣，或素体阴虚，亦可出现肝肾阴虚证。以上六证即为临床辨证论治的依据。鼓胀因肝、肾功能相互失调，终至气滞、血瘀、水停腹中。故本虚标实，虚实交错，为本病主要病机特点。

【临床表现】

肝硬化的起病比较缓慢，其临床表现分为二期：肝功能代偿期和肝功能失代偿期。

（一）肝功能代偿期

因肝脏代偿功能好，故肝硬化早期症状多不明显或较轻，无特异性。常见症状为食欲减退、乏力、恶心、呕吐、腹胀、腹泻、厌油和上腹不适等。肝、脾轻度肿大，质地中等度偏硬。肝功能基本正常。

（二）肝功能失代偿期

随着肝损害的加重，肝脏失去代偿能力而出现肝功能减退和门静脉高压的表现。

1. 肝功能减退的表现

1）全身症状：主要为消瘦、乏力、不规则发热等。一般情况较差，面色黝黑、贫血、皮肤干燥。由于营养失调可有夜盲症、舌炎、口角炎、多发性神经炎和水肿等。

2）消化道症状：由于胃肠道淤血和水肿，引起食欲减退、恶心、呕吐、腹胀、腹泻或便秘等。

3）出血倾向及贫血：肝功能减退影响凝血因子合成，脾功能亢进引起血小板减少，故有鼻、齿龈、胃肠道出血，皮肤紫癜和贫血。

4）内分泌失调的表现：肝功能减退使在肝内代谢的激素功能紊乱，例如对雌激素的灭活减弱，出现蜘蛛痣和肝掌，男性乳房发育、睾丸萎缩、阴毛稀少和女性月经不调；醛固酮、抗利尿激素灭活减少，出现皮肤色素沉着、水肿和腹水等。

5）黄疸：由于肝功能减退和肝内结缔组织增生，压迫胆管，使胆汁淤积而出现皮肤、巩膜黄染，约1/3肝硬化患者出现此象。

2. 门静脉高压

可表现脾肿大，胃肠淤血，侧支循环形成，如腹壁浅静脉曲张、痔静脉曲张、食管下端或胃底静脉曲张（破裂后可引起上消化道出血）、腹水。腹水主要为漏出液，是失代偿期标志之一，其形成与下列因素有关：①血浆白蛋白的降低；②门静脉压力增高；③肝淋巴液的漏出；④醛固酮增加，钠水重吸收增多；⑤抗利尿激素增加，使水重吸收增加；⑥血容量减少，交感神经兴奋性增加，前列腺素、心钠素分泌减少、活性降低，使肾血流量减低，尿钠及水排泄减少。

（三）并发症

1. 上消化道出血

大部分由于食管胃底静脉曲张破裂所致，少部分可能是并发消化性溃疡及门脉高压性胃黏膜病变所致。

2. 感染

由于全身抵抗力低下，胃肠道菌群失调，细菌易进入门静脉系统或通过侧支循环进入体循环，导致肠道、胆道、泌尿道感染，也可造成败血症、原发性腹膜炎等。

3. 肝性脑病

系肝硬化晚期并发症之一，患者出现一系列诸如狂躁、嗜睡、昏迷及病理神经反射等神经精神症状。

4. 肝肾综合征

肝硬化大量腹水时，有效循环血量减少，肾血流量及肾小球滤过率下降，肾皮质血流明显减少，肝衰竭时出现的内毒素血症及水电解质平衡紊乱，进一步加重肾功能衰竭。

5. 原发性肝癌

患者短期腹水增加、肝区疼痛、肝脏进行性肿大，表面有结节、高低不平、质硬，全身发热等。应怀疑并发原发性肝癌，宜进一步检查。

6. 电解质紊乱及酸碱失衡

由于长期利尿，放腹水，钠丢失过多以及抗利尿激素、醛固酮增加，水过多造成稀释性低血钠症；恶心、呕吐、腹泻、利尿等使钾和氯离子的丢失，导致低氯性碱中毒，易诱发肝昏迷。

【诊断要点】

1. 门脉高压症状

腹壁静脉怒张，食管、胃底静脉曲张，脾肿大。

2. 肝功能不全表现

1）有食欲下降、乏力、腹胀、恶心、出血倾向、腹水或肝性昏迷等症状。

2）有黄疸、蜘蛛痣、肝掌、男性乳房增大、睾丸萎缩等体征。

3）肝功能损害，包括血清胆红素增高，血清白蛋白、胆固醇及胆碱酯酶减少，凝血酶原时间延长等。

4）肝闪烁扫描显示肝萎缩，分布稀疏不匀，右叶为甚，有时左叶增大。

5）CT 检查或 MRI 显示肝表面有再生结节。

3. 病理检查

肝脏显著纤维化，再生结节形成，出现假小叶。

判定：具备第1~2项，兼有第2项中之任何3条，或兼有第3项均可确诊。

【鉴别诊断】

（一）水肿

水肿是指体内水液潴留，泛溢肌肤，引起头面、眼睑、四肢、腹背甚至全身浮肿，严重者可出现胸水、腹水，因此需与鼓胀鉴别。两者鉴别要点是，鼓胀为单腹胀大，腹部有青筋暴露，甚则脐突，上肢及头面一般不肿，晚期可见下肢肿胀。水肿则头面或四肢浮肿，亦可全身浮肿，若有腹部胀大，则绝无青筋暴露等体征。

（二）肠覃

肠覃为下腹部生长的肿块。两者鉴别要点是：鼓胀初起，腹部尚柔软，叩之如鼓，晚期腹部坚满，振动有水声；肠覃早期肿块局限于下腹部，大如鸡卵，以后逐渐增大，可如怀胎之状，按之坚硬，推之可移，无水液波动感。

【治疗】

（一）中医治疗

1. 辨证论治

1）积聚的辨证论治

积聚虽然其病因病机不同，但就临床所见，很难完全分开，《景岳全书》对辨证很有指导意义，其书中说："积聚之病，凡饮食、血气、风寒之属，皆能致之，但曰积曰聚，当详辨也。盖积者，积垒之谓，由渐而成者也；聚者，聚散之谓，作止不常者也。由此言之，是坚硬不移者，本有形也，故有形者曰积；或聚或散者，本无形也，故无形者曰聚。诸有形者，或以饮食之滞，或以脓血之留，凡汁沫凝聚，旋成癥块者，皆积之类，其病多在血分，血有形而静也。诸无形者，或胀或不胀，或痛或不痛，凡随触随发，时来时往者，皆聚之类，其病多在气分，气无形而动也。"

在治疗上《医宗必读·积聚》把它分成三个阶段，很有指导意义，书中说："初者，病邪初起，正气尚强，邪气尚浅，则任受攻；中者，受病渐久，邪气较深，正气较弱，任受且攻且补；末者，病魔经久，邪气侵凌，正气消残，则任受补。"积聚病的治疗，不可攻伐太过，应时时注意人之正气。正如《素问·六元正纪大论》说："大积大聚，其可犯也，衰其大半而止。"《张氏医通·积聚》在治疗上的论述亦有一定参加价值，书中说："盖积之为义，日积月累，匪朝伊芳夕，所以去之亦当有渐，太急则伤正气，正伤则不能运化，而邪反固矣。余尝用阴阳攻积丸通治阴阳二积，药品虽峻，用之有度，补中数日，然后攻伐，不问其积去多少，又与补中；待其神壮而复攻之，屡攻屡补，以平为期。经曰，大积大聚，毒可犯也，衰其大半而止，过者死。故去积及半，纯与甘温调养，使脾土健运，则破残之余积，不攻自走，必欲攻之无余，其不遗人夭殃者鲜矣。经曰，壮者气行则已，怯者则着而成病。洁古云，壮人无积，惟虚人则有之。皆由脾胃怯弱，气血两衰，四气有感，皆能成积。若遽以磨坚破积之药治之，疾似去而人已衰，药过则依然，气愈消，痞愈大，竟何益哉。善治者，当先补虚，使血气壮，积自消也。不问何藏，先调其中，使能饮食，是其本也。虽然，此为轻浅者言耳，若夫大积大聚，不搜而逐之，日进补养，无益也，审如何经受病，何物成积，见之既确，发直入之兵以讨之，何患其不愈。"

（1）肝气郁滞：症见腹中气聚，攻窜腹痛，时聚时散，下午为甚，脘胁之间时或不适。苔薄白，脉弦。

治宜：疏肝理气，行气消聚。

方药：逍遥丸加减。

柴胡15 g，白芍12 g，薄荷10 g，白术15 g，茯苓12 g，甘草10 g，制香附12 g，丹参12 g，枸杞12 g。

（2）食滞痰阻：症见腹胀或痛，便秘，食欲下降，腹胀痛时似有条块状物，按之痛甚。舌苔白腻，脉弦滑。

治宜：理气化痰，导滞通便。

方药：六磨汤加味。

生大黄8 g，枳实12 g，槟榔12 g，沉香4 g，木香10 g，乌药12 g，清半夏12 g，陈皮10 g，焦三仙各15 g，茯苓10 g，丹参15 g，皂刺20 g。

（3）气血阻滞：症见积块软而不坚，固定不移，胀痛不已，纳谷减少。舌薄白，脉弦。

治宜：疏肝理气，活血消积。

方药：金铃子散和失笑散加味。

川楝子12 g，元胡12 g，五灵脂15 g，蒲黄10 g，柴胡12 g，赤芍12 g，丹参15 g，皂刺20 g，白术12 g，茯苓12 g，焦三仙各15 g，炒莱菔子15 g，川朴10 g。

（4）瘀血内结：腹部肿块明显，硬痛不移，面黯消瘦，纳减乏力，时有寒热。舌苔薄舌质紫暗，或有瘀斑，脉细涩。

治宜：化瘀软坚，调补脾胃。

方药：膈下逐瘀汤加减。

当归12 g，川芎12 g，桃仁10 g，红花10 g，赤芍12 g，五灵脂12 g，丹皮10 g，制香附10 g，枳实12 g，甘草10 g，三棱10 g，莪术10 g，丹参15 g，皂刺15 g，白术12 g，焦三仙各15 g。

（5）正虚瘀结：症见积块坚硬，疼痛绵绵不休，时轻时重，面色萎黄或黧黑，消瘦脱形，饮食大减。舌淡紫，舌光无苔，脉细数或弦细。

治宜：气血双补，软坚化瘀。

方药：八珍汤和化积丸加减。

党参15 g，白术15 g，茯苓12 g，甘草10 g，当归12 g，白芍12 g，川芎10 g，熟地12 g，三棱12 g，莪术12 g，槟榔15 g，五灵脂12 g，丹参12 g，皂刺12 g，焦三仙各15 g，生地12 g。

2）鼓胀的辨证论治

肝硬化腹水，中医称之为鼓胀，在辨证方面，应根据病程与正邪关系，一般初发病者，病多在肝脾失调，气滞湿阻。日久不散，或身体虚弱者，可出现脾肾阳虚和肝肾阴虚。本病治疗难在本虚标实，虚实夹杂，所以治疗应注意攻补兼施，补虚则不妄其实，泄实则不妄其本虚。临床上所见本病应密切注意舌质的变化及鼻部有无蜘蛛纹。一般舌苔薄白，舌质基本正常者为易治，舌质鲜红或光红如镜者，比有紫斑或青紫舌者还难治；鼻部无蜘蛛纹（也叫蟹爪纹）为易治，有蟹爪纹者很难有效。

《金匮要略·水气病》说："石水，其脉自沉，外证腹满不喘""肝水者，其腹大，不能自转侧，胁下腹痛，时时津液微生，小便续通。脾水者，其腹大，四肢苦重，津液不生，但苦少气，小便难。肾水者，其腹大，脐肿腰痛，不得溺，阴下湿如牛鼻上汗，其足逆冷，面反瘦"。《诸病源候论》说："此由水毒气结聚于内，令腹渐大，动摇有声，常欲饮水，皮肤鳌黑，如似肿状，名水盅也。"《格致余论·鼓胀论》说："此病之起，或三五年，或十余年，根深矣。势笃矣，欲术速效，自求祸耳。"又说："医不察病起于虚，急于作效，炫能希赏。病者苦于胀急，喜行利药，以求一时之快。不知宽得一日半日，其肿愈甚，病邪甚矣，真气伤矣……制肝补脾，殊为切当。"《寓意草·面议何茂倩令媛病单腹胀脾虚将绝之候》说："……从来肿病，遍身头面俱肿，尚易治，若只单单腹胀，则为难治……而清者不升，浊者不降，互相结聚，牢不可破，实因脾气之衰微所致，而泻脾之药尚敢漫用乎……后人不察，概从攻泻者何耶……其始非不遽消，其后攻之不消矣，其后再攻之如铁石矣。不知者见之，方谓何物邪气，若此之盛。自明者观之，不过为猛药所攻，即以此身之元气，转与此身为难者，实用如驱良民为寇之比……明乎此，则有培养一法，补益元气是也。则有招纳一法，升举阳气是也。则有解散一法，开鬼门洁净府是也。三法虽不言泻，而泻在其中矣。"从以上论述，可以看出鼓胀病的形成缓慢而复杂，治疗上不可单攻其邪，应根据疾病的轻重缓急，攻补兼施，尤其是在后其则以健脾、温阳、利水等法以培养人之正气，使胀渐消，不可单求一时之快，使正气伤而病更难治。

（1）气滞湿阻：症见腹胀按之不坚，胁下胀满或疼痛，饮食减少，食后腹胀，嗳气不适，小便短少。舌苔白腻，脉弦。

治宜：疏肝理气，化湿行水。

方药：柴胡疏肝散和胃苓汤加减。

柴胡 12 g，白芍 15 g，枳实 12 g，陈皮 10 g，川芎 12 g，白术 15 g，苍术 12 g，川朴 12 g，黄芪 15 g，桂枝 10 g，花椒 10 g，白茅根 30 g。

（2）寒湿困脾：症见腹大胀满，按之如囊裹水，甚则颜面浮肿，下肢浮肿，脘腹痞胀，得热稍舒，精神困倦，怯寒懒动，小便短少，大便溏。舌苔白腻，脉缓。

治宜：温中健脾，行气利水。

方药：实脾饮加减。

熟附子 12 g，白术 20 g，干姜 10 g，甘草 10 g，大腹皮 12 g，木瓜 10 g，茯苓 12 g，川朴 12 g，木香 10 g，黄芪 15 g，桂枝 10 g，花椒 10 g，白茅根 30 g。

（3）湿热蕴结：症见腹大坚满，脘腹胀急，烦热口苦，渴不欲饮，小便赤涩，大便秘结或溏垢。舌边光红，苔黄腻或灰黑，脉弦数。

治宜：清热利湿，攻下逐水。

方药：中满分消丸和茵陈苓汤加减。

茵陈 15 g，山栀 10 g，生大黄 10 后下，黄芩 10 g，知母 10 g，川朴 15 g，枳实

12 g, 清半夏 15 g, 陈皮 10 g, 滑石 30 g, 白茅根 30, 木通 10 g, 扁蓄草 30 g。

(4) 肝脾血瘀：腹大坚满，脉络怒张，胁腹刺痛，面色黧黑，面颈胸臂有蜘蛛痣，手掌赤痕，唇色紫暗，口渴，大便色黑。舌质紫红或有紫斑，脉细涩或芤。

治宜：活血化瘀，行气利水。

方药：调营饮加减。

当归 12 g, 川芎 12 g, 赤芍 12 g, 莪术 10 g, 生大黄 10 g 后下, 槟榔 15 g, 葶苈子 15 g, 茯苓 15 g, 白茅根 30 g, 黄芪 15 g, 白术 15 g, 桂枝 10 g, 花椒 10 g, 丹参 12 g。

(5) 脾肾阳虚：症见腹大胀满不舒，早宽暮急，面色萎黄，或面㿠白无华，脘腹闷而食欲下降，神倦肢冷，下肢浮肿，小便短少而不利，舌胖大而紫暗，脉沉弦无力。

治宜：温补脾肾，化气行水。

方药：附子理中汤和五苓散加减。

熟附子 12 g, 党参 15, 白术 15 g, 茯苓 15 g, 甘草 10 g, 干姜 10 g, 陈皮 10 g, 桑白皮 12 g, 桂枝 10 g, 猪苓 10 g, 泽泻 15 g, 花椒 10 g, 丹参 10 g。

(6) 肝肾阴虚：症见腹大胀满，或见腹壁青筋暴露，面色晦滞，唇紫，口燥，心烦失眠，牙齿出血，鼻时有衄血，小便短少。舌质红绛少苔，脉细数。

治宜：滋养肝肾，凉血化瘀行水。

方药：知柏地黄丸加味。

知母 12 g, 黄柏 12 g, 熟地 12 g, 山药 15 g, 茯苓 15 g, 丹皮 10 g, 泽泻 15 g, 山萸肉 10 g, 丹参 15 g, 赤芍 12 g, 黄芪 15 g, 桂枝 10 g, 花椒 10 g, 白茅根 30 g, 紫草 15 g。

3) 黄疸的辨证论治

肝硬化疾病的过程中，亦经常出现黄疸，在其疾病慢性进展中，常见阴黄，但有急性变或重感外邪，亦可出现阳黄。

黄疸的辨证，应以阴阳为纲，阳黄者以湿热为主，阴黄者以寒湿为重。治疗黄疸总以化湿利小便为主。所以《金匮要略·黄疸病脉证并治》有"诸病黄家，但利其小便"的说法。又指出："黄疸之病，当以十八日为期，治之十日以上瘥，反剧为难治。"提示黄疸病应早发现、早治疗，晚则病情加剧而难治。

《诸病源候论·急黄候》说："脾胃有热，谷气郁蒸，因为热毒所加，故卒然发黄，心满气喘，命在顷刻，故云急黄也。有得病即身体面目发黄者，有初不知是黄，死后乃身面黄者，其候，得病但发热心战者，是急黄也。"《景岳全书·黄疸》说："阳黄证多以脾湿不流，郁热所致，必须清火邪，利小水，火清则溺自清，溺清则黄自退""阴黄证，多由内伤不足，不可以黄为意，专用清利。但宜调补心脾肾之虚，以培血气，血气复则黄必尽退""古有五疸之辨，曰黄汗、曰黄疸、曰谷疸、曰酒疸、曰女劳疸。总之，汗出染衣，色如柏汁者，曰黄汗；身面眼目黄如金色，小便黄而无汗者，曰黄疸；因饮食伤脾而得者，曰谷疸；因酒后伤湿而得者，曰酒疸；因色欲伤阴而得者，曰女劳疸。虽其名目如此，兑不出阴阳二证，大多阳证多实，阴证多虚，虚实弗失，得其要矣"。《临证指南医案·疸》说："阳黄之作，湿从火化，瘀热在里，胆热液泄，与胃之浊气共并，上不得越，下不得泄，熏蒸遏郁，侵于肺则身目俱黄，热流膀胱，溺色为之变赤，黄如橘子色，阳主明，治在胃。阴黄之作，湿从寒水，脾阳不能化热，胆液为湿所阻，渍于脾，浸淫肌肉，溢于皮肤，色如熏黄，阴主晦，治在脾。"从以上论述可以看出辨证以阴阳分为阴黄及阳黄，治疗则有在胃在脾之不同，临床治疗可以参考。

（1）阳黄

热重于湿：症见身目俱黄，黄色鲜明，发热口渴。或心中懊侬，腹部胀满，口干而苦，恶心欲吐，小便短少而黄赤，大便干结，舌苔黄腻，脉弦数。

治宜：清热利湿，佐以通便。

方药：茵陈蒿汤加味。

茵陈 100 g，山栀 10 g，生大黄 12 g（后下），白茅根 50 g，黄柏 12 g，猪苓 12 g，茯苓 12 g，清半夏 10 g。

湿重于热：症见身目俱黄，头重身困，胸脘痞满，食欲减退，恶心呕吐，腹胀、食欲下降，大便溏。舌苔厚腻微黄，脉滑或濡缓。

治宜：利水化湿，退黄。

方药：茵陈五苓散加味。

茵陈 100 g，桂枝 10 g，茯苓 15 g，泽泻 12 g，白术 15 g，猪苓 12 g，大枣 5 枚，清半夏 10 g，陈皮 10 g，焦三仙各 15 g，炒莱菔子 15 g。

（2）急黄：发病急骤，黄疸迅速加深；其色金黄，高热不退，烦渴欲饮，胁痛腹胀，神昏谵语，或见衄血、便血，或肌肤有瘀斑。舌质红绛，苔黄而燥，脉弦滑或细数。

治宜：清热解毒，凉营开窍。

方药：犀角地黄汤加味。

犀角粉 6 g（分吞），生地 15 g，赤芍 12 g，丹皮 12 g，丹参 12 g，黄连 10 g，栀子 10 g，茵陈 60 g，白茅根 60 g，生大黄 12 g 后下。

有神昏谵语者，安宫牛黄丸或至宝丹，以凉血开窍。

（3）阴黄：身目俱黄，黄色晦暗，或如烟熏，纳少脘闷，或见腹胀，大便溏，神疲畏寒，口淡不渴，舌质淡苔腻，脉濡缓。

治宜：健脾和胃，湿化寒湿。

方药：茵陈术附汤加味。

茵陈 60 g，熟附子 10 g，干姜 10 g，白术 15 g，甘草 10 g，郁金 10 g，泽泻 10 g，茯苓 10 g，焦三仙各 15 g，白茅根 30 g。

2. 中成药

1）香砂六君丸：每次 6 g，每日 3 次。用于肝硬化脾胃功能不健，症见腹胀、食欲下降，饮食减少者。

2）参苓白术散：每次 9 g，每日 2 次。用于肝硬化脾阳不升，症见纳差，腹泻，食少消瘦者。

3）大黄䗪虫丸：每次 1 丸，每日 2 次。用于肝硬化瘀血明显者，亦可在肝硬化整个治疗过程中长期服用，因其可以软化肝脏的硬度，阻止或消除纤维增生，改善肝血流，促进肝脏功能的恢复。但对脾虚及体虚明显者应适当减量或改用其他药。

4）复方丹参片：每次 4 片，每日 3 次。用于肝硬化治疗，可抑制纤维增生，改善肝脏功能。

5）鳖甲煎丸：每次 1 丸，每日 2 次。有软化肝硬化程度，改善肝脏功能的作用。

6）六味地黄丸：每次 1 丸，每日 2 次。对肝硬化属肝肾阴虚者有效。

7）知柏地黄丸：每次 1 丸，每日 2 次。对肝硬化属肝肾阴虚，并见热象者，六味地黄类药物常规应用，可明显改善肝脏功能，使白蛋白升高，肝硬化程度减轻。

8）逍遥丸：每次 8 粒，每日 3 次。用于肝硬化、腹胀、食欲下降者。

9）安宫牛黄丸：每次 1 丸，日 2 次。用肝硬化病情急剧变化出现亚急性重型肝炎者，可使患者情况得到显著改善。

10）归脾丸：每次 1 丸，每日 2 次。用于肝硬化患者出血后，身体虚弱，血再生缓慢者。

11）云南白药：每次 1.5 g，每日 4 次。用于肝硬化有出血倾向者。

3. 单方、验方

1）茵陈 200 g，大枣 10 枚，白茅根 100 g。水煎当茶饮用。有利湿退黄的作用，用于肝硬化急黄者。

2）茵陈 60 g，大枣 10 枚，白术 20 g，茯苓 15 g，猪苓 15 g。水煎当茶饮用，有健脾利湿退黄作用。用于肝硬化阴黄证。

3）黄芪 15 g，白术 15 g，茯苓 15 g，猪苓 12 g，白茅根 30 g，丹参 15 g，桂枝 10 g，花椒 10 g。每日 1 剂，水煎服。有补气利水作用。用于肝硬化腹水各种症型。长期服用，可利水除胀，改善肝脏功能，提高白蛋白，实为利水良方。

4）白术、黄芪、虎杖、平地木各 20 g，山药、生薏苡仁、扁豆、丹参各 30 g，归尾 15 g，焦三仙各 10 g。出血加白茅根、仙鹤草各 30 g，琥珀 3 g，蜜调服。肝硬化甚或肝肿大者有结节者加鳖甲各 10 g，另以蜈蚣尾 3 g，研末顿服，连服 1 周。每日 1 次，温开水送服。水煎服，每日 1 剂，一般服 3 ~ 6 个月。主治早、中期肝硬化。

5）山药、扁豆、薏苡仁、丹参、赤芍各 30 g，神曲、谷芽、麦芽、生蒲黄各 10 g，三棱、莪术各 15 ~ 30 g。每日 1 剂，水煎服。适用于肝炎后肝硬化肝功能代偿期。

6）地鳖虫各 100 g，水蛭 75 g，大黄 50 g。共研细末，水泛为丸，每服 5 g，日服 2 ~ 3 次。适用于早期肝硬化。

7）牵牛子粉，每次 1.5 ~ 3 g，每日 1 ~ 2 次；牵牛子 120 g，小茴香 30 g，共研细粉，每次服 1.5 ~ 3 g，每日 1 ~ 2 次。用于肝硬化腹水治疗。

4. 饮食疗法

1）鲤鱼赤小豆汤：鲤鱼 500 g（去鳞甲、鳃及内脏），赤小豆 60 g，煮汤至肉烂为度，纱布过滤去渣后服用，每日 1 次，每次服 250 ml，连用 2 ~ 3 周。用于肝硬化腹水。

2）胡桃山药粥：胡桃肉 30 g，桑葚子 20 g，山药 30 g，小米 50 g，大米 50 g，煮粥服数日。用于肝硬化脾肾俱虚之形瘦、食欲下降、脘腹满、大便溏薄等症。

3）黑豆首乌复肝散：黑豆 200 g，藕粉 500 g，干小蓟 100 g，干生地 100 g，干桑葚 200 g，干何首乌 200 g，共研细面，每日用 100 g，做主食，连续服用。用于肝硬化脾功能亢进之形瘦面暗，胁痛，胁下痞块，肌衄等症。

4）五豆食疗利水散：扁豆、黄豆、赤小豆、黑豆、大豆、莲子肉、山药、藕粉、冬瓜皮各等量，共研细末，每日 2 次，每次 60 g，加入白面 60 g，做成食品，以之为主食。主治肝硬化腹水。

（二）西医治疗

1. 一般治疗

1）病因治疗：积极治疗病因，阻止继续损害肝脏。

2）休息：肝硬化在肝功能代偿期的患者可参加一般轻工作，注意劳逸结合，防止过劳，肝功能失代偿期或有并发症者，需卧床休息。

3）饮食：宜进高热量、高蛋白、足量维生素、低脂肪及易消化的食物。有腹水者，应低盐或无盐饮食。肝衰竭或有肝性脑病先兆应限制或禁食蛋白，避免进食粗糙、坚硬食物。慎用巴比妥类等镇静药，禁用损害肝脏的药物。

2. 药物治疗

1）去除病因：乙醇性肝硬化应严格戒酒。另外要注意避免损肝药物对肝脏的影响。对于病毒性肝炎肝硬化是否需抗病毒治疗，目前较有效果的抗病毒药有 IFN - α、核苷类似物拉米夫定及中药氧化苦参碱等。

（1）IFN - α：对于代偿良好的肝炎肝硬化患者，可用 IFN - α 治疗，目的是进一步清除残存病毒，使肝功能更趋于稳定。但应掌握好适应证。

用法：IFN - α 每次 5mU，每周 3 次，皮下或肌内注射，疗程 6 个月，不良反应有类感冒样反应和骨髓抑制，如使用过程中出现严重骨髓抑制、肝功能恶化出现黄疸、精神抑制、自身免疫性疾病如甲状腺病等，应及时停药。失代偿期肝硬化及重型肝炎禁用。

（2）拉米夫定：系新一代的核苷类抗病毒药。代偿期肝硬化伴有活动性病毒复制的患者，应用拉米夫定治疗有肯定疗效，治疗剂量同慢性肝炎，口服 100 mg/d，疗程 1 年以上。

（3）氧化苦参碱：是从中药苦豆子中提取的一种生物碱，具有明确的抗乙肝病毒作用。也有抑制肝纤维化作用，有口服制剂也有肌内注射制剂，可用于代偿期肝硬化，也可用于一般情况尚好的失代偿期肝硬化患者。用法：肝立福，2~3 粒，3 次/日。治疗肝硬化患者，可取得较好的疗效。

2）抗纤维化治疗：肝纤维化是肝硬化发生和发展的必经过程，抗纤维化的治疗有重要意义，并且在临床上有一定效果。

（1）秋水仙碱：每日 1~2 mg，每周用药 5 日，疗程 14.5 个月。机理是可提高腺苷环化酶和 $Na^+ - K^+ - ATP$ 酶活性，促进胶原酶生成和细胞内前胶原降解。肝穿刺观察肝纤维化显著减少，肝功能改善，腹水、水肿消失，脾脏缩小，疗效达 26%。本药不良反应较少。

（2）泼尼松：开始每日 60 mg，用药 1 周；然后每日 40 mg，用药 1 周；再每日 30 mg，用药 2 周；最后每日 20 mg 作为维持量，直至临床缓解，包括症状消失、转氨酶正常或低于正常 50%，组织学上表现为慢性迁延性肝炎（CPH），然后逐渐减量至停用。也可减半量与硫唑嘌呤每日 50 mg 合用。本品可减少炎性介质释放，对防止肝纤维化进展有一定作用。在肝硬化前期（肝纤维化）时有效，肝硬化晚期则无效。本药不良反应较多，限制了其在临床的应用。

（3）D－青霉胺：开始剂量 100 mg，每日 3 次用药 1 周，增至 200 mg，每日 3 次，最后增至每日 900 ~ 1 800 mg，疗程 2 ~ 8 个月。据文献报道有一定疗效。本品可络合单胺氧化酶的铜离子，阻断胶原的共价交联，使胶原纤维的合成受阻，同时激活胶原酶，促进胶原的分解和吸收。但本药毒性较大，其不良反应有骨髓抑制、血细胞减少、肾损害、视神经炎等。

（4）其他：如脯氨酸类似物铃兰氨酸、山梨豆素、葫芦素 B（甜瓜蒂）和冬虫夏草、丹参等活血化瘀中药也具有抗纤维化的作用。

3）保护肝细胞和促进肝细胞再生的药物：护肝药物种类很多，其共同特点是促进损伤的肝细胞再生，保护肝细胞免于损伤或减轻损伤，起到抗肝细胞坏死和促进肝细胞修复的作用。但不可盲目用过多的药物，以便增加肝脏的负担，对肝脏的修复反而不利，故应防止滥用。常用的药物有水飞蓟素、谷胱甘肽、肌苷等。

4）维生素类：B 族维生素有防止脂肪肝和保护肝细胞的作用。常用者有干酵母、复合维生素 B 制剂等。维生素 C 有促进代谢和解毒作用，每次 0.2 g，3 次/日。慢性营养不良者，可适当补充维生素 B_{12} 和叶酸。有凝血障碍者可注射维生素 K_1，10 mg 1 次/日，可使部分患者的凝血酶原时间恢复正常。

5）降低门静脉压药物

（1）普萘洛尔：本品为 β 肾上腺素能阻滞剂，可阻滞 $β_1$ 受体，降低心排血量，同时也可阻滞 $β_2$ 受体，阻止血管扩张，引起内脏小动脉收缩，降低内脏血流量，从而达到降低门脉压力作用。每日 30 ~ 40 mg，开始剂量宜小，后逐步加量，使心率减慢 25%后维持用药半年至 1 年，可预防食管破裂出血。本品不良反应较小，长期应用安全。

（2）硝酸甘油：0.4 ~ 0.6 mg 或异山梨酯 5 mg 舌下含服，每 30 分钟 1 次，连用 6小时。均为硝酸酯制剂，其通过降低门脉阻力或减少门脉血流量来降低门脉压力。硝酸甘油与血管升压素合用可减弱后者致冠状动脉缺血的不良反应，并增强其减低门脉压力和治疗食管曲张静脉破裂出血的疗效。但应注意过多服药有降低血压的作用。

（3）哌唑嗪：0.5 ~ 1.0 mg 每日 2 ~ 3 次口服。近来发现它能明显而持久地降低门脉压力。给药 3 ~ 8 周，门脉压力下降 18%，而心脏指数无改变。机制尚不清楚，可能与门脉阻力降低或动脉血压下降引起反射性内脏血管收缩有关。该药有显著的"首剂效应"，服药后可出现眩晕、头痛、心悸、胸痛甚至虚脱。因此，首剂量宜小，后逐渐加大剂量。

（4）维拉帕米和硝普钠：已发现有降低门脉压力的作用，但其对食管胃底曲张静脉破裂出血有无防治作用，尚不确定。

（5）酚妥拉明：5 ~ 10 mg 静脉注射或 20 ~ 30 mg 静脉滴注每日或隔日 1 次，也有降低门脉压力作用。其机理是可减低嵌入肝静脉压。

3. 腹水的治疗

最根本的措施是改善肝功能，提高血浆白蛋白和降低门静脉压力，包括卧床休息、增加营养、加强支持治疗等。治疗腹水方法甚多，均应在此基础上进行。

1）腹腔穿刺放液：反复放腹水可引起电解质紊乱、蛋白质丢失、继发感染和肝性脑病，放腹水后也可迅速再生，故一般不主张用放液来治疗腹水。但如大量腹水致影响呼吸功能、腹胀难以忍受，或因腹内高压肾静脉受压迫使利尿剂不能奏效时、并发自发性腹膜炎须行腹腔冲洗时可穿刺放液。每次不宜超过 3 000 ml。

2）自身腹水直接回输疗法

（1）适应证：凡肝硬化伴有顽固性腹水且无腹膜感染者；如腹水伴发脐疝，且疝囊已有炎症或明显变薄，有破溃可能更应早日施行；对伴有少尿、无尿及氮质血症的患者，腹水直接回输是有效的抢救措施。

（2）禁忌证：肝性昏迷是腹水回输的绝对禁忌证；有出血倾向者应视为相对禁忌。严重的心肾疾患均不宜进行腹水回输。

（3）方法：通过密闭的设备，进行腹水连续直接回输，一次回输腹水在 10 000 ml以上，亦有学者建议少量多次回输，每次回输量不超过 2 500 ml，间隔 2～6 日，输入速度因人而异，平均每分钟 40～60 滴，以每小时不超过 500 ml 为限，回输过程应密切观察腹水回输量及血压、尿量、脉搏、体温，定时给予利尿剂，酌情补钾。为了防止发生发热反应，可酌用苯海拉明及地塞米松，选用抗生素预防感染。

3）腹水浓缩回输：是目前治疗肝硬化顽固性腹水的较好方法。优点是补充血浆白蛋白；维持胶体渗透压；改善肾血流量；纠正电解质紊乱；降低血氨、尿素氮。缺点有发热、肺水肿、溶血、诱发上消化道出血等，并用呋塞米效果较为理想。

4）腹腔静脉分流术

（1）腹腔—颈静脉引流：又称 Leveen 引流术。采用一根装有单向阀门的硅管，一端留置于腹腔，另一端自腹壁皮下朝向头颈，插入颈内静脉，利用呼吸时腹—胸腔压力差，将腹水引向上腔静脉。腹水感染或疑为癌性腹水者，不能采用本法。并发症有腹水漏、肺水肿、低钾血症、DIC、上腔静脉血栓和感染等。

（2）胸导管—颈内静脉吻合术：使肝淋巴液经胸导管顺利流入颈内静脉，使肝淋巴液漏入腹腔减少。

【护理】

（一）一般护理

1. 休息能减少肝脏代谢负担、降低门静脉压力、增加肝血流量、促进肝细胞恢复、加速腹水消退，且充足的睡眠可增加糖原和蛋白质的合成，因此，要向患者阐明休息是保护肝脏的重要措施之一，并据病情合理安排患者的休息与活动。肝功能代偿期，病情稳定时可适当活动，参加轻工作，但要防止劳累；失代偿期或有并发症时，应以卧床休息为主，适当活动，活动量以不感疲劳、不加重症状为度。告知患者不宜卧床过久，以免产生消化不良、情绪不佳等。

2. 饮食上根据病情给予低盐或无盐饮食，少量多餐，多吃蔬菜、豆腐、瘦肉、鸡蛋等营养食物。腹水严重尿量特别少时，应限制饮水量，每日饮水量应保持在前一日尿量加 500 ml 左右，总热量应限制在 10.5～12.5 kJ，可食乌鱼、鲤鱼、鲫鱼、赤小豆汤等健脾利水之物。用利尿剂大量利尿时，可给食荔枝、柑橘或橘汁等。

3. 保持床铺干燥平整，臀部、阴囊、下肢、足部水肿可用棉垫托起。由于肝硬化患者营养障碍，白细胞减少，机体抵抗力低，因此需加强皮肤及口腔护理，以预防压疮及继发感染。当出现黄疸、皮肤瘙痒时，可用温水擦洗皮肤。

4. 加强心理护理，肝硬化是一种慢性病，而症状不易改善，预后差，患者及家属易产生悲观情绪，护理人员应理解和同情患者和家属，给予关心，耐心解释，并介绍自我保护方法，通过护理措施以调节患者情绪。积极的情绪可以加强机体的应激能力，提高治疗效果。

（二）病情观察与护理

1. 观察体温、脉搏、呼吸、血压等变化；随时注意呕吐物和大便的颜色、性质和量，有无出血倾向，如鼻、牙龈、胃肠出血等；如发现患者嗜睡、表情淡漠、烦躁不安、幻觉、谵语、扑翼样震颤等表现，应及时通知医生，应用肾上腺皮质激素治疗时，需观察对缓解临床症状如发热、黄疸、出血倾向、胃肠道症状的效果。长期应用时还应注意患者有无血压升高、钠和水潴留、低血钾等不良反应。

2. 随时备好抢救物品，如双气囊三腔管、止血药、升压药、输血器等，遇上消化道出血，可协助医生进行抢救；腹腔镜直视行肝穿刺活组织检查或腹腔穿刺放液时术前做好物品准备，穿刺过程应严密观察患者脉搏、呼吸、血压的变化，并采取标本及时送检；应用利尿剂如螺内酯、氨苯蝶啶、氢氯噻嗪、呋塞米等，需观察利尿效果和不良反应。系排钾利尿剂需同时补充钾盐，如氯化钾等。

3. 注意观察腹水情况，按医嘱给予利尿剂，一般采用联合、间歇、交替使用的原则。利尿的效果最好是能使体重缓慢持久地下降，以每周体重下降不超过 2 kg 为宜，因过快或过强的利尿，可使有效血容量和大量电解质丢失而诱发肾衰竭、电解质紊乱和肝性脑病，所以在使用利尿剂时要记录尿量，量腹围，测体重，要严密观察水、电解质及酸碱平衡失调。必要时测定肾功能。若出现肝性脑病前期症状时，应及早停用利尿剂。有消化道出血、呕吐及腹泻等患者，均不宜使用利尿剂，以免加重水、电解质紊乱，诱发肝性脑病及功能性肾衰竭等。

4. 抽放腹水时，要注意观察腹水的量、颜色、性质，密切观察放腹水后的病情变化，一次放液量以不超过 5 000 ml 为宜，同时输注白蛋白每日 40 g。以免因腹内压力突然下降，导致内脏血管扩张引起休克。

5. 腹水超滤和回输术前护士应协助做有关检测，记录 24 小时尿量，量腹围，测体重、血压等，术后每日量腹围、测体重、记尿量，宜进低钠、易消化、高热量饮食，卧床休息 24 小时以防会阴或阴囊水肿。腹部腹带包扎以升高腹内压，送检原腹水及浓缩腹腔积液，必要时做腹水培养。回输腹水后 12 小时内严密观察有无并发症产生，如神志的改变、消化道出血、肺水肿、穿刺伤口腹水外漏等。

（三）健康教育

积极防治病毒性肝炎和血吸虫病，是预防肝硬化的重要途径。肝硬化患者应安心休养，消除顾虑，注意生活的调养，避免劳累及各种精神因素的刺激。饮食应多样化，经常吃营养丰富的高蛋白食物，多维生素及水果，少脂肪。如出现肝功能显著减退时或肝性脑病时要严格限制蛋白摄入量。有腹水时应无盐饮食。

（海花）

第六章　泌尿系统疾病

第一节　慢性肾小球肾炎

慢性肾小球肾炎（简称慢性肾炎）为最常见的一组原发于肾小球的疾病。慢性肾炎具有多种病理类型，临床特点为病情迁延，尿常规检查有不同程度蛋白尿、血尿、管型尿，可出现水肿、高血压，多缓慢发展成慢性肾功能衰竭。

中医没有慢性肾炎的病名，但根据其临床表现，属中医"水肿""腰痛"等证。《素问·水热穴论》说："勇而劳甚则肾汗出，肾汗出逢于风，内不得入于脏府，外不得越于皮肤，客于玄府，行于皮里，传为胕肿，本之于肾，名曰风水。"《金匮要略·水气病脉证并治》说："风水，其脉自浮，外证骨节疼痛，恶风。皮水，其脉亦浮，外证胕肿，按之没指，不恶风，其腹如鼓，不渴，当发其汗。正水，其脉沉迟，外证自喘。石水，其脉自沉，外证腹满，不喘。"指出了水肿的发病机制，临床脉证及部分治法。

【病因和发病机制】

现代医学认为，本病病因不清，和急性肾炎间无肯定关系，仅少数慢性肾炎患者由急性肾炎发展而来，而多数和急性肾炎无关。由病理类型决定其病情必定迁延发展，起病即属慢性肾炎。本病的发生主要和免疫介导性炎症反应有关：血液循环中可溶性免疫复合物沉积于肾小球，或肾小球原位的抗原与抗体结合激活补体引起组织损伤；肾小球局部沉积的细菌毒素、代谢产物等可直接通过旁路系统激活补体，从而引起肾的炎性反应。在疾病的慢性化进展中，非免疫介导性肾损伤也起重要作用，如高血压导致肾小球内高压，以及肾功能不全时健存的肾单位代偿性高灌注、高滤过均可促进肾小球硬化；肾小球系膜细胞吞噬、清除沉积物的负荷长期过重，引起系膜细胞及基质增生，也可促进肾小球硬化的发生。

中医学认为，慢性肾炎，一般由急性肾炎迁延而来，其发病机制从中医角度讲，有相同之处，而又有有别之处。如慢性肾炎急性发作，其临床表现类似于急性肾炎，但其又有正虚一面。一般来讲，风邪、湿毒、过劳、久病本虚等在发病上均占一定地位。

风邪外袭，内舍于肺，肺失宣降，水道不通，以致风遏水阻，风水相搏，流溢肌肤，发为水肿。

肌肤因痈疡疮毒，未能消解消透，疮毒内归肺脾，导致水液代谢失常，溢于肌肤，成为水肿。

饮食及劳倦，损伤脾胃，脾气亏虚，水湿运化失司，水湿停聚，溢于肌肤而成水肿。

久病体虚，或久病损及脾肾，使脾肾功能低下，脾虚则水津不布，肾虚则固摄无权，气化不利，轻则水肿，重则精气外溢，久不得愈。所以慢性肾炎治疗中，脾肾功能强健与否是治疗成败的关键。

本病的发生虽与肺、肾、脾三脏有关，其又相互关联，相互影响，但就慢性肾炎来说与脾肾关系更为密切。肾虚水泛，逆于肺，则肺气不降，失其通调水逆之职，使肾气更虚而加重水肿。若脾虚不能制水，水湿壅盛，必损其阳，久则导致肾亦衰；反之，肾阳衰不能温养脾土，脾肾俱虚，亦可使病情加重。在慢性肾炎中主要表现为蛋白尿久不消失，其病机与脾肾功能有关，脾则升清，脾的功能减弱则精气不能散布周身而下溢。肾主固摄，主气化，温煦脾阳，肾虚则精气不因外下溢，其气化、温煦作用减弱，则使脾虚更甚，可使脾肾两虚，临床见蛋白尿更难控制。

【临床表现】

本病多数起病缓慢、隐匿，以青、中年男性居多，有前驱感染者起病可较急。

（一）蛋白尿

蛋白尿是本病必有的表现，尿蛋白定量常在 $1 \sim 3$ g/d。

（二）血尿

多为镜下血尿，也可见肉眼血尿。

（三）水肿

多为眼睑肿和（或）下肢轻、中度可凹性水肿，一般无体腔积液，水肿是由水钠潴留和低蛋白血症引起。

（四）高血压

肾衰竭时，90% 以上的患者有高血压，高血压的出现与水、钠潴留及血中肾素、血管紧张素的增加有关。部分病例高血压也可出现于肾功能正常时。

（五）肾功能损害

呈慢性进行性损害，进展速度主要与相应的病理类型有关，已有肾功能不全的患者当遇应激状态时（如感染、劳累、血压增高、肾毒性药物的应用等），肾功能可急剧恶化，如能及时去除这些诱因，肾功能仍可在一定程度上恢复。

（六）其他

慢性肾衰竭患者常出现贫血。另外，长期高血压者可引起心、脑血管的并发症。

慢性肾炎因病理类型与病程阶段不同，其临床表现常常多样化，有时某一项至数项表现较为突出，而易造成误诊。

【诊断要点】

1. 起病缓慢，病情迁延，时轻时重。

2. 具有不同程度的蛋白尿、血尿、水肿及高血压等。

3. 慢性进行性肾功能减退。

4. B 超显示疾病后期两肾缩小。

5. 肾活检所见常为系膜增殖性、膜增殖性、膜性肾病或局灶性肾小球硬化症等。

判定：具备第 1～4 项即可诊断，兼有第 5 项可确诊。

【鉴别诊断】

根据临床表现及辅助检查，诊断多无困难。临床上习惯将慢性肾炎分为普通型、高血压型、肾病型及急性发作型。多数学者认为，这种分型难以确切地反映其临床和病理特点，也无确切临床界限。因此，赞成慢性肾炎不再进行临床分型。但应注意，要确定是何种肾小球疾病或任何病理类型，应当行肾穿活检。在鉴别诊断上，需要与慢性间质性肾炎、原发性高血压、慢性肾盂肾炎、肾小球动脉硬化、功能性蛋白尿等相鉴别。

【治疗】

（一）中医治疗

慢性肾炎在急性发作时与急性肾炎有类似之处，一般以阳水治疗，在慢性持续不稳定的情况下，一般以阴水治疗；在慢性稳定期一般以补益脾肾，固摄等法治疗，有瘀血者可适当加入活血化瘀药物。但在慢性肾炎整个治疗过程中，时时应注意到脾肾功能，即提高脾肾固摄功能，控制蛋白尿。

1. 辨证论治

1）风水泛滥：眼睑浮肿，继则四肢及全身皆肿，来势迅速，多有恶寒，发热，肢节酸楚，小便不利。偏于风热者，伴咽喉红肿疼痛。舌质红，脉浮滑数。偏于风寒者，兼恶寒、咳喘。舌质薄白，脉浮滑或紧。

治宜：散风清热，宣肺行水。

方药：越婢加术汤加味。

麻黄 12 g，生石膏 20 g，白术 15 g，甘草 10 g，生姜 4 片，大枣 5 枚，黄芪 15 g，防己 12 g，桂枝 10 g，花椒 10 g，白茅根 30 g。

2）湿毒浸淫：症见眼睑浮肿，延及全身，小便不利，身发疮痍，甚者溃烂，恶心发热。舌质红，苔薄黄，脉浮数或滑数。

治宜：宣肺清热，利湿消肿。

方药：麻黄连翘赤小豆汤合五味消毒饮加减。

生麻黄 10 g，连翘 15 g，赤小豆 30 g，白茅根 30 g，杏仁 10 g，桑白皮 15 g，金银花 15 g，野菊花 12 g，蒲公英 15 g，丹皮 10 g，赤芍 10 g。

3）肺肾气虚：症见面浮肢肿，面色㿠白，少气无力，腰膝酸痛，易感冒。舌淡，苔白润，舌胖有齿印，脉细弱。

治宜：益肺补肾。

方药：经验方。

黄芪、党参各 15～30 g，山萸肉 15 g，猫爪草 15 g，山药 15 g，玉竹 15 g，仙茅 10 g，金樱子 10 g，白果 10 g，蝉蜕 10 g，桑白皮 10 g，沙参 12 g，百合 12 g，冬虫夏草 3 g。

4）脾肾阳虚：症见浮肿明显，面色㿠白，畏寒肢冷，腰脊酸痛，或胫酸腿软；足跟痛，神疲，食欲下降或便溏，性功能减退，舌嫩淡胖，有齿印，脉沉细或沉迟无力。

治宜：健脾益肾。

方药：经验方。

仙灵脾 15 g，茯苓 12 g，芡实 10 g，仙茅 10 g，白术 15 g，金樱子 15 g，蝉蜕 20 g，黄芪 25 g，党参 15 g，白茅根 30 g，桂枝 10 g，花椒 10 g。

5）肝肾阴虚：症见目干涩或视物模糊，头晕，耳鸣，五心烦热，口干咽燥，腰脊酸痛或梦遗或月经失调。舌红少苔，脉弦数或细数。

治宜：滋养肝肾。

方药：经验方。

生地 15 g，元参 15 g，山药 12 g，丹皮 10 g，赤芍 10 g，茯苓 10 g，泽泻 10 g，仙茅 10 g，金樱子 15 g，芡实 10 g，旱莲草 30 g，黄柏 15 g，黄芪 30 g，党参 15 g，桂枝 10 g，白茅根 30 g，花椒 10 g。

6）气阴两虚：症见面色无华，少气乏力或易感冒，多以腰以下浮肿为主，午后低热，或手足心热，口干咽燥。舌质偏红，脉弦细或细数。

治宜：益气养阴利水。

方药：经验方。

沙参 15 g，麦冬 15 g，生地 12 g，枸杞 15 g，女贞子 12 g，金樱子 15 g，芡实 10 g，黄芪 20 g，党参 12 g，白术 15 g，茯苓 12 g，桂枝 10 g，花椒 10 g，白茅根 30 g。

2. 中成药

1）六味地黄丸：每次 8 粒，每日 3 次。用于慢性肾炎阴虚型。可长期服用，有较稳定的疗效。

2）知柏地黄丸：每次 8 粒，每日 3 次。用于慢性肾炎阴虚有火者。

3）金匮肾气丸：每次 8 粒，每日 3 次。用于慢性肾炎阳虚肢冷腰酸者。

4）补中益气丸：每次 1 丸，每日 2 次。用于慢性肾炎蛋白尿，只要没有明显的阴虚火旺症状，可长期服用。

3. 验方

1）金樱子、菟丝子各 30 g，黄芪 60 g，补骨脂 15 g，山药、白花蛇舌草、菌灵芝、山萸肉、芡实、桑螵蛸各 30 g。每日 1 剂水煎服，对慢性肾炎有极好的疗效。

2）萱草根、马鞭草、乌柏叶各 60 g，葱白 7 根，生姜 6 片。共捣烂如泥状，和匀，分做两饼。一日 2 次软敷腰部，包扎固定，局部热敷 30 分钟。如复发，再按上法用之。治疗水肿，疗效颇佳。

3）白茅根 30 g，生薏苡仁 30 g，猪苓 30 g。水煎代茶饮用，治疗水肿和血尿。

4）黄芪 60 g，茯苓 30 g，猪苓 20 g。水煎服，有利水消肿，消除蛋白尿作用。

5）玉米须 20 g，决明子 10 g，菊花 6 g，开水冲茶饮用。可治疗慢性肾炎血压升高者。

4. 饮食疗法

1）黑鱼 1 条去内脏，冬瓜皮 100 g，不加盐煮汤服用。连用 7 日，可消水肿。

2）麦芽 95 g，赤小豆 60 g。煮成粥状，日分食之，有利尿消肿作用。

3）黄豆煮熟拌白糖，老陈醋一匙一起吃，可治疗水肿。

4）霜打茄子 5 个，白糖 15 g，水煎服。可治疗慢性肾炎血尿。

5）大冬瓜1个，将一头切开，纳入大蒜120 g，红小豆60 g，放锅中蒸熟，取汁饮用。可治疗慢性肾炎水肿。

6）新鲜牛奶，每日经用500～1 000 ml，有消除蛋白尿作用。

7）黑芝麻、核桃仁各500 g，研粉，每次20 g，以温开水送服，服后嚼服大枣7枚，日3次，药尽为1个疗程。一般1个疗程后蛋白尿消失。

8）鲜芹菜500 g，捣烂取汁，开水冲服，每日1剂。或芹菜根60 g，水煎服。适用于慢性肾炎高血压型。

9）新鲜车前草30～90 g，葱白1根，粳米50～100 g，煮粥食用，有利尿止血作用。

10）白木耳或黑木耳3 g，清水泡1夜，洗净后煎1小时，加白糖适量，于睡前服用，用于慢性肾炎高血压型。

（二）西医治疗

慢性肾炎的治疗应以防止或延缓肾功能的进行性减退为主要目标。常采用下列措施：

1. 休息

避免过激运动或劳累，以免加重肾缺血及蛋白尿、血尿等，即使单纯蛋白或血尿患者，也应强调休息。

2. 饮食

肾功能正常者，一般不限制饮食。高血压或水肿者，可适当限盐摄入。过分低盐，可使肾血流量减少，加重肾功能损害。当肾功能呈进行性损害，血肌酐水平＞442 mmol/L时，应限制蛋白质摄入量，40.0～50.0 g/d。继续高蛋白饮食，会加重肾功能障碍，肾单位硬化。肾病型患者，大量蛋白尿致负氮平衡，此时，应适当增加蛋白摄入，不能限制过严。成人以40.0～50.0 g/d为宜。近年认为，低蛋白饮食可减轻肾损害，并减少尿蛋白。

肾功能受损时限制饮食中磷的摄入量，低磷饮食可限制肾小球高灌注和压力升高。Massry认为，当肾小球滤过率降至30 ml/min，即应限制摄磷。

3. 防治感染

感染可加重肾病变和肾功能损害，但应避免使用肾毒性抗菌药物。长期用青霉素预防感染并无必要。

4. 对症治疗

1）利尿：可用25～50 mg氢氯噻嗪，每日2～3次，或环戊噻嗪0.25 mg，每日1～2次。水肿严重者可用呋塞米20～80 mg，静脉注射。须防止电解质紊乱，适当补充钾盐。

2）降压：有高血压的慢性肾炎患者往往病情恶化快，所以控制血压是必要的治疗措施，但降压不宜过快或过低。药物以不降低肾血流量者为最佳，如甲基多巴、硝苯地平或尼群地平等。

3）糖皮质激素：对本病肾病型控制症状、缓解病情有较好疗效。泼尼松每日1 mg/kg（或2 mg/kg，隔日用），服用2～3个月，如有效，可逐渐减量，以后以小剂量（每日 10 mg）维持半年至 1 年。若疗效不佳或停药后蛋白尿增多，可加用或改用免疫抑制剂或其他药物，但糖皮质激素不可骤然停药，而应逐渐减量撤药，以免出现急性肾上腺皮质功能不全。

4）免疫抑制剂：环磷酰胺每日 100～200 mg，口服或静脉注射，疗程总量为 6～8 g；硫唑嘌呤每日 150 mg。但要注意骨髓抑制、出血性膀胱炎等不良反应，伴肾衰竭者不宜采用免疫抑制剂或糖皮质激素治疗。

5）抗凝：慢性肾炎的尿蛋白较多或顽固性水肿、低蛋白血症明显并经肾上腺皮质激素治疗无效的患者，临床医生常对抗凝抗栓治疗寄予希望，如患者有高凝状态表现，可选用肝素每日 50～100 mg 加入 5% 葡萄糖液 250 ml 中静脉滴注，4 周为 1 个疗程。或尿激酶每日 2 万～4 万 U 加入 5% 葡萄糖液 250 ml 中静脉滴注，4 周为 1 个疗程。一般认为，尿激酶疗效优于肝素。抗凝、抗栓治疗易带来出血不良反应，治疗中需做凝血酶原时间监测，女患者月经期停止用药。双嘧达莫能抑制血小板聚集，减少血栓形成机会，并有扩血管作用。75～100 mg，每日 3 次，可长期服用。

5. 其他药物治疗

1）维拉帕米：40 mg，每日 3 次，口服。出现满意疗效后再用 1～2 周，然后减量维持 3～4 周。对慢性肾炎顽固性蛋白尿者有较好疗效。

2）己酮可可碱：开始 2 周，每日 800 mg（600 mg 口服，200 mg 静脉滴注），3～4 周剂量减至 900 mg，以后每日口服 300 mg，维持 1～2 年。文献报道，可使原发性慢性肾炎患者肾功能改善。

3）雷公藤：治疗慢性肾炎有较好疗效，可与小剂量泼尼松合用或单独服用。如雷公藤多苷片 10～20 mg，每日 3 次，或雷公藤饮片 15 g 煎服，每日 2 次，疗程 6 个月。

4）有感染者可使用青霉素、氨苄西林等抗生素，避免使用磺胺类药物。

【护理】

（一）一般护理

1. 恢复期适当休息，急性发作期或高血压、水肿严重时，应绝对卧床休息。

2. 给予高热量、高维生素、低盐易消化饮食。大量蛋白尿及肾功能正常者，给优质高蛋白饮食；明显水肿及高血压者应限制钠盐和水的摄入。

3. 以 1:5 000 氯己定漱口，保持口腔清洁，防止细菌繁殖。

4. 防止感冒，避免受凉及交叉感染。

5. 因高血压致头痛时，头部可放冰袋，如视物模糊，应在生活上加强护理。

6. 保持皮肤清洁，严防因尿素氮刺激而抓破皮肤，发生感染及压疮。

7. 准确记录出入量，尿少、尿闭时及时通知医生处理。

8. 每日定时测血压 2 次并记录，防止高血压脑病的发生，注意患者安全。

9. 每周测体重 2 次并记录。

10. 做好精神护理，让患者对疾病有所认识，鼓励患者树立与疾病长期斗争以及战胜疾病的信心。

（二）病情观察与护理

1. 认真观察病情变化，注意有无尿毒症早期征象，如头痛、嗜睡、食欲减退、恶心、呕吐、尿少和出血倾向等；定时测量血压，血压过高者注意有无高血压脑病征象。如发现异常及时通知医生。此外，应密切观察药物治疗的疗效及药物不良反应。如应用糖皮质激素易引起继发感染；环磷酰胺等易出现胃肠道毒性反应。

2. 注意观察药物疗效及药物不良反应。按医嘱定时留尿送检。如并发高血压脑病、心力衰竭、肾衰竭，应协助医生抢救。

（三）健康教育

1. 如无明显水肿或高血压可坚持上班，但不能从事重体力劳动，避免劳累。

2. 进行提高呼吸道抵抗力的锻炼。因为呼吸道感染（特别是反复感染）常会加重病情。

3. 禁忌吸烟、饮酒。不宜盲目服用"偏方秘方"。

4. 一般认为，持续肾功能减退或明显高血压者、新月体性肾炎、局灶（节段性）肾小球硬化预后较差，局灶（节段性）肾小球肾炎、系膜增生性肾炎预后相对较好。

（谢兆娟）

第二节　急性肾衰竭

急性肾衰竭是一组由不同原因引起的综合征，主要表现为肾小球滤过率急剧下降，临床上出现水盐代谢紊乱和明显的氮质代谢产物潴留，症状严重，多出现少尿或无尿，由于病因不同，病情发展和预后有很大差别，部分病例经合适的治疗，可以康复。急性肾衰竭的中医学病名，根据其临床表现可归属于"癃闭"和"关格"的范畴。

急性肾衰竭为临床上的危重疾病，死亡率很高。中医对本病的严重性也早有认识，如《备急千金要方》中有："……闭塞不通，遂致夭命，大不可轻之"的记载。

【病因和发病机制】

现代医学认为，急性肾衰竭的病因可分为肾前性、肾性、肾后性。临床上的急性肾衰竭常指各种原因引起的急性肾小管坏死（ATN），即75%的是由ATN引起，且能准确地反映急性肾衰竭综合征有关病变的共同基础，临床病程亦具较强的代表性，因而临床上ATN成为急性肾衰竭的代用语，即狭义的急性肾衰竭。引起ATN的病因有100余种，主要原因归纳为两大类：

（一）肾缺血

以急性循环衰竭为主，如各种原因的大出血、大面积烧伤、严重的水电解质紊乱、败血症（内毒素）、创伤、手术、误输异型血、心力衰竭、急性胰腺炎、肾血管疾病如肾动脉血栓形成、栓塞或狭窄、狼疮性肾炎、各种急腹症、糖尿病酸中毒、梗阻性黄疸等，均在不同程度的休克基础上影响肾脏的血液循环。

（二）肾中毒

某些化学物质、药物、生物毒素均可导致肾实质损伤，如重金属类的砷、汞、铋剂等；有机溶剂如乙二醇及杀虫剂；磺胺类药物；抗生素类如两性霉素 B、多黏菌素、先锋霉素、卡那霉素；生物毒如蛇毒、蕈毒、鱼胆；麻醉剂，如甲氧氟烷。抗癌剂中的丝裂霉素 C、环磷酰胺及碘造影剂等。

实际肾缺血与肾中毒两类病因不能截然分开。中毒时常伴有肾血管反射性痉挛所致的肾缺血，而肾缺血又常伴有毒性代谢产物的积聚加重肾小管损害。在发病原理上两类因素相互作用，区别只是有所偏重或先后次序的不同。目前认为，肾缺血加上肾中毒最易引起急性肾衰竭，因为缺血时肾小管容易吸收毒物而引起坏死。

关于肾缺血和中毒所致的急性肾衰竭的发病机制迄今未明，可能由于肾缺血或中毒时，肾血管的收缩导致细胞损害，引起细胞膜 Na^+ 通透性增加和细胞水肿。最后肾小管被坏死细胞和组织阻塞，肾间质发生水肿，肾组织淤血、坏死等，最后导致急性肾衰竭。为了便于临床诊断和处理，临床上把急性肾衰竭分为功能性肾衰竭和器质性肾衰竭。功能性肾衰竭是急性肾衰竭的早期阶段，因血容量不足致肾血管痉挛和肾血流量减少，而肾小球滤过率不一定有明显减低。临床上只能发现原发病征及少尿，无其他显著的症状。若发病因素继续存在，未及时处理，则发生肾小管坏死、肾小管功能丧失，形成器质性肾衰竭，表现为少尿、尿钠浓度增加、稀释尿（尿内尿素浓度减少）。

中医认为，本病形成原因很多，主要是肾阴肾阳失调，气化障碍，浊邪壅滞三焦，正气不得升降，致肾关开阖失度而致。其病机中医学归纳为：①热毒壅肺，通调失司。湿热邪毒犯肺，肺热壅盛，失于清肃，不能通调水道，下输膀胱，而致小便不通。②血瘀于下焦血分，热毒与血相搏，烁血为瘀，阻于下焦，瘀血阻下，小肠不能分清浊，清者不能上归于肺，浊者不能下移膀胱，延及于肾，其开阖功能失度，而致尿少尿闭。③元气耗散，气化不施。元气耗散导致上焦气化不及州都（膀胱），中焦脾气不能转输，下焦肾气不足，无以化水，而致小便不通。此外，热毒深入血分，既可灼伤阴血，又迫血妄行而耗血，故本病阴血亏虚的病机兼存。

【临床表现及辅助检查】

有感染、休克、外伤、失血、脱水、尿路梗阻或急性肾小球疾病、肾血管疾病等，以及药物过敏、药物中毒、食物中毒等病史。

急性肾衰竭的临床表现分为少尿或无尿期、多尿期及恢复期。

（一）少尿或无尿期

本期经历 12 日左右，也可以为 6 ~ 62 日。每日尿量在 400 ml 以下或每小时小于 17 ml，儿童则少于 50 ml 或无尿，每日尿量小于 50 ml，完全无尿者少见。尿比重 < 1.018，尿钠浓度 > 40 mmol/L，尿渗量 < 350 mOsm/（kg·H_2O），尿肌酐：血肌酐 < 20，尿渗透压/血渗透压 < 1.1，滤过钠排泄分数（FE_{Na}）> 2%，有蛋白尿、血尿、上皮细胞碎片及粗大的肾衰管型。血肌酐、尿素氮增高并直线上升。由于水盐、氮质代谢产物的潴留，可有下述表现：

1. 水中毒

因肾脏失去排水能力及补液过多导致软组织水肿、高血压、肺水肿、心力衰竭等。

2. 代谢性酸中毒

因肾小管排泄酸性代谢产物功能障碍及其产氨泌 H^+ 的功能丧失，故于少尿期 3~4 日发生代谢性酸中毒表现：潮式呼吸、昏迷、血压降低、心律失常。

3. 电解质紊乱

主要是高血钾、高血镁、高血磷及低血钠、低血钙的表现。

相应的症状还有厌食、恶心、呕吐、腹胀等，少数可有胃肠道出血。此外尚有头痛、嗜睡、肌肉抽搐、惊厥等神经系统并发症。高血压和心力衰竭、心律失常及心包炎等。并发感染，以呼吸道、泌尿道和伤口感染为多见，发生率为 30%~70%，也是急性肾衰竭的主要死亡原因。

（二）多尿期

进行性尿量增多是肾功能开始恢复的 1 个标志。当肾小球滤过率明显增加后，血氮质逐渐下降。早期仍可发生高钾血症，后期易发生低钾血症，此外，此期易并发感染。持续时间为 1~3 周。

（三）恢复期

尿量逐渐恢复正常，血尿素氮、肌酐接近正常，上述表现逐渐缓解。

非少尿型急性肾衰竭并不少见，据统计可占发病数的 25%~50%，在烧伤、创伤、使用肾毒性抗生素特别在甘露醇治疗后，其发生率较少尿型急性肾衰竭还多。非少尿型急性肾衰竭可有下述表现：每日尿量 >500 ml。尿渗透压:血渗透压 <1.1。血肌酐、尿素氮进行性增高。尿比重、尿沉渣、血液生化检查等及临床表现均与少尿型急性肾衰竭相似。由于尿量不减少，极少发生水中毒、高血压及高钾血症，肾损害相对较轻，恢复较迅速。

【诊断要点】

1. 由全身疾病或肾脏疾病引起的低血压、严重失水、心力衰竭等所致的肾脏长期缺血缺氧病史。对肾脏有毒性的药物（如氨基糖苷类抗生素、磺胺类药等）、金属盐类（汞、砷、锂、铀、铬等）、有机溶剂（甲醇、乙二醇、甲苯氯仿等）和生物毒素接触、服食史。血型不合的输血、药物、毒素和有关因素造成的血管内溶血，或肌肉创伤及非创伤所致的肌红蛋白血症。

2. 急骤地发生少尿（ <400 ml/d），严重病例可无尿（ <100 ml/d），有些病例虽无少尿，甚至有尿量增多的情况，但如比重固定、血尿素氮持续上升，则为非少尿型急性肾衰竭。

3. 主要表现为高钾血症，伴有高磷血症、低钙血症。

4. 轻者可引起厌食、恶心呕吐、腹泻、出血倾向，严重时可出现嗜睡躁动、谵妄，甚至出现抽搐、昏迷。

5. 出现乏力、麻木、嗜睡、反应迟钝、呼吸深而快、心肌收缩无力、心律失常、心排血量降低、血压下降，严重时可危及生命。

6. 肾脏排水减少，如不控制水分摄入，则可发生水中毒。表现为全身浮肿、高血压、肺水肿、脑水肿，甚至抽搐、昏迷或并发心力衰竭而死亡。

7. 尿蛋白常为 + ~ + + +，尿沉渣多有颗粒管型、上皮细胞碎片、红细胞和白细胞。

8. 尿渗透压呈等张；尿比重固定在 1.010 ~ 1.018；尿钠 > 20 mmol/L；尿肌酐：血肌酐比率 < 15；肾衰竭指数（RFI） > 2；$FE_{Na} > 2\%$。

9. 未获得生化检验结果，或对检验结果有怀疑时，可进行呋塞米或甘露醇试验；即于 5 分钟内静脉注射呋塞米 1 ~ 2 mg/kg 或甘露醇 12.5 ~ 25 g，若 2 ~ 3 小时尿量增加到 40 ml/h 以上，则为肾前性氮质血症。

【鉴别诊断】

（一）与肾前性少尿鉴别

有血容量不足或心力衰竭病史，补充血容量纠正心力衰竭后尿量增多，氮质血症程度多不严重，尿常规改变不明显，尿比重在 1.020 以上，尿渗透浓度大于550 mOsm/（kg·H_2O）。

（二）与肾后性尿路梗阻鉴别

有泌尿系结石、盆腔脏器肿瘤或手术史，突然完全性无尿或间歇性无尿，有肾绞痛、叩击痛，B超及X线检查有助于诊断。

（三）与重症急性肾炎或急进性肾小球肾炎鉴别

早期多有水肿、高血压、大量蛋白尿伴血尿、管型等。诊断有困难时，可做肾活检鉴别。

【治疗】

（一）中医治疗

1. 辨证论治

1）少尿期

（1）湿热蕴结：症见胸闷胀痛，恶心呕吐，口苦而黏，渴不欲饮或浮肿，尿少热赤或尿闭，小腹胀满或大便秘结。舌红苔黄腻，脉滑数或濡数。

治宜：清热利水。

方药：五味消毒饮合五皮饮。

金银花、茯苓皮各30 g，蒲公英、紫花地丁、野菊花、桑白皮、大腹皮各15 g，天葵子、陈皮各10 g，生姜皮6 g。

（2）邪热内盛：症见邪热壅于肺，口干咽燥，呼吸急促，烦渴引饮，小便滴沥不爽或尿少尿闭。脉数或滑数。气分热盛，阳明腑实，神昏谵语，高热大汗，大便不通，无尿或少尿，脉洪大。

治宜：通腑泄热。

方药：大承气汤。

生大黄（后下）15 g，芒硝（分冲）、厚朴、枳实各10 g。

如从心下至少腹硬满而痛不可近，大便秘结，无尿或少尿者，可用大陷胸汤，生大黄（后下）15 g，甘遂末（冲）3 g，芒硝（分冲）10 g。如气营两燔，舌质红绛者，可用大承气汤配合安宫牛黄丸。如气血两燔兼见出血者，可用加减桃仁承气汤，生大黄（后下）15 g，芒硝（分冲）10 g，生甘草6 g，桃仁、丹皮、泽兰、生栀子各10 g，生地15 g。

（3）瘀血内阻：症见严重创伤或挤压伤后出现血尿、尿少、尿闭，身体疼痛，瘀斑累累，呕恶。舌质紫暗苔腻，脉涩。

治宜：祛瘀活血，通腑泄浊。

方药：血腐逐瘀汤加减。

生大黄（后入）、桃仁、红花、水蛭、虻虫、枳壳、赤芍、柴胡、牛膝各9 g，甘草、芒硝（冲）各6 g。

（4）脾肾阳虚：症见全身浮肿，面色㿠白，神气怯弱，腰以下冷，四肢不温，小便滴沥不通和排出无力，甚则无尿。舌质淡，脉沉细。

治宜：温阳利水。

方药：附子汤合真武汤、导水茯苓汤、金匮肾气汤、济生肾气汤化裁。

制附子、山萸肉、山药、茯苓、白术、牛膝、陈皮各10 g，肉桂6 g，泽泻、桑白皮、大腹皮各15 g，车前子30 g等。

（5）精液枯涸：症见大汗淋漓，大便失禁，血压下降，尿少肢冷，脉微欲绝，阴阳俱脱之象。

治宜：温阳固脱，益气养阴。

方药：独参汤合并生脉饮加味。

人参10 g（另煎代水频服），麦冬、五味子、炙甘草、阿胶（烊冲）各9 g，龙骨（先入）、牡蛎（先入）各24 g，大枣10 g，生姜3 片。

2）多尿期及恢复期

（1）气阴两虚：症见神疲乏力，气短，口干喜饮或口干不欲饮，腰膝酸软，手足心热。舌质稍红少津，有齿痕、苔薄，脉沉细数。

治宜：气阴两补。

方药：生脉饮合参芪地黄汤。

人参（另炖代饮）、麦冬、石斛、玄参、北沙参各10 g，黄芪30 g，五味子、莲肉各9 g，生地15 g，茯苓、米仁各12 g，砂仁4.5 g（后入）。仍有氮质血症存在可加泽兰根、六月雪、土大黄各30 g。

（2）脾肾气虚：症见腰酸腿软或腰痛，倦怠乏力，食欲减退，形寒肢冷，小便清长。舌质淡红，苔薄，脉细弱。

治宜：健脾补肾。

方药：补中益气汤、金匮肾气丸或五子衍宗丸加减。

党参、黄芪、菟丝子、枸杞、车前子各15 g，山茱萸、熟地各12 g，五味子5 g，覆盆子10 g。

2. 中成药

1）肾衰宁：20 ml 保留灌肠，每日 5 ~ 6 次，直到血生化指标恢复正常。

2）20% 川芎注射液：20 ml，静脉注射，每日 2 ~ 4 次或 20% 川芎注射液 6 ml，肌内注射，6 小时 1 次。具有保护肾小管重吸收钠的功能，增加肾血流量及髓质的前列腺素含量，保护肾组织的完整，有利于急性肾衰竭的预防。

3）复方丹参注射液：每次 30 ~ 40 ml 加入 10% 葡萄糖液 200 ~ 250 ml 中静脉滴注，每日 1 次，有活血降浊之效。

4）50% 大黄注射液：每次 100 ml 加入 10% 葡萄糖液 500 ml 中静脉滴注，每日 1 次，有解毒降浊之效。

3. 单方、验方

1）鲜车前草、鲜藕各 60 g，共捣汁次服，每日 2 次。

2）鸡内金烘干成粉，每次 3 g 吞服，每日 2 次。

3）瞿麦、白鸡冠花各 10 g，车前子 15 g，每日 1 剂分次煎服。

4）生大黄粉 30 g，或番泻叶 30 g 煎汤 200 ml，高位直肠保留灌肠，适用于高氮质血症并见呕吐少者。

5）大黄、红花各 15 g，黄芪、丹参各 30 g，煎汤到 120 ~ 200 ml，高位直肠保留灌肠，适用于尿少的高氮质血症。

4. 针灸治疗

休克针刺涌泉、足三里、人中、合谷穴。少尿刺中极、膀胱俞、阴陵泉。多尿刺气海、中极、肾俞、阴交、关元、足三里穴。

（二）西医治疗

急性肾衰竭的治疗原则主要是纠正生理功能的紊乱，防止发生严重并发症，尽力维持患者生命，以待肾功能的恢复。其中，急性水中毒、高钾血症是严重威胁患者生命的重要原因，处理应特别重视。

1. 少尿期治疗

1）维持水分平衡：少尿期患者应严格计算 24 小时出入水量，24 小时补液量为显性失液量及不显性失液量之和减去内生水量。显性失液量系指前一日 24 小时内的尿量、大便、呕吐、出汗、引流及创面渗液等失液量的总和，不显性失液量系指每日从呼气中失去水分 400 ~ 500 ml 和从皮肤蒸发失去水分 300 ~ 400 ml。内生水系指 24 小时内体内组织代谢、食物氧化及补液加葡萄糖氧化所生成水总和，可按每日 5 ml/kg 体重计算。

2）高钾血症的处理：①11.2% 乳酸钠 40 ~ 200 ml 静脉注射，伴代谢性酸中毒者可给 5% 碳酸氢钠 250 ml 静脉滴注。②10% 葡萄糖酸钙 10 ml 静脉注射，以拮抗钾离子对心肌的毒性作用。③25% 葡萄糖液 200 ml 加胰岛素 16 ~ 20 U 静脉滴注，可促进葡萄糖和钾离子等转移至细胞内合成糖原。④钠型离子交换树脂 15 ~ 20 U 加在 25% 山梨醇溶液 100 ml 中口服，每日 3 ~ 4 次。

3）代谢性酸中毒处理：当血浆实际碳酸氢根低于 15 mmol/L 或二氧化碳结合力低于 13 mmol/L 时，应给予 5% 碳酸氢钠 100 ~ 250 ml 静脉滴注，根据心功能情况控制滴速。

4）血液透析或腹膜透析治疗：透析指征为①急性肺水肿，高钾血症，血钾在6.5 mmol/L 以上；②高分解代谢状态；③无高分解代谢状态，但无尿在 2 日或少尿 4 日以上；④二氧化碳结合力在 13 mmol/L 以下；⑤血尿素氮 21.4～28.6 mmol/L 或血肌酐44.2 mmol/L 以上；⑥少尿 2 日以上并伴有体液过多，如眼结膜水肿、胸腔积液、心奔马律或 CVP 高于正常，持续呕吐，烦躁或嗜睡，心电图疑有高钾图形等任何一种情况。

2. 多尿期治疗

治疗重点仍为维持水、电解质和酸碱平衡，控制氮质血症，治疗原发病和防治各种并发症。部分 ATN 病例多尿期持续较长，每日尿量多在 4 L 以上，补充液体量应逐渐减少（比出量少 500～1 000 ml），并尽可能经胃肠道补充，以缩短多尿期。

3. 恢复期治疗

一般无须特殊处理，定期随访肾功能，避免使用对肾脏有损害的药物。

【护理】

1. 卧床休息

一旦急性肾衰竭的诊断确立后，应对患者进行临床监护。患者应卧床休息，以减轻肾脏负担，降低代谢率，减少蛋白质分解代谢，从而减轻氮质血症。对重症患者还要采取病房隔离保护措施，防止交叉感染。

2. 饮食调节

指导患者进食高效价蛋白质、含钾量和含水量少的食物。由于蛋白质的摄入受到限制，最好选用生物效价高的动物蛋白如鸡蛋、牛乳、鱼肉等。鲜蘑菇、香菇、榨菜、土豆、山楂、橘子、香蕉、果汁等含钾较高，应忌用。患者有恶心、呕吐、无法进食而胃肠功能正常者，可采用鼻饲进食。胃管尽量选用小号软管。对于不能口服、鼻饲者必须给予静脉营养，可经中心静脉导管或动、静脉外瘘管（透析用）输入高渗葡萄糖、脂肪乳剂及氨基酸等。定时检测血糖，根据需要加入胰岛素。

3. 病室环境

提供清洁舒适的病室环境，限制探视人数，患者最好住单人病房，病室环境应保持安静清洁，每日早晚通风 1 小时。病床环境每日紫外线消毒 1 次。严格施行床边隔离和无菌操作，以防交叉感染。

4. 皮肤护理

患者病情较重，长期卧床应帮助患者定时翻身拭背，以防压疮的发生。

5. 口腔护理

做好口腔护理，以防齿龈糜烂、破溃出血。由于患者食欲欠佳，常伴有恶心、呕吐，还有尿素氮沉着于口腔黏膜，应注意改善口腔卫生。

6. 注意各种留置导管的护理

静脉导管停留在同一处静脉内的时间不宜过长。留置导尿管要注意尿管的护理，用生理盐水棉球擦洗外尿道口，引流瓶保持无菌，每日更换 1 次，每日 2 次用呋喃西林液做膀胱冲洗。每 2 周更换 1 次尿管。定期进行尿培养，防止逆行感染。

7. 禁用对肾脏有毒药物

护士应熟悉和掌握对肾脏有损害的药物，如卡那霉素、庆大霉素、多黏菌素、新霉素、先锋霉素、磺胺药等，并提示医生禁用，如已用上述药物，应立即停用。

8. 密切观察神志、有无嗜睡、感觉迟钝、呼吸深而大、昏迷等酸中毒表现。注意有无高血压脑病及心力衰竭征象。发现异常，及时报告医生。

9. 急性肾衰竭临床最显著的特征是尿的变化。凡是有引起急性肾衰竭的病因存在，即应密切观察尿量及尿比重的变化，必要时查血生化，以期尽早发现急性肾衰竭初期患者。

10. 水与电解质平衡的观察，严格记录24小时出入量，包括尿液、大便、引流液、呕吐物、出汗等，如条件允许，每日应测体重1次。每日测定电解质及肌酐，密切观察补液量是否合适，可参考下列指标：①每日体重 0.2 ～ 0.5 kg。②血钠保持在 130 mmol/L。如血钠明显降低，则提示可能有水过多。③CVP > 10 cmH$_2$O、颈静脉怒张、水肿急剧加重、血压增高、脉压增宽、心搏增强等表现，提示体液过多。

11. 高血钾是急性肾衰竭患者常见的致死原因，应密切监测心电变化。一旦出现嗜睡、肌张力低下、心律失常、恶心呕吐等高血钾症状时，应立即建立静脉通路，备好急救药品，并根据医嘱准备透析物品。

12. 水中毒是急性肾衰竭的严重并发症，也是引起死亡的重要原因之一。如发现患者有血压增高，头痛、呕吐、抽搐、昏迷等脑水肿表现，或肺部听诊闻及肺底部啰音伴呼吸困难、咳血性泡沫痰等肺水肿表现时，应及时报告医生，并采取急救措施。

13. 建议家属多以温暖、关切的态度接近患者，护理人员应关心体贴患者，并参与患者的活动，积极配合治疗。

14. 健康教育

急性肾衰竭的预后与原发病性质，患者年龄，原有慢性疾患，肾功能损害的严重程度，早期诊断和早期透析与否，有无多脏器功能衰竭和并发症等因素有关。随着透析疗法的不断改进和早期预防性透析的广泛开展，直接死于肾衰竭本身的病例显著减少，而主要死于原发病和并发症，尤其是多脏器功能衰竭。应教育急性肾衰竭患者积极治疗原发疾病，及时发现与治疗血容量不足，增加抵抗力，减少感染的发生，避免伤肾的食物、药物和毒物等进入体内。

（亓慧博）

第七章　血液系统疾病

第一节　再生障碍性贫血

再生障碍性贫血（简称再障）是多种病因引起的骨髓造血功能衰竭的一组全血细胞减少综合征。其病理变化主要为红髓的脂肪化。根据起病缓急、病情轻重、骨髓损坏程度和转归等，分为急性和慢性两型。急性型较少（约占 9%），多在 1 年内死亡；慢性型迁延多年不愈。本病国内较常见，好发于青壮年。急性再障属中医学"急痨""髓枯""血证"范畴。

【病因和发病机制】

现代医学认为，再障分为获得性及体质性两种，后者即先天性再障，有家族倾向，或伴有先天异常，见于小儿。获得性再障又分为病因不清楚的原发性再障和有因可查的继发性再障。继发性再障多由化学因素（以药物引起者为多，如氯霉素、抗肿瘤药、保泰松、苯等）、物理因素（如长期接触 X 线、放射性核素等）、生物因素（如细菌、病毒、寄生虫感染等）及其他因素（如慢性肾衰竭、晚期恶性肿瘤等）所致，再障的病理变化主要为红骨髓显著减少，代以富含脂肪的黄骨髓。正常造血细胞明显减少，而淋巴细胞、浆细胞等非造血细胞相对增多。急性型病变广泛，波及长骨、短骨及扁骨；慢性型波及髂骨，次及椎骨、胸骨，骨髓细胞增生减少。

中医学对血液的产生有以下几种认识：①心生血。唐容川云："食气入胃，脾经化汁，上奉心火，心火得之，变化而赤是为血。"可见饮食经过脾胃的消化吸收过程后，其精微物质可通过"心"对造血器官的作用变成血液。②脾胃与造血。中医认为，"血者水谷之精也，生化于脾""中焦受气取汁，变化而赤是为血"。中焦指的是脾胃，两者功能失调，可以影响造血。③肝肾与造血。中医学认为，"肾藏精，主骨生髓""血为精所化""骨髓坚固，气血皆从"。说明了肾、骨髓、血液三者之间的关系。肾之功能强弱与否，可以影响骨髓生精造血。祖国医学还认为"肝者……以生气血"，说明肝也和造血有关。④气与造血。气与血关系密切，气属阳，血属阴，阳生则阴长，可见血液的生成有赖于气，气可促进造血。所以治疗血虚时，常在补血药中加入补气之品。

根据以上认识，心、肝、脾、胃、肾等脏腑和气，都与造血有关，其中任何一种功能失调，都可影响造血。中医还认为，造血的骨髓和肾有密切关系，故肾在造血中有着重要的意义。再障的病因有：先天不足，六淫、七情、劳倦、房劳、邪毒，这些包括现代医学认为的化学、物理、生物等因素，伤及气血脏腑，尤其影响心、肝、脾、肾，因而出现气血两虚及虚劳诸证。气血是人体正气的重要组成部分。《黄帝内经》记载，"邪之所凑，其气必虚""正气内存，邪不可干"。一旦正气亏虚，容易招致感染。且气虚不能摄血，血虚内热，以及外感发热，热伤血络，或迫血妄行，皆可引起出血，这就是本病贫血、出血、发热三方面主要证候的发病机制。

【临床表现】

起病急，病情进展快，病程短，以感染和出血为主要表现。随病情进展，虽经输血治疗血红蛋白仍继续下降。半数病例有内脏出血。出血倾向严重，以颅内出血最为严重，可导致患者死亡。感染以败血症、口咽部感染及肺炎最为常见，多难以控制。多数患者一年内死亡。

【诊断要点】

（一）临床表现

发病急，贫血呈进行性加剧，常伴严重感染，内脏出血。

（二）血象

除血红蛋白下降较快外，须具备以下 3 项中的 2 项：①网织红细胞 <1%，绝对值 $<15 \times 10^9/L$；②白细胞明显减少，中性粒细胞绝对值 $<0.5 \times 10^9/L$；③血小板 $<20 \times 10^9/L$。

（三）骨髓象

①三系或两系减少，至少有 1 个部位增生不良，如增生良好，红系中常有晚幼红细胞（炭核）比例增多、巨核细胞明显减少；②骨髓小粒中脂肪细胞及非造血细胞增加。

（四）其他

病程中如病情恶化，临床血象及骨髓象与急性再障相同，称为重型再障Ⅱ型。

【鉴别诊断】

本病应与阵发性睡眠性血红蛋白尿、骨髓增生异常综合征、低增生低百分比白血病、恶性组织细胞病、多发性骨髓瘤、恶性淋巴瘤、肝性贫血和肾性贫血、骨髓纤维化等相鉴别。

【治疗】

（一）中医治疗

1. 辨证论治

1）肾阴虚：面色萎黄，头晕眼花，耳鸣，潮热盗汗，手足心热，或鼻衄、齿衄、肌衄。舌尖红质淡苔少，脉细数。中青年妇女可见月经量多。

治宜：补肾养阴。

方药：炙黄芪20 g，当归、白芍、女贞子、旱莲草、何首乌、枸杞、山萸肉、补骨脂、菟丝子各12 g，熟地、黄精、桑葚、紫河车各15 g，仙鹤草20 g。

2）肾阳虚：面色㿠白，少气懒言，体倦乏力，腰酸，形寒肢冷，自汗，夜尿频多，便溏，出血不明显。舌淡体胖有齿痕，脉沉细。

治宜：温补肾阳，益气生血。

方药：炙黄芪20 g，当归、白芍、菟丝子、补骨脂、肉苁蓉、仙灵脾、锁阳、巴戟天、鹿角霜各12 g，熟地15 g，仙茅、制附片各10 g，紫河车15 g。

3）肾阴阳两虚：面色萎黄，唇甲淡白，身倦乏力，腰肢酸软，头晕，健忘，心悸，气短，失眠多梦，遗精滑泄，时冷时热，自汗盗汗。舌淡苔薄白或无苔，脉沉细无力或沉细数。

治宜：滋补阴阳，益气生血。

方药：炙黄芪20 g，当归、熟地、白芍、何首乌、枸杞、山萸肉、菟丝子、锁阳、葫芦巴、巴戟天、仙灵脾、肉苁蓉各12 g，黄精15 g。

4）肾虚血瘀：面色萎黄，唇甲淡白，头晕，耳鸣，心悸，气短乏力，健忘，腰膝酸软，日久不愈，皮肤可见紫褐色出血点或瘀斑，齿、鼻衄血色暗。舌质暗淡，或有瘀斑，或有瘀点，脉细或细涩。

治宜：填补肾精，活血化瘀。

方药：菟丝子、补骨脂、仙灵脾、枸杞、熟地、丹参、鸡血藤各15 g，当归、地龙各12 g，黄芪30 g，鹿角胶10 g（烊化），三七粉3 g冲服。随证加减。

2. 中成药

1）八珍丸：每次1丸，每日2次。用于气血两虚型。

2）十全大补丸：每次1丸，每日2次。用于气血两虚型。

3）补气养血膏：每次9～15 g，每日2次。用于气血两虚型。

4）再障生血片：每次5片，每日3次。用于气血两虚型。

5）六味地黄丸：每次1丸，每日2次。用于肝肾阴虚型。

6）左归丸：6～9 g，每日2次。用于肝肾阳虚型。

7）人参养荣丸：每次1丸，每日2次。用于脾肾阳虚型。

3. 单方、验方

1）胎盘粉（或鲜胎盘）9 g，每日3次。

2）田三七90 g。锅内置鸡油适量，后放入田三七炸至老黄色，存性，研末即成。每日口服3次，每次3 g，冲服。

3）龟板、花粉、丹皮、牛膝各10 g，生石膏、白芍各20 g，沙参15 g，藕节炭、生地、苇根各30 g，十灰散（包）、龙齿各25 g，羚羊角面1 g（分冲）。水煎服，每日1剂。用于阴阳两虚，阴不敛阳，虚阳上亢之证者。

4）胎盘粉210 g，阿胶90 g，海螵蛸、肉桂各45 g，皂矾500 g。共为细面，加适量淀粉压成片，每次服2～3片，每日2次。

4. 饮食疗法

1）新鲜猪脾1～2个（约200 g）。洗净后炖服（可加适量油盐佐料），或焙成干粉服用，每日1次。适用于各型再障。

2）胎盘洗净晒干，焙黄研粉备用。每次6 g，每日2次，枣汤送服。尤宜用于阴阳两虚型。

3）花生衣12 g。研碎，分2次冲服。适用于各型再障。

4）取新鲜马奶杀菌消毒，接种乳酸菌种，使之发酵。每次口服1 000 ml，用红糖引服，每日3次。

5）活甲鱼洗净，去内脏，加适当盐及佐料文火煮熟，喝汤食肉。具有填补肾精作用。

6) 大红枣 30 枚，山药 250 g，小米 150 g。加水适量，文火熬成粥，以米熟为度。每日进食适量。具有健脾补肾，益气养血之功。

（二）西医治疗

1. 去除病因

防止患者与任何可能影响骨髓造血功能的毒性物质接触。

2. 对症治疗

1) 预防和控制感染：做好个人及周围环境卫生，保持皮肤清洁、口腔卫生。有明显全身性感染者，应查明原因，有针对性地应用抗生素进行治疗。

2) 止血：应用止血药物，如酚磺乙胺、卡巴克洛或糖皮质激素，均有降低毛细血管通透性的作用，对皮肤、口鼻出血的止血作用较好。用药 7～10 日未见效，应停用糖皮质激素，以免扩散感染，可输入新鲜全血或浓集血小板。

3) 输血：凡贫血较严重者，为输血的适应证，尽量少输全血，可输入浓集红细胞。对血红蛋白在 60 g/L 以上者，一般不宜输血。对慢性贫血患者无明显症状者，也尽量减少输血，避免发生输血反应。

3. 刺激骨髓造血功能药物

1) 雄激素：是目前治疗本病的主要药物，可用丙酸睾酮 50～100 mg，肌内注射，每日 1 次，用 3～4 个月未见网织红细胞和血红蛋白上升，则视为无效，应停药。近年大多推荐蛋白合成激素羟甲雄酮或氟羟甲雄酮，每日 100 mg，口服，用药 3～4 个月未见网织红细胞上升则应停药，有效者继续使用半年，再减量维持数月。其次为康司坦唑醇每日 6～12 mg 口服，总疗程 4 个月。

2) 肾上腺皮质激素：以减轻和停止出血，抑制免疫机制，暂时改善症状；并能改善造血微环境有利于干细胞的生长和发育。常用泼尼松，每日 20～40 mg，分 3 次口服，可连续应用 5～6 个月。或用氢化可的松每日 100～200 mg，静脉滴注。

3) 微量元素：常用的为钴、锂元素，此类药物多有非特异性刺激造血作用。①氯化钴：每日剂量 90～120 mg，分 3 次服，用药 4～6 月，不良反应较小，适用于儿童患者。②碳酸锂：0.4～0.9 g，每日 2～3 次口服，4～6 周为 1 个疗程，休息 1 周，反复用 3 个月。禁忌证：心肾疾患、电解质紊乱、糖尿病。

4) 一叶萩碱：每日 16 mg，肌内注射，多于用药后 1.5～2 月开始见效，4 个月以后才可缓解。本品与司坦唑醇合用，可提高疗效。

5) 莨菪类药物：机制可能是通过解除血管痉挛，调节骨髓血流灌注，改善骨髓微环境。山莨菪碱 5～10 mg，每日 1～2 次，肌内注射，或每日 1～2 mg/kg 静脉滴注。东莨菪碱每日 0.3 mg 皮下或静脉滴注。禁忌证：青光眼、冠心病与心力衰竭、肠梗阻与器质性幽门梗阻、前列腺肥大等。

6) 新鲜胚胎制剂：用新鲜胚胎制成混悬液，每支 2 ml，每日肌内注射 1～2 次，有一定疗效。

7) 普萘洛尔：机制是普萘洛尔使造血干细胞表面的 β 受体的密度增加，易于受内源性肾上腺素能物质的作用，而促进 G_0 期多能造血干细胞进入细胞周期，而增加造血作用。用法：10 mg，每日 3 次，可逐渐加量到 50 mg，每日 3 次，至缓解。禁忌证：哮喘，心动过缓，心力衰竭。

8）硝酸士的宁：有 5 日疗法和 10 日疗法两种。前者应用 5 日后，休息 2 日，剂量分别为 1 mg、2 mg、3 mg、4 mg、4 mg，每日 1 次，肌内注射。后者连续注射 10 日后，休息 4 日，剂量分别为 1 mg、1 mg、2 mg、2 mg、3 mg、3 mg、3 mg、4 mg、4 mg、4 mg。疗程和疗效判断与雄激素相仿。可单独应用或与雄激素同时应用。

4. 免疫抑制剂

可选用环磷酰胺、长春新碱、硫唑嘌呤或左旋咪唑 25 mg，每日 3 次。抗淋巴细胞球蛋白（ALG）和抗胸腺细胞球蛋白（ATG）：用法 ALG 或 ATG 15～20 mg/kg 加氢化可的松 100 mg，溶于生理盐水或 5% 葡萄糖液 500 ml 静脉滴注，滴速每分钟 5～10 滴，观察 15 分钟，如无反应可增加滴速，每日 1 次，连用 5 日，间歇 2～3 周，可再重复 1 次，用药前须做皮试。禁忌证：严重病毒感染、妊娠、免疫功能严重低下者。环孢素：近年来各国陆续有使用本品治疗重型再障的报道，Shiobara 等对使用甲泼尼龙无效的患者给环孢素每日 5 mg/kg，连续 25 日，30 日后血红蛋白、血小板再度上升，停药 1 个月后再次减少，又给予环孢素 10 mg/kg，血红蛋白、血小板再度回升。

5. 免疫球蛋白

近年来表明免疫球蛋白可纠正骨髓源性细胞缺乏。有人应用免疫球蛋白每日 0.4 g/kg，连用 5 日为 1 个疗程，治疗纯红再障有效。

6. 其他药物

文献报道多抗甲素、胸腺素、胎肝细胞混悬液、单克隆抗 T 细胞抗体、造血细胞生长因子、云南花粉片等对治疗再障均有一定疗效。

7. 脾切除

慢性或亚急性患者经多次输血贫血难以减轻、红细胞破坏过多者，可予以切脾。使贫血症状减轻，血小板输入后存活时间延长。

8. 骨髓移植

用于急性再障，起病后不久，未经输血，未发生感染，年龄在 40 岁以下的患者均可进行 HLA 配型相符的同种异基因骨髓移植。

【护理】

1. 休息

轻度贫血可以下床活动，重者须严格卧床休息，一级护理。

2. 饮食

给予富含高蛋白、高维生素、易消化的食物，对带刺、骨的食物要小心用餐，以免引起出血和感染，并主动向患者说明饮食治疗的重要性，取得患者的配合。

3. 预防感染

患者抵抗力较低，治疗中有合用糖皮质激素者，易发生呼吸道、皮肤、会阴、肛门周围感染，故应保持室内空气新鲜，注意保暖，防止受凉；保持大便通畅，便后清洗会阴部。对粒细胞显著下降的患者，应采取保护性隔离，每日用 0.1% 有效氯洗涤液擦拭床、床头柜、窗台，地面用 0.1% 有效氯洗消液拖擦，冬季每月用 0.2% 过氧乙酸空气喷雾消毒 2 次。

4. 皮肤护理

老年患者皮肤干燥，应以温水擦浴，涂油，以保持皮肤清洁润滑，防止出血感染。对受压部位经常按摩，促进血液循环。对卧床患者每日冲洗会阴 1 次。

5. 高热患者护理

对高热患者应及时采取物理降温，并观察体温变化，出汗时用干毛巾擦汗更衣，防止受凉，保持皮肤清洁。

6. 口腔护理

患者易发生口腔炎及口腔溃疡，应经常保持口腔清洁，嘱其晨起、饭前、饭后、睡前用 1:5000 呋喃西林液漱口。口腔溃疡时，做完口腔护理后溃疡处涂以 1% 碘甘油。

7. 鼻腔护理

患者血小板减少易并发鼻出血，尤其在冬季室内空气干燥时更易发生，故每日鼻腔内滴入氯己定鱼肝油 3~4 次，以预防鼻出血。

8. 防止感染

肌内注射或静脉穿刺应严格执行无菌操作，注射毕进针处延长压迫时间，以防出血和注射部位感染。

9. 心理护理

急性再障，病死率高，症状重，出血感染并发症多，患者思想负担重，往往随着症状不断加重而增加焦虑和不安。医护人员在生活中应多关心体贴患者，经常与其交谈，了解患者的焦虑和不安，帮助其正确对待疾病，增加治疗信心。在精神上要乐观，适当参加一些力所能及的工作，以促进其早日康复。

10. 急性型再障患者症状重，预后差，应特别注意有无感染和出血倾向，尤其是消化道和颅内出血。注意观察患者的口腔黏膜、牙龈、鼻黏膜及皮肤等处有无出血情况。如发生消化道或颅内出血，应立即通知医生，并做好各种抢救准备。

11. 注意观察药物的不良反应，长期用雄激素可出现痤疮、浮肿、体重增加、毛发增多，应向患者解释，消除顾虑。

12. 健康教育

1）保持良好的生活、卫生、饮食习惯和精神上的乐观。劳逸结合，适当营养，增强身体素质。

2）严格掌握用药适应证，防止滥用对造血系统有损害的药物。

3）防止受凉感冒，传染病流行季节勿到公共场所，以免感染。

（谢兆娟）

第二节　特发性血小板减少性紫癜

特发性血小板减少性紫癜（ITP）是一种与自身免疫有关的疾病。临床分为急性和慢性两型，急性型多见于儿童，慢性型见于青年，以女性为多。本病属中医"血证""虚劳""发斑"范畴。

【病因和发病机制】

现代医学认为，本病的病因及发病机制尚未完全明了，一般认为与下列因素有关：

（一）免疫因素

目前多认为与免疫因素有关，主要是患者体内存在自身抗血小板抗体，损伤血小板。

（二）脾脏因素

患者脾脏内的 B 细胞受到抗原的刺激后，即可产生大量抗血小板抗体。其浓度要比血浆内高 10～20 倍。同时，脾脏又是破坏血小板的主要场所。因此，脾脏在本病的发病机制占有重要地位。

（三）血管因素

本病患者的出血程度与血小板数量减少程度不成比例。已经证明，毛细血管脆性增高与本病的发生有关。可见本病的发生是因为抗原抗体反应引起了血小板破坏增加，数量减少，功能改变以及该抗体对毛细血管的损害，从而导致出血、出血时间延长、毛细血管脆性增高。

中医学认为，本病的发生常因热邪内侵或内热炽盛，优于营血；或由脏腑内伤，阳气亏虚，不能摄血所致。

【临床表现】

急性型常见于儿童、青年，发病前 1～3 周有上呼吸道感染史。慢性型常见于成年女性。

（一）急性型

起病急骤，可有发热、畏寒，皮肤出现大量淤点、淤斑，分布不均，以下肢为多，躯干也有。黏膜出血表现为鼻出血、牙龈出血、口臭，口腔黏膜出现大血泡。胃肠道及泌尿生殖系出血也颇常见。急性型 ITP 经治疗后，多数在数周内逐渐恢复或痊愈。颅内出血虽不多见，但是致死的主要原因。少数患者的病情迁延半年以上演变成为慢性型。

（二）慢性型

起病缓慢，出血症状较轻，一般表现为反复发作性皮肤淤点。可有鼻出血、牙龈出血。女性患者月经过多或子宫出血可成为主要临床表现。慢性型持续时间可达数月至数年。发作与缓解相交替。发作时出血加重，继之出血减轻而缓解。出血量多而持续时间较长者可出现贫血。

【诊断要点】

1. 血小板减少伴有或不伴有出血性贫血。
2. 巨核细胞增多或正常伴成熟障碍现象。
3. 无明显脾肿大。
4. 无结缔组织病或其他继发性血小板减少症。
5. 符合下列 3 项中之一者：①肾上腺皮质激素或脾切除有效。②血小板表面 IgG、IgM 或 C3 增高。③血小板生成时间缩短。

【鉴别诊断】

常需与下列疾病鉴别：

（一）急性白血病

临床上除出血症状以外，尚有明显贫血及感染等症状，肝、脾、淋巴结肿大，周围血象或骨髓象有某一系列的幼稚细胞异常增生。

（二）再生障碍性贫血

除血小板减少外，白细胞及红细胞也明显减少，骨髓象表现为造血功能衰竭。

（三）脾功能亢进

脾肿大较显著，除血小板减少外，一般尚有贫血及白细胞减少，且有引起脾功能亢进的原发病。

（四）其他

自体免疫性溶血性贫血合并血小板减少、血栓性血小板减少性紫癜、DIC、SLE 等疾病所致的血小板减少。

【治疗】

（一）中医治疗

1. 辨证论治

1）血热：皮肤瘀斑颜色较深，或有鼻衄、牙宣、便血、尿血、咯血、月经过多等，并有发热。舌质红，苔黄，脉弦数。

治宜：清热解毒，凉血止血。

方药：犀角地黄汤加味。

水牛角（先煎）30 g，生地 24 g，大青叶、紫草、玄参各 15 g，黄芩、黄连、赤芍、丹皮各 10 g，甘草 6 g。

兼见口渴，汗出，脉洪大者，加石膏 30 g，知母 15 g；烦躁便秘者，加大黄（后下）、芒硝（冲）各 10 g；出血量多，加藕节 24 g，地榆、茜草、仙鹤草各 15 g；大量出血而气脱者，急用人参 15～30 g 煎服。

2）阴虚：出血较严重，紫癜较多，出血多而色鲜，或伴有潮热、心悸、手足心热、口渴喜饮。舌质红，苔干或褐色，脉沉或细数。

治宜：滋阴降火，宁络止血。

方药：玉女煎加减。

石膏、生地、熟地各 30 g，麦冬、知母、牛膝、丹皮、紫草、益母草、丹参、石斛、玉竹各 15 g。并随证加减。

3）气虚：反复出血，颜面苍白，倦怠乏力，食欲减退，头晕目眩，心悸气短。舌质胖嫩，脉细弱或虚。

治宜：补脾、益气、摄血。

方药：归脾汤加减。

党参、白术、炙甘草、龙眼肉各 15 g，茯苓、大枣各 20 g，黄芪、仙鹤草、益母草、鸡血藤、生地各 30 g，当归、阿胶、酸枣仁、木香各 10 g。并随证加减。

2. 中成药

1）云南白药：每次 0.4 g，每日 3～4 次。凉水送服。用于各种出血。

2）三七粉：每次 3 g，每日 3～4 次。凉水送服。用于各种出血。

3）阿胶：每次 15 g，烊化服，每 2～3 次。用于各种出血。

4）大黄醇提片（粉）：每次 3 g，每日 3 次。凉水送服。用于咯血、吐血。

5）当归养血膏：每次 15 ml，每日 3 次。开水送服。用于贫血。

6）金不换注射液：每次 2～4 ml，每日 2～3 次，肌内注射；或 20 ml 加 10% 葡萄糖液 40 ml 静脉注射，每日 1～2 次。用于咯血、吐血。

7）牛西西注射液：每次 2～4 ml，每日 3 次，肌内注射。用于各种出血。

8）参麦注射液：每次 40～100 ml，稀释后静脉滴注，每日 1 次。用于益血。

9）肿节风片：每次 6 片，每日 3～4 次。用于紫癜。

10）昆明山海棠片：每次 0.25～0.5 g，每日 3 次。用于紫癜。

3. 单方、验方

1）甘草 12～20 g。煎汤取汁，分早晚 2 次服用。停药若复发者，可再用。一般于服药 3～4 日出血停止，5～14 日皮肤原有瘀点、瘀斑消散吸收。

2）仙鹤草、赤小豆、薏苡仁、大枣、牡蛎各 30 g，丹皮、生地、黄柏、栀子、连翘各 15 g，丹参 12 g，甘草 9 g。在此方基础上可随证加减，用于各型的治疗。

3）鲜荷叶 1 张，大枣 10 枚。煎汤饮。能使血小板迅速增加。

4. 饮食疗法

1）花生衣、大枣各 30 g。水煮熟后加红糖即可食用，每日 1 次。

2）大麦 100 g，红枣 15 枚，加水 500 ml，共煮至 150 ml，1 次顿服，每日 1 剂。

3）扁豆 100 g，红枣 20 枚，冰糖 50 g。共煮服，每日 2 次。

4）鲜茅根（切碎）150 g，鲜藕（切片）200 g。煮汁常饮，每日 4～5 次。

5. 针灸治疗

选三阴交、血海、夹脊胸 7、胸 11 等穴。先刺夹脊胸 7、胸 11，得气后，留针 5 分钟，起针后再取三阴交、血海，得气后留针 20 分钟。其间行针 3 次。以补法为主，隔日 1 次，1 个月为 1 个疗程。也可用耳针，选肾上腺、膈、肝等穴，配肺、内分泌、脾、肾等穴。用毫针强刺激留针 30 分钟，或用撳针埋藏 1~2 日。

（二）西医治疗

1. 一般治疗

急性期严重病例应绝对卧床休息，避免外伤，防止严重出血，必要时可选用相应抗生素控制感染。除非血小板数极低（<20×10⁹/L）和伴有出血倾向，否则输鲜血和血小板并无必要。

2. 止血药物的应用

可选用卡巴克洛、酚磺乙胺、抗纤溶蛋白溶解药物等。

3. 肾上腺皮质激素

为首选药物，对急性型和慢性型急性发作的出血有明显疗效，但不能根治，复发后再用药仍有效。常用泼尼松口服，每日 40~60 mg，待出血好转，血小板数接近正常时，再巩固 2~4 周，然后逐渐减量，再用小剂量，每日 5~10 mg 维持 4~6 个月。

4. 免疫抑制剂

适用于肾上腺皮质激素疗效不佳并不愿切脾者或切脾后疗效不显。其中应用较多的有长春碱类、环磷酰胺、硫唑嘌呤和三尖杉碱等。长春新碱 0.025~0.04 mg/kg，总量<2 mg，长春碱 0.125 mg/kg，总量<10 mg；每 7~10 日静脉注射 1 次，也可用长春新碱 0.025~0.04 mg/kg 溶于 250~500 ml 生理盐水内，在 8 小时内避光慢滴，使药物在一定时间内于循环中维持一定浓度。环磷酰胺治疗难治性 ITP，可使 30%~40% 病例缓解。口服量为每日 2~3 mg/kg 或每周 300~600 mg/m² 静脉注射，但长期使用烷化剂时，应考虑对生殖功能的影响和发生急性白血病的危险性。

环孢素 A 是一种强力免疫抑制剂，剂量每日 4~12 mg/kg，1~4 周出现疗效，但很快复发，复发者重复治疗可再次缓解。此药肝、肾毒性大。

5. 脾切除

脾切除是治疗慢性 ITP 的有效方法，可减少血小板抗体的产生。其适应证为：①糖皮质激素治疗 3~6 个月无效；②虽有效但发生对糖皮质激素的依赖性者；③对糖皮质激素有禁忌者；④⁵¹Cr 标记血小板体表扫描区放射指数较高或脾与肝的比值增高者。禁忌证：①第一次发病的早期病例，尤其是儿童；②急性暴发型患者；③有心脏病及其他并发症者；④年龄不足 2 岁者；⑤妊娠晚期妇女。少数病例脾切除数年后复发，可能与副脾有关，故手术应仔细检查，发现副脾应一并切除。约 70% 病例脾切除后 1 周内血小板恢复正常，必须维持 2 个月以上者方为有效，其中 2/3 可达不同程度的缓解，其余病例无效。

6. 紧急治疗

病程中如患者有显著的黏膜出血或血小板<（5~10）×10⁹/L，存在中枢神经系统出血危险时，应住院并立即开始治疗，力争迅速控制出血，降低死亡率。

1）血小板输注：如患者有严重的黏膜出血或疑有中枢神经系统出血，血小板输注每次 6~8 U，根据需要可每 4~6 小时 1 次。输入的血小板有效作用时间为 1~3 日。少数不以用间歇输注血小板控制的严重出血，可用连续输注血小板（每小时 1~2 U）控制。

2）静脉输注 IgG。

3）大剂量甲泼尼龙：近期研究提示大剂量甲泼尼龙可用于成人难治性 ITP 出血威胁生命时的紧急治疗，静脉滴注每日 1 g，连用 3 日后改为口服泼尼松。

4）血浆置换：目的在于短时间内除去血循环中的抗血小板抗体，从而控制出血，改善病情，为其他治疗产生疗效争取时间。但本法价昂，并发症多，需严格掌握指征。

5）中枢神经系统出血治疗：疑有中枢神经系统出血时，应进行 CT 检查以判断出血部位，然后考虑外科治疗。静脉输注 IgG（1 g/kg）后，随之输注血小板，然后进行手术治疗。

7. 其他治疗方法

1）血浆交换法：适用于暴发性血小板减少性紫癜或血小板危象者。血浆交换量和次数依病情而定。一般不少于 4 L，分次进行，每次小于 30 ml/kg。

2）成分输血：适用于急性重型或有颅内出血倾向者。用法：浓缩血小板悬液 1 ~ 2 U，静脉滴注。不宜反复多次使用，因诱发可产生更多的血小板抗体。

3）大剂量丙种球蛋白：适用急性、重度出血者，也可做脾切前准备，切脾后用药可减少脾切失败率。用法：单种多价人体 IgG 制剂每日 0.4 g/kg 静脉滴注 5 日，第 1 次静脉滴注 3% 的溶液，最初 15 分钟每分钟 10 ~ 20 滴，第 2 个 15 分钟是每分钟 20 ~ 30 滴，第 3 个 15 分钟是每分钟 40 ~ 50 滴，最后以每分钟 50 滴速度滴入。采用剂量每日 12 g，则用 6% 的溶液，以同样的速度滴入，维持量为每日 0.14 g/kg，每 1 ~ 6 周重复 1 次。丙种球蛋白治疗 ITP 的机制多数学者认为巨噬细胞的 Fc 受体被丙种球蛋白所阻断，血小板的破坏减少，使血小板上升。

4）达那唑：该药为人工合成的一种甾体杂环化合物，具有抗促性腺激素作用和轻度雄激素作用，可使血小板升高。国外有人用本品治疗 22 例顽固性 ITP，方法：每日口服达那唑 600 mg，至少用 2 个月。结果 2 例完全缓解，1 例部分缓解，4 例微效，其余 15 例均无效。不良反应可见浮肿与肝功能异常，但停药后可恢复。一般认为达那唑与泼尼松或硫唑嘌呤合用的疗效明显优于单用，对有效者须用维持治疗。

5）氨肽素：适用慢性患者，对部分用糖皮质激素无效者亦可用。用法：氨肽素 1.0 g 每日 3 次口服，1 ~ 2 周血小板数上升，6 ~ 8 周达高峰，维持用药半年。

6）IFN：IFN 能调节紊乱的细胞与体液免疫的互相作用。Proctor 等用重组 α-2b IFN 治疗 13 例顽固性 ITP 患者。方法：α-2b IFN 300 万 U 皮下注射，共 12 次。结果 10 例的血小板于短程 IFN 注射结束时明显增加，1 例于用药过程中增加，3 例于用药 14 日后恢复正常值。

7）左旋咪唑：文献报道，用左旋咪唑配合泼尼松、山莨菪碱治疗经用肾上腺皮质激素、免疫抑制剂治疗无效的 ITP 患者 34 例。结果痊愈 32 例，显效 1 例，无效 1 例。血小板回升时间为 3 ~ 28 日，7 ~ 14 日居多，紫癜消失时间为 3 ~ 21 日，多数为 7 ~ 14 日，收到了疗效高、好转快、效果巩固、不良反应小的良好效果。用法：左旋咪唑 50 mg 每日 3 次，泼尼松每日 1 ~ 2 mg/kg，山莨菪碱每日 0.5 ~ 1 mg/kg。

8）大剂量维生素 C：每晨口服维生素 C，每 4 ~ 6 周验 1 次血小板数，一般于用药 7 周时血小板达到 100×10^9/L。作用机制不明。

9）秋水仙碱：Serother 报道 14 例难治性 ITP 用秋水仙碱治疗的经验，剂量为 0.6 mg，每日 2～4 次，3 例完全缓解，1 例部分缓解，生效时间在用药后 2 周内。不良反应有轻度腹泻。由于可以口服给药，无神经系统不良反应，便于长期应用，优于长春碱类。疗效机制不明。

10）他莫昔芬：系一种非类固醇的抗雌激素药，近年来有人应用该药治疗本病，取得一定效果。10 mg，每日 3 次，口服，连续服药 3 个月。见效者应继续服药至血小板上升达到正常后再维持 2 个月停药，无效者则停药。

11）McAb：Clankson 用 McAb 治疗 1 例血小板仅 $10 \times 10^9/L$ 的难治性患者，先后给 25 mg 和 42 mg McAb 静脉滴注，每周 1 次，停药后血小板上升到 $305 \times 10^9/L$。

12）血小板激活因子对抗剂（WEB－2086）：有人报道 1 例 ITP 患者，先用甲泼尼龙每日 100 mg。后改用维持量每日 20～40 mg 共 18 个月。在血小板（37～58）$\times 10^9/L$ 时改用 WEB－2086 每日 4 次，每次 25 mg，口服。服药后第 3 日血小板为 $60 \times 10^9/L$，第 7 日为 $140 \times 10^9/L$，以后停药血小板即见下降，再次给原剂量，血小板数又增加。

13）重氮胸腺嘧啶脱氧核苷：原为治疗艾滋病的抗人类免疫缺陷病毒（HIV）剂，1988 年 Hymts 首先发现其增加血小板数的作用。瑞士协作组用于治疗 HIV 相关性血小板减少症 10 例，全部有效。

14）载鬼臼毒素血小板：Wood 报道 2 例用载鬼臼毒素血小板治疗的经验。方法是取鬼臼毒素每支 100 mg 与 5×10^{11} 个血小板在体外 37℃孵育 1 小时，由静脉输入，每周 1 次，共 4 次。结果 1 例取得 18 个月以上的完全缓解，1 例缓解 6 个月复发，1 例无效。他们认为本法安全可靠，可取代长春碱类。

15）抗－DIg：国外有人治疗 13 例 RH－D 阳性 ITP 患者（共 23 个疗程）。方法：用 500 万 U、2 500 万 U 及 12 500 U 的剂量进行肌内注射，1 次或分 5 次用均可。结果部分用抗－DIg 500～2 500 U 及全部用 12 500 U 患者均有效，无不良反应。

【护理】

（一）一般护理

1. 急性型发作严重者，应卧床休息，避免剧烈活动，要特别注意头颅，以防引起颅内出血。注意保暖。

2. 给易消化、少渣、高热量、高蛋白、高维生素的半流质食物，多服带衣花生、红枣、桂圆肉、扁豆、茄子及绿叶蔬菜等食物。不宜食用油腻煎炸食品。有消化道出血时，应根据情况给予禁食，或进流质或冷流质，禁酒，用肾上腺皮质激素治疗时给予低盐饮食。

3. 保持病室内空气新鲜，定时通风及空气消毒，严格执行探视陪护制度，防止交叉感染。

4. 要加强皮肤及口腔护理，出血期间禁用牙刷刷牙，以免齿龈出血。可用棉球轻擦代替，平时勤漱口。皮肤瘙痒者嘱患者勿用手指搔抓，患者内衣应保持柔软清洁，避免皮肤损伤。对有出血倾向的患者应尽量避免肌内注射。凡注射或穿刺后，皆应局部按压片刻，观察无出血，方可离去。静脉注射及抽血时注意止血带缚扎不宜过紧，时间不宜过长。

5. 加强心理护理，帮助患者解除思想顾虑，使患者保持平静，避免情绪过度紧张而激发或加重出血，必要时给予镇静剂。

（二）病情观察与护理

1. 注意观察患者有无剧烈头痛、恶心呕吐、视物模糊、烦躁或神志不清等颅内高压症状，发现异常，应及时通知医生并做好颅内出血的抢救准备。

2. 注意观察有无腹痛、恶心、呕吐物呈咖啡色或有柏油样大便，有无面色苍白、血压下降、烦躁不安、脉搏细弱等消化道出血性休克征象，一经发现，应密切观察出血情况，每 15～30 分钟记录血压、脉搏、呼吸一次。有休克症状时，应积极配合医生按休克护理。

3. 女患者在妊娠期易引起流产、早产和胎盘早期剥离，护士应密切注意患者阴道流血情况，必要时请妇科医生协助处理。如在经期病情加重，可在经前做好预防性治疗。

4. 鼻出血严重时，先用肾上腺素或麻黄碱棉球压迫止血，如无效再用凡士林纱布条或吸收性明胶海绵填塞。

5. 准备好各种急救药品，输血时应密切观察输血反应。长期应用肾上腺皮质激素治疗时给低盐、低钠饮食。每日测血压 1 次。每周测体重 1 次，并详细记录。注意观察药物不良反应。需做脾切除者，应与外科联系，并做好转科准备。

（三）健康教育

1. 加强心理指导，给患者讲述本病的有关知识，使患者能正确认识疾病，避免情绪紧张及波动，保持乐观态度，积极配合治疗。

2. 加强休息和营养的指导，慢性患者适当活动。血小板在 $50 \times 10^9/L$ 以下时，不要做较强体力活动，可适当散步。

3. 告知患者应坚持服药。

4. 出院时应嘱患者在日常生活中尽量避免外伤，但在情况稳定时可以参加一些无创伤性活动，以增强体质，提高对疾病的抵抗能力。避免服用抑制血小板功能或引起血小板减少的药物，如阿司匹林、双嘧达莫、吲哚美辛、保泰松等，以防本病复发。

（董真真）

第八章　内分泌和代谢疾病

第一节 糖尿病

糖尿病是以血糖升高为主要表现的一组内分泌—代谢疾病，其主要发病机制是由于胰岛素分泌绝对或相对不足及（或）靶细胞对胰岛素敏感性降低而引起糖、蛋白质、脂肪及水电解质代谢紊乱，典型临床表现为多尿、多饮、多食及消瘦（三多一瘦），但有相当一部分患者可无典型症状。严重时可并发酮症酸中毒、非酮症高渗性昏迷等急性代谢紊乱。且易并发各种感染、结核、动脉粥样硬化、肾脏和视网膜微血管病变及神经病变。本病属中医学"消渴"范畴。

【病因和发病机制】

现代医学认为，糖尿病的病因为：

（一）遗传因素

糖尿病肯定与遗传因素有关，但遗传的不是糖尿病本身，而是它的易感性，即在父母双亲中有糖尿病患者时，其子代更容易得糖尿病。如单卵双生中一人在 50 岁以后出现糖尿病，另一人在几年内也发生本病的占 90% 以上，多为非胰岛素依赖型糖尿病，提示遗传因素在此型糖尿病中占主要地位。如上述一人在 40 岁以前出现糖尿病，另一人也发生糖尿病的接近 50%，多为胰岛素依赖型糖尿病。提示此型糖尿病的遗传基础上，环境因素的参与也是必需的。目前认为，糖尿病属多基因遗传疾病的范畴。

（二）环境因素

1. 病毒感染

在某些病毒感染流行后胰岛素依赖型糖尿病发病率增高，且糖尿病患者群血清某一病毒抗体阳性率亦高于非糖尿患者群；若干病毒如柯萨奇 B_4 病毒、流行性腮腺炎病毒、脑炎心肌炎病毒可使实验动物胰岛感染，B 细胞严重破坏发生糖尿病等，提示病毒感染可能是导致胰岛素依赖型糖尿病发病的主要环境因素之一。

2. 自身免疫

胰岛素依赖性患者的发病有不少与自身免疫有关，患者抗胰岛细胞抗体显著阳性，且可伴有其他脏器的特异体抗体如抗甲状腺抗体、抗肾上腺抗体等，胰腺病理检查有自体免疫性胰岛炎的组织学改变，白细胞移动抑制试验阳性等，均说明胰岛素依赖型糖尿病可能与自体免疫有关。

3. 肥胖

非胰岛素依赖型糖尿病多发生于 40 岁以上，体型肥胖者，其脂肪组织细胞膜胰岛素受体数量不足且常伴有受体后缺陷，对胰岛素敏感低下，即使血浆胰岛素水平不低，也易发生餐后高血糖而罹患本病，提示肥胖可能是诱发非胰岛素依赖型糖尿病的重要环境因素之一。

此外，感染、创伤等应激，老年人缺乏体力活动等均可能是诱发非胰岛素依赖型糖尿病的环境因素。

中医学认为，本病有以下因素：

（一）饮食不节

长期过食肥甘厚味，嗜辛辣香燥，或多饮酒，损伤脾胃，致脾胃运化失职，积热内蕴，化燥伤津，消谷耗液，发为消渴。

（二）情志失调

如劳心太过致心火内燔，郁热伤津；郁怒伤肝，肝气郁结，郁而化火；忧思伤脾，脾失健运，耗伤胃阴而为消渴。

（三）劳欲过度

房事不节，劳累过度，生育过多，肾精亏损，虚火内生，灼烁阴液而为消渴。

（四）体质衰弱

禀赋不足，大病之后，先天不足，或因遗传因素至肾阴素亏，水亏火旺，上蒸肺胃，肾失固摄，精微下注而发为消渴；大病之后，元气大伤，阴气受损而血液衰虚，阴阳失调，水火不相既济而生本病。

【临床表现】

糖尿病为一慢性进行性疾病，其临床表现分述如下：

（一）多尿、烦渴、多饮

由于血糖升高引起渗透性利尿作用，患者 1 日尿量常在 2 L 以上，同时烦渴、多饮。

（二）善饥多食

因失糖、糖分未能充分利用，为补充损失的糖分，维持机体活动，食欲常亢进，易有饥饿感。

（三）消瘦、疲乏

由于机体不能利用葡萄糖，蛋白质和脂肪消耗增加，引起消瘦疲乏。

（四）皮肤瘙痒

因尿糖局部刺激使外阴瘙痒常见。有时并发真菌感染，瘙痒更加严重。

（五）其他症状

有四肢酸痛、麻木、腰痛、性欲减退、阳痿不育、月经失调等。高血糖时因眼房水与晶状体渗透压的改变引起屈光改变以致视物模糊。

（六）糖尿病急性并发症

1. 糖尿病酮症酸中毒

1 型糖尿病易发生糖尿病酮症酸中毒，2 型糖尿病无酮症酸中毒倾向，但在一定诱因作用下，也可发生糖尿病酮症酸中毒。常见诱因有感染、手术、创伤、饮食不当、胰岛素治疗中断或不适当减量等。多数患者发病前糖尿病症状加重，随后出现食欲减退、恶心、呕吐、烦躁、呼吸深快，呼气中有烂苹果味。病情进一步发展，可出现少尿、无尿、循环衰竭以至昏迷。

2. 糖尿病高渗性昏迷

糖尿病高渗性昏迷又称糖尿病非酮症高渗性昏迷。多见于老年人，约 2/3 的患者发病前无糖尿病史。因感染、多食、输入大量葡萄糖液、应激以及某些引起失水和血糖升高的药物诱发本病。早期表现为口干、多尿、乏力症状加重、反应迟钝。失水随病情发展加重，出现神经症状，如嗜睡、意识障碍、一过性偏瘫、癫痫样发作等，最后出现昏迷。而消化道症状不明显，呼吸快而不深。

（七）糖尿病慢性并发症

1. 糖尿病眼病

糖尿病病史超过 10 年，患者半数以上出现视网膜病变，严重者可因视网膜剥离而导致失明。其他还常有动脉硬化眼底改变及屈光不正、白内障、青光眼、虹膜睫状体病变等。

2. 心血管病变

大、中动脉粥样硬化主要侵犯主动脉、冠状动脉、大脑动脉、肾动脉和肢体外周动脉等部位，引起冠心病、缺血性或出血性脑血管病、肾动脉硬化、肢体动脉硬化等。糖尿患者群中动脉粥样硬化症的患病率较高、发病年龄较轻、病情进展也快。其中冠心病及脑血管意外为近代 2 型糖尿病患者死亡的主要原因，需及早防治。

3. 肾脏病变

主要为肾小球微血管病变（肾小球硬化症）、肾动脉硬化及肾盂肾炎等病变，糖尿病病史超过 10 年，多数将并发肾病变，为 1 型糖尿病患者死亡的首位原因。早期仅有微量蛋白尿、管型及少量白细胞，典型患者可呈肾病综合征样表现，最终肾功能减退以至衰竭。糖尿病肾病是糖尿病最常见的慢性并发症之一，常与视网膜病变、神经病变同时存在，称为"三联病症"。临床表现为蛋白尿、水肿、低蛋白血症、血浆蛋白下降、血压升高，严重者可出现肾功能衰竭。

4. 糖尿病神经病变

神经系统任何部分均可受累，以多发性神经炎最常见，其次为自主神经病变如瞳孔缩小且不规则、对光反射消失、调节反射存在、无汗、少汗或多汗、心动过速、体位性低血压、饭后和午夜腹泻、便秘、尿潴留、尿失禁、阳痿等。

5. 糖尿病与脑血管病

在糖尿病合并脑血管病时，成为糖尿病的重要危险因素。其发病不受性别、年龄限制。其中缺血性脑血管病发生率明显高于出血性脑血管病。

6. 皮肤、关节病变

可发生皮下出血和淤斑，足部缺血性溃疡和疼痛以及营养不良性关节炎，受累关节可出现广泛骨质破坏和畸形。

7. 其他

皮肤有癣、疖、痈发生而非好发季节；结核，中年以后初发肺结核，对抗结核治疗疗效不满意，易形成空洞，发病率比正常人高 3～5 倍；反复尿路、胆道感染；皮肤瘙痒，尤以外阴瘙痒、真菌性阴道炎；牙周炎、齿龈脓肿等。

【诊断要点】

1999 年 WHO 专家委员会公布了协商性报告，其要点如下：

糖尿病诊断是基于空腹（FPG）、任意时间或 OGTT 中 2 小时血糖值（2 hPG）。FPG 指 8~10 小时无任何热量摄入。任意时间指一日内任何时间，无论上一次进餐时间及食物摄入量。OGTT 采用 75 g 无水葡萄糖负荷。糖尿病症状指多尿、烦渴多饮和难以解释的体重减轻。FPG 3.9~6.0 mmol/L 为正常；6.1~6.9 mmol/L 为空腹血糖受损（IFG）。2003 年 11 月国际糖尿病专家委员会建议将 IFG 的界限值修订为 5.6~6.9 mmol/L；≥7.0 mmol/L 应考虑糖尿病。OGTT 2 hPG < 7.7 mmol/L 为正常糖耐量；7.8~11.0 mmol/L 为糖耐量减低（IGT）；≥11.1mmol/L 应考虑糖尿病。糖尿病的诊断标准为：糖尿病症状加任意时间血浆葡萄糖≥11.1 mmol/L，或 FPG≥7.0 mmol/L，或 OGTT 2hPG≥11.1 mmol/L（表 8-1）。1999 年 10 月我国糖尿病学会采纳新的诊断标准。

表 8-1   糖尿病诊断新标准

诊断标准	静脉血浆葡萄糖水平/（mmol·L⁻¹）
1. 糖尿病症状 + 任意时间血浆葡萄糖水平 或	≥11.1
2. FPG 或	≥7.0
3. OGTT 试验中，2 hPG 水平	≥11.1

注：需再测一次，予以证实，诊断才能成立。

【鉴别诊断】

（一）非葡萄糖尿

乳糖、果糖和半乳糖均可使班氏尿糖定性试剂呈阳性反应而误认为糖尿。乳糖尿可见于哺乳或妊娠妇女及幼婴；果糖和半乳糖尿由于进食大量果糖、半乳糖引起。根据临床资料及葡萄糖氧化酶试验可以鉴别。

（二）肾性糖尿

肾性糖尿由肾小管重吸收功能低下，肾糖阈降低所致，可见于家族性糖尿、肾炎、肾病、Fanconi 综合征等。血糖正常而出现糖尿，葡萄糖耐量正常。妊娠期妇女可因肾小球滤过率增加，肾糖阈降低而出现糖尿，需进行随访以与原有糖尿病在妊娠时使病情加重者鉴别。

（三）食后糖尿

食后糖尿可见于胃肠吻合术后、甲亢、自主神经功能紊乱、严重肝病的病者。由于进食后，糖类从胃肠道迅即吸收，使血糖升高而出现糖尿。病者空腹血糖正常，口服葡萄糖试验仅在服糖后 1/2 小时及 1 小时血糖超过正常，2 小时及 3 小时血糖正常或偏低。

（四）应激性糖尿

颅脑外伤、脑出血、窒息、麻醉、急性心肌梗死等，可出现暂时性血糖升高和糖尿，应激过后即恢复正常。

此外，班氏尿糖定性试剂可因服用水杨酸、阿司匹林、对氨水杨酸、链霉素、异烟肼、水合氯醛、先锋霉素、大量青霉素等出现假阳性；葡萄糖氧化酶尿糖试纸也可出现假阳性（常见于服用维生素 C）或假阴性，应予注意。

继发性糖尿病均有各自的临床表现和特点，可与原发性糖尿病鉴别。

【治疗】

（一）中医治疗

1. 辨证论治

本病以阴虚为本，燥热为标，病久则气阴两伤，阴阳俱虚，晚期则变证百出。并常与瘀血有关。《血证论·发渴》论说："瘀血发渴者，以津液之生，其根出于肾水……有瘀血，则气为血阻，不得上升，水津固不能随气上布。"是为消渴。

在治疗上《医学心悟·三消》论说"治上消者，宜润其肺，兼清其胃""治中消者，宜清其胃，兼滋其肾""治下消者，宜滋其肾，兼补其肺"。实为治疗消渴之大法。

1）肺热津伤：症见烦渴多饮，口干舌燥，尿频量多。舌边尖红，苔薄黄，脉洪而数。

治宜：清热润肺，生津止渴。

方药：消渴方加味。

天花粉 30 g，黄连 6 g，生地 15 g，藕汁 15 g，葛根 15 g，麦冬 15 g，黄芩 12 g。

2）胃热炽盛：症见多食易饥，形体消瘦，大便干燥。苔黄，脉滑实有力。

治宜：清胃泻火，养阴增液。

方药：玉女煎加黄连、山栀。

生石膏 60 g，知母 20 g，生地 15 g，麦冬 15 g，黄连 8 g，栀子 10 g，牛膝 12 g，生大黄 10 g。

3）肾阴亏虚：尿频量多，混浊如脂膏，或尿甜。口干唇燥，舌红，脉沉细数。

治宜：滋阴固肾。

方药：六味地黄丸加味。

熟地 15 g，山药 12 g，山萸肉 12 g，泽泻 10 g，丹皮 10 g，茯苓 12 g，天花粉 15 g，元参 15 g，肉桂 4 g，黄柏 12 g，地骨皮 12 g。

4）阴阳两虚：症见小便频数，混浊如膏，甚至饮一溲一，面色黧黑，耳轮焦干，腰膝酸软，形寒畏冷，阳痿不举。舌淡苔白，脉沉细无力。

治宜：温阳滋肾固摄。

方药：金匮肾气丸加味。

熟附子 10 g，肉桂 10 g，熟地 15 g，山药 12 g，山萸肉 12 g，茯苓 10 g，泽泻 10 g，丹皮 10 g，覆盆子 15 g，金樱子 15 g，仙灵脾 15 g，仙茅 12 g。

5）瘀血内阻：症见病程日久，或本病合并心脑血管病变。舌质暗，或有瘀斑、瘀点，脉细涩。

治宜：活血化瘀。

方药：膈下逐瘀汤加减。

五灵脂 15 g，当归 12 g，川芎 10 g，桃仁 10 g，赤芍 10 g，元胡 9 g，红花 6 g，枳壳 9 g，乌药 6 g，生地 15 g，麦冬 12 g，沙参 12 g，天花粉 15 g，肉桂 4 g。

2. 中成药

1）消渴丸：每次 6 粒，每日 3 次。用于一般 2 型糖尿病。

2）六味地黄丸：每次 8 粒，每日 3 次。有滋阴补肾作用，用于糖尿病阴虚者。

3）知柏地黄丸：每次 8 粒，每日 3 次。有滋阴清热的作用，用于糖尿病阳虚内热者。

4）金匮肾气丸：每次 8 粒，每日 3 次。有温阳补肾作用。用于糖尿病肾阴阳两虚者。

3. 单方、验方

1）生地、黄芪各 30 g，淮山药 90 g。每日 1 剂，水煎服。

2）猪胰一只，低温干燥，研成粉末制蜜丸，每次 9 g，日服 2 次，长期服用。

3）玉米须、积雪草各 30 g，水煎代茶饮用。

4）生地 20 g，山药 30 g，枸杞 15 g，黄芩、黄精各 10 g，山萸肉 12 g。每日 1 剂，水煎服。

5）生黄芪 30 g，生山药 40 g，葛根、五味子、鸡内金各 10 g，花粉、知母各 15 g。多饮以肺热为主加人参 10 g，黄芩 12 g，芦根 30 g；多尿以肾虚为主加覆盆子 12 g，枸杞 10 g；多食以胃热为主加黄连 9 g，大贝母、藕节各 12 g。每日 1 剂，水煎服。

6）山萸肉 30 g，五味子、乌梅、苍术各 20 g，加水 2 000 ml，煎至 1 000 ml，分早、中、晚 3 次饭前温服。连续治疗 3 个月。

7）女贞子、丹皮、黄芪、生地各等份，研粉，每次 6 g，每日 4 次吞服。

8）山药、天花粉各 30 g，水煎服，每日 1 剂。

9）白茅根 60~90 g，天花粉 30 g。水煎当茶饮用，连续服用十余日，就可见到较好的疗效。

4. 针灸治疗

针刺部位注意清洁，避免出现皮肤感染。

1）燥热伤肺者：针刺金津、玉液、肺俞、意舍、承浆等穴。

2）肺胃燥热者：针刺脾俞、胃俞、肺俞、足三里等穴。

3）脾胃气虚者：神疲乏力、便溏者，可针刺胃俞、三阴交、阴陵泉等穴。不必重刺激，得气即可。

4）湿热中阻者：脘腹满闷甚者，可针刺中脘、天枢、足三里穴。

5）肠燥伤阴者：可针刺胃俞、足三里、丰隆等穴。

6）肝肾阴虚者：针刺肝俞、肾俞、厥阴俞、三阴交、关元、复溜等穴。可分组交替使用。

7）阴阳两虚者：针刺足三里、三阴交、命门等穴。

（二）西医治疗

1. 糖尿病的教育

教育对提高糖尿病患者的信心和自我保健能力以及自我护理是十分重要的。尽量为每一个患者制订一份教育计划。患者应知道：糖尿病的性质、症状；并发症及其危害性；基本治疗措施的有机结合；治疗目标；了解抗糖尿病药物的作用；血糖和尿糖自我监测的意义和技巧；如何应对低血糖反应；危重情况的警告信号；树立正确的抗病态度和信心等。

2. 饮食治疗

饮食治疗是各型糖尿病的基础治疗。部分轻症患者只需饮食治疗即可达到理想或良好控制。其关键是控制每日摄入的总热量、合理搭配营养成分，定量定时进餐，以控制血糖、血脂和体重。

1）制订每日总热量：首先按患者性别、年龄和身高计算出理想体重，理想体重（kg）= 身高（cm）－105；然后根据理想体重和工作性质，参考原来的生活习惯等因素，计算每日所需总热量。成人卧床休息状态下每日每千克理想体重给予热量 105 ~ 126 kJ，轻体力劳动 126 ~ 146 kJ，中度体力劳动 146 ~ 167 kJ，重体力劳动 167 kJ 以上。青少年、孕妇、哺乳、营养不良和消瘦及伴有消耗性疾病者应酌情增加，肥胖者酌减，使患者体重逐渐达到理想体重的 ±5% 左右。

2）营养素的热量分配

（1）蛋白质：成人一般以每日每千克体重 0.8 ~ 1.2 g 计算，约占总热量的 15%，孕妇、乳母、营养不良及有消耗性疾病者可酌情增加至 1.5 g 左右，个别可达 2 g，占总热量的 20%。小儿每日每千克体重 2 ~ 4 g。进食总热量多者也相应增加。

富有蛋白质的食物如肉类、蛋类及豆类。最好每日摄取的蛋白质有 1/3 来自动物食物，其中含有丰富的必需氨基酸，以保证人体营养中蛋白质代谢所需的原料。

（2）碳水化合物：按我国人民生活习惯，糖尿病患者每日可进食碳水化合物 200 ~ 350 g 或更多，占总热量的 50% ~ 60%。

主食中如米、面都含有丰富的碳水化合物，也是植物性蛋白质的主要来源，是供给热能和蛋白质最经济和最迅速的来源。

（3）脂肪：脂肪量可根据饮食习惯及需要而定，每日每千克体重 0.6 ~ 1.0 g，每日脂肪总量为 40 ~ 60 g，占总热量的 30% ~ 35%。

（4）高纤维饮食：每日 10 ~ 20 g，包括树胶、果胶、黏胶、植物纤维素等，这些成分在一般蔬菜中含量为 20% ~ 60%，水果和谷类含 10% 左右。饮食中增加高纤维成分，可改善高血糖和减少胰岛素或口服降糖药物的应用剂量。

3）制订食谱：每日总热量及营养素组成确定后，根据各种食物的产热量确定食谱。每克碳水化合物和蛋白质分别产热 16.8 kJ，每克脂肪产热 37.8 kJ。根据生活习惯、病情和配合药物治疗的需要，可按每日三餐分配为 1/5、2/5、2/5 或 1/3、1/3、1/3；也可按 4 餐分配为 1/7、2/7、2/7、2/7。

此外，各种富含可溶性食用纤维的食品可延缓食物吸收，降低餐后血糖高峰，有利于改善血糖、脂代谢紊乱，并促进胃肠蠕动，防止便秘。每日饮食中纤维素含量以不少于 40 g 为宜。提倡食用绿叶蔬菜、豆类、块根类、粗谷物、含糖成分低的水果等，不但提供饮食中纤维素含量，并有利于各种纤维素和微量元素的摄取。限制饮酒。每日摄入食盐应限制在 10 g 以下。

4）随访：以上饮食治疗方案仅是原则估算，在治疗过程中应随访患者并按实际效果做必要调整。如肥胖患者在治疗措施适当的前提下，体重不下降，应进一步减少饮食总热量。又如体型消瘦的患者，在疗程中体重有所恢复。其饮食方案也应做适当调整，以避免体重继续增加。

3. 运动锻炼

参加适当的体育运动和体力劳动，可增加胰岛素敏感性，促进糖的利用，减轻胰岛负担，使血糖下降，消除血脂，减轻体重，改善生理状况，对 2 型肥胖患者，尤应鼓励运动和适当体力劳动。

4. 自我监测血糖（SMBG）

SMBG 是近 10 年来糖尿病患者管理方法的主要进展之一，为糖尿病患者和保健人员提供一种动态数据，应用便携式血糖计可经常观察和记录患者血糖水平，为调整药物剂量提供依据。此外，每 2 ~ 3 个月定期复查糖化血红蛋白（GHbA1c）或每 3 周复查果糖胺（FA），了解糖尿病病情控制程度，以便及时调整治疗方案。每年 1 ~ 2 次全面复查，并着重了解血脂水平、心、肾、神经功能和眼底情况，以便尽早发现大血管、微血管并发症，给予相应的治疗。实践证明，长期良好的病情控制可在一定程度上延缓或预防并发症的发生。

5. 口服降糖药物治疗

1）磺脲类：此类药物直接刺激 B 细胞释放胰岛素，增强周围组织中胰岛素受体作用和减少肝糖输出。其降糖机制包括胰内和胰外两个部位的作用。现已清楚，在胰岛 B 细胞膜上存在磺脲类药物的特异性受体。第一代磺脲类有甲苯磺丁脲（D860）和氯磺丙脲，目前也较少用。目前常用的第二代磺脲类降糖药更适合老年患者。第二代磺脲类降糖药与第一代相比，其特点为作用强、剂量小、不良反应相对小。老年人糖尿病患者宜用那些作用较温和、作用时间较短者。而且从小剂量开始。如果血糖控制不好，可以加用胰岛素而进行磺脲类药物加胰岛素的联合治疗或全改胰岛素治疗。

2）格列奈类促胰岛类分泌剂

（1）瑞格列奈：为苯甲酸衍生物。于餐前或进餐时口服，每次 0.5 ~ 4 mg，从小剂量开始，按病情逐渐调整剂量，不进餐不服药，用药较灵活，最大剂量不应超过 16 mg。

（2）那格列奈：为 D - 苯丙氨酸衍生物，其刺激胰岛素分泌的作用有赖于血糖水平，故低血糖发生率低。常用剂量为每次 120 mg 餐前口服。

3）双胍类：主要通过增加周围组织对葡萄糖的利用而发挥降血糖疗效，并有肯定的降血脂作用和确切的减肥功效。其降血糖作用温和，不产生低血糖反应。

双胍类适应证：经饮食管理与运动治疗后血糖控制不满意的 2 型糖尿病，尤其是肥胖型 2 型糖尿可列为首选药物；用磺酰脲类药物，效果不理想者，可联用本类药物；用胰岛素的 1、2 型糖尿病者，加服双胍类药物，可以减少胰岛素用量。新近的研究提示，对 2 型糖尿病的高危人群应用双胍类药物可推迟或防止其发展成糖尿病。

禁忌证：凡 1 型糖尿病患者必须用胰岛素治疗者，不能单独应用双胍类药物治疗。有酮症、重度感染、创伤、高热、手术、妊娠晚期及分娩期、慢性胃肠病、慢性腹泻、消瘦、营养不良等情况者不宜用双胍类；凡有肝、肾功能不全衰竭，心肺功能不全及贫血等体内缺氧性疾病，心肌梗死失水失血等低血容量性休克，乙醇中毒者不宜用此组药物，以免诱发乳酸酸中毒。高龄患者、曾有乳酸中毒史者慎用或禁用该类药物。服用双胍类后，有严重的恶心、呕吐、腹痛、腹泻等消化道症状而不能耐受者，不宜选用。

常用药物有两种：

（1）苯乙双胍：每片 25 mg，每日 2～3 次，极量为每日 150 mg。主要不良反应为胃肠道反应及诱发乳酸酸中毒，每日用量控制在 75 mg 以下时常可避免。

（2）二甲双胍：每片 0.25 g，每日 2～3 次，极量为每日 3 g。不良反应小，被推荐为肥胖型糖尿病患者的首选降糖药物。

4）α 葡萄糖苷酶抑制剂：此类药物有阿卡波糖，作用机制是通过抑制小肠黏膜上皮细胞表面的 α 葡萄糖苷酶（如麦芽糖酶、淀粉酶、蔗糖酶）而延缓碳水化合物的吸收，降低餐后高血糖。可作为 2 型糖尿病的一线药物，尤其适用于空腹血糖正常而餐后血糖明显升高者。此药可单独用药，也可与磺脲类或双胍类合用，还可与胰岛素合用。剂量：25 mg，每日 3 次，在进食第一口饭时服药，若无不良反应，可增至 50 mg，每日 3 次。最大剂量可用至 100 mg，每日 3 次。

常见不良反应为胃肠反应，如腹胀、腹泻、肠鸣音亢进、排气增多。单用本药不引起低血糖，但如与磺脲类或胰岛素合用，仍可发生低血糖，且一旦发生，应直接应用葡萄糖处理，进食双糖或淀粉类食物无效。肝功能不正常者慎用。忌用于胃肠功能障碍者，也不宜用于孕妇、哺乳期妇女及 18 岁以下儿童。

5）噻唑烷二酮（TZD）：TZD 也称格列酮类药物，作用机制是增强靶组织对胰岛素的敏感性，减轻胰岛素抵抗，故被视为胰岛素增敏剂。主要用于使用其他降糖药疗效不佳的 2 型特别是有胰岛素抵抗的患者，可单独使用，也可与磺脲类或胰岛素联合应用。此类药物有曲格列酮（TRG）、罗格列酮（RSG）和帕格列酮（PIO）。TRG 因可引起严重肝损害，先后在美国和欧洲停用。RSG 用量 4～8 mg/d，每日 1 次或分次服用。PIO 15 mg，每日服 1 次。

6. 胰岛素治疗

胰岛素治疗是补充胰岛素分泌不足的替代疗法。

1）适应证：①胰岛素依赖型糖尿病；②非胰岛素依赖型糖尿病经饮食治疗和（或）口服降糖药治疗疗效不佳者；③施行外科大手术前后；④合并妊娠及分娩前后；⑤并发酮症酸中毒、乳酸酸中毒、高渗性昏迷、严重感染、活动性肺结核以及急性心肌梗死、脑血管意外等严重并发症者。

2）常用剂型：常用剂型有 3 种（见表 8－2）。

表 8 - 2 常用胰岛素制剂及使用方法

剂型	作用类别	给药途径	作用时间（h）			注射时间
			开始	最强	持续	
正规（普通）胰岛素（RI）	速效	H*	1/2	2～4	6～8	每餐前30分钟
		iv	即刻	1/2	1～2	糖尿病昏迷
中效胰岛素（NPH）	中效	H	3～4	8～12	18～24	早、晚餐前1小时
						每日1～2次
鱼精蛋白锌胰岛素（PZI）	长效	H	3～4	14～20	24～36	早餐或晚餐前1小时；每日
						1次
混合胰岛素	中效＋速效	H	1/2～1	2～8	18～24	每日1～2次，早或晚餐前1
NPH + RI（1:1）						小时
PZI + RI［（2～3）:1］	长效＋速效	H	1/2～1	2～8	24～36	同上

注：＊H 为皮下注射。

应用胰岛素治疗时，一般均首选 RI，以便于调整剂量，根据前一日的血、尿糖水平，调整当日的胰岛素剂量，根据下一餐前的血、尿糖水平，调整上一餐前的胰岛素剂量。当病情稳定，所需剂量试明后，可改用下述强化胰岛素治疗方案（括号内为1次注射剂量比数）：早餐前注射 RI（2/9）与 NPH（4/9）的混合剂，晚餐前注射 RI（1/6），睡前注射 NPH（1/6），亦可将晚餐前 RI 与睡前 NPH 混合于晚餐前1次注射；或者早餐前注射 RI（4/9）与 PZI（2/9）的混合剂，晚餐前亦注射 RI（2/9）与 PZI（1/9）的混合剂。

由于影响胰岛素剂量的因素复杂多变，应用胰岛素治疗的患者几乎不可避免地要发生低血糖反应。治程中应告诉患者可能发生低血糖反应的情况及其早期症状，养成随身携带甜食的习惯，以便及早摄食使症状缓解。当患者出现难以解释的异常情况，又不能除外低血糖反应时，应立即按低血糖处理（进食、喂糖水或静脉注射葡萄糖），以免发生严重低血糖昏迷。

随着科技的发展，为满足临床治疗的需要，近年又研制出一些胰岛素类似物。快速胰岛素制剂提供快速吸收的胰岛素，可在餐后迅速起效。赖脯胰岛素是将胰岛素 B 链 28、29 位的脯氨酸（Pro）、赖氨酸（Lys）次序颠倒，成为 $Lys^{B28}Pro^{B29}$，使胰岛素分子形成多聚体的特性改变，从而加速皮下注射后的吸收。皮下注射后 15 分钟起效，30～60 分钟达高峰，持续 4～5 个小时。另一种速效制剂为门冬胰岛素，是 B 链 28 位的脯氨酸由门冬氨酸（ASP）取代，成为（Asp^{B28}），注射后起效快（10～20 分钟），40 分钟达高峰，高峰持续时间比普通人胰岛素短（3～5 小时）。长效胰岛素类似物有甘精胰岛素，为 A 链 21 位的门冬氨酸换成甘氨酸，并在 B 链 C 末端加两分子精氨酸（Arg^{B31} Arg^{B32}），这一个改变使等电点改变，于注射后在生理 pH 值下，在皮下缓慢吸收，持续 24 小时，无明显高峰。另一种长效制剂地特胰岛素是去掉 B 链 30 位的氨基酸，在 B 链 29 位赖氨酸上接一个游离脂肪酸侧链，经修饰后可与血浆白蛋白结合而延长其作用。

胰岛素吸入是一种新的给药方式，主要有经肺、口腔黏膜和鼻腔黏膜吸收 3 种方式，以第一种的研究为多，有干粉状和可溶性液态两种，使用时经雾化由肺泡吸收，其应用正在不断研究改进中。

应注意当从动物胰岛素改用人胰岛素制剂时，发生低血糖症的危险性增加，应严密观察。

胰岛素制剂的类型、种类、注射部位、注射技术、胰岛素抗体及患者的个体差异等均可影响胰岛素的起效时间、作用强度及持续时间。腹壁注射起效最快，其次为上臂、大腿和臀部。胰岛素制剂不能冰冻保存，在 2~8℃ 下可保存 2 年，正在使用的胰岛素置于 25℃ 室温中可保存 1 个月左右。制剂规格有每瓶 10 ml 含 400 U、500 U、800 U、1 000 U，或每瓶 3 ml 含 300 U（胰岛素注射笔专用）。

7. 胰腺和胰岛移植

成功的胰腺或胰岛移植可纠正代谢异常，并可望防止糖尿病微血管病变的发生和发展。胰腺移植因其复杂的外分泌处理和严重并发症而受到限制。胰岛移植尚处在临床实验阶段。

8. 糖尿病合并妊娠的治疗

饮食治疗原则同非妊娠者，总热量每日每千克体重 159 kJ 左右，蛋白质每日每千克体重 1.5~2.0 g。整个妊娠期间严密监测血糖水平、胎儿的生长发育及成熟情况。单纯饮食控制不佳者应选用短效和中效胰岛素，忌用口服降糖药物。由于孕 36 周前早产婴死亡率较高，38 周后胎儿宫内死亡率增高，因此，妊娠 32~36 周时宜住院治疗直至分娩。产后注意新生儿低血糖症的预防和处理。

【护理】

1. 注意休息，生活规律，睡眠充足，进行适当的运动。

2. 饮食护理：①按医嘱进行所规定的治疗膳食，并向患者讲明严格控制饮食的重要性。②了解患者进食情况，如治疗膳食患者仍感饥饿，可增加水煮菜或其他高纤维而无营养的食物充饥。如有剩余饮食应退回营养室，重新计算热量，以供医生计算胰岛素用量参考。③定时进餐，定时测血糖、尿糖变化，观察饮食控制效果。

3. 准确记录每日液体出入量。每周测体重 1 次。

4. 指导患者每日留四段尿的方法，上午 7~11 时，11 时到下午 5 时，下午 5 时~9 时，下午 9 时到第二日上午 7 时。每周留 1~2 次 24 小时尿测尿糖定量。

5. 注意口腔清洁及皮肤护理，避免感染。注意保暖，防止着凉。

6. 出现酮症酸中毒者护理应注意：①绝对卧床、安慰患者稳定情绪。②遵医嘱及时、准确给予足够的胰岛素。③根据医嘱及时静脉补液纠正脱水、酸中毒，必要时插入胃管以胃肠道补液，清醒患者鼓励其多饮水。④及时留取标本，送验尿糖、尿酮体、血糖、血钾、血钠、血酮及二氧化碳结合力。

7. 出现低血糖昏迷护理应注意：①如意识尚清楚者立即口服糖水或进含糖饮料，意识丧失或出现抽搐者，立即静脉注射 50% 葡萄糖液，必要时持续静脉滴注葡萄糖液，严密观察神志的变化。②根据病情设专人护理，注意安全，严密观察血压、体温、脉搏、呼吸及双侧瞳孔大小、对光反射情况，保持呼吸道通畅。③严密观察血糖浓度和尿糖变化。

8. 糖尿病病程较长，反复发作，患者精神负担重，因此，要做好心理护理，消除其思想顾虑，安定情绪，鼓励患者树立与疾病长期斗争的信心。

9. 严密观察酮症酸中毒、低血糖昏迷、高渗性非酮症昏迷的临床表现；注意尿糖、血糖、血酮的变化，若患者出现四肢无力、头痛、头晕、意识障碍等，应立即通知医生。

10. 密切观察生命体征及神志变化，例如，有无心悸、出汗、头昏等低血糖先兆，定时监测血糖，注意血压、脉搏、呼吸等生命体征的变化。要注意观察尿、便情况，记录出入量。观察治疗前后的病情变化，评估治疗效果。临床上可见到低血糖症抢救成功后再度发生昏迷的病例，因此，患者清醒后，仍需要观察 12 ~ 48 小时，以便及时处理。

11. 在糖尿病的治疗过程中注射胰岛素或口服降糖药过多时，要注意低血糖的发生。除要严格掌握剂量外，还要密切观察，熟悉低血糖的诊断、临床症状，不同患者存在个体敏感性的差异。

12. 遵医嘱及时采血、留尿，送检尿糖、尿酮、血糖、血酮、电解质及血气等。出现糖尿病酮症酸中毒时，应保持呼吸道通畅。应密切观察和详细记录患者意识状态、瞳孔、血压、脉搏、呼吸等变化，还应注意呼吸道、口腔、泌尿道、皮肤、眼睛、大便、肢体等的护理，防止并发症的发生。

13. 当患者出现高渗性非酮症糖尿病昏迷时，在病情观察方面尚需注意以下情况：如迅速大量输液不当时，可发生肺水肿等并发症。补充大量低渗溶液，有发生溶血、脑水肿及低血容量休克的危险，故应随时观察呼吸、脉搏，如发现呼吸困难、咳嗽、咳粉红色泡沫样痰、烦躁不安、脉搏加快，特别是在昏迷好转过程中出现上述表现，应及时处理，并调整输液速度或停止输液。为防止输液过量，应及时测定 CVP。此外，应注意患者血压、脉搏、尿液情况及意识状态。在治疗中如意识逐渐恢复而再次出现意识不清应立即停用低渗溶液；如发现尿色变为粉红，即应及时报告医生。

14. 健康教育

1）糖尿病是一种终身性疾病，应帮助患者及其家属掌握有关糖尿病的知识，树立战胜疾病的信心，积极控制血糖，预防慢性并发症的发生。

2）帮助患者学会监测尿糖，学会胰岛素的注射方法，每日收集 4 次尿做尿糖定性试验。使用胰岛素的患者应学会注射消毒方法、注射方法、胰岛素剂量计算方法及胰岛素保存方法。

3）掌握饮食控制的具体措施，坚持定时、定量进食。饮食清淡，菜谱应多样化，多食蔬菜。但要避免少吃主食，多吃副食的倾向。血糖控制较好时，可吃少量水果，但应禁烟酒。

4）服用降糖药时，应指导患者观察药物疗效、不良反应及处理方法。教会患者识别低血糖反应，嘱其随身携带糖果，以备低血糖时食用。注意监测血糖、血压、血脂和体重的变化，定期检查眼底、肾脏及心血管状况等。

（郑晓霞）

第二节 垂体功能减退性危象

垂体功能减退性危象简称垂体危象，是垂体功能减退症患者如未及时诊断和适当治疗，发展到后期，在各种应激因素的侵袭下，如感染、腹泻、呕吐、失水、饥饿、受寒、手术、外伤、麻醉及服用安眠剂等，使病势急剧恶化所致的危重征象。垂体危象有高热型，体温高达40℃及以上；低温型，体温在26～30℃；低血糖型；循环衰竭型；水中毒型；呼吸衰竭型等。有时呈混合型。临床表现为精神失常、谵妄、高热或低温、恶心、呕吐、低血糖症群、晕厥、昏迷和惊厥等症状。本病与中医杂病中的"虚劳""热证""昏迷""抽搐""水肿"等证相似。

【病因和发病机制】

现代医学认为，引起垂体功能减退的主要疾病多见于以下几种：

（一）垂体缺血

如产后垂体缺血性坏死及萎缩。

（二）垂体区肿瘤

如原发于鞍内的嫌色细胞瘤、颅咽管瘤、鞍旁肿瘤如脑膜瘤、视神经胶质瘤。

（三）垂体卒中

一般与垂体瘤有关。

（四）医源性

手术、创伤或放射性损伤。

（五）感染

各种病毒性、化脓性、结核性脑膜炎或脑膜脑炎、流行性出血热、梅毒及真菌等感染引起下丘脑—垂体损伤导致功能减退。

（六）其他

如动脉硬化引起垂体梗死、颞动脉炎、海绵窦栓塞引起垂体缺血等。垂体危象的发病机制主要是垂体功能减退，导致许多内分泌腺尤其是肾上腺皮质与甲状腺功能减退。在应激因素刺激下肾上腺皮质激素与甲状腺素等严重缺乏，引起各种代谢紊乱及神经系统功能障碍。

中医学认为，本病是气血两虚、脾肾阳虚，最终导致阴阳气血逆乱、阴脱或阳脱。

【临床表现】

1. 起病急骤，多有诱因。

2. 意识障碍表现突出，嗜睡、昏睡、精神失常乃至昏迷。

3. 继发肾上腺皮质及甲状腺功能衰竭的症状和体征，临床常有几种类型：低血糖型，血糖可低于 2.8 mmol/L，出现低血糖的各种表现；循环衰竭型（失钠）和水中毒型，由于肾上腺皮质功能衰竭、潴钠功能减退，水排泄减少，水潴留过多，体液渗透压下降，发生脑水肿、抽搐、昏迷为水中毒所致；低体温，体温 <30℃，表现甲状腺功能低下一系列症状。

【诊断要点】

1. 有垂体功能减退症病史和停用或减少肾上腺皮质激素用量、感染、腹泻、呕吐、失水、饥饿、受寒、手术、外伤、麻醉及服用安眠剂等诱发病史。

2. 除一般垂体功能减退症的症状与体征外，并有意识模糊、抽搐、昏迷、体温低、心率慢、血压下降、心律失常、严重低血糖等。

3. 血清中垂体及性腺、甲状腺、肾上腺皮质激素水平降低。尿游离皮质醇、17 - 羟类固醇、17 - 酮类固醇等水平降低。

【鉴别诊断】

垂体危象的诊断除根据病史、症状和体征特点外，尚需具备肾上腺皮质及（或）甲状腺功能减退的实验室检查证据。典型病例诊断不难，既往无明确病史突然发生危象者则易误诊。应注意与自发性低血糖症、原发性慢性肾上腺皮质功能减退危象和精神分裂症等相鉴别。

【治疗】

（一）中医治疗

1. 辨证论治

1）热毒炽盛：多见于垂体功能减退患者由感染原因诱发的危象。高热烦渴，神志昏蒙或谵语，口臭咽干，大便秘结。舌红苔黄厚，脉虚数。

治宜：清热生津，通腑宣窍。

方药：白虎加人参汤或大承气汤加味煎汁送服安宫牛黄丸。也可先用清开灵注射液加葡萄糖液静脉注射或静脉滴注。

2）气阴两亏：多见于创伤、呕吐、腹泻等原因诱发的垂体功能减退性危象。四肢厥冷，咽干口燥，盗汗气短，肌肤干燥，两颊潮红，唇红。舌红而无苔，脉细数。

治宜：益气养阴，回阳固脱。

方药：参麦注射液静脉注射或静脉滴注，或选用保元汤（黄芪、人参、甘草、肉桂）加味。

2. 中成药

可选用安宫牛黄丸、至宝丹灌服，或静脉注射生脉注射液。

3. 针灸治疗

针刺涌泉、关元、绝骨用补法，同时针刺三阴交、四神聪等，平补平泻；或艾灸神阙、百会，并温针关元等，或再加烧山火针刺涌泉等。

（二）西医治疗

垂体危象是重症垂体功能减退患者在各种应激因素侵袭下，病势急剧恶化所致的危重征象，应力争早期诊断，判明病变类型，积极组织抢救，延误诊治常可导致死亡。

1. 纠正低血糖

快速静脉注射 50% 葡萄糖液 40~60 ml 后，继以静脉滴注 10% 葡萄糖生理盐水，每分钟 20~40 滴，千万不可骤停。

2. 补充肾上腺皮质激素

以 5% 葡萄糖液生理盐水加氢化可的松 200~300 mg，24 小时内静脉滴注。好转后肾上腺皮质激素减量改用口服制剂。

3. 甲状腺素制剂的应用

应给予甲状腺素制剂口服，如不能口服则鼻饲，可用于甲状腺片 30~60 mg 每 6 小时 1 次；如有三碘甲状腺原氨酸，则效果更为显著，20 μg 每 6 小时 1 次。对低体温昏迷严重者，可静脉注射，好转后减量。

4. 纠正水和电解质紊乱

液体和电解质的补充按危象前、危象期患者入量、呕吐情况和失水体征、血清电解质测定和血气分析结果调整。血钠降低的患者，可补给极大量的氯化钠液。有些患者需适量输血，有利于血容量的恢复和血压稳定。

5. 纠正休克

垂体功能减退症危象患者血压下降是很常见的，失水、血容量不足及低血糖、肾上腺皮质激素缺乏等是重要原因。经以上治疗，许多病例不必用升压药物，血压可逐渐恢复，休克得到纠正。在另外一些血压严重下降，以上处理后血压恢复不满意，感染严重的病例，仍要及时使用升压药物和综合性抗休克措施。

6. 高热与低温的治疗

高热者，用各种物理和化学降温法。有低温者注意保暖，可将患者放入 34~35℃温水池中，逐渐增加热水，使水温控制在 38~39℃。待体温恢复至 35℃ 时搬出，擦干保暖，或用电热床褥保持温度。并开始用小剂量甲状腺激素制剂等。严禁使用氯丙嗪等中枢神经抑制药。

7. 水中毒型

应立即予以口服氢化可的松 40~80 mg 或泼尼松 10~20 mg。不能口服者，可用氢化可的松 25 mg 溶于 25% 葡萄糖液 40 ml 内缓慢静脉注射，继以氢化可的松 100 mg 溶于 10% 葡萄糖液 250 ml 内静脉滴注。以后根据病情减量应用。

【护理】

（一）一般护理

1）休息，轻症患者可参加轻工作。有明显头晕、乏力及胃肠道症状者应卧床休息。

2）避免各种应激，如预防感冒及各种感染、避免精神刺激及注意冬季保暖。

3）饮食，应摄入高热量、高蛋白与高维生素饮食。

4）避免应用镇静、麻醉剂，因患者对此类药物甚敏感，一般常用剂量即可使患者陷入长期昏睡以至昏迷状态。

（二）病情观察

1）密切观察生命体征的变化，定时测体温、脉搏、血压。观察低血糖、低血压的症状。随时评估患者的意识状态、瞳孔大小、对光反射，以及神经系统体征的变化等。

2）有计划地合理安排患者进行各项必要的检查，以免过于疲劳，尽量减少检查时患者的不安与痛苦。根据临床表现，确定适当的药量，准确投药，观察药物疗效，注意药物不良反应。

3）积极观察病情经过，早期发现并发症。

（三）健康教育

1）指导患者保持心情愉快，避免压力过重或情绪激动。鼓励进食高热量食物，摄取足够的营养，以增强抵抗力，冬季要注意保暖，减少到公共场所的次数，避免与呼吸道感染的人接触，以免发生感染。注意皮肤清洁，避免受凉，使用热水袋时避免烫伤。遇有感染、发热、压力增加造成身体不适时，应立即就医。

2）教会患者认识所服药物的种类、剂量及不良反应，如肾上腺皮质激素过量易致欣快感、失眠；服甲状腺激素应注意心率、心律、体重变化等。指导患者认识到任意停用药物的危险性，应按时按量服用，并避免任意增减剂量。

3）教育患者预防发生意外，避免发生胃肠功能紊乱，如腹泻、呕吐等。保证充分的休息，避免剧烈运动、劳累和外伤，患者活动时家属应给予协助。避免长途旅行，外出应随身携带识别卡，以备发生意外时紧急处理。

（谢兆娟）

第九章　神经和精神系统疾病

第一节　震颤麻痹

震颤麻痹是以肌肉震颤、强直、运动障碍、姿势反射丧失为特征的疾病，又称帕金森病。目前已成为神经系统中仅次于脑血管病的常见病。

中医文献中没有震颤性麻痹的病名，但就其临床表现，应属于中医"痉证"范畴。如《景岳全书·痉证》说："凡属阴虚血少之辈，不能养营筋脉，以致搐挛僵仆者，皆是此证。如中风之有此者，必以年力衰残，阴之败也；产妇之有此者，必以去血过多，冲任竭也；疮家之有此者，必以血随脓出，营气涸也……凡此之类，总属阴虚之证。"

【病因和发病机制】

现代医学认为，本病可分为原发性和继发性两种，原发性帕金森病是一种慢性脑部退行性病变，主要是中脑的黑质和纹状体的神经递质——多巴胺减少所引起。继发性帕金森病，又称为帕金森综合征或震颤麻痹综合征，是由于脑炎、脑动脉硬化、脑外伤、脑肿瘤、一氧化碳中毒、锰中毒以及利血平、噻嗪类药物及抗抑郁剂等中毒所引起。

正常人黑质多巴胺能神经元制造的多巴胺，经黑质—纹状体束作用壳核和尾状核细胞，与纹状体内乙酰胆碱相平衡。多巴胺对新纹状体系统属抑制性神经介质。当黑质制造多巴胺功能降低时，乙酰胆碱功能相对亢进，从而出现一系列锥体外系症状。

本病的病理改变主要位于黑质、苍白球、尾状核及壳核内，但以黑质受累最重，其他部位较轻。肉眼可见黑色素明显消失；镜检见黑质内含黑色素的神经细胞减少及变性，并伴以不同程度的神经胶质增生。

中医学认为，震颤麻痹是脑部神经一种退行性病变，其病常发于 50 岁之上，中医认为肾主骨生髓，脑为髓之海，肾脏功能正常，则脑髓充满，神情饱满；肾亏则髓海空虚，虚风内劲则手足震颤拘挛。《素问·上古天真论》说："（女子）五七，阳明脉衰，面始焦，发始堕。六七，三阳脉衰于上，面皆焦，发始白。七七，任脉虚，太冲脉衰少，天癸竭，地道不通，故形坏而无子也。（丈夫）五八，肾气衰，发堕齿槁。六八，阳气衰竭于上，面焦，发鬓颁白。七八，肝气衰，筋不能动。八八，天癸竭，精少，肾脏衰，形体皆极，则齿发去。"说明肾脏精气的盛衰对人体生长发育及衰老起着决定性作用。脾为后天之本，气血生化之源，脾虚则肾无以养，所以本病的发生与脾及气血亏虚亦有关。

【临床表现】

本病起病隐匿，缓慢进展。半数以上的患者以震颤为首发症状。

（一）震颤

患者常于静止时，也就是静坐或静卧时出现手部或足部抖动，称为静止性震颤。静止性震颤多自一侧手部开始，然后逐渐累及其他肢体，最后累及下颌、口唇、舌及头部、上肢比下肢重。手指的节律性震颤形成所谓"搓丸样动作"。这种静止性震颤是帕金森病特征性的，常于情绪激动时加重，睡眠时消失。

（二）肌强直

全身肌肉僵硬，显示出一种特殊的姿态：颈肌强直，头向前屈，身体躯干向前倾，上肢呈屈曲状，双肘关节微屈，整个身体的重心向前，尤其在行走时更为明显，有往前冲而不能停止和转弯的步态。

（三）运动减少

动作减少、缓慢、完成困难。由于面部表情肌活动减少，无表情、不眨眼、双目呆视、少言寡语，犹如无表情的面具。四肢协调运动差，难以完成日常生活动作。可有精神症状、痴呆等。

（四）自主神经症状

常伴唾液分泌增多，顽固性便秘、多汗，皮脂溢出增多，高龄老人可有情绪波动和痴呆等。

进行必要的特殊检查，如脑 CT 除外症状性帕金森病。

【诊断与鉴别诊断】

根据临床过程和典型症状，本病诊断并不困难，但需注意与肝豆状核变性、亨廷顿病等鉴别。

此两种疾病均为遗传性疾病，有阳性家族史，肝豆状核变性有角膜 K－F 氏环，血清铜蓝蛋白降低。

【治疗】

（一）中医治疗

震颤麻痹的发生与肾、脾及气血精气有关，即由于脾肾功能减退，气血精气不足，不能濡养筋脉所致，所以在辨证治疗上应注意到脾肾功能的恢复在本病中的治疗作用。

1. 辨证论治

1）肝肾阴虚：症见肢体强硬，筋脉拘紧，抖动不已，大便干结，腰膝酸软，头昏目眩，失眠多梦。舌暗红，少苔，脉沉弦或细弦。

治宜：滋补肝肾，养血息风。

方药：大补阴丸加味。

熟地 15 g，龟板 15 g，钩藤 15 g，鸡血藤 20 g，知母 10 g，黄柏 10 g，山萸肉 10 g，杜仲 12 g，生牡蛎 15 g，当归 12 g，何首乌 15 g。

2）气血两虚：症见病久而重，面白无华或萎黄，头晕眼花，四肢乏力，精神倦怠，肢体抖动。舌质淡胖有齿印，脉细弱。

治宜：益气养血，息风通络。

方药：八珍汤加减。

党参 12 g，黄芪 15 g，白术 12 g，当归 12 g，川芎 10 g，熟地 12 g，白芍 10 g，地

龙 12 g，天麻 10 g，枸杞 12 g，炙甘草 10 g。

3）气滞痰阻：症见四肢震颤笨拙，活动不便，两手强直，不能握拳，不能书写，头痛失眠，咽喉不利，胸胁苦满。舌质红，苔少，脉细弦。

治宜：行气导滞，化痰通络。

方药：半夏厚朴汤加减。

清半夏 12 g，厚朴 10 g，茯苓 10 g，柴胡 9 g，白芍 10 g，枳壳 10 g，川芎 10 g，白术 15 g，全虫 10 g，蜈蚣 2 条，地龙 15 g，生牡蛎 15 g。

4）气滞血瘀：症见手足震颤，躯干肢体疼痛，伴有胁痛，烦躁易怒，胸闷。舌质紫暗，或有瘀斑，脉细涩。

治宜：活血化瘀，补益肝肾。

方药：身痛逐瘀汤加减。

桃仁 10 g，赤芍 10 g，五灵脂 12 g，秦艽 9 g，红花 6 g，当归 12 g，熟地 15 g，枸杞 12 g，川芎 10 g，牛膝 10 g，生牡蛎 15 g。

2. 验方

1）当归、生地、龟板、钩藤各 9 g，白芍 15 g，川芎 3 g，阿胶 12 g，牛膝 6 g，甘草 6 g，龙骨 24 g，生牡蛎 24 g，生石决明 24 g。每日 1 剂，水煎服。治疗震颤麻痹以强直为主者。

2）柴胡 15 g，黄芩 12 g，清半夏 12 g，炙甘草 10 g，生姜 4 片，大枣 5 枚，防风 12 g，钩藤 15 g，每日 1 剂，水煎服。治疗震颤麻痹头部摇摆不能自主者。

（二）西医治疗

1. 一般治疗

本病早期尽可能采用理疗（按摩、水疗等）和医疗体育（活动关节、步行、语言锻炼）等疗法维持日常生活和工作能力，推迟药物治疗。

2. 药物治疗

本病以药物治疗为主，可用抗胆碱药阻断乙酰胆碱作用或增强多巴胺能递质功能药物，恢复纹状体多巴胺与乙酰胆碱递质的平衡。但药物治疗只能改善症状，不能阻止病情发展，需要终身服药。

1）抗胆碱药：对震颤和强直有效，对运动迟缓疗效差，适于震颤突出且年龄较轻的患者。常用药物：①苯海索，1～2 mg 口服，3 次/日。②丙环定，2.5 mg 口服，3 次/日，逐渐增至 20～30 mg/d。其他，如苯托品、环戊丙醇、比哌立登等，作用均与苯海索相似。主要不良反应包括口干、视物模糊、便秘和排尿困难，严重者有幻觉、妄想。青光眼及前列腺肥大患者禁用；老年患者可影响记忆功能，应慎用。

2）左旋多巴：目前左旋多巴被认为是本病治疗的最有效药物，可使各种症状均得到改善，尤其对少动效果明显。一般从小剂量开始，125 mg，每日 3 次，每隔 4～5 日增加 250 mg，同时增加服药次数每日 4～6 次，用量多在每日 4～5 g。当取得最大疗效后即减量，维持剂量每日 1.0～1.5 g。本品长期用药可出现开关现象，即突然出现严重的不动状态，又能很快好转，此时需将药量减少，再缓慢增量，或减少每次用量，增加服药次数。注意不应与维生素 B_6 并用。

3）脑外多巴脱羟酶抑制剂：该药不易通过血脑屏障，却抑制左旋多巴在脑外的脱羧作用。因此与左旋多巴合用阻止血中多巴转变成多巴胺，使血中有更多的多巴进入脑中脱羟变成多巴胺，从而减少左旋多巴的用量，加强其疗效并减少其外因不良反应。应用此类药时应加用维生素 B_6，使脑内左旋多巴的脱羧加快加强。苄丝肼和卡别多巴都是多巴胺脱羧酶抑制剂。目前多与左旋多巴制成复合剂，如美多巴，是左旋多巴与苄丝肼(4∶1)的混合剂，用法：美多巴 125 mg 口服，每日 2 次，每隔 1 周左右增量每日 125 mg，常用量每日 375～1 000 mg，分 3～4 次服用。

4）多巴胺受体激动剂：指能在多巴胺神经元突触点直接激动受体产生和多巴胺作用相同的药物，根据多巴受体是否会激活腺苷酸环化酶，以催化 ATP 转为 cAMP 而分为 D_1 和 D_2 型受体，D_1 型能激活腺苷酸环化酶，使 ATP 转为 cAMP，D_2 型不能激活腺苷酸环化酶。

多巴胺受体激动剂可分为麦角碱类和非麦角碱类。前者包括溴隐亭、培高利特、麦角脂等，后者包括阿扑吗啡、N－丙基去甲阿扑吗啡、吡贝地尔、罗匹尼罗及普拉克索等。

（1）溴隐亭：是第 1 个和常用的多巴胺受体激动剂，大剂量应用具有部分 D_1 受体激动作用，必须有一定量的内源性多巴胺存在才能起作用，因此适用于早期患者，目前主张与左旋多巴制剂合用，可以减少左旋多巴用量及其不良反应，对运动障碍的改善可持续 2～6 小时，也可单剂使用，从小剂量开始逐渐增量，开始时每日 0.625 mg，最低有效剂量为 7.5～15.0 mg/d，最大剂量不超过 30 mg/d。用药初期常见的不良反应为恶心、呕吐、头晕、直立性低血压，长期服用可由于血管收缩作用引起肢端发冷、痛性痉挛、红斑性肢痛、持续性低血压、加剧心绞痛。

（2）培高利特：是半合成的麦角碱制剂，对突触后 D_2 和 D_1 受体都有激动作用，疗效比溴隐亭及麦角乙脲（5－HT 抑制药）强。开始剂量 0.05 mg/d，以后 2～7 周逐渐增加至 0.25 mg，每日最大量小于 5 mg。也可单剂应用。因血浆半衰期长，故对顽固的症状波动帕金森病患者及用其他多巴胺受体激动剂无效者，用该药仍可改善，不良反应与溴隐亭及麦角乙脲类似。其他麦角碱类多巴胺受体激动剂，如普拉克索、卡麦角林、罗匹尼罗、吡贝地尔，在我国尚未临床应用。

（3）吡贝地尔：为 D_2 和 D_3 受体激动剂，对震颤作用效果明显，还可减轻抑郁症状。常用剂量为 150～200 mg/d。

（4）阿扑吗啡类：主要是阿扑吗啡，其结构式与多巴胺有类似之处，故有模拟多巴胺的作用，是强烈的多巴胺激动剂，能激动多巴胺的 D_1、D_2 及 D_3 受体。只能皮下注射或持续性泵入，而且必定引起呕吐，口服和肛栓剂不可靠。一次性皮下注射 10～25 分钟即可起效，疗效可维持 20～120 分钟，可改善运动不能，肌强直及静止性震颤。不良反应除呕吐外，尚有打哈欠、直立性低血压，精神不良反应比麦角碱少。目前国内很少应用本品，但欧洲多个国家仍用，其适应证为：①解除严重的"关"期，令患者迅速转为"开"期。②不动性危象。③手术前后的治疗。

5）多巴胺释放促进剂：促进多巴胺合成和释放，延缓多巴胺的代谢破坏，如金刚烷胺，对本病的僵硬、震颤、运动徐缓均有缓解作用，近年发现本药还是兴奋性氨基酸受体拮抗剂，对神经元具有保护作用。剂量 100 mg，每日 2~3 次，见效较快，1~10 日即显效，但 4~8 周疗效开始降低，在左旋多巴治疗初期合用为宜，不良反应有下肢网状青斑、头晕、失眠等。

6）单胺氧化酶抑制剂（MAOI）：已知单胺氧化酶有两种，即 A、B 两型。B 型主要在脑内。司来吉兰为 MAO-B 抑制剂，可选择性地抑制纹状体中的 MAO-B，从而抑制了纹状体内多巴胺的降解，并能抑制中枢神经元对多巴胺的再摄取，使脑内多巴胺含量增加。与左旋多巴合用可加强其疗效，减少左旋多巴用量。每次口服 5 mg，每日 2 次即可。

7）抗组胺药物：偶能减轻症状，尤其是震颤。其作用机制可能是对抗组胺的作用并有抗胆碱性能。常用苯海拉明，12.5~25 mg 每日 3 次口服。

8）其他药物

（1）胞磷胆碱：凡是用左旋多巴无效或有严重不良反应而不能继续使用者可用胞磷胆碱与抗胆碱药合用，以改善震颤、肌肉强直和动作缓慢。文献报道 71 例帕金森综合征患者，以苯海索为基础治疗药，加用胞磷胆碱每日 500 mg 或生理盐水进行双盲对照研究，治疗 28 日后，全部改善程度：胞磷胆碱组为 62%，对照组为 38%，统计学上有显著差异（$P < 0.05$）。

（2）维生素 B_6：大剂量维生素 B_6 可使震颤明显减轻。用法：开始以 50~100 mg 肌内注射，单用或与抗胆碱药合用，以后每日递增 50 mg，直至每日 300~400 mg，可连用 12~15 日，一般在用药后 4~8 日好转，但需注意此药勿和左旋多巴合用，以免起对抗作用。

（3）普萘洛尔：β 受体阻滞剂能用于震颤麻痹患者，以改善其震颤的症状，但是其作用的精确机制是不清楚的，当每日口服普萘洛尔 60~240 mg 时，发现许多患者的震颤症状得到明显改善，少数病例的症状能得到完全控制。有资料报道，年龄较轻，震颤病程较短的病例，对 β 受体阻滞剂的反应是好的。

（4）儿茶酚—氧位—甲基转移酶（COMT）抑制剂：通过抑制左旋多巴在外周代谢，维持左旋多巴血浆浓度稳定，加速通过血脑屏障，阻止脑胶质细胞内多巴胺降解，增加脑内多巴胺含量。与美多巴或息宁合用可增强后者疗效，减少症状波动反应，单独使用无效。①答是美（托可朋），100~200 mg 口服，3 次/日，不良反应有腹泻、意识模糊、运动障碍和转氨酶升高等，应注意肝脏毒副作用。②柯丹：即恩托可朋，200 mg 口服，每日 5 次为宜。

（5）清开灵注射液：取本品 40 ml 加入 5% 葡萄糖液 500 ml 中静脉滴注，每日 1 次。有人治疗 1 例，用药 1 周后症状完全消失，继续治疗 1 个疗程（2 周）巩固疗效。随访 6 个月未再发作。

3. 外科手术治疗

神经外科采用立体定向手术治疗帕金森病，包括苍白球毁损术等。随着科学技术的进步，神经外科立体定向手术有明显提高，只要选择病例合适，可取得一定疗效，但长期疗效如何，目前难做评定，而且不是所有帕金森病患者都适宜进行立体定向等手术治疗。关键是手术前一定要严格选择手术适应证和全面考虑手术的禁忌证。

4. 神经移植治疗

自 20 世纪 80 年代初期，临床应用神经组织脑内移植治疗帕金森病以来，近几十年来取得了一些新的进展。所开展的神经移植治疗有肾上腺髓质移植和胚胎中脑移植，临床症状有所改善，但要作为一种成熟的治疗手段，尚有许多问题有待解决。至于帕金森病的基因治疗，目前仅限于动物试验阶段。

【护理】

（一）一般护理

1. 轻者可下床活动，严重震颤和肌强直者应卧床休息。

2. 协助生活护理，如吃饭、大小便、翻身等，吞咽困难者给鼻饲。多食用蔬菜、水果，保持大便通畅，宜给低胆固醇食物。

3. 注意胃食管反流，及时吸出口腔内的反流物，防止窒息和肺炎。大量流涎者，保持口腔清洁，以免并发口腔炎。

4. 对智能减退者应做好生活护理，避免摔伤和烫伤。对晚期卧床不起的患者，需按时翻身、按摩、做肢体被动运动，防止关节畸形，预防压疮和肺炎。

（二）病情观察与护理

1. 观察震颤与肌强直情况，所致运动障碍程度；观察自主神经系统出现的症状，有无胃食管反流等；观察有无吞咽困难，注意精神症状。

2. 按医嘱给抗胆碱药、抗组胺药、金刚烷胺、左旋多巴等，并观察药物不良反应。如抗胆碱药可引起口干、视物模糊、幻觉、便秘等；金刚烷胺的不良反应有恶心、头晕、足踝水肿、精神错乱等；左旋多巴可引起恶心、呕吐、血压下降、期前收缩等。协助检查周围血常规，如行定向手术，执行开颅手术前后护理。

（三）健康教育

震颤麻痹患者常因情绪变化而加重病情，因此应保持心情舒畅。服镇静剂不要过量，否则会加重症状，平时宜进食营养丰富的食品，避免辛辣、高脂肪、高胆固醇食物。适当参加体育锻炼和积极的思维、语言训练能减缓和控制疾病的发展。

（董真真）

第二节　重症肌无力

重症肌无力是一种累及神经肌肉接头处烟碱型乙酰胆碱受体的自身免疫性疾病，乙酰胆碱受体抗体是其主要致病因素之一。临床特点为部分或全身横纹肌软弱和异常，易于疲劳，休息后有一定程度的恢复。本病各年龄组均可发病，30 岁前多见。女性多于男性。属中医"痿证"范畴。

【病因和发病机制】

现代医学认为，本病是自身免疫性疾病，发病与体液免疫、细胞免疫有关；有的发病与胸腺瘤有关；部分发病与病毒感染、遗传因素有关。其发病机制尚未完全明确。近年来研究发现本病患者于神经肌肉接头处存在乙酰胆碱受体的抗体损害突触后膜，使受体显著减少，乃导致神经肌肉传导障碍。多数病例常伴有其他免疫性疾病，如甲亢、红斑狼疮、类风湿性关节炎等结缔组织疾病。主要在肌肉和胸腺肌纤维间有界限清楚的"淋巴溢出"，可有散在和局限性肌纤维萎缩及变性。部分患者还有局限性或全心肌炎。晚期病例的骨骼肌可发生萎缩。成人重症肌无力局限于眼型者不影响生命。累及延髓、呼吸肌者较易扩展成全身型，进展迅速的全身型与暴发型易致危象，预后凶险。

中医学认为，本病可由劳倦，饮食不节等原因伤脾及肾，或先天禀赋不足，脾肾亏虚所致。脾虚中气下陷，气血不足，四肢无力。肾失脾之供养而亏虚。肾阳虚，不能温养脾阳，脾虚益甚，及至全身阳气衰弱；肾阴虚，则肝阴失养，肝肾精血亏虚。也可因先天肾气不足，元气空虚，脾胃失于温煦而发病。

【临床表现】

详细询问病史，本病任何年龄均可发病，女性多于男性，约 3:2。总体上本病有两个发病高峰年龄，第一个高峰为 20~30 岁，以女性为多；第二个高峰为 40~50 岁，以男性为多，多并发胸腺瘤。

本病的诱因有感染、过度疲劳、精神刺激、月经、妊娠、分娩、药物等，这些因素常使病情加剧或诱发危象。

患者起病隐匿，偶有急性发病者。初期常表现单侧或双侧睑下垂，复视，晨轻晚重，经休息后可暂时恢复。病变累及表情肌时，闭目、露齿均无力。咬肌、咽肌受累时，则咀嚼吞咽困难、语言不清、声音嘶哑。颈项肌和四肢肌肉受累时，抬头困难、肢体无力。呼吸肌受累时，可出现呼吸困难、咳嗽无力。根据受累部位，可将患者分为以下类型：

（1）全身型：吞咽困难、抬头困难、四肢无力等，但呼吸障碍较少见。

（2）延髓型：吞咽、咀嚼无力，发音不清等。

（3）眼肌型：如睑下垂、复视等，多见于儿童。

（4）肌萎缩型：病后肌萎缩明显，称为肌无力性肌病。

（5）先天性肌无力型：少数婴儿出生时即存在眼外肌无力，有家族性倾向，胸腺与血清学无异常。

（6）新生儿肌无力型：重症肌无力妇女所生的子女中，10%~15% 呈肌无力表现，多呈一过性。一般在 1~12 周可自行缓解，可能与致病因子由母体传递给胎儿所致。

重症患者可出现呼吸肌麻痹，以致呼吸肌无力不能维持换气功能而出现肌无力危象，大多由感染、过度疲劳、妊娠、分娩、创伤或停药后发生。表现为呼吸困难、端坐呼吸、大汗淋漓、有窒息感，静脉注射滕喜龙 5~10 mg 后 20~30 分钟症状明显减轻。

肌无力危象可分为 3 种危象：

（1）肌无力危象：为疾病发展所致。多见于暴发型或晚期全身型。静脉注射依酚氯铵 2～10 mg，可见暂时好转。

（2）反拗性危象：主要见于全身型。在服用抗胆碱酯酶剂中，由于全身情况改变如上呼吸道感染、手术后、分娩后等药物突然不起疗效反应。依酚氯铵试验无改变。

（3）胆碱能危象：为使用抗胆碱酯酶药物过量所致。常伴有药物不良反应如瞳孔缩小、出汗、唾液增多等。依酚氯铵试验症状加重。

肌疲劳试验：反复用力活动受累肌群后，则肌力逐渐减弱。如反复睁闭眼，两上肢平举或握拳。

抗胆碱酯酶药物试验：取新斯的明 0.5～1.0 mg，肌内注射半小时后，受累肌群的肌力明显恢复。或依酚氯铵 10 mg，缓慢静脉注射 30 秒后，可见受累肌群的肌力显著好转。为了防止其不良反应，可同时肌内注射阿托品 0.5 mg。

【诊断要点】

根据典型病史，病变侵及骨骼肌及受累肌群的极易疲劳性，病情波动且有"晨轻暮重"的特点，神经系统体检无异常发现，症状经休息或经用抗胆碱酯酶药物后有所好转，诊断当无困难。同时可进行诊断性试验及相关实验室和辅助检查，以进一步确诊。

【鉴别诊断】

应与下列疾病相鉴别：

（一）眼肌营养不良症

起病隐匿，青年男性多见，病情无波动，抗胆碱酯酶药物治疗无效等可与眼肌型肌无力相鉴别。

（二）延髓麻痹

可有舌肌萎缩、肌束颤动、强哭及强笑等情感障碍，抗胆碱酯酶药物治疗无效等与延髓型肌无力相鉴别。

（三）多发性肌炎

有肌肉压痛、病情无明显波动，近端肌无力明显及血清乳酸脱氢酶、肌酸磷酸激酶等酶活性增高等予以鉴别。

【治疗】

（一）中医治疗

1. 辨证论治

1）脾虚气陷：眼睑下垂，复视，面色无华，纳少，便溏，或有肢体轻度乏力。舌质淡，苔薄白，脉细弱。多见于眼肌型。

治宜：补中益气。

方药：补中益气汤加减。

党参、黄芪各 20 g，茯苓 15 g，炒白术、当归、葛根、甘草各 10 g，柴胡、升麻、陈皮各 5 g。

泄泻者，加扁豆、莲子肉各 10 g，薏苡仁 12 g，山药 15 g；食欲减退、腹胀者，加砂仁、木香各 6 g，焦三仙 10 g。

2）脾肾阳虚：眼睑下垂，眼球活动受限，四肢乏力，自汗，声哑，吞咽困难，纳少便溏，腰脊软弱，平素怕冷。舌质淡，舌体胖，苔白润滑，脉沉细。多见于全身型伴延髓型肌无力者。

治宜：温补脾肾。

方药：右归饮加减。

肉桂 6 g，党参、熟地、山药、枸杞各 15 g，鹿角胶（烊化）、山萸肉各 12 g，熟附子、当归各 10 g，黄芪 30 g。

眼睑下垂者，加升麻 5 g；便溏者，加豆蔻 12 g，补骨脂 10 g，五味子 6 g。

3）肝肾阴虚：眼睑下垂，形体消瘦，头晕耳鸣，心悸失眠，腰膝酸软，五心烦热。舌红少苔，脉细数。

治宜：滋补肝肾。

方药：左归饮加减。

生地、熟地、白术、枸杞、山药各 15 g，山萸肉、龟板各 12 g，甘草 10 g。可随证加减。

4）气血两虚：精神疲倦，面色㿠白，少气懒言，肌萎无力。舌淡嫩，苔薄白，脉沉细。

治宜：益气养血。

方药：八珍汤加减。

白术、茯苓各 12 g，当归、白芍、生地、熟地各 12 g，炙甘草、川芎各 5 g，党参、鸡血藤各 15 g，黄精、黄芪各 30 g。

2. 中成药

1）补中益气丸：每次 6 g，每日 3 次，口服。用于中气不足者。

2）胎盘片：每次 4 片，每日 3 次，口服。

3）益气养元丸：每次 1 丸，每日 2 次，口服。

4）左归丸：每次 9 g，每日 2~3 次，口服。

5）右归丸：每次 9 g，每日 3 次，口服。

6）金匮肾气丸：每次 1 丸，每日 2 次，口服。

7）参茸片：每次 3~5 片，早晚各服 1 次，口服。

8）河车大造丸：每次 1 丸，每日 2 次，口服。

3. 单方、验方

1）用单味黄芪炒熟研末，每日服 100 mg，至愈为止。

2）黄芪 60 g，苍术 6 g。煎汤代茶。此方在临床治愈后又出现先兆症状——视疲劳时服用，可起到预防作用。

3）金锁固精丸加马钱子 0.5 g 煎汤，每日 2 服，夜 1 服，也有效验。

4）生黄芪、党参各 30 g，升麻 3 g，柴胡、桔梗各 5 g，桂枝、当归、羌活各 10 g，生姜 3 片，大枣 5 枚。水煎服，每日 1 剂。

4. 针灸治疗

头部肌无力取眼眶周围穴位，如睛明、攒竹、四白、鱼腰等穴；躯体肌无力取足三里、合谷、三阴交、涌泉、关元、气海穴。躯体穴位可针灸并施，每日 1 次，10 日为 1 个疗程。

（二）西医治疗

应注意生活规律，避免过度劳累、紧张和精神刺激，注意气候、节气变化，预防感冒。同时采取必要的心理治疗。

1. 病因治疗

避免过度疲劳、妊娠和分娩，防止各种外伤、感染等诱因。忌用抑制神经肌肉传导功能药物，如奎尼丁类药物，新霉素、卡那霉素等抗生素，以及吗啡、氯丙嗪、苯妥英钠、巴比妥、普萘洛尔、箭毒等。

2. 抗胆碱酯酶药物

对症状严重，伴吞咽困难、呼吸肌麻痹者，应用新斯的明 0.5～1.5 mg 肌内注射。可辅助注射阿托品 0.3～1.0 mg，对无吞咽困难、呼吸肌麻痹、症状轻者可口服溴化新斯的明 60～120 mg，3 次/日，安贝氯铵 5～15 mg，3～4 次/日。

3. 免疫抑制药物

1）肾上腺皮质激素：全身型严重时或已发生过肌无力危象的患者。经抗胆碱酯酶药物治疗无效者，可用大剂量突击小剂量维持，起到抑制免疫及纠正胸腺免疫异常。如泼尼松 40～45 mg，每日 1 次，或 80～100 mg 隔日 1 次。常在数周后症状改善，开始减量，维持量平均每日 15 mg。亦可采用每日 5～10 mg 的小剂量长期持续服用，完全缓解需 3～5 个月。

还可用促肾上腺皮质激素每日 100～200 U，肌内注射或静脉注射，10～20 日为 1 个疗程。

2）其他免疫抑制剂：多用于对肾上腺皮质激素反应不佳或不能耐受者。主要有：①环磷酰胺：成人采用 1 000 mg，静脉滴注，5～7 日 1 次，10～30 次为 1 个疗程，或 400 mg，每日 1 次，25 次为 1 个疗程。儿童剂量为 15 mg/（kg·d）。成人总量 10 g 以上 90% 有效，30 g 以上 100% 有效。②硫唑嘌呤：通过抑制 DNA 及 RNA 合成，主要抑制 T 细胞的功能，对 B 细胞功能也有较弱的抑制作用。成人采用 50～100 mg，每日 2 次口服，或 150～350 mg，每日 1 次，儿童剂量为 1～3 mg/（kg·d），显效慢，用药 4～26 周起效，6～15 个月才出现最显著效果，需长期服药。③MTX：采用 20～50 mg 静脉注射，每 4 日 1 次，连用 2～4 周。

4. 血浆置换

机制为通过定期用正常人血浆或血浆代用品置换患者血浆，降低血浆乙酰胆碱受体抗体浓度来治疗重症肌无力。特点是起效迅速，但不持久，一般 6～10 日症状复现。仅适用于重症肌无力危象或胸腺切除术前准备。

5. 胸腺放疗或胸腺切除

放疗主要在于杀伤胸腺内淋巴细胞，抑制自身免疫反应。胸腺切除则在于根除产生乙酰胆碱受体抗体的来源，多数病例能得到改善。

6. 危象的抢救治疗

危象一旦发生，应尽快明确性质，首先应了解抗胆碱酯酶药物的应用情况，判断是否过量，近期有无诱发因素存在，是否应用了氨基糖苷类及其他有害于重症肌无力的药物，观察有无毒蕈碱样或烟碱样中毒症状。但有时尽管做了详细了解和观察，仍不能确定性质，此时应做依酚氯铵试验，症状改善者为肌无力危象；加重者为胆碱能危象；无效或部分肌无力改善而另一部分（呼吸肌）加重者为反拗危象。

1）肌无力危象：新斯的明 1 mg，肌内注射，然后每隔半小时肌内注射 0.5 mg，据用药后的反应，酌情重复使用。好转后给予口服溴吡斯的明或安贝氯铵。严重病例可用新斯的明 0.05 ~ 0.25 mg 加入葡萄糖液 20 ml，小心静脉注射。呼吸道分泌物增多时，可同时肌内注射阿托品 0.5 ~ 1 mg，以减少分泌。

2）胆碱能危象：应立即停用抗胆碱酯酶药物，静脉或肌内注射阿托品，每次 0.5 ~ 2.0 mg，每 15 ~ 30 分钟重复 1 次，直至毒蕈碱样症状消失为止。同时还可给予解磷定。

3）反拗危象：抗胆碱酯酶药物无效，依酚氯铵试验无反应。宜暂时停用有关药物，维持人工呼吸，同时注意稳定血压、水与电解质平衡。2 日后，重新确立抗胆碱酯酶药物的用量。

7. 其他

给予有效足量的抗生素，防止肺部感染，并注意保持心血管功能，保持营养、水及电解质平衡。

【护理】

（一）一般护理

1. 卧床休息，保持床铺清洁、舒适，协助大小便，避免过度疲劳、受凉、感染、创伤、激怒等，按时翻身，预防压疮发生。

2. 给予营养丰富易消化的饮食，以增强体质。吞咽困难、咀嚼无力者，给流质或半流质，必要时给鼻饲，注意严格掌握在注射胆碱酯酶药物后 15 分钟再进食，如注射进食过早或药效消失后进食，易发生呛咳，造成窒息或吸入性肺炎。

3. 患者咀嚼、吞咽困难，伸舌不能，咽反射消失，口腔内常留一些食物残渣加之口腔分泌物过多，易引起口腔感染，必须保持口腔清洁，口腔护理 2 次/日。

4. 因患者长期卧床，易形成压疮。故应做好皮肤护理，每日用 50% 红花酒按摩皮肤受压部位，严防压疮的发生。

5. 避免或消除可能导致危象的诱因。重症肌无力患者，由于某种诱因常导致危象的发生，常见的诱因有强烈的精神创伤、肺炎等各种感染，人工流产，分娩或月经期，应用阻断神经肌肉化学传递的药物，如庆大霉素、链霉素、多黏菌素等；应用麻醉、镇静催眠等药物，如普鲁卡因、巴比妥类药物或水合氯醛灌肠等，应用箭毒类药物，各种创伤及手术等。在护理重症肌无力患者时应尽量避免或消除上述诱因，遇到某种不可避免的诱因如手术或分娩等情况时，应采取必要的预防措施，如向患者讲清病情，消除其紧张心理，避免给予大量麻醉或催眠药，预防并积极治疗继发感染。

6. 预防肺部感染。出现肌无力危象后，因呼吸肌麻痹，咳嗽反射减弱或消失，呼吸道分泌物增多又不能自行排除，故肺部感染不易控制，为防止肺部感染，患者出现吞咽困难时应及早给予鼻饲，以防误咽。在发生严重肺部感染时，应早期做气管切开，以利于排痰，根据痰培养的致病菌种，选择应用大剂量抗生素；翻身拍背、吸痰，定期气管内滴注抗生素、生理盐水及糜蛋白酶，利于痰的湿化。此外，气管插管换药时，应注意严格无菌。

（二）病情观察与护理

1. 观察患者有无全身无力、呼吸困难、咳嗽无力等肌无力危象的特征，以及瞳孔缩小、出汗、恶心、呕吐、腹痛、呼吸和吞咽困难等胆碱能危象的表现。如有呼吸困难应及时吸氧或做人工呼吸。对口腔、呼吸道分泌物过多、黏稠不易咳出者，严重影响通气量时，应及时行气管切开，严密观察呼吸频率、深浅、缺氧情况，及时调节潮气量，经常检查患者的氧分压、氧饱和度和血液 pH 值等，以助了解呼吸功能有无改善。

2. 护理人员应严密观察患者的用药反应，发现异常，及时报告医生处理，各种胆碱酯酶药物的作用时间，在不同患者或同一患者在不同时期，对药物的效应都不一致。应根据病情选用药物，调整剂量、给药时间及剂量。

3. 及时准确地应用人工呼吸机，保证气管通畅，如患者出现发绀、颜面潮红、结膜充血、血压升高、脉快、全身多汗、流涎、精神兴奋，甚至意识障碍时，应采取果断措施，在医生没有到来之前，采取口对口人工呼吸，以保证在气管插管之前使患者不致因窒息而死亡。气管插管成功之后，除按气管插管护理外，停用一切抗胆碱酯酶药物，并在 24~48 小时行气管切开，以便于在较长时间内维持正压给氧，待患者呼吸功能恢复后，可拔掉气管套管。

（三）健康教育

1. 注意休息，预防感冒、感染，注意保暖。

2. 重症肌无力患者应避免过劳、外伤、精神创伤，保持情绪稳定，按时服药，避免受凉感冒及各种感染。

3. 在医生指导下合理使用抗胆碱酯酶药物；掌握注射抗胆碱酯酶药后 15 分钟再进食，口服者在饭前 30 分钟服药的原则，忌用对本病不利的药物如卡那霉素、多黏菌素、链霉素等。

4. 育龄妇女应避免妊娠、人工流产等。

5. 外出时要带急救药盒。

（董真真）

第三节　癫　痫

【病因】

现代医学认为，癫痫按病因分为原发性癫痫和继发性癫痫，原发性癫痫的病因至今不明，其与遗传有密切关系，据统计多达70%的癫痫患者都有遗传因素。而且，家族性癫痫发作的风险在广泛性癫痫和局灶性癫痫分别比正常人高2.5倍和2.6倍，其原因可能与其家族共有的基因有关。继发性癫痫的病因相对比较复杂，且在不同年龄阶段也存在较大差异。

中医学认为本病之形成，大多由于七情失调，先天因素，脑部外伤，饮食不节，劳累过度，或患他病之后，造成脏腑失调、痰浊阴滞、气机逆乱、风阳内动所致，而尤以痰邪作祟最为重要。《医学纲目·癫痫》说的"癫痫者，痰邪逆上也"，即是此意。

【诊断要点】

1. 全面性发作时突然昏倒，项背强直，四肢抽搐。或有口中如做羊、猪叫声，或仅两目瞪视，呼之不应，或头部下垂，肢软无力；部分发作时可见多种形式，如口、眼、手等局部抽搐而无突然昏倒，或幻视，或失神，或呕吐、多汗，或无意识的动作等。

2. 起病急骤，发作时间长短不一，但移时可醒，醒后如常人，无后遗症，且反复发作，每次发作的情况基本相同。

3. 多有家族史，或产伤史，或颅脑外伤史。每因惊恐、劳累、情志过极而诱发。

4. 有的发作前有眩晕、胸闷等先兆。

5. 脑电图检查有异常慢波，可有助于诊断，有条件者行头颅CT、MRI检查，亦有助于明确诊断及鉴别诊断。

【治疗】

（一）中医治疗

1. 辨证论治

1）发作期

（1）阳痫：病发前多有眩晕、头痛而胀、胸闷乏力、喜伸欠等先兆症状，或无明显症状，旋即仆倒，不省人事，面色潮红，紫红，继而转为青紫或苍白，口唇发绀，牙关紧闭，两目上视，项背强直，四肢抽搐，口吐涎沫，或喉中痰鸣，或发怪叫，甚则二便自遗。移时苏醒，除感疲乏、头痛外，一如常人，舌质红，苔多白腻或黄腻，脉弦数或弦滑。

治宜：清化痰热，息风定痫。

方药：清热镇惊汤。

石决明、紫石英、胆草、栀子、木通、大黄、干姜、天竺黄、胆南星、远志、石菖蒲、天麻、钩藤、麦冬。

病情骤急，不及煎药内服者，可先用针刺，似促其苏醒，后再投以煎剂。或予醒脑静注射液 20 ml 加入 5% 葡萄糖液 250 ml 中静脉滴注，或予清开灵注射液 40 ml 加入 5% 葡萄糖液 250 ml 中静脉滴注，以清热涤痰，开窍醒脑。

（2）阴痫：发病时面色黯晦萎黄，手足清冷，双眼半开半合而神志昏愦，偃卧拘急；或颤动、抽搐时发，口吐涎沫，一般口不啼叫；或声音微小，也有仅表现为呆木无知、不闻不见、不动不语，但一日数十次发作。醒后全身疲惫瘫软，数日后逐渐恢复。舌淡苔白腻，脉沉细或沉迟。

治宜：温阳除痰，顺气定痫。

方药：五生丸合二陈汤。

生南星、生半夏、生川乌、白附子、黑豆、陈皮、茯苓、甘草。

可急以针刺人中、十宣穴开窍醒神，或配合用参附注射液 20 ml 加入 5% 葡萄糖液 250 ml 中静脉滴注。

2）休止期

（1）风痰闭阻：在发作前常有眩晕、脚闷、乏力等症状，亦有并无明显先兆者。发则突然跌倒、神志不清、抽搐吐涎，或尖叫，以及大小便失禁等。也有仅短暂神志不清，或精神恍惚无抽搐。舌苔白腻，脉多弦滑。

治宜：涤痰息风，开窍定痫。

方药：定痫丸。

竹沥、石菖蒲、胆南星、法半夏、天麻、全蝎、僵蚕、琥珀、远志、茯苓、丹参、麦冬。

可加钩藤、白蒺藜以增强息风定痫之力，若痰黏稠者可加天竺黄、浙贝母、郁金以涤痰除浊开窍。

（2）肝火痰热：发作时昏仆、抽搐、吐涎，或有叫吼声。平时情绪急躁，心烦失眠，咳痰不爽，口苦而干，便秘。舌红苔黄腻，脉弦滑数。

治宜：清肝泻火，化痰开窍。

方药：龙胆泻肝汤合涤痰汤。

胆草、黄芩、栀子、木通、柴胡、泽泻、车前子、法半夏、胆南星、石菖蒲、枳实、陈皮、竹茹、茯苓。

原方可加入石决明、钩藤以潜阳息风定痫；若大便秘结甚者加大黄；若痰黏稠者可加竹沥。

（3）肝肾阴虚：痫证发作日久，记忆力减退，失眠多梦，眩晕腰酸或大便干燥。舌红苔少，脉细数。

治宜：滋补肝肾。

方药：左归丸。

熟地黄、山茱萸、山药、枸杞、菟丝子、鹿角胶、龟板胶。

可选加牡蛎、鳖甲以滋阴潜阳；柏子仁、磁石、朱砂以宁心安神；川贝母、天竺黄、竹茹以清热除痰；如心中烦热者可加焦栀子、莲子心；大便干燥者可加玄参、火麻仁以润肠通便。

（4）脾胃虚弱：痫证发作日久，神疲乏力，眩晕时作，食欲不佳，面色无华，大便溏薄，或恶心呕吐。舌质淡，脉濡弱。

治宜：健脾益气化痰。

方药：六君子汤。

党参、茯苓、白术、炙甘草、陈皮、法半夏。

恶心、呕吐者可加竹茹、枳壳以增和胃止呕之力；便溏加薏苡仁、扁豆以健脾化湿；还可选加远志、石菖蒲、胆南星以除痰浊，宁心神。

2. 中成药

1）青阳参片：用治各种类型癫痫及小儿痉挛等。成人剂量 15～20 mg/kg，一般每日 6～8 片，最多不超过 12 片；儿童 10～15 mg/kg，一般每日 1～1.5 片，最多不超过 2 片。日 1 次，连服 2 日停 1 日或隔日服。

2）癫痫宁片：成人每次 1.2～1.8 g，每日 2～3 次，视病情而定。儿童酌减。

3）小儿祛风定惊丸：6 个月以内小儿慎用，6 个月至 1 岁小儿每次 1/2 丸，1～3 岁每次 1 丸，均每日 2 次。

4）牛黄镇惊丸：每次 1 丸（1.5 g），每日 2 次。

5）琥珀抱龙丸：每次 1 丸（1.5 g），每日 2 次。

3. 验方

1）丹参 30 g，赤芍 12 g，红花 4.5 g，楝叶 9 g，青、陈皮各 9 g，白芷 6 g，合欢皮 30 g。水煎服。治疗气滞血瘀之痫证。

2）丹参 30 g，川芎 9 g，红花 4.5 g，半夏 9 g，胆南星 6 g，地龙 9 g，僵蚕 9 g，夜交藤 30 g，珍珠母 30g。水煎服。治疗痰瘀交阻，肝风内动之痫证。

3）柴胡 15 g，黄芩 12 g，白芍 12 g，甘草 10 g，清半夏 10 g，党参 10 g，生姜 4 片，大枣 5 枚，生龙骨 15 g，生牡蛎 15 g。每日 1 剂，水煎服。对癫痫发作均有效，但用于小发作优于大发作者。

4）巴豆 5 g，杏仁 20 g，赤石脂、代赭石各 50 g，巴豆去皮，压挤去油制成巴豆霜，取诸药共研细末，制成大豆大小蜜丸，每次 3 粒，每日 3 次，1～2 个月为 1 个疗程。

4. 针灸治疗

对痫证急性发作时可选。

主穴：人中、涌泉。配穴：内关、足三里。

治法：先针人中，而后针涌泉。片刻即可苏醒。有恶心、全身无力者，次日可针内关、足三里。

耳针：可取胃、皮质下、神门、枕、心等穴。每次用 3～5 穴，留针 20～30 分钟，或埋针 3～7 日。

埋线：取大椎、腰奇、鸠尾穴，备用翳明、神门穴。每次用 2～3 穴，埋入医用羊肠线，隔 20 日 1 次，常用穴和备用穴轮换使用。

割治：第一次用大椎、癫痫、腰奇，第二次用陶道、膈俞（双）、命门；第 3 次用身柱、肝俞（双）、阳关。割长约 0.5 cm 切口，将皮下纤维组织挑净，然后在穴位上拔玻璃火罐，半小时后取下，每周割 1 次，3 次为 1 个疗程。

挑治：取穴以仁、督二经穴为主，用高压消毒三棱针挑刺，使局部出血 2～3 滴，如绿豆大，起初每周 1 次，随发作间距的延长，可半月或 1 个月 1 次。

针灸治疗癫痫近年来以针刺方法居多，灸法应用渐少，在选穴上多选督脉、任脉穴位。如针刺任督二脉穴位为主治疗癫痫，可主穴身柱、神道及两穴之间的第 4 椎下，直刺 3～4 cm，每穴灸 3～5 壮；鸠尾穴斜刺 2～4 cm，如发作时针刺人中、太冲、长强，隔日 1 次，12 次为 1 个疗程，间隔 7 日，一般治疗 1～4 个疗程，收效明显。

对运动性癫痫，也可用长针和头针为主治疗，采用大椎透灵台、至阳透筋缩、臂中透命门、腰奇透长强、神庭透囟会、百会透后顶、璇玑透膻中、鸠尾透中脘、内关、丰隆、太冲及双侧顶颞前线，凡任督二脉穴位用 26 号毫针强捻转 1 分钟，头部用 28 号毫针小幅度快提插手法，而四肢穴位用电针选用断续或疏密波，每次治疗 30～45 分钟，隔日 1 次，10 次为 1 个疗程，疗程间隔 3～5 日。有较好疗效。

对久治不效的癫痫患者，可选用头针胸腔区、运动区、晕听区、制癫区、舞蹈震颤区等，均双侧取穴，隔日 1 次，10 次为 1 个疗程。多能收效。也可选用头针取穴结合电针，对大小发作取运动区，伴有精神症状者取情感区，对侧有头痛、肢体疼痛、麻木等感觉异常的取感觉区，全部使用 ZX－5 型综合治疗机，用 26 号毫针刺入后通电，脉冲频率为每分钟 150～200 次，治疗时间 30 分钟，15 日为 1 个疗程，休息 7 日，一般治疗 2～3 个疗程，有较好的疗效。

（二）西医治疗

1. 病因治疗

针对致痫的病因进行治疗，积极治疗原发疾病，如脑肿瘤、脑部炎症、脑寄生虫病和全身性疾病等。在治疗这些疾病的同时要考虑继发性癫痫的可能性，如必要可给予药物治疗。

2. 一般处理

对于大发作的患者，要避免发作时误伤。让患者侧卧位，解开衣领、腰带，使其呼吸通畅。用毛巾或外裹纱布的压舌板塞入齿间，以防舌被咬伤。抽搐时不得用力按压肢体，以免骨折。抽搐停止后，将头部转向一侧，让分泌物流出，避免窒息。

3. 癫痫持续状态（SE）的处理

SE 是危重急症，必须及时有效治疗。

1）治疗原则及目的：SE 治疗首先应明确患者是否存在癫痫发作，对可疑的病例不能应用抗癫痫药物治疗，单一的全身性发作可完全恢复，可不进行治疗。一旦确诊为 SE，应开始紧急综合治疗，特别对于全身强直—阵挛性 SE 需要强有力的治疗。目的是尽快纠正 SE，包括行为发作和电生理上的发作，避免发作引起的神经元损害，彻底从持续发作中康复，防止再发，确定并去除 SE 的诱发因素，减少并发症治疗。

2）一般治疗：初始措施应着重于维持通气、呼吸和循环的稳定。保持患者呼吸道畅通和供养很重要，根据呼吸道情况必要时进行气管切开或气管插管，检测患者血压和脉搏，进行血气分析。抽血化验血浆中各种化学指标和抗癫痫药物浓度。建立静脉通道，并用生理盐水维持。维持生命功能，预防和控制并发症，处理脑水肿，预防脑疝，及时治疗酸中毒、呼吸循环衰竭、高热、感染和纠正水电解质失调等。患者情况稳定后进行脑部 CT 检查，如果成像正常则抽取脑脊液进行检查，以排除中枢神经系统感染。

3）药物治疗：药物治疗的目的是快速终止行为发作和电生理上的发作，控制 SE 药物都应静脉给药。许多抗癫痫药物均可用于治疗 SE，如苯二氮䓬类、苯妥英钠、苯巴比妥、丙戊酸钠、副醛、硫喷妥钠、异丙酚、左乙拉西坦等。

4）SE 紧急处理是根据大发作时脑部病理生理过程所造成的临床症状，以及对全身的影响而确定的处理方案。

（1）迅速控制抽搐发作：应尽快选用作用迅速、不良反应小的抗痫药。

地西泮：10～20 mg 静脉注射，每分钟不超过 2 mg，半小时可重复 1 次，24 小时不超过 100 mg，或地西泮 100～200 mg 加入 5% 葡萄糖液 500 ml，12 小时内缓慢静脉滴注。地西泮是治疗 SE 最有效的药物，不论成人或儿童均为首选药。优点是作用快、能迅速进入脑部，静脉注射后数分钟内即可生效。

异戊巴比妥钠：0.5 g 溶于注射用水 10 ml 中静脉注射，每分钟不超过 0.1 g。

10% 水合氯醛：20～30 ml 保留灌肠。

副醛：8～10 ml 加等量植物油，保留灌肠。

抽搐停止后，给苯妥英钠 500～1 000 mg 加 5% 葡萄糖液静脉滴注，每日 1 次，连续 3 日，同时给苯巴比妥钠 0.1～0.2 g 肌内注射，8～12 小时 1 次，维持，清醒后口服抗癫痫药。

（2）保持呼吸道通畅：给氧，吸痰，必要时气管切开，需给广谱抗生素防治肺部感染。

（3）防治脑水肿：可用 20% 甘露醇 250 ml 静脉滴注，4～6 小时后重复应用，用山梨醇或 50% 葡萄糖液等静脉滴注。

（4）纠正水、电解质酸碱失衡：代谢性酸中毒用碳酸氢钠；血容量不足用 10% 葡萄糖液静脉滴注。

（5）改善脑代谢，促进脑功能恢复：维生素 $B_6$50～100 mg 静脉滴注，每日 1 次。γ-氨酪酸 1～2 g，加入 10% 葡萄糖液 500 ml 静脉滴注，每日 1 次。

（6）降低高热：可采用体表降温，持续性高热应用冬眠药物降温。

（7）加强床边护理：防止跌伤、骨折、舌咬伤等，保持呼吸道通畅，并应严密观察生命体征，以迅速及时进行对症处理。

对药物治疗无效并有局限症状者，可考虑外科手术治疗。

4. 癫痫间歇的治疗

癫痫患者在间歇期应定时服用抗痫药物。用药原则：①不间断地长期用药，直到完全控制发作两年以上，方可逐渐减量而至停药。②一般情况选用一种抗痫药，剂量要足够；如不能控制再增添第二种抗痫药，两种药物应用仍无效者，可更换一种或增大一种抗痫药量。③更换药物时一定要渐减原药量，渐添新药，且应在 1～2 周换毕。④掌握发作规律，安排用药时间和剂量，发作无一定规律者一般早、午后及睡前各服 1 次，夜间发作者重点在睡前用药。经期发作者，经前数日即应加大剂量。

【健康教育】

1. 降低产伤和预防脑外伤，降低脑部疾病、感染性疾病（尤其在婴幼儿），以及降低中风等疾病的发病率，可以降低癫痫的发病率。对于新生儿和婴儿期可能导致脑缺氧的情况，如高热惊厥，必须及时控制，发作频繁的宜长期服用抗痫药物或中药，至 3～5 岁不再发生为止。

2. 原发性癫痫与遗传有关，其有关的亲属中可有致病基因携带，因此如果进行近亲婚配，则其子女发病率比非近亲婚配者为高。但由常染色体显性基因所遗传的癫痫仅占癫痫患者的 0.5%～3%，且属于多基因遗传现象。因此，癫痫患者应避免近亲结婚，而婚前或胎儿尚无遗传学检查方法可以预防子代发病。

3. 患者发作控制后，一般应坚持服药半年以上，病程长者服药时间更长，以巩固疗效。病情稳定者可适当参加体育锻炼，长期坚持太极拳、太极剑等，有益于身体健康，正气恢复。避免情志不遂，饮食宜清淡而富有营养为宜。

（贾世英）

第四节　精神分裂症

精神分裂症是一组病因未明的精神病，具有思维、情感、行为等多方面的障碍，以精神活动与环境不协调为特征。患者一般意识清楚，智能基本正常，但部分患者在疾病过程中可以出现认知功能损害。该组疾病好发于青壮年，起病缓慢，病程迁延，可反复发作、加重或恶化，部分患者可最终出现衰退和精神残疾，部分患者经治疗可保持痊愈或基本痊愈的状态。

精神分裂症在成年人口中的终身患病率在 1% 左右。我国 1982 年在 12 个地区的调查结果显示，患病率在 1.56‰～4.6‰，1993 年再次对其中 7 个地区采用同样方法调查，结果发现精神分裂症的患病率为 5.31‰，有增高趋势。两次调查均显示，城乡有差异，城市患病率明显高于农村。另外，有调查发现精神分裂症的患病率与经济水平呈负相关，我国调查患病率在经济水平下等的人群中为 10.16‰，中等以上的人群为 4.75‰。美国调查显示经济水平最低人群患病率最高。

本病属中医学"癫狂证"范畴。

早在《黄帝内经》即对本病的临床表现、病因病机及治疗均有较系统的描述。如《灵枢·癫狂》有"得之忧饥""大怒""有所大喜"等记载，明确了情志因素致病。对其症状的描述说："癫疾始生，先不乐，头重痛，视举目赤，甚作极已而烦心。"为了观察病情变化，首创"治癫疾者，常与之居"的护理方法，至今也有实际意义。《素问·脉解》又说："阳尽在上而阴气从下，下虚上实，故狂颠疾也。"指出了火邪扰心和阴阳失调而发生癫病、狂病。《难经·二十难》提出了"重阴者癫""重阳者狂"，使癫病与狂病相鉴别，但直至金元时期，癫、狂、痫同时并称，混而不清。到了明代，王肯堂始将其详细分辨，《证治准绳·癫狂痫总论》说"癫者，或狂或愚，或歌或笑，或悲或泣，如醉如痴，言语有头无尾，秽洁不知，积年累月不愈""狂者病之发时猖狂刚暴，如伤寒阳明大实发狂，骂詈不避亲疏，甚则登高而歌，弃衣而走""痫病，发则昏不知人，眩仆倒地，不省高下，甚而瘛疭抽搐，目上视，或口眼㖞斜，或口作六畜之声"。为后世辨证治疗提示了正确方向。

【病因和发病机制】

现代医学认为，精神分裂症发病有以下因素：

（一）遗传因素

患者近亲中的患病率要比一般人群高数倍，血缘关系越近，发病率越高；同卵双生的同病率是异卵双生的 4～6 倍；精神分裂症母亲所生的子女从小寄养在正常家庭环境中，成年后仍有较高的患病率。

（二）环境、社会、心理和生物学因素

精神分裂症的发生除遗传因素外，各种精神创伤、躯体因素、环境影响所起的作用（尤其是阳性症状），不可忽视，也是精神分裂症病因研究的重要方面。现就各种致病基因分述如下：

1. 病前个性

精神分裂症患者在病前 1/3～2/3 的有分裂性人格，如孤僻、内倾、怕羞、过分敏感、思维缺乏逻辑性、好幻想、缺乏知己，对人际关系采取不介入态度，常有白日梦。

2. 躯体因素

1）内分泌因素：本病大多在青春期前后性成熟期发病，部分在分娩后急性起病，在绝经期复发率较高。以上事实说明内分泌在发病中具有一定作用。甲状腺、肾上腺皮质和垂体功能障碍，也疑为本病的病因，但未能做出肯定的结论。

2）围产期脑损害：产伤与阴性症状为主的精神分裂症相关联。

3. 社会心理因素及环境因素

1）心理因素：①部分精神分裂症患者的病前性格具有孤僻、冷淡、敏感、多疑、富于幻想等特征，即内向性格；②一般认为生活事件可诱发精神分裂症，很多患者病前6 个月可追溯到相应的生活事件，如失学、失恋、学习紧张、家庭纠纷、夫妻不和、意外事故等均对发病有一定影响，但这些事件的性质均无特殊性。因此，心理因素也仅属诱发因素。

2）社会环境因毒：①家庭中父母的性格、言行举止和教育方式（如放纵、溺爱、过严）等都会影响子女的心身健康或导致个性偏离常态；②家庭成员间的关系及其精神交流的紊乱；③生活不安定、居住拥挤、职业不固定、人际关系不良、噪声干扰、环境污染等均对发病有一定作用。农村精神分裂症发病率明显低于城市。

（三）神经生化病理研究

1. 乙酰胆碱递质系统

Rarson 采用 Westem 定量免疫杂交技术测定了 25 例精神分裂症，28 例非精神分裂症死后脑组织过氧化氢酶含量，发现精神分裂症患者脑桥被盖区过氧化氢酶含量较对照组显著降低，并认为可能是与其病理现象有关。而 Wafunade 等却认为精神分裂症患者脑中胆碱能系统异常与抗精神药物治疗有关。众所纷纭，结论不一，尚需进一步探讨。

2. 多巴胺功能亢进假说

抗精神病药物，酚噻嗪类、丁酰苯类，其药理作用与中枢儿茶酚胺特别是多巴胺受体功能阻滞有关。各种高效价的抗精神病药，均是强有力的多巴胺受体阻滞剂。而苯丙胺的药理作用主要是抑制多巴胺的再摄取，从而使受体部位的多巴胺含量增高、功能亢进。从而推测，至少偏执型精神分裂症的发生可能与多巴胺受体功能亢进有关。

3. 5 – HT 假说

国内研究发现急性精神分裂症具有明显情感行为异常者血 5 – HT 含量明显低于对照组，随症状消失而恢复正常。最近有资料表明，阳性症状明显时，5 – HT 降低，阴性症状明显时，5 – HT 增高，从而推测阳性症状与 5 – HT 降低，β 内啡肽增加有关，阴性症状与 5 – HT 升高，β 内啡肽降低有关。

4. 血小板单胺氧化酶（MAO）活性的研究

MAO 是 5 – HT 的主要降解酶，也是儿茶酚胺的主要降解酶。20 世纪 70 年代对此酶活性的研究，发现慢性精神分裂症患者血小板 MAO 活性降低，并认为此酶活性的改变可能是精神分裂症个体遗传体质的生物学标志，以后的研究提示血小板 MAO 活性与某些临床亚型有关。

5. 神经肽和精神分裂症

Ferrie Robert 等对精神分裂症死后脑的多区域内胆囊收缩素（CCK）进行测定并与对照组比较，发现精神分裂症颞叶内 CCK 含量明显低于正常对照组，Ⅰ 型精神分裂症脑颞叶内 CCK 含量明显低于 Ⅱ 型精神分裂症，同时发现 CCK 在对精神分裂症的治疗过程中对阳性症状效果好，尤其对慢性精神分裂症的、长期存在的而且抗精神病药物疗效差的一些幻觉、妄想有效，而且对不少阴性症状也有效果。

6. 多巴胺能系统和谷氨酶系统功能不平衡假说

M. Carlsson 提出假设，认为精神分裂症是由于皮质下多巴胺功能系统和谷氨酸功能系统的不平衡所致。动物实验表明，谷氨酸能系统的功能缺陷可引起类似精神分裂症的症状，苯环利定能引起儿茶酚胺的释放，可产生模拟精神分裂症的症状。因此作者提出了皮质—纹状体谷氨酸通路的功能缺陷可能是某些精神分裂症的重要病理心理组成部分的假说。从广义上看，精神分裂症可看作一种多巴胺—谷氨酸反馈调节系统中神经递质不平衡所致的症候群。

7. 精神分裂症的结构影像学研究

研究提示，精神分裂症患者侧脑室显著扩大，并发现此种现象可能与阴性症状有关。MRI 检查显示阳性症状与侧脑室/脑比值呈正相关。阴性症状与尾状核大小呈负相关。颞叶边缘系统可能是精神分裂症较特殊的病理性改变。左侧颞上回的前部容积减少与幻觉，尤其听幻觉的严重程度相关。有学者发现精神分裂症患者优势半球额叶血流量和额叶血流量分布值均显减少。

关于精神分裂症的病理研究，过去一直未发现原发性、特异性脑器质性病变。近来有人应用 CT 对精神分裂症患者脑部进行研究，在部分患者中显示脑部结构与正常人有一定差异。主要变化为侧脑室扩大或皮质萎缩，并发现皮质萎缩和脑室扩大之间无互相关联。进一步的研究指出，脑结构异常是脑内有某些病理过程的反映，不能确认为是病因。推测可能由于病程的迁延，脑代谢继发性障碍影响到功能，久之可出现神经组织的退行性变化。

中医学认为，本病的发病原因，多以七情所伤为主，或因思虑不遂，或因悲喜交加，或因恼怒惊恐，皆能损伤心脾肝肾，导致脏腑功能失调或阴阳失于平衡，进而产生气滞、痰结、火郁、血瘀等蒙蔽心窍而引起神志失常。

（一）阴阳失调

历代医家认为阴阳的偏盛偏衰是癫狂的主要发病因素。《素问·宣明五气》曰："邪入于阳则狂，邪入于阴则痹，搏阳则为癫疾。"机体阴阳平衡失调，不能相互维系，以致阴虚于下，阳亢于上，心神被扰，神机逆乱而发癫狂。

（二）情志所伤

心藏神，主神志，肝藏魂，主疏泄。若恼怒郁愤，则心气不平，肝失疏泄，气机失调，扰动心神而成；若肝郁不解，木气太过，克伐脾土，水湿失职，痰湿内生，或肝郁化火，则痰火逆乱，心神被扰而成；若暴怒不止，则气机痹阻。血行滞涩，日久为瘀，或瘀痰互结，瘀阻升降之机，终由阴阳失司而成。

（三）痰气郁结

思虑太过，所愿不遂，心脾受伤，思则气结，心气受抑，脾气不发，则痰气郁结，上扰清窍，以致蒙蔽心神，神志逆乱而成。或思虑太过，心血内耗，脾失化源，心脾两虚，血不荣心，或药物所伤，中州受损，中阳虚衰，神明失养而成。

（四）先天遗传

先天遗传即胎儿在母腹中有所大惊，胎气被扰，升降失司，阴阳失平，致使先天不足，脑神虚损，生后一有所触，则气机逆乱，神机错乱引发本病。

总之，本病多由七情内伤，致使气滞、痰结、血瘀或先天遗传致虚与脑神异常所致，以脏气不平，阴阳失调，神机逆乱为病机关键。其病位在心脑，与肝脾肾关系密切。因心为五脏六腑之大主，主神明，统领魂魄意志，扰动于心则肺应，思动于心则脾应，怒动于心则肝应，恐动于心则肾应；脑为元神之府，神机之源。

【临床表现】

（一）感知觉障碍

精神分裂症最突出的感知觉障碍是幻觉，以幻听最为常见。精神分裂症的幻听内容多半是争论性的，如两个声音议论患者的好坏或评论性的，声音不断对患者的所作所为评头论足。

其他类型的幻觉虽然少见，但也可在精神分裂症患者身上见到。如一位患者拒绝进食，因为她看见家里盘子里装有碎玻璃；一位患者感到有人拿手术刀切割自己的身体，并有电流烧灼伤口的感觉等。

精神分裂症的幻觉体验可以非常具体、生动，也可以是蒙眬模糊，但多会给患者的思维、行动带来显著的影响，患者会在幻觉的支配下做出违背本性、不合常理的举动。如有的患者在幻听的影响下辱骂甚至殴打亲人，有的患者为了躲避幻听的"骚扰"而频频上访，要求有关部门拆除安装在自己脑子里的"播音器"。曾有一位老年妇女，因为总是听到声音讲水里有毒，为了喝上"干净"的水，提着暖瓶走了20多千米，路上花了4个小时。

（二）思维及思维联想障碍

1. 妄想

妄想的荒谬性往往显而易见。也许在疾病的初期，患者对自己的某些明显不合常理的想法还持将信将疑的态度，但随着疾病的进展，患者逐渐与病态的信念融为一体。

最多见的妄想是被害妄想与关系妄想，可见于各个年龄层。涉及的对象从最初与患者有过矛盾的某个人渐渐扩展到同事、朋友、亲人，直至陌生人。他人的一颦一笑、一举一动都暗有所指，寒暄问候、家常聊天都别有深意。严重者甚至连报纸杂志、广播电视的内容都认为与自己有关。

妄想的内容与患者的生活经历、教育背景有一定程度的联系。如一位在化工行业工作的工程师认为自己喝水的杯子被人做了手脚，每日都会释放出定量的毒药，造成自己慢性中毒；一位老护士认为自己在上次住院时被人注射了艾滋病病毒。

2. 被动体验

正常人对自己的精神和躯体活动有着充分的自主性，即能够自由支配自己的思维和运动，并在整个过程中时刻体验到这种主观上的支配感。但在精神分裂症患者中，常常会出现精神与躯体活动自主性方面的问题。患者丧失了支配感，相反，感到自己的躯体运动、思维活动、情感活动、冲动都是受人控制的，有一种被强加的被动体验，常常描述思考和行动身不由己。

被动体验常常会与被害妄想联系起来。患者对这种完全陌生的被动体验赋予种种妄想性的解释，如"受到某种射线影响""被骗服了某种药物""身上被安装了先进仪器"。

一位患者这样表述自己的被动体验："我觉得自己变成了一个木偶，一举一动都受人操纵。想什么事，说什么话，做什么表情，都是被安排好了的。最让人难受的是，我说的话，我做的事，跟我平常没什么两样，外人根本看不出来我有什么变化。只有我自己知道我已经不是我，是完全受人摆布的。"

3. 思维联想障碍

有经验的精神科医生通过与患者的一般性交谈，仅凭直觉就可以做出倾向精神分裂症的判断。这种直觉具体说来就是同精神分裂症患者交谈"费劲"。确实，同精神分裂症患者交谈，即使为了搜集一般资料，也需要较多的耐心和较高的技巧；而要想同患者做深入的交谈，往往会十分困难。读患者书写的文字材料，往往不知所云。由于原发的精神活动损害，精神分裂症患者在交谈中忽视常规的修辞、逻辑法则，在言语的流畅性和叙事的完整性方面往往出现问题。

患者在交谈时经常游移于主题之外，尤其是在回答医生的问题时，句句说不到点子上，但句句似乎又都沾点儿边，令听者抓不住要点（思维散漫）。病情严重者言语支离破碎，根本无法交谈（思维破裂）。

有的患者说话绕圈子，不正面回答问题，或者对事物做一些不必要的、过度具体化的描述，令人费解，明明可以用一个大家都懂的通俗的名称，却偏偏不必要地使用具体概念加以解释，如患者在被问到"做什么工作"时，答"我在单位做数数的工作"，实际上患者在单位做会计工作。

与上述情况相反，有的患者不恰当地使用符号、公式、自造的字（语词新作）、示意图表达十分简单的含义。如一位女患者画了一大张图，有不相交的曲线、带泪珠的英文"love"等，只为了表示"男友与我分手了"；有的患者在口语中不恰当地使用书面语言，如一患者称赞大夫："某大夫跟人说话总是那么不卑不亢的。"

患者言谈令人难以理解的另一个原因是逻辑关系混乱。如一位女患者说："我脑子里乱哄哄的，都是因为我太聪明了。我的血液里全是聪明，又浓又稠。我必须生个孩子，把我的聪明分给他一半，我才能好。要不然我就得喝汽水，把我的聪明冲淡一点……我想喝汽水。"这里也有概念含义上的混乱，如患者把抽象的"聪明"视为可被"汽水稀释"的具体物质。

4. 思维贫乏

根据患者言语的量和言语内容加以判断。语量贫乏，缺乏主动言语，在回答问题时异常简短，多为"是""否"，很少加以发挥。同时患者在每次应答问题时总要延迟很长时间。即使患者在回答问题时语量足够，内容却含糊、过于概括，传达的信息量十分有限。

（三）情感障碍

主要表现为情感迟钝或平淡。情感平淡并不仅仅以表情呆板、缺乏变化为表现，患者同时还有自发动作减少、缺乏体态语言，在谈话中很少或几乎根本不使用任何辅助表达思想的手势和肢体姿势，讲话语调很单调、缺乏抑扬顿挫，同人交谈时很少与对方有眼神接触，多茫然凝视前方；患者丧失了幽默感及对幽默的反应，检查者的诙谐很难引起患者会心的微笑；患者对亲人感情冷淡，亲人的伤病痛苦对患者来说无关痛痒。一位住院的女性精神分裂症患者，每到探视日，只关心七旬老母给自己带来什么零食。一次老母在来院途中跌了一跤，待老母到后，患者接过零食便大吃起来，对母亲脸上、身上的伤痕不闻不问。少数患者有情感倒错。但抑郁与焦虑情绪在精神分裂症患者中也并不少见。

（四）意志与行为障碍

1. 意志减退

患者在坚持工作、完成学业、料理家务方面有很大困难，往往对自己的前途毫不关心、没有任何打算，或者虽有计划，却从不施行。活动减少，可以连坐几个小时而没有任何自发活动。有的患者自称"我就喜欢在床上躺着"。患者忽视自己的仪表，不知料理个人卫生。一位青年男性患者连续3年从来没有换过衣服，入院后给患者洗澡，前几盆水都是黑的。

2. 紧张综合征

以患者全身肌张力增高而得名，包括紧张性木僵和紧张性兴奋两种状态，两者可交替出现，是精神分裂症紧张型的典型表现。木僵时以缄默、随意运动减少或缺失以及精神运动无反应为特征。严重时患者保持一个固定姿势，不语不动、不进饮食、不自动排便，对任何刺激均不起反应。在木僵患者中，可出现蜡样屈曲，特征是患者的肢体可任人摆布，即使被摆成不舒服的姿势，也较长时间似蜡塑一样维持不变。如将患者的头部抬高，好像枕着枕头，患者也能保持这样的姿势一段时间，称之为"空气枕头"。木僵患者有时可以突然出现冲动行为，即紧张性兴奋。

【临床分型】

（一）偏执型

偏执型又称妄想型。本型最多见。发病年龄多在青壮年，缓慢或亚急性起病。情感、智力不受影响。以妄想为主要表现，以被害妄想多见。妄想可单独存在，也常伴有幻听。在幻觉妄想影响下，患者开始时保持沉默，疑惑心情逐渐加重，可发生积极的反抗，如反复向有关单位控诉或请求保护，严重时甚至发生伤人或杀人、自伤或自杀行为。因而易引起社会治安问题。病程经过缓慢，发病数年后，在相当长时期内工作能力尚能保持，人格变化轻微。患者若隐瞒自己表现，往往不易早期发现。如治疗彻底可获得较满意的缓解。

（二）单纯型

单纯型较少见。青少年期发病，起病缓慢隐匿。初期常有头痛、失眠、记忆减退等类似神经衰弱的症状。本型主要表现为精神活动逐渐减退，情感逐渐淡漠，失去对家人及亲友的亲近感，学习或工作效率逐渐下降，行为变得孤僻、懒散，甚至连日常生活都懒于自理。一般无幻觉和妄想，虽有，但是片断的或一过性的。发病早期常不被人注意，病情发展较严重时才被发现，自动缓解者较少，治疗效果和预后差。

（三）青春型

青春型多在青春期发病，起病较急。症状以精神活动活跃且杂乱多变为主。表现情感喜怒无常，好扮弄鬼脸，行为幼稚、愚蠢、奇特，常有兴奋冲动。言语增多，内容松散，联想散漫，幻觉丰富，妄想荒谬离奇，人格解体。病情发展较快，症状显著，虽可缓解，也易再发。

（四）紧张型

紧张型除具有精神分裂症的一般特征外，以紧张症状群为主要临床表现。患者可出现紧张性木僵、蜡样屈曲，或有突然的冲动行为，可能危及自身和他人的安全。该型起病较急，部分患者缓解也较快，产生精神衰退的情况较少，预后相对较好。

【诊断标准】

精神分裂症的诊断在遗传生物学，生物化学等实验室检查尚未发现有特异性变化，以前诊断主要依据临床特点，即建立在临床观察和描述性精神的基础上。诊断标准也在日益完善，以便与国际接轨。

CCMD - 3 精神分裂症诊断标准：

症状学标准：

至少有下列 2 项，如症状的存在可疑或不典型，则至少需下述症状 3 项。

1. 反复出现的言语性幻听。

2. 明显的思维松弛、思维破裂、言语不连贯，或思维贫乏或思维的内容贫乏。

3. 思想被插入、被撤走、被播散，思维中断或强制性思维。

4. 被动、被控制或被洞悉体验。

5. 原发性妄想（包括妄想知觉、妄想心境）或其他荒谬的妄想。

6. 思维逻辑倒错，病理性、象征性思维，或语词新作。

7. 情感倒错，或明显的情感淡漠。

8. 紧张综合征，怪异行为，或愚蠢行为。

9. 明显的意志减退或缺乏。

严重程度标准：

自知力障碍，并有社会功能严重受损或无法进行有效交谈。

病程标准：

1. 符合症状标准和严重标准至少已持续 1 个月，单纯型至少 2 年。

2. 同时符合精神分裂症和情感性精神障碍的症状标准，当情感症状减轻到不能满足情感性精神障碍症状标准时，分裂症状需继续满足分裂症的症状标准至少 2 周，方可诊断为精神分裂症。

排除标准：

排除器质性精神障碍及精神活性物质和非成瘾物质所致精神障碍。尚未缓解的分裂症患者、若又罹患本项中前述两类疾病，应并列诊断。

【鉴别诊断】

本病需与下列疾病鉴别：

（一）脑器质性及躯体疾病所致精神障碍

不少脑器质性病变如癫痫、颅内感染、脑肿瘤和某些躯体疾病如 SLE 以及药物中毒，都可引起类似精神分裂症的表现，如生动鲜明的幻觉和被害妄想。但仔细观察就会发现，这类患者往往同时伴有意识障碍，症状有昼轻夜重的波动性，幻觉多为恐怖性幻视。更为关键的是，有确凿的临床及实验室证据，证明患者的精神状态与脑器质性或躯体疾病有密切的联系，一般情况是，精神症状在躯体疾病的基础上发生，随着躯体疾病的恶化而加重，躯体疾病的改善会带来精神症状的好转。

（二）心境障碍

无论是在躁狂状态还是在抑郁状态，都可能伴有精神分裂症的症状。多数情况下，精神病性症状是在情感高涨或低落的情况下出现，和周围环境有着密切的联系，与患者的心境相协调。如躁狂患者出现夸大妄想，抑郁患者出现贫穷或自责妄想；但有时也会出现一些与当前心境不协调的短暂幻觉、妄想症状，这就需要结合既往病史、病程、症状持续的时间及疾病转归等因素做出判断。

（三）神经症

一些精神分裂症患者在早期可表现出神经症的某些表现。如有部分患者会在疾病初期或疾病进展中出现强迫症的症状。与神经症患者不同，精神分裂症患者对待自己的种种不适缺乏痛苦感，也缺乏求治的强烈愿望。有些貌似"神经衰弱"的精神分裂症患者存在显著的动机不足、意志减退。有些精神分裂症患者的强迫症状内容荒谬离奇，且"反强迫"意愿并不强烈。这些都有助于我们区分这两类精神障碍。

【治疗】

（一）中医治疗

1. 辨证论治

1）痰火内扰：思维松散，谈话无中心内容，注意力涣散，情绪激动，夜间不眠，喜冷食。舌质红或绛，苔多黄厚或腻，脉滑数有力。

治宜：清肝泻火，宁心涤痰。

方药：生铁落饮加减。

生铁落120 g，天冬15 g，朱砂（冲）1.5 g，连翘、浙贝母、胆南星、远志、菖蒲各6 g，茯苓、麦冬、橘红、朱茯神、玄参、钩藤、酒大黄各9 g。

火盛者，加生石膏30；烦躁易怒者，加栀子9 g；痰多者，加半夏9 g。

2）痰湿内阻：思维活动散漫，情感淡漠，行为迟缓，倦怠乏力，接触被动，退缩独处。可有妄见妄闻，胃纳不佳。舌有齿痕，苔白腻，脉滑或沉缓。

治宜：理气解郁，化痰开窍。

方药：温胆汤加减。

枳实、茯苓各9 g，制半夏、陈皮、远志、竹茹各6 g，炙甘草1.5 g，菖蒲、枣仁各15 g。

心烦不宁重者，加柴胡10 g、白芍15 g、黄连6 g；孤独少动者，加党参30 g；惊恐不安者，加生地30 g、木通9 g。

3）气血瘀滞：思维破裂，烦躁不安，情绪不稳定，言语零乱，行为愚蠢，可有妄闻，面色晦暗，女子可有经闭。舌质紫或暗，少苔，舌下静脉瘀血，脉涩或弦。

治宜：活血化瘀，理气解瘀。

方药：癫狂梦醒汤加减。

桃仁24 g，柴胡、桑白皮、赤芍、腹皮各10 g，香附、半夏、青皮各6 g，陈皮9 g，苏子12 g，炙甘草15 g。

蕴热者可加黄芩、木通以清热；兼寒者加干姜、附子助阳温经。

4）阴虚火旺：病情旷日持久，思维联想障碍，幻觉，妄想，情感平淡偶伴激惹，独处无欲，形瘦，颧红，口干不渴，大便干结，小便短赤。舌质红无苔或舌质绛苔剥，脉细数。

治宜：滋阴降火，安神定志。

方药：二阴煎加减。

生地、麦冬、木通、茯神各 10 g，玄参 15 g，黄连、白薇、地骨皮各 9 g，竹叶、甘草各 6 g，灯芯 3 g，炒枣仁 12 g。

5）阳虚亏损：思维贫乏或片断妄想，懒散退缩，寡言少语，不思饮食，体虚无力，面色无华，畏寒肢冷。舌质淡，苔薄白，脉沉细。

治宜：益气温阳，补养心脾。

方药：十全大补汤加减。

炙甘草 3 g，熟地 12 g，川芎 6 g，白术、茯苓、当归、白芍、黄芪、肉桂各 9 g。

畏寒重者，加附片 15 g；大便溏薄者，加莲肉、山药各 30 g；健忘者，加远志 9 g。

2. 中成药

1）苏合香丸：每次 1 丸，每日 2 ~ 3 次。适用于痰气郁结型。

2）归脾丸：每次 10 g，每日 3 次。适用于心脾两虚型。

3）礞石滚痰丸：每次 6 ~ 10 g，每日 1 ~ 2 次。适用于痰火上扰型。

4）知柏地黄丸：每次 10 g，每日 3 次。

5）天王补心丹：每次 10 g，每日 3 次。

3. 单方、验方

1）生大黄 30 ~ 50 g。研粉末，为 1 日量。用开水冲，待冷后频服。适用于狂躁型精神分裂症。

2）黄芫花（河朔芫花）。取花蕾及叶，晾干研粉。成人每日 2 ~ 4 g，分 2 次服，休息 3 日，再服 1 个疗程。

4. 针灸治疗

多取穴于任督二脉，常用穴位如中脘、神门、三阴交、心俞、肝俞、脾俞、丰隆；手法以平补平泻为宜，留针 15 ~ 20 分钟。每次取穴 3 ~ 4 个，上述穴位可交替应用，督脉穴位禁用深刺。

（二）西医治疗

精神分裂症的治疗以药物治疗为主，特别是在疾病的急性期更是如此。治疗精神分裂症的主要药物为抗精神病药物。抗精神病药物又称强安定剂，或称神经阻滞剂。目前，常用抗精神病药物可分为传统的抗精神病药物和非典型抗精神病药物两大类。

1. 药物治疗

精神分裂症患者长期受到监禁、束缚，20 世纪 30 年代起采用的电休克、胰岛素昏迷治疗，才使精神分裂症患者接触到科学、人道的治疗。20 世纪 50 年代初，氯丙嗪引入精神科临床，此后数十年又有多种抗精神病药被用来治疗精神分裂症，使精神分裂症的预后大为改观。

抗精神病药物按作用机制可分为经典药物与非经典药物两类。经典药物又称神经阻滞剂，主要通过阻断受体起到抗幻觉、妄想的作用，按临床特点分为高效价和低效价两类。前者以氯丙嗪为代表，镇静作用强，抗胆碱能作用明显，对心血管和肝功能影响较大，锥体外系不良反应较小，治疗剂量比较大；后者以氟哌啶醇为代表，抗幻觉妄想作用突出，镇静作用很弱，心血管及肝脏毒性小，但锥体外系副作用较大。

近年来问世的非经典抗精神病药物通过平衡阻滞 5 - HT 与 D_2 受体，起到治疗作用，不但对幻觉妄想等阳性症状有效，对情感平淡、意志减退等阴性症状也有一定疗效。代表药物有利培酮、奥氮平、氯氮平等。

精神分裂症药物治疗应系统而规范，强调早期、足量、足疗程。一旦明确诊断应及早开始用药。药物应达到治疗剂量，一般急性期治疗应维持 2~6 个月。有些患者、家属甚至医生过分担心药物不良反应往往采取低剂量用药，症状长期得不到控制，达不到应有的治疗效果。治疗应从低剂量开始，逐渐加量，高剂量时密切注意不良反应，门诊患者用药剂量通常低于住院患者，一般情况下不能突然停药。

维持治疗对于减少复发或再住院具有肯定的作用。第一次发作维持治疗 1~2 年，第二次或多次复发者维持治疗时间应更长一些，甚至是终身服药。对于经典抗精神病药物，急性期治疗 3~6 个月可逐渐减量。维持治疗的剂量应个体化，一般为急性治疗期剂量的 1/2~2/3。

美国精神分裂症结局研究组的研究结论是，维持治疗剂量不应低于 300 mg/d，否则预防复发的效果会降低。非经典抗精神病药物维持剂量比急性期治疗量适当减少，但具体减少到何种程度，尚缺乏成熟的模式。

不管是急性期还是维持治疗，原则上单一用药，作用机制相似的药物原则上不宜合用。对于出现抑郁情绪、躁狂状态、睡眠障碍的患者可酌情选用抗抑郁剂、心境稳定剂、镇静催眠药，有锥体外系反应可合用盐酸苯海索。

常用的抗精神药物及用法如下：

1）氯丙嗪：具有较好的镇静、控制兴奋躁动和抗幻觉妄想作用，适用于具有精神运动性兴奋和幻觉妄想状态的各种急性精神分裂症患者，治疗剂量为每日 300~600 mg。对兴奋躁动患者，治疗剂量为 750 mg，对拒服药者，常给注射用药，如氯丙嗪 25~50 mg，肌内注射，每日 1~2 次，或 50~100 mg 加注射用水 40 ml 或 25% 葡萄糖液 40 ml 稀释后缓慢静脉注射或 50~200 mg 溶于 500 ml 生理盐水或 5% 葡萄糖盐水中静脉滴注，滴速每分钟 40~60 滴。注意肌内注射可引起局部疼痛，硬块和无菌性化脓，静脉注射可引起血栓性静脉炎，因此静脉注射稀释度要够，注速要慢。肌内注射部位要深，应轮换注射部位，严格无菌操作。因为氯丙嗪对去甲肾上腺素具有阻断作用而呈现明显镇静和控制精神运动性兴奋；可通过阻断 α 肾上腺素受体而导致血压下降，故不能用肾上腺素治疗氯丙嗪导致的低血压性休克，因肾上腺素能兴奋会使血压下降更快，更严重；氯丙嗪易出现锥体外系反应，系由于阻断黑质纹状体 D_2 受体所致。长期应用氯丙嗪阻断了脑中 D_2 受体，因而导致中枢 D_2 受体处于增敏状态而易产生迟发性运动障碍。

2）奋乃静：除镇静作用小于氯丙嗪外，适应证基本同氯丙嗪。本药的不良反应较少，尤其对心血管系统、肝脏和造血系统的不良反应轻于氯丙嗪，适用于年老、身体情况较差的患者，治疗剂量每日 40~60 mg。

3）三氟拉嗪：此药无镇静作用，而具有振奋、激活作用。除有明显的抗幻觉、妄想作用外，对淡漠、退缩等症状有较好疗效。适应于偏执型精神分裂症和慢性精神分裂症，锥体外系不良反应较重。治疗剂量每日 20~60 mg。

4）氟奋乃静：对幻觉、妄想、木僵、淡漠患者有效，适用于偏执型精神分裂症和慢性精神分裂症，锥体外系副作用发生率较高且较重，治疗量每日 10 ~ 30 mg。

5）氟哌啶醇：是一种强有力的 D_2 受体阻断剂，锥体反应较重。对控制伴有兴奋躁动和幻觉、妄想的急性精神分裂症有良好的效果。对行为孤僻、退缩、情感淡漠的慢性精神分裂症有促使精神活跃作用。治疗剂量每日 30 ~ 60 mg。对急性兴奋患者可肌内注射 5 ~ 10 mg，每日 2 ~ 3 次，待症状缓解后，改为口服。亦可用 5 ~ 10 mg 加 25% 葡萄糖液 20 ml 静脉注射。少数人用药后引起抑郁反应。

6）甲硫哒嗪：有明显的镇静作用，抗幻觉、妄想作用相似于氯丙嗪，对兴奋躁动和慢性精神分裂症均有较好的疗效。治疗剂量每日 250 ~ 600 mg，锥体外系反应较小，长期大量使用可引起视网膜病变。

7）舒必利：舒必利是一种选择性 D_2 受体拮抗剂，它对腺苷酸环化酶偶联的 D_1 受体无作用。主要作用于中脑边缘、中脑皮质的 D_2 受体。主要适用于精神分裂症偏执型、紧张型，对慢性精神分裂症可改善情绪和接触。但抗幻觉、妄想作用不及吩噻嗪和丁酰苯类。锥体外系反应较轻，治疗剂量每日 300 ~ 1 200 mg。因无镇静作用不宜晚间服用。亦可用 5% 葡萄糖液 500 ml 加舒必利 200 ~ 600 mg（1 周内渐加）静脉滴注，7 ~ 10 日为 1 个疗程，对改善淡漠、退缩及木僵状态有较好效果。

8）氯氮平：氯氮平于 1959 年合成，化学结构与丙咪嗪相似，最初作为抗抑郁药使用，不久发现具有抗精神病作用，基本无抗抑郁作用，很快就得到广泛应用。由于 1974 年芬兰出现 8 例因使用此药导致粒细胞缺乏，且部分患者死亡，之后又有陆续报道，此药的应用明显减少。美国 Kane 1988 年发现此药对难治性患者有效，才开始此药的新纪元。氯氮平被认为是目前最有效的抗精神病药，且只要常规监测白细胞，此药具有较好的安全性。氯氮平与第一代抗精神病药区别在于其与 D_2 受体的亲和力很低，可与其他广泛的不同类型受体结合。在多巴胺系统中，可与 D_1、D_2、D_3、D_4 受体结合，且与 D_4 亲和力较高；与 5 – HT 受体也有较高的亲和力，特别是 5 – HT 2A、5 – HT 2C、5 – HT 6、5 – HT 7，另外还可与 α_1 和 α_2、H_1、M 受体结合。

氯氮平控制精神运动性兴奋起效快，控制幻觉妄想与氯丙嗪相似，对慢性退缩患者也有一定疗效。对经典抗精神病药治疗无效的患者，改用氯氮平治疗，大约有 1/3 的患者仍可显效。常见不良反应有流涎、便秘、低血压、心动过速、心电图改变、诱发癫痫，偶可引起粒细胞减少或缺乏，无锥体外系反应。常用剂量为每日 200 ~ 600 mg。

9）氟哌噻吨：是硫杂蒽类中作用较强的一种抗精神病药，具有振奋和激活作用，小剂量能稳定情绪，抗焦虑和抗抑郁。对精神分裂症的情感淡漠，退缩等阴性症状效果较好。治疗量每日 10 ~ 20 mg，锥体外系副反应较氯普噻吨明显，少数患者可出现兴奋和冲动。

10）利培酮：利培酮对中枢多巴胺 D_2 受体和 5 – HT 受体均有较强的拮抗作用，有人认为本品可拮抗边缘系统多巴胺受体，缓解阳性症状；拮抗 5 – HT 受体，缓解阴性症状；对黑质—纹状体通路中 5 – HT 受体的拮抗，可促进多巴胺的释放，降低锥体外系不良反应。口服易吸收，服药后 1 小时达峰浓度，主要在肝脏中代谢，其代谢产物 9 – 羟利培酮仍具活性。快代谢型者消除半衰期利培酮为 3 小时，9 – 羟利培酮为 20 小时；慢代谢型者消除半衰期利培酮为 20 小时，9 – 羟利培酮为 20 ~ 29 小时。主要不良反应为锥体外系反应，与剂量有明显的相关性，超过每日 6 mg，锥体外系反应发生率显著增加；低于每日 6 mg，锥体外系反应发生率明显减少。该药无明显的镇静作用。常用剂量为每日 2~6 mg。

11）长效抗精神病药物：长效类药物的药理作用、不良反应与相应的非长效药物相似，长效剂使用方便，投药可靠。在临床治疗精神分裂症取得了良好的效果。主要适用于多次复发，待急性症状控制后进行维持治疗的精神分裂症患者，拒绝服药的、缺乏监护的患者。剂量从小剂量逐渐增加。①丁酰苯类：癸氟哌啶醇、匹莫齐特、五氟利多、氟斯必灵。临床常用以下两种：癸氟哌啶醇治疗剂量 50~200 mg，每 1 个月肌内注射 1 次。五氟利多治疗剂量 40~60 mg，每周口服 1 次。②吩噻嗪类：哌普嗪棕榈酸酯、氟奋乃静庚酸酯、氟奋乃静癸酸酯、奋乃静庚酸酯，以氟奋乃静癸酸酯常用。治疗剂量 25~50 mg 每 2 周肌内注射 1 次。③硫杂蒽类：氟哌噻吨癸酸酯治疗剂量 20~40 mg，每 2~3 周肌内注射 1 次。

目前治疗精神分裂症阴性症状的药物溴隐亭、马普替林、氟西汀，在临床取得了很好效果。溴隐亭剂量每日 10~20 mg，马普替林剂量从每日 10 mg，逐渐增加，直到获得最佳疗效。氟西汀剂量每日 20 mg，研究发现氟西汀对抗精神病药无效的精神分裂症患者有明显的效果。

抗精神病药物常见的不良反应有：①锥体外系症状，可有运动不能，肌张力增高，静坐不能及急性肌张力障碍。现在认为是药物过量的指征，可以降低剂量，必要时服用苯海索、苯扎托品类抗胆碱药物。②迟发性运动障碍，多发于治疗后期，处理上较为棘手，可减低药物剂量利血平或异丙嗪治疗，必要时更换锥体外系不良反应较低的药物，如舒必利等。重点在于预防发生。③对肝脏的不良反应，应减量或停药并给予对症处理。④造血系统副作用，可出现白细胞减少，极少数患者出现粒细胞缺乏症，应立即停药，并对症处理。⑤心血管方面的副作用，以体位性低血压较为常见，一般可自行恢复，重者可用升压药，但禁用肾上腺素。⑥皮肤方面的副作用，可对症处理，必要时停药。⑦精神矛盾反应，可出现新的精神症状，应与患者原有精神症状仔细鉴别，可酌情减药。

2. 继续治疗和维持治疗

1）继续治疗：在急性期精神症状已得到控制后，宜继续用治疗剂量持续 1 个月左右，以期继续获得进步。

2）维持治疗：采取维持治疗，对减少复发或再入院十分有价值。一般建议在第一次发作后，用药物维持治疗 2 年。如果患者为第二次发作，药物维持的时间应更长一些。药物剂量应逐渐减量，一般在 3~6 个月逐渐减至治疗量的1/2，如病情稳定，可继续减量减至1/4 或1/5。

3. 合并治疗

原则上尽可能单一用药，不主张联用，只有单一用药无效时方可考虑联用，且不超过 2 个。有时可将低效价和高效价抗精神病药物合并使用，但宜以一种为主。当患者有抑郁症状时，必要时可合并抗抑郁药物。抗锥体外系副作用的药物，如苯海索，一般在不良反应出现后才合并使用。

4. 电休克治疗

电休克治疗对伴有自责自罪、自杀、自伤行为、拒食、精神运动兴奋及木僵、缄默症状的精神分裂症患者有良好效果，一般 8～12 次为 1 个疗程，间日或每日 1 次。电休克治疗后需用抗精神病药物巩固治疗，对有脑器质性和严重躯体病者禁用。

5. 胰岛素休克治疗

胰岛素休克是通过肌内注射适量的胰岛素，引起低血糖反应或昏迷状态，以调节大脑功能。适用于精神分裂症紧张型、青春型和偏执型，对于不能用抗精神病药物治疗效果不佳者尤其适用。胰岛素休克治疗，应每日 1 次，以 30～60 次昏迷为 1 个疗程，每次以浅、中昏迷为好，禁忌证与电休克相同。胰岛素休克治疗结束后需用抗精神病药物巩固疗效。

6. 心理社会康复

分裂症患者在积极药物治疗的同时，应进行心理社会干预。早期心理社会干预的措施，包括治疗和康复过程中的心理教育，家庭干预，疾病缓解期对复发症状的长期监察，依靠初级保健组织对精神症状的早期发现，以及与精神科医生的密切联系等。精神分裂症患者不论是在临床治疗或在病情缓解时，心理社会教育都很重要。让患者及其家属对所患疾病的性质有所了解，理解维持服药的重要性和治疗中可能发生的副作用及其处理方法，提高用药的依从性。社区医生和家属应对精神症状的复发和恶化予以重视，帮助精神分裂症患者应对和解除心理负担，一旦症状恶化或病情加重，即能加强治疗和积极给予危机处理。

7. 心理治疗

心理治疗指广义的精神治疗。那种纯精神分析治疗不适用于本症。作为一种辅助治疗有利于提高和巩固疗效，适用于妄想型和精神因素明显的恢复期患者，行为治疗有利于慢性期患者的管理与康复。

【护理】

（一）一般护理

1. 个人卫生

此类患者自理能力下降，应做好晨晚间护理，督促患者按时起床、洗漱。为患者理发、洗澡、更衣，并使其保持清洁整齐。对反应性木僵患者，要做好各项基础护理工作，防止发生并发症。

2. 饮食护理

①结合原发疾病的情况，为患者提供易消化、营养丰富的饮食。同时注意水分的摄入。②为患者创造整洁、舒适的进餐环境，提供充足的进餐时间，让患者细嚼慢咽、防止噎食。③在不影响治疗和病情许可的前提下，提供患者喜爱吃的食物，以促进食欲，保证营养的需求。④对吞咽困难、不舍瞄食者，及时给予鼻饲饮食或静脉补充营养物质，以保持营养、代谢的需要。⑤对暴饮暴食的患者要严格限制入量。⑥对有异食的患者要限制活动范围，防止进食异物。⑦对拒食的患者要尽量劝说，耐心协助进食，或做示范，消除患者的疑虑，必要时给予鼻饲饮食，维持营养的摄取。⑧对于木僵患者，由

于患者常在夜深人静时恢复肢体活动、自行进食等，可将饭菜放置于患者床旁，保持环境安静，在避开患者视线下，观察其进食情况。

3. 睡眠护理

评估患者睡眠情况，如入睡时间、睡眠质量、觉醒时间、醒后能否继续入睡等，了解患者睡眠紊乱的原因。提供良好的睡眠条件，保持环境安静，温度适宜，避免强光刺激。对于新入院患者因环境陌生而入睡困难，护理人员应在病房多陪伴患者，直至入睡。防止睡眠规律倒置，鼓励患者白天尽量多参加集体活动，保证夜间睡眠质量。指导患者使用一些促进睡眠的方法，如深呼吸、放松术等。对严重的睡眠障碍的患者，经诱导无效，可遵医嘱运用镇静催眠药物辅助睡眠，用药后注意患者睡眠的改善情况，做好记录与交班。

4. 服药的护理

此类患者往往意识不到精神失常，即使意识到不正常也觉得没有服精神药物的必要，往往藏药。因此，护理人员应做到"看服药到胃"，服药后检查患者的口腔、手指缝和衣兜，严防患者藏药，同时注意观察患者有无服药反应。

5. 安全护理

对于抑郁，有自杀、自伤、外走企图的患者，护理人员应加强巡视，严格交接班，严密观察病情变化，多与患者接触，随时掌握其内心活动和思想动态，有针对性地给予重点护理。此外，应严格保管危险品，及时巡视病区的门窗，如有损坏应及时维护，加强环境防护，严防意外事件的发生。

（二）症状护理

1. 兴奋

护理人员要态度冷静，减少一切激惹因素，必要时给予保护性约束。

2. 焦虑

可组织患者参加一些病房里的文娱活动，转移其注意力，并给予心理上支持。

3. 抑郁

护理人员应多与患者谈心，关心体贴患者，耐心听患者诉说，鼓励患者参加适当的文体活动，如听一些轻松而欢快的音乐，打乒乓球、下棋等，转移患者的痛苦体验，重新树立对生活的信心与兴趣。另外，必须提高警惕，严防意外事件的发生。

4. 木僵

木僵患者生活不能自理，应加强生活护理，如喂水、喂饭、翻身等。木僵患者缺乏自卫能力，应有专人照看，以免其他患者伤及患者。木僵的人有突然冲动的可能，护理人员应改善服务态度，并加强对冲动的防范。

（三）心理护理

1. 护理人员要有深切的同情心，耐心地倾听患者的叙述，与患者交谈时应语调亲切，语意明确，使患者产生信任感。

2. 心理支持，使患者建立自信，护理人员要根据患者的文化水平、接受能力等，有的放矢，用通俗易懂的语言、深入浅出的方式，谈如何正确对待精神刺激，鼓励患者要控制自己的情绪和面对现实，正视自己，正确对待挫折和逆境中的各种问题，化痛苦为力量，重新树立生活的信心。

3. 鼓励患者参加力所能及的简单劳动，把注意力从自身引向他人，做到生活规律化、张弛交替、劳逸结合，使生活内容更充实、丰富和多样化。

4. 环境和社会支持：改变精神创伤的环境，单位和家庭中的成员可用转移注意力的方法来放松患者精神紧张的程度，培养患者自信、顽强、自尊的心态。

5. 帮助患者提高个性修养，培养稳定心态，让患者对照他人改变自己脆弱的性格，发扬个性中好的成分，锻炼坚强的意志，形成积极向上的稳定的心理状态。

（四）健康教育

帮助患者了解疾病的有关知识，让患者树立面对现实刺激的信心和勇气，教会其应付这种刺激的方法，同时给予有力的社会支持，以减轻患者的创伤性反应。

（侯萍）

第五节　癔　症

癔症又称歇斯底里，是由心理因素暗示或自我暗示引起的以发作性精神症状、意识障碍和躯体症状为主症的一种疾病。为起病急骤，病程较短，预后良好，但易复发的一种神经症。多发生于青年女性。病前性格特征对发病起着重要作用。躯体性和神经功能障碍无相应的器质性病变。发作常有精神病性症状，如身份（人格）转换、附体妄想、意识障碍发作、缺乏自制力和不顾现实等。

中医学没有癔症的名称，根据其临床表现与"脏躁""郁证""癫证"相类似。

【病因和发病机制】

现代医学认为，癔症病因如下：

（一）心理因素

常见的心理因素为家庭、工作、人际关系等，往往使患者感到委屈、气愤、羞愧、窘迫、悲伤、恐惧等。这些精神刺激均可直接致病，或为第一次发病的因素。患者对此具有强烈的创伤性体验而起病，部分患者多次发病后可无明显诱发因素，而可能通过触景生情，联想，或自我暗示而发病。

（二）性格特征

一般认为具有癔症性格特征的人，在精神因素的影响下，较易发生癔症；癔症的症状、疾病过程与病前性格有一定关系。通常认为癔症性格有以下特征：

1. 高度情感性

患者情感反应强烈、肤浅而不稳定，容易从一个极端转向另一个极端。如说某人好时，夸奖得十全十美，敬佩、赞赏之情溢于言表；一事不随其心意，则可反目为仇，深恶痛绝。

2. 高度暗示性

患者对某人某事具有高度情感倾向时，即容易接受暗示，即不加批判地、盲目地接受对方的影响。在丰富幻想下及自身感觉不良的基础上，也往往产生自我暗示。

（三）丰富的幻想性

患者富于幻想，在叙说体验或经历时往往附加上一些想象的内容，添枝加叶地描绘，有声有色地叙说，混淆了幻想和现实的界限，给人以夸张、说谎的印象。

（四）自我中心

患者总愿意使自己成为大家注意的中心，利用一切机会表现自己，显示出自己与众不同。特别喜欢受到别人的重视和表扬，同情和怜悯。

中医认为，本病起病之因，多系情志抑郁，肝失条达，气机升降传化失常，枢机不利，郁而成病。气郁化火，脾失运化，痰浊内生，痰火互结，则上扰清空，内蒙心窍，而神不守舍，神明逆乱。

【临床表现】

详细询问病史，有无与精神因素明显相关；症状能否在暗示影响下改变或消失；有无癔症性格特点或既往发作史。

癔症症状复杂多样，变化多端，即可有精神异常和类似神经疾病的各种症状，又可以有内脏和自主神经功能失调的症状。一般把临床表现分为分离型、转换型、躯体化障碍和其他形式癔症等来描述。分离性障碍，是一种精神障碍，系指不同精神活动之间的分离。如指过去的记忆与当今对环境的认识，对自我和身份的觉察之间的正常整合（或联系）的部分丧失或完全丧失。如意识障碍、漫游症、多重人格以及发作后的局限性遗忘等。如表现为精神病状态，则为癔症性精神病。转换型障碍是指生活事件或处境引起情绪反应，接着出现躯体症状，一旦躯体症状出现，情绪反应便减退或消失，这种躯体症状便叫作转换症状。在同一患者身上可仅有其中一、两种症状，每次发作其症状常类同。

（一）分离性障碍

1. 意识障碍

或称意识改变状态。常为意识活动的狭窄，意识蒙眬状态，或昏睡。后者表现为在精神创伤之后或暗示作用的影响，出现较深的意识障碍，长时间保持固定的姿势，呼之不应，推之不动，四肢发硬，僵卧于床，可见双目紧闭，眼睑颤动，即所谓癔症性木僵，动其肢体有抗力，强行张开其眼，可见眼球迅速偏向某侧，以示有意回避医生检查。意识蒙眬状态，患者情感丰富，表情生动，行为夸张，富于表演色彩，谈话常以歌谣式，说话内容多与精神创伤有关。患者分离性障碍的其他表现可能都与意识改变状态相联系。

2. 情感暴发

有突然出现的情感暴发，表现在语言方面，与人争吵、哭喊、号叫；动作方面，如捶胸顿足、撕扯衣物，打滚，以头撞地，尽情发泄内心愤懑情绪。一般也有较轻的意识障碍，事后部分遗忘。历时数十分钟而终止。

3. 遗忘

在精神因素作用下对自己经历的重大事件突然失去记忆，常表现为发作后的局限性或阶段性遗忘，患者常不能回忆某一段时间的生活经历，甚至否认既往的生活和身份。有时连整个生活经历被遗忘称全部遗忘。持续时间可长可短，有时在暗示情况下能记起遗忘的部分。

4. 漫游症

在急剧精神因素影响下发病，突然出走，日常生活和社交能力保持，他人看不出什么异常，此时意识范围缩小，历时几十分钟到几日后，突然清醒，醒后对病中经历不能回忆。

5. 癔症性痴呆

癔症性痴呆又称假性痴呆，在精神创伤之后突然出现严重智力障碍，患者的回答错误百出。有时显得特别幼稚，言行举止似儿童样，称童样痴呆。癔症性痴呆中还有一种罕见的所谓刚塞综合征，多见于罪犯中，患者对问题有正确的领悟，但常常给予近似或与正确答案相反的回答。

6. 身份识别障碍

突然失去对自己往事的全部记忆，对自己的身份不能识别，以另一种身份进行日常活动，此时患者一反常态，变成另一个人，当一种身份出现时，另一种身份则被忘记。每种"人格"或"身份"均具有独特的个性、行为和态度，且新身份的人常与患者原有身份形成鲜明的对照。这种表现也称双重人格。有时同一患者先后表现为两种以上的身份则称多重人格。

7. 癔症性精神病

有明显的精神创伤，常急性起病，有意识障碍，如意识蒙眬或意识模糊或意识范围狭窄，常有错觉、片断幻觉，以视幻觉为主，可有幻想性说谎，或幻想性的生活情节。有时可有妄想等精神病性症状，内容多与精神创伤有关，富于情感色彩。病程呈发作性，时而清醒，时而不清，间隙期如常人，自知力存在；发作时现实检验能力、社会功能明显受损。病程短暂，历时数日即止，尤其当医生使其迅速镇静或睡眠后，即可迅速恢复正常。

8. 其他分离型癔症

如农村的所谓"走阴间"，认为鬼神附体，患者以死人的口气说话，似也属身份识别障碍。

（二）转换型障碍

1. 感觉障碍

可表现为感觉增强、减退或感觉变质。常见有偏侧感觉麻木，诉从头到足的偏侧身体麻木，以正中为界线。不同情况下检查分界线可发生改变，均不符合正常的神经解剖分布。有的患者感觉过敏，甚至头痛，也无神经解剖的基础。

2. 癔症性失明

可表现突然双目失明或弱视，但对光反应良好，眼底正常，视觉诱发电位正常，无眼器质性疾病证据。有的患者视野呈同心型缩小，称管视。

3. 癔症性耳聋

在强烈的精神因素影响下，突然失去听力，缺乏器质性耳聋的证据。如声音来自背后可引起瞬目反应，可在睡眠中被叫醒，听诱发电位正常，对暗示治疗有效。

4. 癔症性抽搐或震颤

常因心理因素引起，发作时常突然倒地、全身僵直，呈角弓反张，呼吸急促，呼之不应，有的突然出现抓头发、撕胸衣、咬人、损物等，表情痛苦，双目噙泪，一般发作可在 10~20 分钟或 1~2 小时，随周围的暗示而变化，发作结束后呈昏睡，双目紧闭，如强行睁开眼睛，可见眼球向上或左右转动，发作可一日多次，但发作时无咬伤唇舌，无跌伤，无大小便失禁。癔症性震颤表现为肢体粗大震颤，不规则抽动，一群肌肉的快速抽动。

5. 癔症性瘫痪

可表现为单瘫、截瘫、偏瘫，伴有肌张力的改变，无神经系统损害的证据。常有明显的躯体诱因，如外伤、术后、躯体疾病后等。瘫痪程度可轻可重，呈弛缓性。轻者可活动但无力，重者则完全不能活动。有的患者卧床并无明显瘫痪，但不能站立和行走，称癔症性立行不能症。除慢性病例，一般肌肉显著萎缩者则要疑为器质性病变。

6. 癔症性失音

并不伴有唇、舌、腭或声带的任何器质性障碍。患者缄默不语，只用手势或书写表达自己的想法，不能发出声音或声音嘶哑。但可以正常咳嗽，检查声带正常。

（三）躯体性障碍

此类患者常起病于 30 岁以前，多为女性。诉多种躯体症状，描述时模糊不清，变化不定，夸张，并无躯体疾病的证据。可持续多年，一般病程至少 2 年。可表现为心血管、呼吸、消化、生殖、内分泌、运动或感觉器官等各系统的躯体症状。常见的有腹痛、呕吐、背痛、关节痛、四肢痛及头痛等，女性患者常诉月经不调、过多及缺乏性高潮等。

（四）其他形式的癔症

流行性癔症可发生在一组人群中，呈集体发作。多发生在女性，男性少见。发生前常因该地有某种带有威胁性疾病的讹传，由某位暗示高的人首先发病，患者表现可能富于表演色彩，尔后人群中易注意患者的人，或担心易感者，陆续发病。这些人大多文化程度不高，症状可表现多样。

【诊断要点】

诊断依据：

1. 有心理社会因素作为诱因。

2. 表现有下述情况之一

1）分离性遗忘症（癔症性遗忘）。

2）分离性漫游症（癔症性漫游）。

3）分离性身份障碍（癔症性双重或多重人格）。

4）癔症性精神病。

5）转换性运动和感觉障碍（转移性癔症）。

6）其他癔症形式。

3. 症状妨碍社会功能。

4. 有充分根据排除器质性病变或非依赖性物质所致的精神障碍。

【鉴别诊断】

（一）癫痫全身性强直阵挛发作

发病无诱因，可有短暂先兆症状，发作时意识完全丧失，肢体呈节律性阵挛，口唇发绀，瞳孔对光反射消失，可有大小便失禁。发作不受暗示影响。醒后常感头痛、乏力，对发作经过不能记忆。脑电图检查可出现癫痫样发电。

（二）精神分裂症

早期可有癔症样痉挛发作或木僵状态，故易与癔症混淆。但精神分裂症的精神症状内容不受精神因素支配，发作间歇期不能完全缓解。精神检查发现思维逻辑紊乱和难以理解的动作或语言。

（三）反应性精神病

无癔症性格，症状无夸张色彩，不受暗示影响，一般无反复发作史。

【治疗】

（一）中医治疗

1. 辨证论治

1）肝气郁结：烦闷，情绪低落，失眠，多疑，注意力分散，思虑过多，梅核气。

治宜：疏肝理气，养心安神。

方药：逍遥散合甘麦大枣汤。

柴胡、白术、当归，白芍、茯苓各10 g，薄荷3 g，生姜3片，甘草15 g，淮小麦30 g，大枣10枚。

急躁不安，加生石决明20 g；失眠，加炒枣仁、柏子仁各15 g，朱砂面1.5 g（分冲）。

2）痰气郁结：咽喉如有梅核气堵塞，胸膈痞闷或窜痛，情志抑郁，急躁易怒。

治宜：清热化痰，疏肝理气。

方药：温胆汤加味。

半夏、柴胡、陈皮、香附、郁金、甘草、枳实、竹茹各10 g，茯苓12 g，生姜3片，大枣5枚。

口干，加麦冬、天花粉各10 g；心烦，加栀子10 g；便秘，加大黄10 g；兴奋不安，加龙齿10 g；失眠，加朱砂面（分冲）1.5 g；痰多，加胆南星10 g。

3）阴虚阳亢：心悸，乏力，食欲减退，腹胀或便秘。

治宜：滋阴清热，养心安神。

方药：百合地黄汤合甘麦大枣汤加味。

生地、甘草各15 g，淮小麦、百合各30 g，大枣10枚。

头晕目眩，加生石决明 20 g，菊花 10 g；失眠重，加远志、生龙齿各 10 g；口干，加麦冬 20 g，天花粉 10 g。

4）心脾两虚：心悸，乏力，食欲减退，腹胀或便秘。

治宜：健脾养心，益气补血。

方药：归脾汤加味。白术、茯神、郁金、当归、党参各 12 g，甘草、炙黄芪、香附、远志、龙眼肉、枣仁各 10 g，生姜 3 片，大枣 5 枚，木香 6 g。

5）心神惑乱：精神恍惚，心神不宁，多疑易惊，悲忧善哭，喜怒无常，或时时欠伸，或手舞足蹈，骂詈叫号等多种症状。舌质淡，脉弦。

治宜：甘润缓急，养心安神。

方药：甘麦大枣汤。

甘草 15 g，淮小麦 30 g，大枣 10 枚。

血虚生风而见手足蠕动或抽搐者，加当归、生地、珍珠母、钩藤；躁扰、失眠者，加枣仁、柏子仁、茯神、制何首乌等。

2. 中成药

1）柏子养心丸：每次 1 丸，每日 2 次。

2）安神补心丸：每次 6 g，每日 2 次。

3）朱砂安神丸：每次 1 丸，每日 2 次。

4）开郁顺气丸：每次 1 丸，每日 2 次。

5）越鞠丸：每次 3~6 g，每日 2~3 次。

6）逍遥丸：每次 6~9 g，每日 2 次。

3. 单方、验方

1）柴胡、枳壳、香附、当归、山栀、苍术、甘草各 9 g，陈皮、川芎、丹皮各 6 g，白芍、神曲各 12 g，淮山麦 30 g，大枣 7 枚。性情急躁易怒，大便秘结者，加胆草、生大黄各 6 g；月经不调者，加益母草 30 g，丹参 15 g，桃仁 9 g，红花 5 g；嗳气频多者，加旋覆花、枇杷叶各 9 g，代赭石 15 g。

2）五味子 120 g（炒熟研末）泡烧酒 500 ml，每日摇荡 1 次，泡 30 日后，每日服 1~2 次，每次 2.5 ml，可以振奋情绪，改善精神萎靡不振。

4. 针灸治疗

内关、神门、后溪、三阴交为主穴。胸闷者加膻中；肢瘫者加曲池、合谷、阳陵泉、昆仑；喉阻物梗者加天突；失音者加廉泉、天突、合谷、太溪；失明者加睛明、光明、丝竹空；耳聋者加风池、听会、耳门。

（二）西医治疗

1. 心理治疗

首先让患者有表达和发泄内心痛苦的机会，然后给以能治愈的安慰和鼓励，抓紧时机给以治疗消除其症状。当症状消除后，就应指导患者认识所患疾病的本质。并结合患病经过和患者共同分析心理因素与性格弱点在疾病发生、发展中所起的作用，借以解除不愉快的情绪，清除各种顾虑，树立治疗信心，并建立积极情绪和主动合作态度。鼓励患者勇于在现实环境中锻炼，以更为理智的态度对待现实，不能感情用事。

鉴于患者的易暗示性，应摒除一切对症状能起强化作用的各种因素。在诊治过程中，医务人员过分提示症状，经常不必要的反复检查，促使患者回忆精神创伤的情境等，均易导致重新出现症状。此外，医务人员要特别注意自己的语言和态度能产生的后果，应当避免各种不良暗示。

2. 对症治疗

对症治疗包括暗示疗法、药物、理疗等。

1）暗示疗法：是消除癔症症状特别是癔症性感觉障碍，如失听、失明，癔症性运动障碍如瘫痪、失语等的有效疗法。有普通催眠暗示和药物催眠暗示两种。在催眠状态下，医生结合患者的症状，用语言引导患者对所患症状有针对性进行暗示。如令瘫痪患者将其患肢慢慢抬起，若能动则可增强患者信赖，同时情绪也会松弛下来，然后让其逐渐锻炼患肢活动，有时甚至会起到立竿见影的效果。一般认为，在催眠状态下，用语言可增强暗示作用。在醒觉状态下也可暗示，有直接暗示和间接暗示两种。直接暗示，让患者安静坐于沙发上或平卧于床，医生用坚定有力的语气，嘱患者按医生提示，做某些患肢功能训练。间接暗示需借助于理疗或药物，如静脉注射10%葡萄糖酸钙10 ml，注射后患者感到咽喉部发热，得到暗示信号，这时配合语言强化，促进患者康复。

2）药物治疗：对癔症的精神发作、激情或兴奋状态、抽搐发作等最好做紧急处理，如注射氯丙嗪25～50 mg或地西泮10～20 mg，待安静后，可口服弱安定剂或心理治疗。

【护理】

1. 因患者富有暗示性，在安排病室时应注意与精神症状丰富的患者分开，或住单间病室，以免互相影响，增加症状的复杂性和顽固性。

2. 有强烈情感反应或癔症痉挛发作时，应排除激惹因素，稳定患者情绪，护理人员要沉着、冷静，将患者移到安静处，一切无关的人员切勿在场，避免由于家属或周围人的紧张态度及过分照顾而使症状加重，造成治疗困难。并报告医生。

3. 癔症发作时注意保护。患者有一定的感受能力且较敏感易受暗示，故应配合医生进行解释、鼓励，消化患者情感体验，坚定治疗信心。护士解释说明必须掌握接触患者的语言技巧，态度要诚恳、语气要坚定，不得滥施同情，乱发议论，以免语言不良反应而加剧病情。与医生合作应默契、协调。

4. 癔症瘫痪应做好皮肤、肢体护理，神经性呕吐、厌食、嗳气等患者，需予解释，与医生默契合作，进行暗示治疗。

5. 病情缓解后鼓励患者参加集体活动，对患者及家属宣讲疾病知识，使其了解本病的特点，避免激惹因素，克服性格弱点，主动控制，防止反复发作。

6. 观察病情变化。不论是精神病和躯体疾病，只要发生在一个具有癔症性格特征的人，就往往带有癔症色彩，为此，护士必须具有丰富的医学知识，善于观察、分析、判断，为临床提供有力证据，以防误诊。

7. 病情严重时可用氯丙嗪或合并盐酸异丙嗪各50～100 mg肌内注射，或地西泮10～20 mg肌内注射，促使患者深睡，药量因人而定，不要过大，注意观察药物不良反应，避免引起头昏、头痛，老人防跌伤。

8. 健康教育

1）教育患者正确对待致病的精神因素，注意锻炼和克服自己某些性格改变弱点，以正确态度对待现实工作，改善自己与周围人之间的关系，正确处理各种不愉快的问题，平时注意合理安排生活，要劳逸结合，保证充足睡眠。

2）宣传防病知识，做好周围人如家属、同事、邻居等人的工作，向他们宣传本病的特点，解除对患者的顾虑，改变他们不正确态度，尤其是在发病时，避免围观，造成紧张或过分关心不良气氛所引起的暗示影响。同时要求家属、单位、同事等协助解决一些与疾病有关的问题。

（侯萍）

第六节　阿尔茨海默病

阿尔茨海默病又称老年痴呆症，系指起病于老年期慢性进行性智能缺损，并有脑组织特征性病理改变的一种精神病。近年来一些研究者发现，有些老年痴呆症与阿尔茨海默病不仅病理变化相同，皆可出现老年斑和神经元纤维化，而且二者的临床表现也完全相似，只不过两者发病年龄不同而已，前者发病年龄较迟（60 岁以上），后者发病年龄早（45 ~ 60 岁）。因此，目前认为二者可视为同义语，统称为阿尔茨海默型老年性痴呆。

中医文献中没有老年痴呆症的病名，但根据其临床表现类似于中医"不寐""多寐""郁证"等证。

【病因和发病机制】

现代医学认为，病因未明。有些学者研究发现，遗传因素在本病发生中起着一定的作用，某些患者的家属成员中患同样疾病的危险性高于一般人群。近年来有人提出脑的老化与铝在脑内的蓄积中毒或神经细胞钙调节机制紊乱、免疫系统的进行性衰竭、机体解毒功能减弱以及慢病毒感染可能与本病的发生有关。社会心理因素可能是本病的发病诱因。

本病的基本病理变化为脑组织弥漫性萎缩和退行性改变。病理检查可见大脑皮质萎缩。脑回变平，脑沟深而宽，脑室扩大，尤以前额叶为明显。显微镜下可见大脑皮质的神经细胞减少，变性及神经胶质细胞增生。如果用银染色，见大脑内出现特殊的图形或不规则形状的斑块，名为"老年斑"。这是本病患者脑部特征性的病理变化。老年斑的多少与患者的智能衰退程度密切相关。老年斑中有异常元轴索及树状突。这些变化影响神经元之间的联结性及信息传递功能，从而产生智能及记忆力的减退。

中医学认为，与先天禀赋薄弱，体质不强，与本病的发生有关。父母体虚、遗传缺陷、胎中失养、孕育不足及生活喂养失当、营养不良等因素，是造成禀赋薄弱，体质不强的主要原因，在体质不强的基础上，易于在外界因素等影响下而形成本病。

由于工作、交往及性格内向、懒于用脑等因素，常思虑过度，忧郁及情志不遂，使肝气郁结，疏泄失常，出现情志失常，出现急躁易怒，吵闹不休，哭笑无常等。

年老体衰，肾精不足，脑髓空虚与本病有关。肾主骨生髓，脑为髓之海，肾精不足，则髓脑空虚，脑不足则神不旺，情志失常，健忘失眠等。

年老体虚，血流不畅，脑失所养亦有关。

【诊断】

（一）临床表现

发病隐渐，病程进展缓慢。最常见的是性格方面的变化，变得自私，主观固执，急躁易怒，缺乏羞耻感。常为琐碎小事而勃然大怒，常与他人吵闹不休，无故打骂家人。情绪不稳，哭笑无常，幼稚愚蠢。睡眠障碍较常见，表现为日夜颠倒。有的还可以出现饮食无度。随着病情进展，逐渐出现进行性智能减退，早期丧失抽象思维能力，记忆、计算、定向、判断能力差，工作能力逐渐下降。因记忆障碍而出现虚构。部分患者可出现幻觉和片断妄想，以致发生冲动和破坏性行为。病情加重时，出现低级意向增强，当众裸体，性欲亢进，甚至发生违法行为。病程后期陷入痴呆状态，连自己的姓名、年龄都不能正确回答。不认识家里的人，生活不能自理，终日卧床。这时常易并发感染，营养不良或电解质紊乱而产生谵妄状态，谵妄之后常使痴呆加重。

老年痴呆症患者，常有其他器官衰老的表现，角膜老年环、白内障、皮肤老年斑、老年性重听。神经系统方面可出现步态不稳，肌张力增高，老年性震颤，瞳孔对光反应迟钝等，偶见失语症。

（二）实验室及其他检查

1. 脑电图

脑电图可见弥散性节律紊乱和散见的慢波，但缺乏特征性改变。

2. 气脑造影

气脑造影显示脑室扩大，大脑有不同程度萎缩，以额叶为明显。

3. CT 检查

CT 可显示皮质萎缩和脑室扩大。

4. 脑脊液检查

除偶见轻度蛋白增高外，余无特殊变化。

【鉴别诊断】

老年痴呆症的临床诊断主要根据精神状态和神经系统检查，年龄也是重要依据之一。65 岁以后发病；起病隐渐，进行性发展；以记忆障碍和个性改变开始的进行性全面痴呆；气脑造影可见脑室扩大，弥散性脑沟增宽和囊状扩大。根据以上情况不难诊断。但应与下列疾病相鉴别：

（一）脑动脉硬化性精神病

该病起病较快，有高血压动脉硬化的症状和体征，精神症状可有一定的波动性，有时在脑循环改善后，可见意外的记忆恢复。即使在疾病进展期，还存在部分自知力。

（二）老年期发生的中毒性或症状性精神病

本病因急性躯体病而发病，病前没有性格、情绪方面的改变，没有持久性的智能缺损，精神症状常呈谵妄或其他类型的意识障碍，与躯体疾病的严重性相平行，随着躯体痫病的减轻，精神症状也逐渐好转。

（三）额叶肿瘤引起的痴呆

往往出现有定值意义的神经系统体征。脑脊液检查可见蛋白质含量增高，压力增高。

（四）晚发性精神分裂症

当老年痴呆症患者出现妄想时，需与晚发性精神分裂症鉴别。前者的妄想在痴呆的背景上产生，多呈片断，不严密，内容不固定，不系统。后者的妄想特点是内容抽象，荒谬，离奇，有泛化趋势，并有情感淡漠，意志减退等基本症状。病前具有分裂样性格特点。

【治疗】

（一）中医治疗

老年痴呆症病变主要在肾的精气亏损，脑失所养，脾为后天之本，气血生化之源，脾虚则肾之精气不足，治疗当以补气养血，调补脾肾，改善脑部供血等为主。

1. 辨证论治

1）气血亏虚：症见情绪不稳定，哭笑无常，睡眠不佳，或昼夜颠倒，不思饮食，少气懒言，疲乏无力，面色萎黄或苍白。苔薄白，脉细无力。

治宜：补气养血。

方药：八珍汤加减。

黄芪12 g，党参12 g，白术10 g，炙甘草10 g，生地10 g，熟地12 g，当归10 g，白芍10 g，枸杞12 g，鸡血藤15 g，夜交藤15 g，酸枣仁10 g，大枣6 枚，柏子仁10 g。

2）肝郁气滞：症见急躁易怒，缺乏羞耻感。常为小事勃然大怒，昼夜睡眠颠倒，两胁胀痛不舒，腹胀、食欲减退，舌苔薄白，舌质略红，脉弦有力。

治宜：疏肝理气。

方药：柴胡疏肝散加减。

柴胡15 g，枳壳15 g，白芍15 g，甘草12 g，制香附12 g，川芎10 g，川楝子12 g，青皮10 g，夜交藤15 g，酸枣仁10 g，远志10 g。

3）脾肾两虚：症见思维能力差，健忘，失眠，工作效率低下，神情呆痴，腰膝酸软，疲乏无力，嗜睡，食纳欠佳，面色萎黄或㿠白。苔薄白，脉沉细。

治宜：补益脾肾。

方药：健脾益肾汤（经验方）。

黄芪12 g，党参12 g，白术12 g，茯苓10 g，炙甘草6 g，淮山药15 g，熟地12 g，

枸杞 12 g，山萸肉 10 g，龟板 10 g，五味子 10 g，仙灵脾 12 g，狗脊 12 g。

4）肾精亏虚：症见表情痴呆，腰膝酸软，失眠健忘，记忆力减退，或饮食无度，或不欲食，性欲亢进或低下，时有不识家人。舌红苔少，脉沉细。

治宜：补肾益精。

方药：补肾汤（经验方）。

熟地 15 g，山药 12 g，枸杞 12 g，何首乌 10 g，杜仲 10 g，桑寄生 10 g，龟板 12 g，鹿角胶 10 g，仙灵脾 12 g，仙茅 10 g，丹皮 10 g，黄柏 10 g，鳖甲 12 g。

5）瘀血内阻：症见哭笑无常，打骂时作，多梦失眠，或时有幻觉、妄想，时有冲动破坏行为，时多如常人，舌质紫暗，或有瘀斑，脉弦涩。

治宜：理气化瘀，安神。

方药：血府逐瘀汤加减。

当归 15 g，生地 10 g，桃仁 10 g，红花 10 g，赤芍 10 g，枳壳 12 g，柴胡 12 g，川芎 10 g，牛膝 10 g，丹参 12 g，红花 6 g，川楝子 10 g。

2. 验方

1）人参 4 g，茯苓 10 g，白术 12 g，仙灵脾 12 g，仙茅 10 g，菟丝子 10 g，肉苁蓉 12 g，女贞子 10 g，旱莲草 10 g，枸杞 10 g，熟地 10 g，肉桂 4 g。每日 1 剂，水煎服。用于老年人脑萎缩引起的痴呆。

2）熟地 15 g，龟板 10 g，鹿角胶 10 g，鹿茸 2 g，仙灵脾 12 g，山药 12 g，红枣 5 枚。酸枣仁 10 g，远志 10 g。每日 1 剂，水煎服。用于老年人脑萎缩引起的痴呆。

3. 饮食疗法

1）黑芝麻 30 g，枸杞 15 g，蜂蜜适量。前二味研粉，与蜂蜜调匀食用，每日坚持。有补脑，增强记忆力作用。用于老年痴呆症，记忆力减退，思维异常，头晕耳鸣。

2）核桃仁 15 g，枸杞 15 g，山药 15 g，粳米 100 g。共用文火煮粥，每日食用，有益肾健脑作用。用于老年痴呆症属肾精亏虚，见腰膝酸软、头晕耳鸣者。

3）枸杞 30 g，山药 50 g，猪脑 1 个。文火炖至烂熟，经调味后食用。有补益肝肾，填髓益精健脑作用。用于老年痴呆症，记忆减退，健忘，腰膝酸软，失眠多梦。

4）核桃仁 20 g，粳米 100 g，大枣 10 枚，山药 50 g。文火煮粥，加入蜂蜜适量服食。有补脑养血作用。用于老年痴呆症，见头晕失眠、健忘腰酸、小便频多者。

5）生牡蛎 30 g，珍珠母 15 g，桑葚子 30 g，猪脊髓 1 条。文火炖至猪脊髓化。有补益肝肾，养血安神作用。治疗老年痴呆症，失眠健忘，自控力差者。

（二）西医治疗

由于病因未明，迄今尚无特殊治疗。对患者必须加强护理，生活上给予照顾，防止进食不良，注意患者的饮食营养及清洁卫生。防止大小便失禁、长期卧床而引起的压疮、感染。防止跌倒而发生骨折，不要让患者自己外出，以免走失。

1. 一般药物治疗

1）双氢麦角碱：0.25 mg，舌下含化，每日 6～8 片。

2）戊四氮：0.1 g，每日 3 次，口服；或烟酸胺 0.1 g，每日 3～4 次，口服。对意识模糊有效。

3）甲氯芬酯醒：0.1 g，每日 3 次，口服。

4）乙酰谷氨酰胺：0.25 g，隔日 1 次，肌内注射。

5）谷氨酸：2.5 g，每日 4 次，口服。

6）吡硫醇：0.1 g，每日 3 次，口服。

7）吡拉西坦：0.8 g，每日 3 次，口服。

8）γ-氨酪酸：0.5 g，每日 3 次，口服。

2. 精神症状的治疗

对兴奋吵闹、行为紊乱及妄想患者，应用抗精神病药时要慎重，剂量宜小，加药应缓慢，并细致观察患者对药物的反应。可选用氯丙嗪、奋乃静、氯普噻吨、硫利达嗪。对抑郁患者可选用抗抑郁剂，同样应严密观察。对失眠患者可选用地西泮、氯氮、硝西泮。

3. 高压氧治疗

高压氧治疗可使部分早期患者获得一定疗效。

【护理】

1. 为患者提供安静的交流环境。

2. 当患者听不懂（接受型和流畅型失语）时，对患者要有耐心。可用缓慢的语速、重复简单的短句，直到患者理解。

3. 对精神识别不能者（不能凭感觉识别物体），可以让患者练习将物品名称与印象结合说话，如指着某种物品、图片，缓慢、清晰地说出名称，并写在纸上给患者看，指着实物让患者复述。

4. 指导家属与失语老人沟通时，护士可先作示范，如目光接触、倾听姿势、主动猜测询问患者需要。鼓励家属多与患者交流，并表达关爱。

5. 训练患者保持平衡的能力。坐位时着力点为臀部，站立时为双足，训练时要保证患者的安全。教会患者及家属锻炼和提高平衡与协调的技巧。

6. 为肌肉强直的患者提供安静的环境，便于在训练中集中注意力。活动前可先热敷肢体，以减轻肌张力，轻柔地、有节律地伸展肌肉。通过理疗、温水浴减轻肌肉强直。

7. 了解患者的睡眠习惯，傍晚不喝咖啡、浓茶等富含咖啡因的饮料，建立规律的作息时间，每日按时起床和就寝。临睡前避免过于紧张的脑力和体力活动，喝一杯热牛奶，洗热水浴或做足浴，即放适量热水浸没双脚，5 分钟后搓揉足底，特别是涌泉穴等，边搓揉边加热水以维持水温，共 20~30 分钟，使足部发热并加速全身的循环。晚饭后陪伴老人说说话，给予关照，使老人在情绪愉快的状态下入睡。

8. 为防止智力功能和认知功能的衰退，要鼓励老人维持原来的社会活动或日常生活中所具有的能力，对老人因能力下降而使事情做得不完美，除非老人已丧失某项功能，不能加以指斥或包办，家人的关爱和亲情使老人情绪愉快，可减缓智力退化的速度。

9. 对家属因长期照顾心理上、生理上所承受的负荷表示理解、同情，并给予家属有关信息和指导，使家属了解、适应疾病不同阶段的发展状况，减缓患者的行为退化。

10. 健康教育

1）药物的使用：用于睡眠的药宜在睡前半小时服用。如果失眠情况好转可逐渐停药，突然停药会影响疗效甚至出现反弹现象。

2）适量的运动：适量地参加体育活动，如打太极拳、散步、游泳并持之以恒，可以促进血液循环和大脑的新陈代谢，改善脑的营养状况，调节情绪，减轻抑郁症状。除体育活动之外，还应学习新领域的知识，保持对新鲜事物的敏感性。使大脑功能得以不断开发利用。

3）合理平衡的膳食：从生理的角度看，大脑对蛋白质、糖类、卵磷脂及维生素 B_1、维生素 B_2、维生素 C 等的需要量比其他器官要多，在饮食中适当增加鸡蛋、牛奶、海鱼、淡水鱼、坚果类、新鲜水果、蔬菜的补充，均衡饮食。每餐饮食中等量红葡萄酒对防止老年痴呆症有一定的作用。

（侯萍）

第七节　老年人失眠

失眠是指经常入睡困难，或时睡时醒，睡眠不熟，或醒后不能再入睡，常伴有头晕、头痛、心悸、健忘等症状。老年人多见。

失眠中医称"不寐""不得眠""不得卧""目不瞑"等，是指经常不能获得正常睡眠为特征的一种病证。不寐的病情轻重不一，轻者有入寐困难，有寐而易醒，有醒后不能再寐，亦有时寐时醒等，严重者则整夜不能入寐。

【病因和发病机制】

现代医学认为，老年人失眠大多由精神因素引起，如紧张、兴奋、焦虑或恐惧等，当精神兴奋解除，睡眠可获改善。老年人易患皮肤瘙痒症，或有鼻塞、咳嗽、气促、气喘呼吸系统疾病，或有恶心、呕吐、腹痛、腹泻；或有尿频、尿急、尿痛等症状，均可影响睡眠。环境发生变化可影响睡眠。浓茶、咖啡均能刺激大脑皮质的兴奋，氨茶碱、麻黄素等常用药物也能兴奋中枢神经，使入睡困难。高血压、贫血、更年期综合征等疾患均可引起不同程度的失眠。

中医学认为，形成不寐的原因很多。思虑劳倦，内伤心脾，阳不交阴，心肾不交，阴虚火旺，肝阳扰动，心胆气虚以及胃中不和等因素，均可以影响心神而导致不寐。

思虑劳倦太过，伤及心脾：心伤则阴血暗耗，神不守舍；脾伤则食欲下降，生化之源不足，营血亏虚，不能上奉于心，以至心神不安。如《景岳全书·不寐》中指出："劳倦思虑太过者，必致血液耗亡，神魂无主，所以不寐。"《类证治裁·不寐》也说："思虑伤脾，脾血亏损，经年不寐。"可见，心脾不足造成的血虚，会导致不寐。

阳不交阴，心肾不交：素体虚弱，或久病之人，肾阴耗伤，不能上奉于心，水不济火，则心阳独亢；或五志过极，心火炽盛，不能下交于肾，心肾不交，心火亢盛，热扰神明，神志不宁，因而不寐，正如《景岳全书·不寐》所说："其阴精血之不足，阴阳不交，而神有不安其室耳。"

阴虚火旺，肝阳扰动：情志所伤，肝失条达，气郁不舒，郁而化火，火性上炎，或阴虚阳亢，扰动心神，神不安宁以致不寐。

心虚胆怯：心神不安，心虚胆怯，决断无权，遇事易惊，心神不安。亦能导致不寐。如《沈氏尊生书·不寐》中指出："心胆俱怯，触事易惊，梦多不详，虚烦不眠。"此属体弱心胆素虚，善惊易恐，夜寐不宁，亦有因暴受惊骇，情绪紧张，终日惕惕，渐至心虚胆怯而不寐者。正如《类证治裁·不寐》所说："惊恐伤神，心虚不安。"不论因虚、因惊，二者又往往互为影响。

胃气不和，夜寐不安：饮食不节，肠胃受伤，宿食停滞，酿成痰热，壅滞于中，痰热上扰，胃气不和，以致不得安寐。这就是《素问·逆调论》说的："胃不和则卧不安。"《张氏医通·不得卧》又进一步阐明了胃不和则卧不安的原因："脉数滑有力不眠者，中有宿食痰火，此为胃不和则卧不安也。"

不寐的原因很多，但总是与心脾肝肾及阴血不足有关，其病理变化，总属阳盛阴衰，阴阳失交。

【诊断】

老年人失眠一般为入睡困难，时常觉醒；或入睡容易，凌晨过早醒来，则不能再入睡；也有少数老年人彻夜难眠。

【鉴别诊断】

根据病史、临床症状，一般诊断不难。鉴别时应结合病史、体征、实验室结果，必要时行 CT、MRI 等检查，以便正确判断及时治疗。

【治疗】

（一）中医治疗

临床辨证，首先要明确本病主要特点为入寐困难，或寐而不酣，或时寐时醒，或醒后不能再寐，或整夜不能入寐。其次要分清虚实。虚证多因阴血不足，责在心脾肝肾。实证多因肝郁化火，食滞痰浊，胃府不和。治疗以补虚泻实，调整阴阳为原则。

1. 辨证论治

1）肝郁化火：不寐，性情急躁易怒，不思饮食，口渴喜饮，目赤口苦，小便黄赤，大便秘结。舌红、苔黄，脉弦而数。

治宜：疏肝泄热，佐以安神。

方药：龙胆泻肝汤加味。

胆草 10 g，黄芩 10 g，栀子 10 g，泽泻 10 g，木通 10 g，车前子 12 g，当归 12 g，生地 15 g，柴胡 12 g，甘草 8 g，茯神 10 g，酸枣仁 10 g，龙骨 15 g，牡蛎 5 g。

2）痰热内扰：不寐头重，痰多胸闷，恶食嗳气，吞酸恶心，心烦口苦，目眩。苔腻而黄，脉滑数。

治宜：化痰清热，和中安神。

方药：温胆汤加黄连、山栀。

清半夏12 g，陈皮10 g，竹茹12 g，枳实10 g，黄连6 g，山栀10 g，茯苓12 g，珍珠母15 g，山楂12 g，炒麦芽15 g。

3）阴虚火旺：症见心烦不寐，心悸不安，头晕、耳鸣，健忘，腰酸梦多，五心烦热，口干津少。舌红，脉细数。

治宜：滋阴清火，养心安神。

方药：黄连阿胶汤加减。

黄连10 g，阿胶12 g（冲），鸡子黄2枚，黄芩12 g，白芍12 g，牡蛎12 g，龟板12 g，柏子仁10 g，酸枣仁10 g，磁石15 g。

4）心脾两虚：症见多梦易醒，心悸健忘，头晕目眩，肢倦神疲，饮食无味，面色少华。舌淡，苔薄，脉细弱。

治宜：补养心脾，以生气血。

方药：归脾汤加减。

党参15 g，黄芪15 g，白术10 g，甘草6 g，远志10 g，枣仁10 g，茯神10 g，龙眼肉10 g，当归12 g，木香10 g，熟地10 g，阿胶10 g（冲），夜交藤30 g，合欢皮10 g。

5）心胆气虚：症见不寐多梦，易于惊醒，胆怯心悸，遇事善惊，气短倦怠，小便清长。舌淡，脉弦细。

治宜：益气镇惊，安神定志。

方药：安神定志丸加减。

人参10 g，茯苓10 g，石菖蒲12 g，龙骨12 g，龙齿10 g，远志10 g，夜交藤20 g，酸枣仁12 g，当归10 g，柏子仁10 g。

2. 中成药

1）安神补脑液：每次10 ml，每日3次。有补心安神作用，用于心脾两虚引起的失眠症。

2）朱砂安神丸：每次1丸，每日2次。有重镇安神的作用，用于阴虚火旺型失眠的患者。

3）柏子养心丸：每次1丸，每日2次。有养心安神通便作用，用于失眠而大便不通者。

4）归脾丸：每次1丸，每日2次。有补益心脾，气血双补的作用，用于心脾两虚之失眠症。

3. 单方、验方

1）酸枣仁每日20～25 g，上午7时许将酸枣仁放在茶杯里开水冲泡，日服用数次至十几次，半月为1个疗程，效验显著。

2）吴茱萸9 g，人参9 g，桂皮10 g，陈皮10 g，生姜18 g，大枣12 g。取3剂，水煎服，每日1剂，忌生冷。对重症失眠有较好疗效。

3）炒酸枣仁 10 g，麦冬 6 g，远志 3 g，水煎后，晚上睡前顿服。

4）黄芪 30 g，白术 10 g，陈皮 10 g，党参 10 g，当归 10 g，甘草 10 g。每日 1 剂水煎服，或补中益气丸 10 粒，每日 3 次，温开水送服。

5）杭菊花 250 g，灯芯草 250 g，作枕头芯用。常用有效。

4. 饮食疗法

1）酸枣仁 50 g，捣碎浓煎服汁，用粳米 100 g，煮粥，待米熟时加入酸枣仁汁同煮，粥成淡食，加糖食亦可，每日晚饭食用。此粥对神经衰弱，失眠多梦疗效较好。无论失眠新久均适用。

2）绞股蓝茎叶 2 g，白糖适量。开水冲泡，当茶饮用，每日数次。对顽固性失眠，长期失眠效果较为理想。

3）合欢花 10 g，冲茶饮用。适用于各种失眠症。

4）百合花 15 g，水煎取汁，当茶饮用。适用于心肾不交型失眠。

5）龙眼肉 15 g，炒杏仁 10 g，白糖适量。水煎服。适用于心脾两虚型失眠患者。

6）醋 1 汤匙冲 1 杯冷开水或温开水服下。可治疗失眠。

7）牛奶 250 ml，鸡蛋 2 枚，红枣适量。将鸡蛋、牛奶、红糖搅匀煮熟，临睡前服，连服 10 日为 1 个疗程。可治失眠。

8）小米 50 g 煮粥，打入鸡蛋 1 个，稍煮即可。睡前用热水泡脚，然后吃蛋粥，可治长期失眠。

9）酸枣仁 10 g，加白糖研合，临睡前用少许温开水调服。

10）小麦 60 g（去壳），大枣 15 枚，甘草 30 g，加水 4 碗煎成 1 碗，临睡前服。

11）鲜百合 50 g，加蜂蜜 1～2 匙拌和，蒸熟，临睡前服。

12）核桃仁 10 g，黑芝麻 10 克，桑叶 60 g，共搅成泥状，加白糖少许，临睡前服用。

13）鲜花生叶 15 g，赤小豆 30 g，蜂蜜 2 汤匙，水煎服，临睡前喝汤吃渣。

14）黑豆 15 g，小麦 15 g（去壳），合欢花 30 g，加水 6 碗熬成 1 碗，临睡前服。

15）莲子 30 g，百合 15 g，冰糖适量。将莲子、百合共煮成汤，加冰糖调味，临睡前服，每日 2 次。

16）酸枣仁 30 g，粳米 50 g，红糖适量。将酸枣仁捣碎用纱布袋包扎，与粳米同入砂锅内，加水 500 ml，煮至米烂汤稠停火，然后取出纱布袋不用，加红糖，盖紧盖，焖 5 分钟即可。每晚临睡前 1 小时，温热服。

17）小麦 30 g，粳米 100 g，大枣 5 枚。将小麦洗净，加水煮熟，捞出小麦取汁，再入粳米、大枣同煮。或先将小麦捣碎，同枣、粳米煮粥。每日温热食 2～3 次，3～5 日为 1 个疗程。

18）芡实、薏苡仁、白扁豆、莲肉、山药、红枣、桂圆、百合各 60 g，大米 150 g。先将各药煎煮 40 分钟，再入大米继续煮烂成粥，分顿调糖食用，连吃数日。

19）柏子仁 10～15 g，粳米 50～100 g，蜂蜜适量。先将柏子仁去尽皮壳杂质，捣烂，同粳米煮粥，待粥成时，兑入蜂蜜，稍煮 1～2 沸即可。每日服食 2 次，2～3 日为 1 个疗程。有润肠通便、养心安神之功。适用于心悸、失眠、健忘、长期便秘或老年性便秘者。

20）炒酸枣仁 60 g，大米 400 g。将炒酸枣仁加水煎熬，取汁去渣，再加入大米熬粥。每次适量食用。现代医学发现，酸枣仁含有丰富的植物油、有机酸和维生素，具有抑制中枢神经系统、镇静和催眠作用。

21）红枣 500 g（去核），加水煮烂，再加冰糖 100 g、阿胶 150 g（后放），慢火煨成膏。早晚各服 1~2 匙。此方对气血虚引起的失眠、多梦、精神恍惚者疗效佳。

5. 针灸治疗

主穴：心俞、内关、神门、三阴交。配穴：中脘、足三里、阴陵泉、肾俞。刺法：用毫针施补法，留针 15~30 分钟，每日 1 次，10 次为 1 个疗程，休息 5 日，开始第 2 个疗程。也可采用耳针、推拿等疗法。

6. 推拿疗法

手法：按、推、拿等法。

1）患者取仰卧位

（1）操作者坐在患者头部前方，以右手食、中两指点按睛明穴 3~5 次，以一指禅推法或双拇指推法自印堂穴向两侧沿眉弓、前额、两太阳穴处推 3~10 分钟。重点推揉印堂、攒竹、鱼腰、太阳、头维等穴。

（2）用双拇指螺纹面自印堂穴眉弓分别推至两侧太阳穴，再换用余下四指搓推脑后部，沿风池至颈部两侧，重复两遍。再以双拇指共点按百会穴，并点按神门、足三里穴。

（3）如果有食欲减退、脾胃不和，可加摩腹部及推揉中脘穴。

2）患者取坐位

（1）操作者站于患者右侧，用右手五指分别置于头部督脉，膀胱经及胆经上，自前发际推至后发际 5~7 次。

（2）操作者站于患者身后，在两侧胸锁乳突肌拿捏 3~5 次，再拿肩井穴 3~5 次。

（3）操作者站于患者之前，患者低头并稍向前弯腰，推腰背部，心脾亏损者可加按心俞、脾俞；肾虚者可多推按肾俞、腰俞。

（二）西医治疗

1. 药物治疗

药物治疗是失眠症整体治疗的重要组成部分，主要是指使用镇静催眠药物进行的治疗。镇静催眠药物包括苯二氮䓬类药物和非苯二氮䓬类药物。前者常用药物有阿普唑仑、氯硝西泮、地西泮、劳拉西泮、艾司唑仑等，后者主要包括佐匹克隆等药物。

2. 支持性心理治疗

通过向他们的解释与保证，说明睡眠减少乃由于正常的焦虑情绪或可治愈的躯体疾病所致，并无任何严重后果。给患者提供疏泄焦虑的机会，常可使其痛苦减轻，也有助于恢复其正常睡眠。给予患者精神松弛方面的劝告和训练，指导其安排合理的睡眠制度；避免白天小睡，不饮用含咖啡因的饮料和睡前散步等可能均会有所裨益。

3. 认知疗法

认知疗法就是通过认知重建程序，纠正患者对失眠起因的错误认知，改变患者有关对失眠影响的功能失调信念，消除患者对睡眠不切实际的期盼，加强对知觉的控制和预测，去除有关好的睡眠活动的神话。

4. 行为治疗

几种适应不良性行为模式可以导致睡眠障碍，最常见的模式是持续的睡眠作息安排不规律、白天打盹、待在床上的时间过长或在床上/卧室从事非睡眠活动。行为治疗的目的就是改变患者使失眠长久存在的这些适应不良性行为模式。其方法有：睡眠限制疗法和刺激控制疗法。

【护理】

1. 为患者提供一个安静的休养环境。

2. 了解患者的睡眠习惯，夜间醒来的原因，安眠药使用情况及其效果，以往有效地促进睡眠的方式。嘱患者傍晚不喝咖啡、浓茶等富含咖啡因的饮料，晚餐不过量饮酒，建立规律的作息时间，每日按时起床和就寝。临睡前避免过于紧张的脑力和体力活动，喝一杯热牛奶，洗热水浴或做足浴，即放适量热水浸没双脚，10 分钟后搓揉足底，特别是涌泉穴等，边搓揉边加热水以维持水温，共 20 ~ 30 分钟，使足部发热并加速全身的循环。勿过度依赖安眠药，晚饭后陪伴老人说说话，给予关照，使老人在情绪愉快的状态下入睡。

3. 健康教育

老年人失眠多因精神因素引起，因此，应尽力消除患者紧张与疑虑。多参加种花、养鸟等活动，陶冶性情，使心理趋于平衡，居住环境应尽量避免或消除噪声，睡前半小时不再用脑，可在安静的环境中听听柔和优美的音乐。上床前以 40 ~ 50℃ 温水洗脚后，搓揉脚底片刻。冬天更应该搓脚部至温热。另外，劳逸适度，改变不良生活习惯。戒烟、酒、浓茶、咖啡及辛辣刺激食品，晚餐不要过饱。清晨起床，锻炼半小时左右，有助于体内生物钟的调整。

（董真真）

第十章 感染科疾病

第一节 流行性乙型脑炎

流行性乙型脑炎简称乙脑，是由乙脑病毒引起的以脑实质炎症为主要病变的中枢神经系统急性传染病。乙脑病毒经蚊虫叮咬后侵入人体，在单核—巨噬细胞内增殖，继而进入血流，引起病毒血症。如不侵入中枢神经系统则大多呈隐性感染或为轻型病例。当机体防御功能降低或病毒数量多、毒力强时，病毒可通过血脑屏障侵入中枢神经系统，在神经细胞中增殖而发生脑炎。脑实质和脑膜充血、水肿，神经细胞变性、坏死、软化灶形成、胶质细胞增生等病理改变。病变范围较大，以大脑皮质、间脑和中脑病变最为严重。本病属中医"暑温""暑证""暑厥""暑风"等范畴。

【病原学】

乙脑病毒属虫媒病毒 B 组，是一种 RNA 病毒，病毒颗粒呈球形，直径 20～30 nm，外层有脂蛋白套膜，其表面含有血凝素刺突。病毒可在动物、鸡胚和组织培养细胞中生长繁殖。

乙脑病毒抵抗力不强，常用消毒剂均能将它杀灭。不耐酸，对乙醚、乙醇、丙酮亦较敏感。加热 56℃ 30min 即可灭活，但耐低温，在 50% 甘油中 4℃ 条件下可保存 3 个月之久。

【流行病学】

（一）传染源

人和动物（包括猪、牛、羊、马、狗、鸭、鸡等）均可成为传染源，但人感染乙脑病毒后，病毒血症期短且病毒数量少，故患者和隐性感染者不是本病的主要传染源。在乙脑流行区，家禽、家畜的感染率很高，其中猪感染率高达 100%，且血中病毒数量多，病毒血症时间长，故猪是本病的主要传染源，其中尤以未过夏天的幼猪最为重要。一般在人类乙脑流行前 2～4 周先在家畜中流行，因而在人群乙脑发生流行前，检查猪的乙脑病毒感染率，便可预测当年乙脑在人群中的流行程度。

（二）传播途径

本病主要通过蚊虫（库蚊、伊蚊、按蚊）叮咬而传播。在温带地区，三带喙库蚊是主要的传播媒介。蚊虫感染病毒后，可带毒越冬或经卵传代，成为乙脑病毒的长期储存宿主。此外，受感染的蠛蠓、蝙蝠也是乙脑病毒的长期储存宿主。

（三）人群易感性

人对乙脑病毒普遍易感，感染后多数呈轻型或隐性感染，乙脑患者与隐性感染之比为 1:（1 000～2 000）。母体传递的抗体对婴儿有一定的保护作用，患病者大多为 10 岁以下儿童，以 2～6 岁儿童发病率最高，可能与血脑屏障功能不健全有关。感染后可获较持久的免疫力，第二次发病者罕见。

（四）流行特征

本病流行于亚洲东部的热带和温带区，我国除东北北部、青海、新疆和西藏外均有本病流行，大部分集中于7、8、9三个月。近些年由于儿童广泛接种乙脑疫苗，总的发病率下降，但成人和老年人发病相对增多。乙脑病毒感染后多呈隐性感染，发病呈高度散发性，家庭成员中少有同时发病者。

【发病机制和病理】

人被带病毒的蚊虫叮咬后，病毒进入人体，先在单核—巨噬细胞内繁殖，随后进入血流，引起病毒血症。病毒若无侵入中枢神经系统则呈隐性感染或为轻型病例。仅在少数情况下，当机体防御功能减弱，病毒可通过血脑屏障进入中枢神经系统而发生脑炎。有报道，如注射百日咳菌苗后，或原有脑囊虫病或癫痫等，可降低血脑屏障功能，促使乙脑发病。

病毒在人的脑、淋巴结、骨髓、脾和肾等组织增殖，出现病毒血症。中枢神经系统主要是脑，脊髓是它的靶器官，大脑皮质、中脑和间脑病变最为严重，尸检见脑膜血管充血，脑实质明显充血水肿，脑沟变浅，颅压升高，出现脑疝。脑部出现粟粒状软化灶，散在或融合。在切片上可见血管扩张充血，神经细胞变性和坏死，神经胶质细胞增生和炎症细胞浸润，脑实质坏死灶形成。

中医认为，本病的发生是感受了暑热之气，因夏月暑气当令，气候炎热。夏令雨湿较多，因天暑下逼，地湿上蒸，暑热与湿邪互相熏灼为患。严重者热盛耗伤阴液而动风，热盛化火，风盛生痰，痰盛生惊，故临床可见高热、抽风、痰鸣、昏迷等危重证候。

【临床表现】

潜伏期4～21日，一般10～14日。

（一）典型的临床经过

可分为三期。

1. 初期

病程第1～3日，突然发热（体温在1～2日高达40℃）、头痛、恶心、呕吐，多有嗜睡或精神倦怠，可有颈部强直及抽搐。

2. 极期

病程第4～10日，主要为脑实质损害表现，少数患者死于该期。

1）高热：体温在40℃或以上，多呈稽留热，高热一般持续7～10日，轻者3～4日，重者3周。

2）意识障碍：是本病的主要表现。表现为嗜睡、昏睡、昏迷、谵妄等。昏迷是意识障碍最严重的程度，昏迷越深，持续时间越长，病情愈重。意识障碍通常持续1周，重者可在1个月以上。

3）抽搐：是病情严重的表现。先出现面部、眼肌、口唇等局灶性小抽搐，继之出现单肢、双肢的阵挛性抽搐，重者出现全身强直性或阵挛性抽搐，历时数分钟至数十分钟不等，均伴有意识障碍。频繁抽搐导致发绀、呼吸暂停。

4）呼吸衰竭：是本病死亡的主要原因。多见于重症患者，主要为中枢性呼吸衰竭。表现为呼吸表浅、双吸气、叹息样呼吸、抽泣样呼吸、潮式呼吸、间停呼吸、呼吸停止。出现脑疝时除有上述呼吸改变外，尚有脑疝本身的表现。枕骨大孔疝表现为昏迷加深、瞳孔散大、肌张力增高，上肢多呈内旋、下肢呈伸直性强直。小脑幕切迹疝表现为昏迷加深，患侧瞳孔散大，对光反射消失，眼球外固定或外展，对侧肢体瘫痪。

周围性呼吸衰竭多由脊髓病变致呼吸肌麻痹或呼吸道阻塞、肺部继发感染等所致。其表现为呼吸先增快后变慢，胸式或腹式呼吸减弱，发绀，但呼吸节律整齐。

5）其他：在病程10日内可出现生理反射改变、脑膜刺激征、锥体束征、单瘫、偏瘫、吞咽困难、语言障碍、大小便失禁等。

3. 恢复期

极期后1~2周体温逐渐下降，神志逐渐清醒，神经和精神症状好转。凡神经精神症状在半年未恢复者应视为后遗症。

（二）临床类型

临床分型对乙脑的诊治很重要，根据病情轻重和神经系统损害分为四型：

1. 轻型

体温在38℃左右，神志清楚，仅有轻度头痛、呕吐、嗜睡，无惊厥，可无（或有）脑膜刺激征。病程1周。

2. 普通型

体温39~40℃，上述症状加重，并有昏睡或浅昏迷，有惊厥和脑膜刺激征，恢复期可有神经精神症状。病程1~2周。

3. 重型

起病急，初期短而极期长，体温迅速升高，剧烈头痛，随即昏迷，反复惊厥，部分病例可有后遗症。病程2~4周。

4. 极重型

来势凶险，体温骤升，可在41℃以上，迅速进入深昏迷，反复或持续惊厥，常在极期死于呼吸或循环衰竭或脑疝，幸存者常有严重的后遗症。

（三）老年人乙脑

国内报道，近年来老年乙脑患者患病率较前显著增加。临床表现为重型及极重型的比例大，并发症较多，以慢性呼吸道感染、心血管疾病、败血症及消化道出血等最为常见。

（四）并发症

发生率为10%左右，以支气管肺炎最常见，其次为肺不张、金黄色葡萄球菌败血症、大肠杆菌所致的尿路感染等。近年来压疮、角膜炎、口腔炎等并发症已少见。

【诊断要点】

夏秋季节，尤以7、8、9三个月发病为多。临床特点为起病急、头痛、高热、呕吐、意识障碍、抽搐、呼吸衰竭等。辅助检查白细胞总数及中性粒细胞均增高；脑脊液压力增高、白细胞增多、蛋白轻度升高、糖和氯化物正常；特异性 IgM 抗体早期出现阳性。

【鉴别诊断】

1. 中毒型菌痢

一般无脑膜刺激征，脑脊液检查正常。做肛拭子或用生理盐水灌肠取便镜检，可发现大量脓细胞。

2. 结核性脑膜炎

多有结核病病史或颅外结核病灶。发病无明显季节性，起病缓慢，病程长。脑脊液中蛋白明显升高，糖和氯化物明显降低，能查到结核分枝杆菌。

3. 化脓性脑膜炎

流行性脑脊髓膜炎（简称流脑）多发生于冬春季节，皮肤黏膜有淤点、淤斑，可有感染性休克表现。其他化脓性脑膜炎发病无季节性，可查到原发感染灶；脑脊液呈脓性，白细胞计数在 $1.0 \times 10^9/L$ 以上，以中性粒细胞为主，糖和氯化物降低；细菌学检查可查到致病菌。

4. 其他病毒性脑炎

单纯疱疹病毒（HSV）、柯萨奇病毒、埃可病毒、腮腺炎病毒、麻疹病毒等均可引起脑炎，临床表现及脑脊液变化与乙脑相似，但临床症状相对较轻，确诊有赖于免疫学检查。

【治疗】

本病无特效疗法，一般采用中西医结合治疗，重点把好高热、惊厥、呼吸衰竭等危症的处理，是降低病死率的关键。加强护理，预防呼吸道痰液阻塞、缺氧窒息及继发感染，注意营养及加强全身支持疗法。

（一）中医治疗

1. 辨证论治

1）急性期

（1）热入卫气：多见于轻型、普通型和重型的初期。症见发热或恶寒，头痛，嗜睡，自汗出，口渴，烦躁或有项强及轻度惊厥。苔薄白、白腻或微黄，脉浮数或滑数。

治宜：透表解毒。

方药：银翘散加减。

金银花、连翘、大青叶、板蓝根各 30 g，豆豉 12 g，薄荷、竹叶各 10 g，贯众 15 g，芦根 60 g。

（2）热入气营：多见于普通型与重型。症见壮热不退，头痛项强，神志昏迷，反复抽搐，唇口焦干，小便短赤，大便秘结。舌质红绛，苔黄厚而燥，脉数。

治宜：清气泄热，凉营解毒。

方药：石膏知母汤合清营汤加减。

生石膏 60 g，大青叶、板蓝根各 30 g，玄参 12 g，麦冬、知母各 10 g，紫草、生地各 15 g，连翘、竹叶、丹皮各 9 g，甘草 5 g，犀角粉（冲）1 g。

便秘加生大黄 6 g，玄明粉（冲服）4 g；昏迷加郁金 6 g，石菖蒲 9 g；喉内痰鸣加鲜竹沥 10 ml；反复惊厥加天麻 6 g，钩藤、地龙干各 9 g，菊花 5 g。

（3）热入营血：相当于极重型。症见高热、深度昏迷，反复抽搐，严重者频繁抽搐，全身强直，角弓反张，痰声辘辘或出现面灰唇青，肢冷汗出，吐血，便血。舌质红绛或紫绛，舌苔干黄或光滑无苔，脉细数。

治宜：清热凉血，解毒镇痉。

方药：清瘟败毒饮加减。

犀角尖、黄连各 3 g，生石膏（先煎）180 g，知母 15 g，生地 30 g，山栀、玄参各 12 g，丹皮、赤芍、黄芩各 9 g，竹叶、生甘草各 6 g。

若邪毒损阴耗阳，使阴液枯而阳气脱，则转拟益气养阴，敛肺固脱，用生脉散合参附汤，并加六神丸研末鼻饲。

2）恢复期

（1）肝肾阴虚：症见肢体强直或震颤，失语，咬牙，潮热颧红。舌质红绛，脉细数。

治宜：滋养肝肾，育阴潜阳。

方药：大定风珠加减。

龟板（先入）、鳖甲（先入）、龙骨（先入）、牡蛎（先入）各 30 g，麦冬 15 g，杭芍、阿胶（烊化冲服）、红花、桃仁、地龙各 9 g。

（2）气阴两虚：症见轻度发热或午后潮热，倦怠乏力，自汗或盗汗，四肢强直或瘫痪。舌质红嫩少苔，脉细数无力。

治宜：清气生津，益气和胃。

方药：竹叶石膏汤加减。

太子参、制半夏、青蒿各 9 g，麦冬 12 g，生石膏（先煎）30 g，竹叶 6 g。

（3）痰热蒙窍：症见烦躁不安，喉间痰鸣，言謇精神异常。舌质红，苔黄厚腻，脉细数。

治宜：清心豁痰开窍。

方药：导痰汤加减。

胆南星、陈皮、天竺各 6 g，半夏、枳实、菖蒲、郁金各 9 g，茯苓 12 g，黄连 3 g。

2. 中成药

1）六神丸：六神丸中麝香、蟾酥有兴奋呼吸中枢和血管运动中枢作用，并对支气管痉挛有保护、镇咳、祛痰等作用。故对暴发型乙脑呼吸衰竭患者痰涎壅盛、喉部分泌物过多而致喉头阻塞症状有回苏急救之效，早期应用六神丸能起到治疗和预防呼吸衰竭的效果。方法：在综合治疗基础上用六神丸，每次 20 粒，每日 3 次，治愈率 91.6%。

2）地龙注射液：0.5～1 ml，取丰隆、中脘、膻中穴等注射。用于痰多者。

3）人参注射液：0.5～1 ml，取膻中、中府、肺俞等穴注射。用于呼吸衰竭。

4）板蓝根冲剂：板蓝根组成。具有清热解毒作用。主要用治多种病毒感染性疾病。每次 1~2 袋，每日 3 次。

5）银黄口服液：金银花、黄芩组成。具有清热解毒之功。用治多种感染性疾病。每次 1 支，每日 3 次。

6）复方大青叶冲（针）剂：具有清热解毒，解表清热之功。用治多种急性热病卫气同病者，每次 1 袋，每日 3 次或每日注射 2 次，每次 2 ml。

7）牛黄清宫丸：天竺黄、连翘、金银花、白芷、牛黄、水牛角等组成。具有清瘟解毒，镇惊化痰作用。用治温邪里热引起的头痛身热，口渴咽干，肢体抽搐等。每次 2 丸，每日 2 次。

8）安宫牛黄丸：牛黄、犀角、麝香、珍珠、黄连、郁金等组成。具有清热开窍，镇惊安神之功。用治温邪入里，逆传心包引起的高热惊厥，烦躁不安，神昏谵语等。每丸重 3 g，口服每次 1 丸。

3. 单方、验方

1）采集淡红色的鲜活地龙（绿色而蜷曲者不宜用），以冷水洗净，不必剖开，每 100 g 加开水约 50 ml，炖汤内服，重复炖 2 次，30 日为 1 个疗程。小儿用量每次 100 ~ 200 g。用本法治疗乙脑后遗症，在病后 6 个月内效果较好。

2）取牛筋草全草 90 g，加水 600 ml，浓煎成 50 ~ 100 ml 分 3 次服，每日 1 剂，7 ~ 10 日为 1 个疗程（药液忌与糖同服，可加些食盐）。治疗乙脑效佳。

3）板蓝根 30 g。水煎，分 2 次服，每日 1 剂，也有效验。

4）云母（金精石或银精石）15 g，连翘、贯众各 30 g。角弓反张、抽搐者加当归、钩藤各 12 g；前额痛者加石膏 30 g；腹痛加白芍、陈皮各 12 g；呕吐甚者加法半夏 10 g；便秘加大黄 5 g（兼证消失后则分别停用加味药）。水煎服，日服 1 剂（方中云母用食盐泡水，洗净泥沙后加入药）疗效较好。

5）白花蛇舌草、白马骨、地耳草各 30 g，七叶一枝花 9 g。每日 1 剂，2 次分服。适用于急性期。

6）生石膏 40 g，板蓝根、大青叶各 30 g，生地、连翘各 20 g，紫草 12 g，黄芩 9 g。适用于急性期。

7）板蓝根 30 g，沙参 20 g，花粉 12 g，莱菔子、郁金各 9 g，陈曲 6 g，谷麦芽各 10 g。适用于恢复期。

（二）西医治疗

1. 一般治疗

住院隔离治疗。病室应安静、清洁，备有防蚊、通风、降温设备。室温宜维持在 30℃ 以下。良好的护理是减少并发症，降低病死率和后遗症的重要环节。护理应注意患者的体温、神志、血压、呼吸、瞳孔及肌张力的变化。对昏迷、痰多者应定时翻身、拍背、吸痰。应及时补充营养及热量，注意水及电解质平衡，重症者应补充足量液体，成人每日 1 500 ~ 2 000 ml，小儿每日 50 ~ 80 ml/kg，主要用葡萄糖液，1/4 量可用含钠液，并注意补钾。对昏迷伴脑水肿者，应适当控制液体量和钠盐。

2. 对症治疗

1）高热：对持续高热 39℃ 以上者，应使体温降低在 38.5℃ 以下，其方法有①物理降温，头颈部、腋下放置冰袋，冷水灌肠。②药物降温，吲哚美辛每次 25～50 mg 口服。幼儿可用安乃近滴鼻。亚冬眠疗法，氯丙嗪及异丙嗪各 25～50 mg，每 4～6 小时肌内注射 1 次。安宫牛黄丸口服。

2）抽搐与惊厥：按抽搐原因采取相应措施，如高热所致，则以降温为主；如为呼吸不畅缺氧致病，则以吸氧、吸痰等为主；如因颅内高压，则应积极降低颅内压；如为代谢紊乱或水与电解质平衡失调，宜迅速予以纠正。

3）呼吸衰竭：呼吸衰竭为本病致死的主要原因。首先要保持呼吸道通畅，深昏迷者常有分泌物积聚，伴异常呼吸时要及早做气管切开，延髓受累影响呼吸，可用呼吸兴奋剂尼可刹米，成人 0.375～0.75 g，小儿 5～10 mg/kg，肌内注射。洛贝林，成人 3～9 mg，小儿 0.15 mg/kg，肌内注射。阿托品、莨菪碱可改善微循环，减轻脑水肿，兴奋呼吸中枢。近年来用以抢救中枢性呼吸衰竭有一定效果。东莨菪碱成人每次 0.2～0.5 mg，小儿每次 0.02～0.06 mg/kg；山莨菪碱成人每次 20 mg，小儿每次 0.5～1 mg/kg，静脉注射；阿托品 0.5～1 mg，以后每次 0.5 mg 静脉注射，15～30 分钟 1 次。上述药物可交替应用。

4）脑水肿及脑疝的治疗：可给脱水剂 20% 甘露醇或 25% 山梨醇，每次 1～2 g/kg，静脉快速推入，每 4～6 小时可重复 1 次，疗程 2～4 日。并见脑疝者，脱水剂用量加倍，加用呋塞米或依他尼酸钠，另加用氢化可地松每日 100～300 mg，或用地塞米松 5～15 mg，静脉滴注。

5）心功能不全和循环衰竭的治疗：心功能不全可用毛花苷 C 或毒毛旋花子苷 K 等快速洋地黄。循环衰竭应根据不同病因给予恰当处理，如脑水肿、脑疝所致脑性休克，主要用脱水剂、东莨菪碱或山莨菪碱以降低颅内压，兴奋呼吸循环中枢；因高热、脱水过度等造成血容量不足及电解质紊乱所致，应补充血容量和纠正电解质紊乱为主。

3. 抗病毒治疗

近年来，临床观察下列药物具有抑制病毒繁殖、缓解临床症状、缩短病程、减少并发症和后遗症及降低死亡率之效。

1）利巴韦林：利巴韦林是人工合成的广谱抗病毒药物，对 RNA 和 DNA 病毒均有明显抑制作用，它能阻断肌苷酸变为鸟苷酸而抑制病毒核酸合成，阻止病毒复制，从而达到治疗的目的。剂量：10 mg/kg，每日 1 次静脉滴注，治疗至体温正常，3 日后停药。利巴韦林治疗可减轻临床症状，缩短病程，防止后遗症发生，降低病死率。

2）肝炎灵：文献报道，在传统及对症治疗的同时加用肝炎灵注射液 0.1 ml/kg，每日 2 次肌内注射，3 日为 1 个疗程。结果表明：肝炎灵可缓解临床症状，缩短病程，减少并发症、后遗症及降低死亡率。与对照组比较有显著差异（$P < 0.05$）。机理是肝炎灵可直接抑制病毒复制，降低免疫复合物，阻止脂质过氧化损伤，减轻脑部毛细血管内皮细胞充血水肿及血浆与有形成分的渗出，从而减轻脑部病变，降低颅内压，达到治疗作用。

3）强力宁：方法是以常规治疗，加强力宁每日 2 ml/kg 加入 10% 葡萄糖液 250 ml 静脉滴注，疗程 4～7 日。

4）聚肌胞：天津传染病医院用聚肌胞治疗 73 例，结果存活 67 例（91.8%），死亡6例（8.2%），与近几年该院乙脑逐年总病死率16%～19%相比，聚肌胞组死亡率明显降低。中国人民解放军第302医院实验观察表明，聚肌胞对乙脑小鼠模型有肯定的保护作用。

5）阿糖胞苷：文献报道，在常规治疗的同时加用阿糖胞苷治疗乙脑，发现其降温作用相当可靠，疗效优于对照组。方法：阿糖胞苷每日2 mg/kg加入5%葡萄糖液250 ml，每日1次静脉滴注。

6）IFN：肌内注射，每日5 ml（10^5～10^6 U/ml），3～5日为1个疗程。

4. 其他治疗

1）免疫增强剂：用转移因子（每日成人2次，儿童1次，每次1支，共用5日，轮注于两上臂内侧或腹股沟皮下淋巴结远心侧）、胸腺素、特异性核糖核酸治疗本病，对症状有所改善。有人认为早期用于普通型患者，可使病程缩短，但对神经病理和体征的恢复不理想，与辅酶Q_{10}合用有可能提高疗效。

2）环磷酰胺：文献报道，对45例乙脑在传统的治疗基础上调整机体免疫功能，即以环磷酰胺、左旋咪唑与辅酶Q_{10}治疗；另100例仍以传统综合治疗为对照。结果治疗组治愈率88.9%，死亡率4.4%，近期后遗症率6.7%，疗效较满意。而对照组治愈率56.0%，死亡率20%，近期后遗症率22%，与治疗组比较有显著差异。

3）山莨菪碱

早期应用山莨菪碱辅助治疗极重型乙脑，具有一定的疗效。方法：山莨菪碱每次1～2 mg/kg静脉注射，每30分钟1次，至面色红润，血压、呼吸、脉搏稳定及抽搐减少，持续时间缩短，间隙时间延长，后再逐渐减量及延长给药时间。

4）苯巴比妥钠：近年来发现苯巴比妥酸盐能迅速降低颅内压，对改善重症脑炎的预后有重要作用。用法：除传统治疗外，给以苯巴比妥钠2～4 mg/kg，以生理盐水或注射用水溶解成10%溶液每6小时静脉注射1次，直至抽搐停止或刺激后不再引起伸肌反应，然后将剂量减半后肌内注射，每8小时1次，延用1日后停药，一般疗程为2～4日。

5）糖皮质激素：地塞米松每日10～20 mg或氢化可的松每日100～300 mg。气管切开患者要慎用。

6）抗生素：用于合并细菌感染，如青霉素、氯霉素、氨苄西林、先锋霉素和头孢类抗生素等。

7）昏迷患者可使用苏醒剂促使昏迷早日苏醒，并防止并发症及后遗症，如甲氯芬酯醒、醒脑静、脑合素等。

5. 恢复期及后遗症处理

要注意进行功能训练（包括吞咽、语言和肢体功能锻炼），可用理疗、针灸、按摩、体疗、高压氧治疗等，对智力、语言和运动功能的恢复有较好疗效。

【护理】

1. 人畜居地分开，对幼猪进行疫苗接种。

2. 灭越冬蚊和早春蚊，消灭蚊虫滋生地，采取各种措施避免蚊虫叮咬。

3. 对儿童注射乙脑疫苗。

4. 对乙脑患者住院隔离治疗。清醒患者可给清凉饮料（如西瓜汁或西瓜皮、荷叶、竹叶、茅根等煎汤）及流质饮食，不能进食者可鼻饲高热量流质饮食。亦可通过静脉补充足量的液体，成人 1 500 ~ 2 000 ml/d，儿童 50 ~ 80 ml/kg，注意补钾。加强护理，定时吸痰，保持呼吸道通畅，防止吸入性肺炎；定时翻身，清洁皮肤，防止压疮发生。

（邱瑞香）

第二节 疟 疾

疟疾是疟原虫经按蚊叮咬传播而引起的寄生虫病。疟原虫经血流侵入肝细胞内寄生繁殖，使红细胞成批破裂而发病。其临床特点为间歇性定时发作的寒战、高热，继以大汗而缓解。间日疟和卵形疟常有复发。恶性疟疾发热不规则，常引起凶险发作。

祖国医学对疟疾的认识甚早，远在殷墟甲骨文中已有"疟"字的记载。传染病在古代医籍中记载最详者首推疟疾。早在《素问》就有《疟论》《刺疟》等专篇，对疟疾的病因、病机、症状、针灸治宜等做了系统而详细的讨论。

【病原学】

寄生于人体的疟原虫有四种：间日疟原虫、恶性疟原虫、三日疟原虫和卵形疟原虫，它们分别引起间日疟、恶性疟、三日疟和卵形疟。上述四种疟原虫的生活史基本相同，即在生长发育过程中分两个阶段，需要人和蚊两个宿主，人为中间宿主，蚊为终末宿主。

（一）在人体内的发育过程（裂体增殖）

疟原虫（成熟的孢子体）借按蚊吸血进入人体后，迅速在血流消失，而进入肝细胞进行裂体增殖。这时红细胞内还没有疟原虫寄生，所以把这个发育阶段称为红细胞前期。在肝细胞内经多次裂体增殖形成的裂殖子，一部分侵入血流进入红细胞内进行裂体增殖，称为红细胞内期；一部分裂殖子又进入肝细胞内增殖，称为红细胞外期。红细胞外期是引起疟疾复发的原因。

疟原虫在红细胞内裂体增殖，经历呈环状的早期滋养体，阿米巴状的晚期滋养体，而后进行核分裂成为裂殖体，细胞质也随之分裂，形成多数裂殖子。恶性疟的晚期滋养体和裂殖体期仅存在于内脏和皮下脂肪层的微血管内。裂殖子成熟后，红细胞破裂，释出的裂殖子又侵入新的红细胞继续进行裂体增殖。自裂殖子侵入至红细胞破裂，释放出新一代裂殖子的过程，叫裂体增殖周期。经数次裂体增殖后，一部分裂殖子不再继续进行裂体增殖，而发育成配子体。配子体在人体内不再发育，如不被按蚊吸入蚊体，则仅能生存 10 ~ 40 日。

（二）在蚊体内的发育过程（孢子增殖）

疟原虫的雌雄配子体，在按蚊吸血时进入体内，经配合后，发育繁殖成数以千计的孢子体。成熟的孢子体钻入唾液腺，在按蚊叮吸血时乘机侵入人体。

【流行病学】

（一）传染源

患者和带原虫者是本病的传染源。

（二）传播途径

疟疾的传播媒介是雌性按蚊。我国主要的传疟按蚊有中华按蚊、微小按蚊、雷氏按蚊、大劣按蚊等四种。

偶有经输入带疟原虫的血液或使用被疟原虫污染的注射器而感染本病。如果孕妇患疟疾，疟原虫可通过胎盘进入胎儿体内引起本病。

（三）人群的易感性

人对本病普遍易感。病后可获短暂的免疫力，疟原虫的种、株间无交叉免疫。

（四）流行特征

疟疾主要流行于热带、亚热带地区，其次是温带。我国疟区分布较广，间日疟最多，其次是恶性疟和三日疟，卵形疟最少。本病有明显的季节性，夏秋季发病率高。

【病因和发病机制】

现代医学认为，人类疟疾是由于原虫进入人体后在红细胞内无性繁殖所引起。成熟的裂殖体使红细胞破裂而释放出裂殖子，此时由于身体对裂殖子做出异体蛋白的过敏反应，同时由于疟原虫的代谢产物和红细胞的碎片干扰了神经中枢体温调节，于是出现临床症状。当全部裂殖子重新进入新的红细胞后，临床发作即停止。但当成熟的裂殖体再次使红细胞破裂时，就出现第二次发作。疟疾经治疗后容易复发，主要原因为肝内的迟发型子孢子成为裂殖体侵犯红细胞所致。

疟疾的病理变化主要为引起红细胞破坏减少。脾肿大，可见明显充血、肿胀，镜下可见血窦充盈，在脾髓内可见含疟原虫的红细胞。肝脏亦肿大，肝内有疟色素沉着。脑型疟疾可见脑组织水肿、充血、灶性坏死，脑小血管栓塞等。

中医学认为，疟疾因感受疟邪而致，其发病与否取决于正气与疟邪的交争。疟邪入侵，伏于半表半里，邪正交争，则疟疾发作，疟邪与营卫相搏，人与阴争，阴盛阳虚，卫阳不能外达，则毛孔收缩，肌肤栗起而恶寒；邪出与阳相搏，出与阳争，阳盛阴虚，则壮热汗出；疟邪伏藏，邪正交争暂息，则发作休止，故临床表现为寒热交替。当疟邪再次与营卫相搏时，又再一次引起发作。病位主要在少阳，疟邪可随经络内搏五脏，横连膜原。

【临床表现】

有蚊季节曾在流行区旅居；2 年内有过疟疾发作或 1 周内有输血史。夏季多发。

间日疟短潜伏期者为 13 ~ 15 日，长潜伏期者在 6 个月以上；三日疟为 24 ~ 30 日；

恶性疟为 7~12 日；卵形疟为 13~15 日。

（一）典型发作

1. 间日疟

常呈间日发作。

1）寒战期：突起畏寒，剧烈寒战、发抖，面色苍白，唇指发绀，皮肤似鸡皮状，患者多须盖多层被子，但仍觉寒冷。此期一般持续 30 分钟左右。

2）发热期：寒战停止，继以高热，通常可在 39.5~41℃，患者颜面潮红、脉搏洪速、头痛欲裂、全身肌肉关节疼痛、口干烦躁，甚至谵妄；严重者可发生抽搐及昏迷。本期一般持续 2~6 小时。

3）出汗期：盛汗出退热，衣裤尽湿，患者感觉舒适，但十分困倦，常安然入睡。此期经过 2~3 小时。

整个典型发作全程 6~10 小时。

4）间歇期：在两次典型发作之间有缓解期或间歇期，此间无显著症状，可有乏力。

2. 三日疟

其寒热发作与间日疟相同，但为 3 日发作 1 次。周期常较规则，每次发作时间较间日疟稍长。

3. 卵形疟

卵形疟与间日疟相似，间日 1 次寒热发作，症状一般较间日疟为轻。

4. 恶性疟

潜伏期为 6~27 日，起病急缓不一，热型不规则，每日或间日寒热发作，无明显缓解间隙。严重者可出现凶险发作，根据临床表现分四型：

1）脑型或昏迷型：最严重，多见于儿童和初入疟区者。表现为发冷、高热、剧烈头痛、呕吐，继而谵妄、昏迷、抽搐、脑膜刺激征阳性等。严重者可死于脑水肿、脑疝和呼吸衰竭。

2）超高热型：起病较急，高热达 41℃ 及以上，患者呼吸急促、谵妄，继之昏迷等，可于数小时内死亡。

3）厥冷型：患者全身软弱无力，很快进入虚脱状态。可能与肾上腺功能障碍有关，患者多死于循环衰竭。

4）胃肠型：除有寒战、高热外，以腹泻为主，类似急性胃肠炎或痢疾。预后好，病死率低。

（二）非典型发作

良性疟发作虽大都为典型发作，但也有非典型发作者。非典型发作热型可不规则，且无明显的周期性和间歇性。这主要是由于：①同种疟原虫的二重或三重感染（以间日疟多见）。②疟原虫在红细胞内释放出裂殖子不规律，或提前，或延缓，以及不同种类疟原虫的混合感染。③疟疾后期免疫力增强。④抗疟药物治疗不彻底。

（三）其他症状和体征

疟疾患者常有脾肿大，新感染者质软，反复多次发作者质硬。肝脏亦常呈轻度肿大。疟疾反复发作后可出现不同程度的贫血。间日疟与三日疟患者易于口唇鼻翼皮肤黏膜处出现单纯疱疹。

（四）疟疾的复发与复燃

疟疾停止发作进入潜隐期，血中红细胞内期疟原虫已经消失，肝细胞内红细胞外期的疟原虫再次侵入红细胞而引起发作者称为复发。复发多在初发半年以后，恶性疟无复发。

疟疾患者发作数次以后，因机体产生免疫力或未经彻底治疗而暂停发作，但血中红细胞内期疟原虫尚未完全消灭，经数周后，免疫力相对下降，而出现临床发作，称为复燃，大多于初发 3 个月内发生。恶性疟有复燃无复发。

【诊断要点】

（一）诊断依据

1. 流行病学

近期内曾在流行季节（夏秋）时在疟疾流行区居住或旅游，有蚊虫叮咬史或近期输血史。

2. 临床表现

间歇性、周期性的寒战、高热、大汗发作，伴脾、肝大及贫血，间日或 3 日发作 1 次。发作间隙无症状，发作数次后脾大。恶性疟疾热型不规则，可有超高热脑症状、休克等。

3. 实验室检查

血和骨髓涂片查见疟原虫可确诊。

（二）治疗性诊断

临床表现很像疟疾，但经多次检查未找到疟原虫，可试用氯喹或蒿甲醚做治疗，48 小时后发热控制者，可能为疟疾。

【鉴别诊断】

1. 一般疟疾应与败血症，钩端螺旋体病，伤寒与副伤寒，胆道感染，急性肾盂肾炎等疾病鉴别。

2. 脑型疟疾应与乙脑、中毒性菌痢、中暑等疾病鉴别。

3. 黑尿热应与其他急性溶血性贫血和蚕豆病鉴别。

【治疗】

（一）中医治疗

1. 辨证论治

疟疾的辨证，应根据病情轻重、寒热偏盛、正气盛衰及病程久暂等，来确定属于正疟、温疟、寒疟、瘅疟、劳疟的类型。祛邪截疟为治疗疟疾的基本原则。

1）正疟：症见寒热往来，发作有定时，先呵欠乏力，继而寒战，寒去则内外皆热，头痛面赤，烦渴引饮，终则遍身汗出，热退身凉。舌苔薄白或黄腻，脉弦。

治宜：和解达邪。

方药：小柴胡汤加减。

2）温疟：症见热多寒少或但热不寒，汗不畅泄，骨节酸痛，头痛如裂，口渴引饮，便结溲黄。脉弦细而数。

治宜：清热解毒，和解祛邪。

方药：白虎加桂枝汤加味。

3）寒疟：症见寒多热少，口不渴，胸脘痞闷，神疲体倦。苔白腻，脉弦。

治宜：辛温达邪。

方药：柴胡桂枝干姜汤。

4）瘴疟

（1）热瘴：症见热甚寒微，或壮热不寒，头痛，肢体烦痛，面红目赤，胸闷呕吐，烦渴引饮，大便秘结，小便热赤，甚则神昏谵语。舌红绛，苔黄腻或垢黑，脉洪数或弦数。

治宜：解表除瘴，清热保津。

方药：清瘴汤加减。

（2）冷瘴：症见寒甚热微，或但寒不热，或呕吐腹泻，甚则神昏不语。苔白厚腻，脉弦。

治宜：解毒除瘴，芳化湿浊。

方药：加味不换金正气散。

5）劳疟：症见寒热时作，倦怠无力，食少，自汗，面色萎黄，形体消瘦，或胁下结块。舌质淡，脉细无力。

治宜：扶养正气，调和营卫。

方药：何人饮加减。

2. 中成药

1）青蒿素：由青蒿素组成。具有截疟作用。用于治间日疟、恶性疟及抗氯喹株疟疾。

2）鳖甲煎丸：具有活血化瘀，软坚散结之功效。用于治疟疾日久所致气血亏损痰瘀内结，胸胁胀满疼痛，腹部肿块，肝脾大症。每次9 g，每日3次。

3）十全大补丸：每次1丸，每日3次。本品具有温补气血功能。用于治疟疾日久、气血两虚、五脏失养引起的面色苍白、身体消瘦、头晕耳鸣、四肢不温、腰膝无力等症。

3. 单方、验方

1）鲜黄花蒿（青蒿）全草250 g。加水400 ml，煎至300 ml，成人1次服150 ml；6～8岁服40 ml；9～12岁服80 ml；13～16岁服120 ml，分别在疟疾发作前6小时、3小时各服1次。适于间日疟、三日疟和恶性疟。

2）醋30～50 ml，小苏打3 g。混合后立即内服（要在发作前0.5～1小时服）。

3）威灵仙、青蒿各15 g。用水煎服，每日2次。

4）何首乌24 g，甘草3 g。浓煎2小时，每日3次，饭前服用。

5）金钱草适量，搓出香味，做成 2 小丸，于发作前塞入鼻孔内。

6）取等量川芎、白芷、桂枝、苍术，研成细末。每取 3 份用药棉包好，于发作前 2 小时塞于鼻孔内，4 小时后取出。

7）马齿苋 120 g，洗净，水煎去渣，在疟疾发作前 2~3 小时服下。

8）鲫鱼 150 g，苏叶 6 g，菖蒲、陈皮各 3 g。将鱼洗净，与上述药共煮，加入调料，吃鱼喝汤。

9）新鲜鸡蛋 3 个，醋 120 g。鸡蛋打入醋内调匀，放油煎炒，稍冷后食之。

10）羊骨 150 g，洗净后炖汤，于发作前 3 小时服用。

11）辣椒子 30 粒（未成年人减半），每日早晨空腹服下，连服 4 日为 1 个疗程。

12）大蒜头 3 个，去皮，加些白糖，在疟疾发作前 4 小时服下，每日吃 1 次，连吃 3~4 日。

13）黄豆 100 粒，芒硝 10 g。加水煮熟后吃黄豆。每次吃 10 粒，1 日 3 次。

14）香菜子，水煎，打入 3 个鸡蛋。在发疟前吃蛋喝汤，再发汗即愈。

15）甘草 2 份，甘遂 1 份。二味共研细末，撒在脐上，加膏药覆盖，于发作前 1 小时用。

16）生常山、黄酒各半份。同炒至酒干，常山呈焦黄色，研细粉，每次 4.5 g，每日服 3 次。

4. 针灸治疗

1）体针：取大椎、后溪、至阳、间使穴，于发病前 1~2 小时，选 1~2 穴针刺，用平补平泻法或泻法，留针 30 分钟，1 日针 1~2 次。或在发疟前半小时至 1 小时用三棱针点刺大椎穴出血。

2. 耳针：取肾上腺、内分泌、皮质下、肝、脾，在发病前 1~2 小时针刺，留针 1 小时。

（二）西医治疗

1. 一般治疗

发作期应卧床休息，发冷时注意保暖，高热时可行物理降温，过高热可药物降温。大汗应及时擦汗，并更换湿衣服，以防受凉。吐泻者应适当补液。

2. 控制症状

可采用下列药物：

1）磷酸氯喹：治疗恶性疟，第 1 日首次服 1.0 g，6 小时后再服 0.5 g，第 2、3 日各服 0.5 g，总量 2.5 g。治疗间日疟及三日疟，顿服 1.0 g 已足。过量可致心脏异位节律或房室传导阻滞及视网膜病变。

2）盐酸氨酚喹啉（卡莫喹啉）：第 1 日服 0.75 g，第 2、3 日各服 0.5 g。由于本药疗效好，副作用小，近年来有取代磷酸氯喹的趋势。

3）硫酸奎宁：此药除用于耐药虫株外，已很少作为第一线药物使用。成人每次 0.3 g，每日 3 次；小儿每日 30 mg/kg，分 3 次服，共 5~7 日。孕妇末期子宫对本品较敏感，故孕妇不能采用。

4）哌喹及磷酸哌喹：与氯喹相似，哌喹每片基质 0.3 g，磷酸哌喹每片 0.5 g（基质 0.15 g），口服首剂基质 0.6 g，6 小时后 0.3 g。

5）硫酸咯啶：与氯喹疗效相似，常用咯喹盐酸盐 0.3 g，每日 2 次，连服 2 日。

6）蒿甲醚：抗疟作用性质同青蒿素，其抗疟效价则比青蒿素强 5 ~ 10 倍。方法：以油剂 200 mg 肌内注射，每日 1 次，连续 3 日，一般与伯胺喹啉合用。用于退热，每次 200 mg 肌内注射。

7）硝喹：本品为喹唑啉的衍生物。对疟原虫红内期和红外期都有抑制作用，并能阻断蚊体内的孢子增殖，是一个多环节作用抗疟药，兼具控制症状，防止传播和根治良性疟的作用。对恶性疟抗氯喹株有效，尤其值得重视。目前主要用复方硝喹片，每片含硝喹和氨苯砜各 12.5 mg。治疗恶性疟，每日 4 片，3 日为 1 个疗程。根治间日疟剂量同上，8 日为 1 个疗程。预防服药，每 10 ~ 15 日服药 1 次（4 片），可连用半年。

8）咯萘啶：可口服或静脉滴注，能迅速控制症状，使血中原虫消失。

9）甲氟喹：为长效抗疟药，我国应用该药结果不一，曾报告 1 例使用后 7 日内原虫不消失，2 例于治疗后 21 日复燃，并已有耐甲氟喹恶性原虫出现。

10）INF：能抑制恶性疟原虫的 3H - 次黄嘌呤合成核酸的过程，使红细胞内疟原虫死亡。

11）IFN：国外研究证实 IFN 有抗疟原虫作用，尤其对细胞外期疗效较好。

12）抗生素：诺氟沙星、克林霉素、利福平、复方新诺明、红霉素等均有良好的抗疟原虫作用，在常用抗疟无效或效果差时可选用，或与氯喹等常用抗疟药合用，以提高疗效。

13）抗过敏药：国内研究发现 5 - HT 抑制剂赛庚啶有良好的抗疟作用。酮替芬、西咪替丁也有良好的抗疟作用，但其具体机理尚不完全清楚，有待进一步研究明确。临床可根据情况试用以上药物。

3. 防止复发

磷酸伯氨喹仍是最广泛使用的疟疾根治药。用法：在服用氯喹等控制症状的同时或以后，口服伯氨喹，常用剂量及疗程为每日 4 片（每片 13.2 mg，含基质 7.5 mg），连服 4 日；或每日 3 片，连服 8 日。小儿酌减。孕妇可在产后期服用。4 - 甲基 - 5 - （间—三氯甲基苯氧基）伯氨喹尚在临床试验阶段，被认为是一种很有希望的根治药。

4. 对耐药虫株的治疗

1）磷酸咯萘啶（疟乃停）：疗效优于氯喹而副作用轻微。治疗总剂量为 24 mg/kg，分 3 次服，第 1 日服 2 次，第 2 日服 1 次。咯萘啶注射液稀释后可做静脉滴注，每次 4 ~ 6 mg/kg，或每次肌内注射 2 ~ 3 mg/kg（4 ~ 6 小时可重复给药），能迅速控制临床发作，使血中原虫消失。

2）磷酸羟基哌喹：治疗间日疟，第 1 次服 4 片，第 2、3 次各服 2 片。治疗恶性疟，第 1、2 次各服 4 片，第 3 次服 2 片。每片含基质 0.15 g，服药时间每次间隔 8 ~ 12 小时，平均退热时间 25 ~ 44 小时，血中原虫阴转时间 37 ~ 50 小时。对高度耐氯喹恶性疟原虫也有较好效果。严重心脏病及肝、肾损害者不宜服用。服药后心率低于每分钟 50 次者，应停药观察。

3）复方硝喹：每片含硝喹及氨苯砜各 12.5 mg，每日服 4 片，连服 3 日。本品对各型疟原虫及其抗氯喹虫株均有效。服药后72小时即可控制症状。

4）盐酸甲氟喹：为近年来国内外认为相当满意的新药，适用于间日疟和恶性疟，包括耐氯喹虫株，都有较好疗效。剂量为1次顿服4～6片（1～1.5 g），所有患者于2～4日内退热，2～6日内血中原虫转阴。1次服药1 g以上可有头昏、眼花、恶心、呕吐副作用。此药近、远期疗效均较好，但易出现耐药虫株。防止办法是：①与其他控制症状和防止复发药物合用。②本药限用于治疗耐氯喹虫株，不用于预防。

5）奎宁配伍乙胺嘧啶：双硫酸奎宁0.24 g，日3次，共10～14日。乙胺嘧啶25 mg，每日2次，共3次。

6）磺胺药与甲氧苄啶（TMP）合用，磺胺林（SMPZ）0.5 g加TMP 0.5 g，连服3日。

7）磺胺多辛1 g加乙胺嘧啶50 mg顿服，同时加服伯喹每日1次3片，连服2～4日。

8）奎宁配伍四环素：双硫酸奎宁0.24 g，每日3次，连服3日。四环素每日2～4 g，连服7日。

9）青蒿素：口服成人剂量首次1 g，6小时后0.5 g，第2、3日各口服0.5 g。

5. 脑型疟疾的治疗

1）抗疟治疗酌选下列药物之一

（1）磷酸氯喹注射液：用于不抗氯喹者，首剂基质成人0.3～0.6 g（5～10 mg/kg）加入生理盐水或5%葡萄糖液500 ml静脉滴注，4～8小时滴完，以后0.3 g每6小时1次，至总量1.5 g。在患者清醒以后即改为口服氯喹。此药不宜静脉推注，因有心肌抑制作用。

（2）盐酸奎宁注射液：用于抗氯喹者。首剂成人0.6 g（10 mg/kg）加入生理盐水或5%葡萄糖液300～500 ml静脉滴注，于4小时滴完；维持量为0.6 g，4～8小时滴完，每小时1次，酌用4～5次。在患者清醒后即改为口服硫酸奎宁。

（3）盐酸甲氟喹：一次顿服1.0～1.5 g。

用以上各药在患者清醒后均须加服伯氨喹每日3片，恶性疟连服2～4日，非恶性疟连服8日。

2）对症治疗：高热除物理降温外，可考虑应用小剂量退热药。维持水、电解质平衡。低分子右旋糖酐可降低血液黏度，防止红细胞凝集，维持各脏器特别是脑部血循环畅通。

【护理】

1. 管理好传染源，包括发现和治愈所有疟疾现症患者和无症状的带虫者。防止新病例的发生和外来病原的输入。

2. 开展爱国卫生运动，采取各种灭蚊、防蚊措施，积极消灭蚊虫，以切断传播途径。

3. 保护易感人群，包括个人防护和集体人群免遭蚊媒的叮刺，以及服药控制传染或抑制发病。

（邱瑞香）

第十一章　妇产科疾病

第一节　妊娠剧吐

孕妇在早孕时出现挑食、食欲减退、轻度恶心呕吐、头晕、倦怠等症状，称为早孕反应，一般不需要特殊治疗，在妊娠 12 周前后自行消失，偶然有少数孕妇反应严重，恶心、呕吐频繁，不能进食，以致影响其身体健康，甚至威胁其生命者，称为妊娠剧吐，多见于第 1 胎孕妇，临床上一般早孕反应，逐日加重，反复呕吐，失眠，全身乏力，随即滴水不进，呕吐频繁，呕出胆汁或咖啡渣样物，以致引起水、电解质紊乱，代谢性酸中毒为特征，按病情可分为轻、中、重度妊娠呕吐，本病属中医学的"子病""病儿""阻病"等范畴。

【病因和发病机制】

现代医学认为，本病的确切病因至今尚未探明，多数学者认为有以下几种因素：

（一）绒毛膜促性腺激素的作用

由于人绒毛膜促性腺激素（HCG）的含量在受孕后 9～13 日开始急剧上升，到妊娠 8～10 周时达到高峰，恰与早孕反应出现的时间相符合。葡萄胎、多胎妊娠的孕妇，HCG 水平显著增高，妊娠反应亦较重，甚至发生妊娠剧吐，而且在妊娠终止后，症状立即消失。因此，目前多认为 HCG 的水平增高与妊娠呕吐关系密切。但症状的轻重，个体差异很大，不一定和 HCG 含量成正比。HCG 刺激造成呕吐可能是间接的，有人认为 HCG 可使胃酸的分泌减少，正常胃液的酸度为 0.5%，当盐酸浓度降低时，胃的蠕动减慢，肌壁张力降低，排空时间延长，胃内压力增高，引起迷走神经兴奋，以致呕吐。

（二）雌激素的作用

早孕阶段，卵巢的妊娠黄体及胚胎的合体细胞滋养层含有丰富的芳香酶，不断地增加雌激素的分泌量，以供胚胎生长之需，妊娠早期雌激素的分泌骤然增加，以致刺激了延髓的化学受体扳机带（CTZ）或称化学感受器触发区，再将冲动传递至呕吐中枢，产生呕吐反射，妊娠呕吐是由雌激素过度分泌而诱发的。

（三）胃肠道的输入冲动

由于过夜的胃肠液积存过多，直接刺激呕吐中枢，诱发呕吐。晨吐就是这个原因，在睡醒后食用干粮或饼干胃液减少，可使呕吐暂时消失，便是佐证。

（四）精神神经因素

妊娠早期大脑皮质及皮质下中枢的兴奋和抑制过程平衡失调，大脑皮质的兴奋性降低而皮质下中枢的抑制过程减弱，即产生丘脑下部的各种自主神经功能紊乱而引起妊娠剧吐。

（五）肾上腺皮质功能低下

肾上腺皮质激素分泌不足，从而使体内水及糖类代谢紊乱，出现恶心、呕吐等消化道症状，而且应用促肾上腺皮质激素（ACTH）或肾上腺皮质激素治疗时，症状可明显改善，故亦认为肾上腺皮质功能降低也与妊娠剧吐有一定关系。

（六）绒毛异物反应

孕早期胎盘绒毛碎屑持续进入母体血流，异物可导致母体发生剧烈变态反应，引起一系列自主神经系统功能紊乱症状。

（七）酮病

呕吐严重，持久不能进食，代谢紊乱，产生酮体，酮体刺激延脑的 CTZ，再将冲动传至呕吐中枢，诱发呕吐。酮病常是妊娠呕吐的一个结果，而不是它的诱因，一旦出现酮症可加重病情及呕吐，成为恶性循环的一个环节。

（八）维生素 B_6 缺乏

维生素 B_6 缺乏也可能是发病的原因之一。

（九）其他

在早孕阶段，子宫感受器不断受到刺激，冲动传到大脑中枢，可引起各种不同反射性反应。当大脑皮质与皮质下中枢功能失调时，则产生病理反射性反应而引起妊娠剧吐。

由于严重呕吐和长期饥饿引起失水及电解质紊乱，出现低钾血症，低氯血症，代谢性碱中毒。由于热量摄入不足，发生负氮平衡，脂肪氧化不全，酮体积聚，出现代谢性酸中毒，严重者肝、肾功能受阻。

中医学认为，本病的发生机理主要是冲脉之气上逆，胃失和降所致。

【临床表现】

多见于第一胎孕妇。分轻、中、重三度。

（一）轻度

停经 40 天前出现呕吐频繁，食后或闻到食物也吐。吐出物为食物、胃液。有时吐出物中可见胆汁或咖啡渣样物。

（二）中度

长期持续呕吐，或不进食也吐，出现失水、电解质紊乱及代谢性酸中毒的表现，皮肤干燥、便秘、乏力、焦虑、脉细弱、血压偏低，体内热原不能维持代谢则动用脂肪。

（三）重度

机体耗损过甚，则因肝、肾功能障碍出现黄疸，甚至谵语、昏迷或抽搐。患者极度疲乏、脉速弱、血压下降、体温上升，眼底检查可见神经炎或视网膜出血。

【诊断要点】

1. 停经，恶心、呕吐频繁，不能进食、进水，懈怠嗜睡。
2. 尿妊娠试验阳性。
3. 尿酮体试验阳性，或强阳性。强阳性者，则为妊娠剧吐。

【鉴别诊断】

注意与溃疡病、肝炎、脑炎、胃炎及葡萄胎等相鉴别。

【治疗】

（一）中医治疗

1. 辨证论治

1）脾胃虚弱：症见妊娠早期恶心呕吐，厌食，神疲思睡，时觉头晕，面色不华，大便溏薄。舌质淡，苔白，脉细滑无力。

治宜：益气健脾，和胃止呕。

方药：砂仁、陈皮各 6 g，白蔻仁 10 g，法半夏、党参各 12 g，白术、大枣各 15 g，姜汁数滴。水煎服，每日 1 剂。

2）肝胃不和：症见妊娠早期呕吐酸水或苦水，头胀而晕，胸满胁痛，嗳气叹息，烦渴口苦，心烦易怒，睡眠不熟，多梦。舌质淡红，苔薄白或微黄，脉弦滑。

治宜：疏肝理胃，降逆止呕。

方药：黄芩 10 g，白术 15 g，苏叶、枳壳、白芍、代赭石、香附各 12 g。水煎服，每日 1 剂。

2. 中成药

1）香砂六君子丸：每次 3~9 g，每日 2~3 次。本品具有健脾和胃，降逆止呕之功。用治脾胃虚弱所致的妊娠期恶心、呕吐。

2）四君子丸：每次 1 丸，每日 2~3 次。用治脾虚所致的恶心、呕吐，乏力倦怠思睡等。

3）二陈丸：每次 1 丸，每日 2 次。用治妊娠期恶心、呕吐。

4）逍遥丸：每次 6~9 g，每日 2 次。用治肝胃不和妊娠呕吐。

5）生脉饮：每次 10 ml，每日 3 次。用治气阴两伤型妊娠剧吐。

3. 单方、验方

1）糯米 60 g。水煎饮服，每日 2 次。

2）取生姜汁 3~5 滴于米汤内饮服。

3）橙子用水泡酸味，加蜜煎汤频饮。

4）陈皮 10 g。红枣 5 枚煎水饮。

5）柿蒂 30 g，冰糖 60 g。加水适量煎汤饮用，每日 1 剂。用治胃气上逆，恶心、呕吐者。

6）鸡蛋 1 只，白糖 30 g，米醋 60 g。加水适量煮熟后食用。

7）优质黄连 6 g 切碎，苏叶 6 g。置于茶壶中用沸水冲开，15 分钟以后饮用。可治疗顽固性呕吐。

8）砂仁研末，每次服 9 g，加生姜汁少许，温开水吞服。

9）紫苏叶 3 g，黄连 1.5 g。研细末，分 2 次用开水冲服。

10）竹茹、苏梗、砂仁、白术各 10 g。水煎服，每日 1 剂。

11）鸡内金适量炒焦，研粉，每次 5 g，以米汤送服，每日 2 次。

12）牛奶 1 杯煮开，调入韭菜末 1 汤匙，温服，每日 1 剂。

4. 体针

针内关、足三里。

5. 耳针

取神门、胃、皮质下等穴。

（二）西医治疗

尽早控制呕吐，病情轻、中度患者一般以中医治疗为主，对精神情绪不稳定者给予心理治疗。重症患者，应中西医结合治疗，及时纠正失水、电解质紊乱及酸碱失衡，以控制病情。若经上述治疗无好转，体温持续高于 38℃，心率每分钟超过 120 次，出现持续黄疸或持续蛋白尿，或伴发 Wernicke 脑病时，则应终止妊娠。

1. 镇静止呕

每次口服维生素 B_6 10～20 mg、维生素 B_1 10～20 mg、维生素 C 100～200 mg，3 次／日；小剂量镇静剂如苯巴比妥，每次 30 mg，3 次／日，对轻症有一定效果。

2. 纠正脱水、电解质紊乱及酸碱失衡

重症患者需住院治疗，禁食，每日补液量不少于 3 000 ml，尿量维持在 1 000 ml 以上。输液中加入氯化钾、维生素 C、维生素 B_6，同时肌内注射维生素 B_1。合并酸中毒者，应根据二氧化碳结合力水平，静脉补充碳酸氢钠溶液。一般经上述治疗 2～3 日，病情多迅速好转。另外，可根据贫血或营养不良的程度，输液中适当加入辅酶 A、肌苷，甚至氨基酸、白蛋白等。呕吐停止后，可以少量试进容易消化的饮食；若进食量不足，仍应适当补液。

3. 终止妊娠

经各种治疗病情不改善，体温持续在 38℃ 以上，心率超过每分钟 120 次，或出现黄疸时，应考虑终止妊娠。

【护理】

1. 正确认识妊娠早期出现的恶心、呕吐为正常早孕反应，不久即会消失，不应有过重的思想负担。

2. 孕妇应饮食有节，宜食清淡食物，少食多餐，以流质、半流质饮食为主，勿食生冷、油腻及辛辣之品。同时保持大便通畅。

3. 保持室内空气新鲜，避免异味刺激。

4. 汤药应浓煎，少量频服。服药前可先含鲜生姜片、陈皮梅，有止吐功效。

（董俊英）

第二节　妊娠期高血压疾病

妊娠期高血压疾病是严重威胁母婴安全的疾患之一，是妊娠特有的症候群。过去本病又称妊娠中毒症，由于未发现任何内源性或（及）外源性"毒素"与之有关，故一致主张摒弃。本病以水肿、蛋白尿为基本特征，伴有血尿酸的升高及明确的肾脏病理变化，可由轻度发展至重度。其发生率与气温变化、文化程度及身体素质有一定关系，大学程度孕妇的发生率高，身体矮胖、体重指数 > 0.24 者易发病，贫血及有高血压家族史者发生率明显升高。

本病属中医"子气""子烦""子肿""子晕""子痫"等范畴。

【病因及发病机制】

现代医学认为，关于本病的发病原因，至今尚未阐明，其机制仍不清楚。

（一）高危因素

初孕妇、孕妇年龄小于 18 岁或大于 35 岁、慢性高血压、慢性肾炎、抗磷脂抗体综合征、糖尿病、血管紧张素基因 $T235$ 阳性、肥胖、营养不良、低社会经济状况等与妊娠期高血压疾病的发病风险增加相关。

（二）病因学说

1. 胎盘缺血—缺氧学说

妊娠期高血压疾病常见于子宫张力较大，滋养细胞沿螺旋小动脉逆行浸润，逐渐取代血管内皮细胞，并使血管平滑肌弹性层为纤维样物质所取代，使血管腔扩大、血流增加，以便更好地供给胎儿营养，这一过程称血管重铸，入侵深度可达子宫肌层内 1/3。妊娠期高血压疾病时，绒毛侵袭仅达蜕膜血管层，也不发生血管重铸，导致早期滋养层细胞缺氧，影响胎儿发育。

2. 免疫学说

胚胎对母体来说是一种同种半异体移植，妊娠被认为是成功的自然同种异体移植。正常妊娠的维持有赖于胎儿母体间免疫平衡的建立与稳定。这种免疫平衡一旦失调，即可导致一系列血管内皮细胞病变，从而发生妊娠期高血压疾病。故妊娠期高血压疾病的发病与免疫机制关系密切。某些学者认为其病因是母体对胎盘某些抗原物质的免疫反应，与移植免疫的观点很相似。本病所见到的胎盘血管床和蜕膜血管的动脉粥样硬化样病变，与移植脏器被排斥时的血管病变极其相似。但与免疫的复杂关系有待进一步证实。

3. 肾素、血管紧张素、醛固酮、前列腺素系统失常

本病发病时，子宫胎盘缺血，子宫、胎盘变性，肾素增加，血管紧张素Ⅱ增加，同时伴随血管对血管紧张素Ⅱ的敏感性增强，而血管紧张素降解酶的活力降低，导致子宫

动脉收缩。另外子宫血流减少时，进入子宫的前列腺素的前身物质——花生四烯酸的量减少，小动脉亦易发生痉挛，外周阻力增加。肾血管痉挛及肾小球中纤维素凝集引起肾小球损害，肾小球上皮通透性增加，蛋白随尿漏出，血管紧张素Ⅱ还刺激肾上腺皮质分泌醛固酮，增加钠的回吸收，使细胞外容量扩张而发生水肿。

4. 遗传因素

从回顾性调查发现本病妇女的女性后代，发病率高于无家族史者。从普查中发现，近亲婚配因有同一家庭中具有较近的组织相容性，其发病率低于随机婚配者。这种事实从正反两方面说明遗传基因与发病有一定关系。

5. 其他

近来研究发现本病与体内钙、锌代谢失调有关。与内皮素（ET）的增高、尿钙/肌酐比值的异常、血 HCG 的异常升高、甲状旁腺分泌异常以及血糖和胰岛素的异常密切相关，正在进一步地研究探讨。

中医学认为，妊娠后需要肾阴滋养胎元，如胎火耗阴、肾阴不足，则肝阳上亢，故导致舌绛红、口渴、头目眩晕，称子晕；如肝风内动发生抽搐则为子痫；如脾阳虚不能运化水谷，水湿泛滥则成水肿；如肾阳虚则命门之火不足，不能生土，不能上湿脾阳，下达膀胱，因而尿少、浮肿更加严重，称之为子肿。

【临床表现和诊断要点】

（一）临床表现

妊娠高血压综合征的临床表现主要是高血压、水肿、蛋白尿，随其程度的轻重不同可单独存在，亦可二或三种症状与体征同时存在。

患者有以上的高危因素及上述临床表现，特别应询问有无头痛、视力改变、上腹不适等。

1. 高血压

应注意血压升高的程度，是否持续升高至收缩压≥140 mmHg 或舒张压≥90 mmHg，血压升高至少出现两次，间隔≥6 小时。慢性高血压并发子痫前期常在妊娠 20 周后血压持续上升。其中特别注意舒张压的变化。

2. 尿蛋白

应取中段尿进行检查，每 24 小时内尿液中的蛋白含量≥300 mg 或在至少相隔 6 小时的两次随机尿液检查中尿蛋白浓度为 0.1 g/L（定性＋），其准确率达 92%。应避免阴道分泌物污染尿液，造成误诊。蛋白尿反映肾小动脉痉挛引起肾小管细胞缺氧及其功能受损的程度，临床上出现略迟于血压的升高。

3. 水肿

体重异常增加是许多患者的首发症状，体重突然增加≥0.9 kg/周，或 2.7 kg/月是子痫前期的信号。孕妇出现水肿的特点是自踝部逐渐向上延伸的凹陷性水肿，休息后不缓解。水肿局限于膝以下为"＋"，沿至大腿为"＋＋"，涉及腹壁及外阴为"＋＋＋"，全身水肿，有时伴腹水为"＋＋＋＋"。

4. 尿少

尿排出量减少表示肾脏排泄功能障碍，可 < 500 ml/24 h。

5. 自觉症状

自觉症状包括明显头痛、头晕、视物不清、恶心、呕吐、上腹疼痛等，表示病情的发展已进入子痫前期，应及时做出相应检查与处理。

6. 抽搐及昏迷（子痫）

其是本病病情最严重的阶段。子痫发生前可有不断加重的重度子痫前期，但子痫可发生于血压升高不显著、无蛋白尿或水肿的病例。若无妊娠滋养细胞疾病，子痫很少发生在孕 20 周前，通常产前子痫占 71%，产时子痫与产后子痫占 29%。

典型的子痫发作过程可分为四期：

1）侵入期：发作时开始于面部、眼睑及颈项肌肉强直，头扭向一侧，眼球固定，瞳孔散大，继而出现口角及颜面部肌肉颤动。此期持续仅 10 秒。

2）强直期：上述病情很快发展至两臂及全身肌肉强直性收缩，出现两臂屈曲，双手紧握，眼球上翻，牙关紧闭，呼吸暂停，面色青紫。此期约持续 20 秒。

3）抽搐期：全身肌肉强烈抽搐，头向一侧扭转，眼睑及颌部时开时闭，口吐白沫或血沫，面色青紫，四肢抽动，每次抽搐历时 1～2 分钟。此期易发生唇舌咬伤及坠地损伤等。

4）昏迷期：抽搐逐渐停止，全身肌肉松弛，呼吸恢复，发出深而长的鼾声，继而进入昏迷状态。昏迷时间长短不一，病情轻者可以立即清醒。清醒后患者对发作前后情况记忆不清。重者抽搐反复发作，甚至昏迷呈持续状态直至死亡。

抽搐发作次数和间隔时间与病情程度及预后相关。抽搐愈频、时间愈长，病情愈重、预后愈差。

子痫患者除上述典型征象以外，抽搐时血压显著升高，少尿、无尿，偶然也有因平时血压不高，发病时也无特殊高血压现象，少数病例病情进展迅速，子痫前期的征象不显著，而突然发生抽搐、昏迷。

产前和产时子痫发作时，因全身肌肉强直性收缩可促使分娩发动和加速产程进展，故应注意产科情况。

（二）并发症

1. 对孕妇特别是重度妊娠期高血压疾病，可发生妊娠期高血压疾病心脏病、胎盘早剥、肺水肿、凝血功能障碍、脑出血、急性肾衰竭、HELLP 综合征、产后出血及产后血液循环衰竭等并发症。这些并发症多可导致患者死亡。

2. 对胎儿由于子宫血管痉挛所引起的胎盘供血不足、胎盘功能减退，可致胎儿窘迫、胎儿宫内发育迟缓、死胎、死产或新生儿死亡。

（三）实验室及其他检查

1. 尿液检查

测定尿蛋白量和有无管型，可了解肾功能受损情况。尿蛋白定量每 24 小时大于 0.5 g 属异常，每 24 小时大于 5 g 则为重症。

2. 血液检查

在有条件的情况下，特别是对于重症患者，需进行一些必要的实验室检查，以便有利于处理。

1）血浆黏度、全血黏度及血细胞比容测定：以了解有无血压浓缩。正常妊娠后期，血浆黏度应在 1.6 以下，全血黏度低于 3.6，血细胞比容应小于 35%。

2）尿酸：重症患者——先兆子痫及子痫，由于肝脏破坏尿酸及肾脏排泄尿酸的功能降低，血浆尿酸均有不同程度的升高。

3）尿素氮的测定：对于了解肾功能情况有一定的参考价值。

4）二氧化碳结合力：重症患者，特别是在应用了大剂量解痉、降压、镇静剂之后，常影响进食。另外，由于肾功能减退，均促使易于发生酸中毒，所以测定二氧化碳结合力有助于及早发现酸中毒。

5）血清电解质测定：重症患者常伴发电解质紊乱，一般认为应用冬眠合剂治疗，可导致低血钾，但少数患者有高血钾发生，血钾可增高，在 5.78 ~ 9.97 mmol/L，乃由于酸中毒致细胞内 K^+ 外游所致。心电图也提示有高钾。因此，对这些患者进行血清 K^+、Na^+ 测定是极其重要的。

6）肝功能测定：妊娠期高血压疾病患者，特别是先兆子痫、子痫患者，可由于肝细胞缺氧，使肝细胞的线粒体释放出丙氨酸氨基转移酶（ALT），可使血清 ALT 轻度升高在 60 ~ 120 U/L，总胆红素、碱性磷酸酶也可有轻度升高，但多无消化道症状。产后一周内 ALT 等均可恢复至正常。

7）凝血功能测定：对于重症患者需及时测定血小板，以了解有无降低；测定凝血酶原时间，纤维蛋白原及抗凝血酶Ⅲ（ATⅢ）、纤维蛋白降解产物等指标以助判断凝血和纤溶之间有无失调，有利于指导临床治疗。

3. 眼底检查

眼底改变是反映妊娠期高血压疾病严重程度的一项重要标志，对估计病情和决定处理均有重要意义。眼底的主要改变为视网膜小动脉痉挛，动静脉管径之比可由正常的 2:3 变为 1:2，甚至 1:4。严重时可出现视网膜水肿，视网膜剥离，或有棉絮状渗出物及出血。

4. 其他检查

如母、儿心电图，超声，羊膜镜等检查，胎盘功能及胎儿成熟度检查等，可视病情而定。

【鉴别诊断】

本病应与伴有水肿、蛋白质、高血压的妊娠合并症，特别是妊娠合并原发性高血压或慢性肾炎相鉴别。子痫应与癫痫、脑出血、癔症、糖尿病昏迷相鉴别。

【治疗】

（一）中医治疗

1. 辨证论治

1）子肿

（1）脾虚：症见妊娠数月，面目、四肢浮肿，或遍及全身，按之凹陷，面黄，食欲减退，便溏，神疲，乏力，少气懒言。舌淡，苔白腻，脉缓滑无力。

治宜：健脾益气，行水。

方药：人参10 g，白术、茯苓、陈皮各9 g，炙甘草6 g，半夏12 g。

肿甚尿少加车前子12 g，通草10 g；腹胀者加苏梗10 g，厚朴8 g；头晕者加钩藤12 g，菊花10 g；畏寒、肢冷加肉桂5 g；神疲乏力加党参、黄芪各12 g；胎水满，益养血安胎，用鲤鱼汤主治。

（2）肾虚：症见妊娠数月后，面部及四肢浮肿，以下肢尤甚，按之凹陷，即时难起，面色晦暗，头晕耳鸣，腰膝酸软，无力，下肢逆冷，心悸，气短。舌淡，苔白润，脉沉迟无力。

治宜：温肾行水。

方药：茯苓、白术、生姜各9 g，白芍6 g，附子1枚。

若见腰痛甚者加川断、杜仲各10 g；头晕目眩加钩藤、石决明各8 g，菊花10 g；阴血不足者用济生肾气丸；若水气凌心症见心悸、气短者用桂附苓术饮，方中附子有毒，用量不宜过重，久煎可以减少毒性。

（3）气滞：症见妊娠中后期，始于足肿，渐及于腿，皮色不变，随按随起，头晕胀痛，胸闷胁胀，厌食。舌苔薄腻，脉弦滑。

治宜：理气行滞，佐以健脾化湿。

方药：天仙藤、紫苏各10 g，陈皮、制香附各8 g，乌药、甘草各6 g，木瓜5 g，生姜3 g。

郁久化热，症见心烦口苦、苔黄腻者加栀子8 g，黄芩6 g；湿阻甚者，症见头昏、头重、胸闷、恶呕便溏、舌苔厚腻、脉沉滑者，方用茯苓导水汤。

2）子晕

（1）阴虚肝旺：素体肝肾阴虚，孕后血聚养胎，精血愈亏。症见妊娠后头晕，目眩，耳鸣眼花，易烦躁，腰膝酸软，心悸失眠，颜面潮红。舌红或绛，脉弦细滑数。

治宜：育阴潜阳。

方药：熟地24 g，山药、山茱萸各12 g，茯苓、泽泻、丹皮、枸杞、菊花、龟板各9 g，石决明、钩藤、何首乌各10 g。

若有痰热者加竹茹10 g，胆南星8 g；腰膝酸软加杜仲、桑寄生各10 g，菟丝子12 g；头痛、目眩加天麻9 g，夏枯草10 g。

（2）脾虚肝旺：素体脾虚，营血生化不足，运化失司，水湿停聚。孕后阴血养胎，脾失濡养，肝阳上亢。症见妊娠中后期面浮肢肿，头晕头重如冒状，胸胁胀满，食欲减退、便溏。苔厚腻，脉弦滑。

治宜：健脾利湿，平肝潜阳。

方药：白术、茯苓各 12 g，生姜皮 6 g，陈皮 8 g，钩藤、菊花、大腹皮各 10 g。

有痰者加竹茹、半夏各 6 g；肿甚者加猪苓、泽泻各 10 g，赤小豆 12 g。

3）子痫：本病多因子肿、子晕治疗不及时发展而来。其病机为肝风内动或痰火上扰。

（1）肝风内动：因素体阴虚，孕后精血养胎，使精血亏少，肝肾失养，肝阳上亢，水火不济，风火相煽，遂发子痫。症见妊娠晚期，突发四肢抽搐，甚则不省人事，轻者颜面潮红、心悸、烦躁、口干。舌红，苔薄黄，脉弦滑数。

治宜：平肝息风。

方药：羚羊角 4.5 g，桑叶 6 g，川贝 12 g，生地、竹茹各 15 g，菊花、白芍、茯神、钩藤各 9 g，甘草 3 g。

若因外感风寒而诱发者，酌加防风 8 g，葛根 10 g；便秘者加何首乌 10 g，柏子仁 12 g。

（2）痰火上扰：阴虚热盛，灼其津液，炼液为痰，或脾虚湿盛，湿聚成痰，痰火交织，上蒙清窍，发为子痫。症见妊娠晚期，或正值分娩时，猝然昏不知人，或头晕，头痛，胸闷，烦热，气粗痰鸣。舌红苔黄，脉弦滑。

治宜：清热、豁痰、开窍。

方药：牛黄 0.75 g，朱砂 4.5 g，黄芩 9 g，生黄连 15 g，山栀 19 g，郁金 6 g，竹沥水。或安宫牛黄丸口服。

2. 中成药

1）五苓丸：每次 6～9 g，每日 2 次，温开水吞服。用治孕期浮肿。

2）珍珠粉：每次 0.3～0.6 g，每日 2 次，温水吞服。

3）羚羊角粉：每次 0.3～0.6 g，每日 2 次，温水吞服。

4）杞菊地黄丸：每次 9 g，每日 2 次。

5）安宫牛黄丸：每次 1/2 粒～1 粒，凉开水调匀急救时灌服。

6）至宝丹：每次 1/2 粒～1 粒，急救时凉开水调匀灌服。

3. 单方、验方

1）山羊角、钩藤、生地、白芍各 30 g，白僵蚕、地龙各 20 g，当归、川芎各 10 g。浮肿明显加防己 12 g，白术、天仙藤各 30 g；蛋白尿加鹿含草、益母草、薏苡根、淮山药各 30 g；中度以上妊娠期高血压疾病加服解痉散（羚羊角粉 0.3 g，全蝎 1.5 g，琥珀 4.5 g，研末，分 3 次服）。

2）荆芥穗适量（焙干），研细末。每服 6 g，黄酒送下。用治妊娠抽搐。

4. 饮食疗法

1）黑豆、绿豆、赤豆同煮汤或取其中 1 种豆煮汤，甜食，饮汤。健脾益气消肿。其中绿豆、黑豆有清热解毒作用，常服可以预防子痫。

2）牛乳、羊乳、豆浆平时取其中 1 种常服，健脾消肿。

3）淡豆浆不时饮用。

4）鲜芹菜 200 g，向日葵叶 30 g。水煎服，日 1 剂。

5）黄豆芽适量，水煮 3~4 小时，每日温服数次。利湿清热。治孕妇高血压症。

6）山药 150 g，大米 100 g。将山药洗净，与大米共煮成粥，连续服用。滋阴养血，疏风定痫。用治妊娠痫风。

7）鲤鱼（或鲫鱼）400 g，赤小豆 200 g，陈皮 10 g，大蒜 1 头。鲤鱼开膛去杂物，洗净；大蒜去皮，四味加水共煮烂，吃鱼饮汤。每日 3 次食饮完。利水消肿，下气，解毒。用治妊娠浮肿。

8）冬瓜皮、赤小豆各 30 g。水煎服。用治妊娠浮肿。

9）冬瓜煎汁，随意饮之。

（二）西医治疗

本病因其病因不明，虽不复杂，但治疗有一定的难度。

1. 治疗原则

1）加强围生期保健，定期产前检查，早诊断、早治疗。

2）必要时尽早收入院治疗，严密监护母胎变化及产后监护。

3）治疗以左侧卧位、解痉、镇静、降压、合理扩容及利尿为主，适时终止妊娠。终止妊娠是迄今治本的最佳方法。

4）注意监护心、脑、肺等重要器官，防止并发症。

2. 轻度妊娠期高血压疾病

一般无须用药，嘱左侧卧位休息。侧卧位可降低下腔静脉和股静脉的压力及髂总和腹主动脉的压力，改善重要器官和胎盘的灌流量，增加尿量。注意血压变化。也可酌情给予口服解痉药物。

3. 子痫前期的治疗

应住院治疗。治疗原则为：解痉、降压、镇静、合理扩容及利尿，适时终止妊娠。

1）解痉药物

（1）硫酸镁：首选解痉药，其药理作用机制为①抑制周围血管神经肌肉的运动神经纤维冲动，减少乙酰胆碱的释放，使血管扩张，尤其对脑、肾、子宫血管平滑肌的解痉作用更突出；②镁离子对中枢神经细胞有麻醉作用，可降低中枢神经细胞的兴奋性；③硫酸镁还可使血管内皮合成前列环素增高，使依赖镁的 ATP 酶恢复功能，有利于钠泵的转运，从而达到脑水肿消失、制止抽搐的目的。

用药途径及剂量：可以深部肌内注射亦可静脉滴注。深部肌内注射即 25% 硫酸镁 20 ml 加 2% 普鲁卡因 2 ml（过敏试验阴性），6~8 小时 1 次，连续应用 2 日。肌内注射缺点是血中浓度不稳定，局部疼痛。静脉滴注，首次剂量为 25% 硫酸镁 10 ml 加 5% 葡萄糖液 250 ml，于 1 小时内静脉滴注。10 g 加入 5% 葡萄糖液 500 ml 以 1~1.5 g/h 速度静脉滴注，24 小时硫酸镁总量控制在 15~20 g，第一个 24 小时不得超过 30 g。

注意事项：硫酸镁过量会引起呼吸和心率抑制，甚至死亡，故每次用药前及持续静脉滴注期间应做有关检测，即①膝反射必须存在；②呼吸不可少于 16 次/分；③尿量不少于 25 ml/h；④必须备有解毒作用的钙剂，如 10% 葡萄糖酸钙 10 ml/支的针剂。

（2）抗胆碱药：主要有东莨菪碱和山莨菪碱，这些药物可抑制乙酰胆碱的释放，有明显解除血管痉挛的作用，且有抑制大脑皮质及兴奋呼吸中枢，以及改善微循环的作用。

方法：0.25%东莨菪碱5~8 ml（0.08~0.3 mg/kg），加入5%葡萄糖液100 ml静脉滴注，10分钟滴完，6小时可重复1次；山莨菪碱每次口服10~20 mg，3次/日或10 mg肌内注射，2次/日。

（3）异戊巴比妥钠：对中枢有抑制作用，且与硫酸镁有协同作用。常用每次0.1~0.25 g，肌内注射或静脉注射，或每日0.5~1.0 g静脉缓注（1 ml/min）。

（4）β$_2$受体兴奋剂：最近用β$_2$受体兴奋剂治疗妊娠期高血压疾病的文献日益增多，作用机制为①使子宫肌肉的张力减低（减压作用），改善子宫胎盘血流量，胎盘缺氧状态获得改善以求对因治疗。②由于动脉血管平滑肌松弛使血压下降。③β$_2$受体兴奋剂可明显降低血小板功能，从而使妊娠期高血压疾病的病理生理变化恢复正常和减少其并发症——DIC。④减少因子宫胎盘缺血所致的胎儿宫内生长迟缓。沙丁胺醇剂量为2~4 mg，每日4次。为防止宫缩乏力，宜在临产前早停药。

2）镇静：应适当使用具有抗惊厥和有较强镇静作用的镇静剂，对病情控制可起到良好的效果。

（1）苯巴比妥：口服每次0.03~0.06 g，3次/日，必要时苯巴比妥钠0.1 g肌内注射3次/日，有一定的抗惊厥作用。

（2）地西泮：口服2.5~5 mg，2次/日，亦可10 mg肌内注射。

（3）哌替啶：肌内注射10 mg，用于头痛，临产时宫缩痛，亦可预防抽搐、止痛、镇静。若4小时内将娩出胎儿，则不宜应用，以免引起胎儿呼吸抑制。

（4）冬眠药物：冬眠药物可广泛抑制神经系统，有助于解痉降压，控制子痫抽搐。用法：①哌替啶50 mg，异丙嗪25 mg肌内注射，间隔12小时可重复使用，若估计6小时内分娩者应禁用。②哌替啶100 mg，氯丙嗪50 mg，异丙嗪50 mg加入10%葡萄糖液500 ml内静脉滴注；紧急情况下，可将1/3量加入25%葡萄糖液20 ml缓慢静脉推注（>5分钟），余2/3量加入10%葡萄糖液250 ml静脉滴注。由于氯丙嗪可使血压急骤下降，导致肾及子宫胎盘血供减少，导致胎儿缺氧，且对母儿肝脏有一定的损害作用，现仅应用于硫酸镁治疗效果不佳者。

3）降压：对于血压≥160/110 mmHg或舒张压≥110 mmHg或平均动脉压≥140 mmHg者，以及原发性高血压、妊娠前高血压已用降压药者，须应用降压药物，预防脑出血及子痫的发生。选择降压药物应注意：药物对胎儿无毒副反应，降压又不影响胎盘、胎儿血供，避免血压急剧下降或下降过低。

（1）肼屈嗪：作用于血管舒缩中枢或直接作用于小动脉平滑肌，扩张周围血管而降低血压，并可增加心排血量，有益于脑、肾、子宫胎盘灌注。剂量：5 mg为起始剂量；5~10 mg，15~20分钟用完，使舒张压降至90~100 mmHg为宜。不良反应是心率增快、面部潮红等，妊娠期高血压疾病心力衰竭者不宜使用。

（2）拉贝洛尔：为α、β受体阻滞剂，降低血压而不影响肾及胎盘血流量，并有对抗血小板凝集，促进胎儿肺成熟作用。剂量为50~100 mg加入5%葡萄糖液250~500 ml中静脉滴注，5日为1个疗程；血压稳定后100 mg口服，每日2~3次。药物显效快，不会引起血压过低或反射性心动过速，是妊娠期高血压疾病常用的降压药物。

（3）硝苯地平：为钙离子通道阻滞剂，可抑制平滑肌收缩，使全身血管扩张，血压下降。剂量为 10 mg 舌下含服，每日 3 ~ 4 次，每日总量不超过 60 mg。可连续应用数周。

（4）甲基多巴：较安全的妊娠期降压药，可兴奋血管中枢受体，抑制外周交感神经而降压。常用 250 mg 口服，每日 3 次。

（5）其他：如硝普钠、肾素血管紧张素类的药物等皆具有良好降压作用，但应注意硝普钠的代谢产物对胎儿有毒性作用，不宜在妊娠期使用；肾素血管紧张素类药物可导致胎儿生长受限、胎儿畸形、新生儿呼吸窘迫综合征、新生儿早发性高血压，妊娠期应禁用。

4）利尿剂：多不主张应用。常在以下指征时可考虑用，合并严重贫血或慢性肾炎的高血容量患者；有心血管负担过重者，如心力衰竭、肺水肿、脑水肿、颅内压增高，少尿的患者；全身水肿患者。

（1）氢氯噻嗪：口服 25 mg，3 次/日，有尿时，同时加服 10% 氯化钾，以免发生电解质紊乱。

（2）呋塞米：肌内注射，每次 20 ~ 40 mg。也可用 20 ~ 40 mg 加入 25% 葡萄糖液 20 ml 中静脉注射，见尿补钾，可重复用。

（3）甘露醇：为渗透性利尿药，用于颅内压增高，脑水肿或肾功能不全的少尿期。心力衰竭、肺水肿患者禁用。用法：20% 甘露醇 200 ~ 250 ml，静脉滴注，30 分钟滴完。

5）扩容治疗：扩容应遵循在解痉的基础上扩容，在扩容的基础上脱水和胶体优于晶体的原则，方能调节血容量，改善组织灌注量，减轻心脏负担，减少肺水肿的发生。扩容指征：血细胞比容 >0.35；尿比重 >1.020，或全血黏度比值 >3.6；血浆黏稠度比值 >1.6 者。扩容的禁忌证：有心血管负担过重者，脉率 >100 次/分，肺水肿、肾功能不全者，血细胞比容 <0.35。

（1）低分子右旋糖酐：可疏通微循环，减少血小板黏附，预防 DIC，利尿。每克右旋糖酐可吸收组织间液 15 ml。常用量为每日 500 ml 静脉滴注，可加入 5% 葡萄糖液 500 ml，以延长扩容时间。

（2）706 羧甲淀粉：在血中停留时间较长，但扩容不如低分子右旋糖酐。常用量为每日 500 ml 静脉滴注。

（3）平衡液：为晶体溶液，可促进排钠利尿，常用量为每日 500 ml 静脉滴注。

（4）白蛋白、血浆和全血：亦为理想的扩容剂。白蛋白 20 g 加入 5% 葡萄糖液 500 ml 稀释，静脉滴注。尤适合于低蛋白血症，尿蛋白定量 ≥0.5 g/24 h 的患者。贫血、血液稀释患者则适合输入全血。

6）适时终止妊娠：本病患者，一旦胎儿胎盘娩出，病情将会迅速好转，若继续妊娠对母、婴均有较高的危险时，应在适当时机，采用适宜的方法终止妊娠。

（1）终止妊娠指征：①妊娠未足月、胎儿尚未成熟，但本病病情危重，经积极治疗 48 ~ 72 小时不见明显好转者。②妊娠已足月的子痫前期。③子痫抽搐控制 6 ~ 12 小时。④子痫虽经积极治疗，抽搐不能控制者。⑤本病患者合并胎盘功能不全，血和尿雌三醇（E_3）、人胎盘催乳素（HPL）、妊娠特异性 β 糖蛋白（SP_1）低值，胎动减少，胎监评分低，胎儿生物物理评分低值，胎儿宫内发育不良，继续妊娠对胎儿有危险者。

（2）终止妊娠的方法：可进行引产或选择性剖宫产。当病情稳定、胎位正常、头盆比例相称，宫颈条件成熟，可行人工破膜加静脉滴注催产素引产。有下列情况者宜进行剖宫产术：①病情危重，不能在短期内经阴道分娩者。②妊娠期高血压疾病合并羊水过少。③有终止妊娠的指征而不具备阴道分娩的条件时，如胎儿宫内窘迫而宫颈不成熟者。④子痫患者经积极治疗控制抽搐 2～4 小时者。⑤破膜引产失败者。⑥病情危重，平均动脉压≥140 mmHg，阴道分娩屏气用力可能导致脑出血者。⑦其他产科指征如骨盆狭窄、胎盘早剥和 DIC 等。

4. 子痫的治疗

子痫是妊娠期高血压疾病最严重的阶段，是妊娠期高血压疾病所致母、婴死亡的最主要原因，应积极处理。

1）子痫处理原则：控制抽搐，纠正缺氧和酸中毒，控制血压，抽搐控制后终止妊娠。

（1）控制抽搐：①25% 硫酸镁 20 ml 加于 25% 葡萄糖液 20 ml 静脉推注（＞5 分钟），继之以 2 g/h 静脉滴注，维持血药浓度，同时应用有效镇静药物，控制抽搐；②20% 甘露醇 250 ml 快速静脉滴注降低颅压。

（2）血压过高时给予降压药。

（3）纠正缺氧和酸中毒：间断面罩吸氧，根据二氧化碳结合力及尿素氮值给予适量的 4% 碳酸氢钠纠正酸中毒。

（4）终止妊娠：抽搐控制后 2 小时可考虑终止妊娠。对于早发性高血压治疗效果较好者，可适当延长孕周，但须严密监护孕妇和胎儿。

2）护理：保持环境安静，避免声光刺激；吸氧，防止口舌咬伤；防止窒息；防止坠地受伤；密切观察体温、脉搏、呼吸、血压、神志、尿量（应保留导尿管监测）等。

3）密切观察病情变化：及早发现心力衰竭、脑出血、肺水肿、HELLP 综合征、肾功能衰竭、DIC 等并发症，并积极处理。

【护理】

（一）轻症患者的护理

1. 嘱加强营养，左侧卧位，摄入足够的蛋白质、蔬菜，水肿者限制食盐。保证足够的睡眠时间，常左侧卧位以解除妊娠增大的子宫对下腔静脉的压迫，增加回心血量，改善肾脏及胎盘的血供。

2. 向孕妇说明药物治疗的重要性，以取得孕妇的合作，定时服药，观察效果。

3. 加强随访，凡在门诊观察及治疗的轻症患者，应有随访卡，孕妇未按期复诊随时电话或信函督促孕妇就诊，以免疾病发展。

（二）先兆子痫的护理

1. 一般护理

1）患者住单间暗室卧床休养，减少声光刺激。取左侧卧位，以免仰卧可能引起体位性低血压综合征，并可减轻子宫对下腔静脉的压迫，增加肾血流量，改善子宫胎盘血循环。

2）给予高蛋白、富有维生素的饮食（不一定限制食盐）。

3）每 4~6 小时测量和记录血压 1 次。如发现血压突然升高，或出现头痛、眩晕、恶心、胸闷等，应及时报告医生。

4）准备子痫发作时的抢救物品与药物：手电筒、氧气、开口器、舌钳子、压舌板、吸痰器以及镇静、降压、利尿、脱水等药物。

5）记液体出入量。每日测量体重 1 次。

6）产后 3 日密切观察血压变化，防止发生产后子痫。

2. 病情观察与护理

1）对于先兆子痫应严密观察有无产兆、腹痛及阴道流血情况，并注意胎心变化。检查肌腱反射，如有膝反射亢进，常反映神经应激性过高。随时注意头痛、眩晕、眼花、呕吐、上腹部不适等先兆子痫症状的出现。一旦出现，应及时报告医生。

2）备好急救用物，如开口器、压舌板、拉舌钳、吸痰器、气管切开包、纱布、胶布、弯盘。此外，还有氧气、床档、手电、地灯等。抢救车内应有急用药品，如 25% 硫酸镁、10% 葡萄糖酸钙、吗啡或哌替啶、地西泮、毛花苷 C、呋塞米、催产素、20% 葡萄糖液及降压等药物。

3）按医嘱静脉滴注或深部肌内注射 20%~25% 硫酸镁。应测量血压、呼吸，检查膝腱反射和计算尿量。如呼吸少于 16 次/分、膝腱反射消失、24 小时尿量少于 600 ml，应停止用药。须备有 10% 葡萄糖酸钙或氯化钙各 20 ml，如出现镁中毒，立即静脉推注钙剂。

（三）子痫的护理

1. 一般护理

1）患者应住单人暗室，空气流通新鲜，温度及湿度适中，保持绝对安静，避免一切外来的声、光和冷刺激。一切治疗和操作如注射、导尿等均应相对集中，动作需轻柔，因任何刺激均可诱发抽搐发作。

2）准备下列物品：①呼叫器，并置于患者随手可及之处；②放好床档，防止患者坠床、受伤；③急救车、吸引器、氧气、开口器等以备随时使用；④急救药品，如硫酸镁、肼屈嗪、葡萄糖酸钙等；⑤产包。

3）昏迷时应禁食，患者平卧头低位，偏向一侧，便于呕吐物排出。取出活动假牙，以免脱落堵塞气管引起窒息。将卷有纱布的压舌板置于上下臼齿间，以防唇舌被咬伤。保持呼吸道通畅，及时吸出呼吸道分泌物及口腔内呕吐物，防止窒息和吸入性肺炎。必要时用舌钳将舌拉出，以免舌后坠影响呼吸。

4）注意口腔卫生，做好口腔护理。床铺应平整、干燥，保持皮肤清洁，按摩受压部位，定时协助翻身。以防发生压疮。每日清洁外阴，防止感染。

5）昏迷者应放置保留导尿管，准确记录尿量及性质。

2. 病情观察与护理

1）护士应观察抽搐情况，详细记录抽搐持续时间、间隔时间及次数，及时给氧气吸入。在抽搐发作时可引起子宫收缩，应勤听胎心音及观察宫缩，做好分娩及抢救婴儿的准备。患者出现抽搐时必须安排专人护理，详细记录护理记录。

2）对子痫患者应注意血压、脉搏、呼吸和体温变化，发现异常及时报告医生。严密观察病情，观察丧失意识的时间。密切注意产兆的出现。

3）注意药物不良反应的观察

（1）硫酸镁：注射硫酸镁前须同时备好急救药品，并应严格检查膝反射、尿量和呼吸，当发现下列任何情况之一时即予禁用，①膝反射消失（常最早出现）；②尿量小于 600 ml/24 h；③呼吸低于 16 次/分。严重中毒者可发生呼吸、心率抑制现象，出现呼吸、心搏骤停。一旦出现中毒现象，应立即静脉注射 10% 葡萄糖酸钙 10 ml 解救。

（2）冬眠合剂：可引起体位性休克。尤其在静脉注射或滴注时，嘱患者绝对卧床，严密监测血压，随时调整滴速；如血压下降至 130/90 mmHg，应考虑停止用药。

4）严密观察有无并发症出现，一旦发现，应及时报告医生，并做好相应的紧急处理，如①妊娠期高血压疾病心脏病：心力衰竭发生时，可出现呼吸困难、发绀、咳粉红色泡沫痰。②肾功能不全或衰竭：出现少尿（24 小时尿量少于 400 ml）或无尿（24 小时尿量少于 100 ml）。③胎盘早剥：密切观察胎心变化，注意有无腹痛和阴道流血。④脑出血：可出现昏迷、抽搐和半身不遂等症状。⑤产后血液循环衰竭：因长期限制钠盐，使用大量解痉降压药物和产后腹压骤降引起，可在分娩结束后突然出现面色苍白、血压下降、脉搏细弱等休克征象。⑥其他：视网膜病变可引起视物模糊，甚至失明。DIC 可导致广泛出血不止。胎盘功能障碍可造成胎盘窘迫甚至胎死宫内。

5）临产及分娩时，需有足够的医护人员密切配合，备好各种急救药物及器械。密切观察血压、脉搏及宫缩的变化，以防再次发生抽搐或婴儿突然娩出，产妇发生创伤和意外。第三产程后给宫缩剂催产素肌内注射，预防产后出血。禁用麦角新碱及垂体后叶素，因其中含有加压素，可致血压升高对产妇不利。

6）分娩后，多数产妇病情缓和并逐渐恢复正常，少数产妇于产后 24～72 小时仍有发生子痫的危险，仍需严密观察血压、脉搏、尿量，认真听取产妇主诉，以便及早处理。

7）产褥期：产妇应很好地休息，除按照产科常规护理外，待血压和体力逐渐恢复后，方可哺乳和下地活动。下地活动应逐步过渡，以免突然起床晕倒。对婴儿夭折的产妇应安排在没有婴儿的环境，医护人员需给予安慰和关怀，以免触景伤情，因悲伤而引起血压波动。

（四）健康指导

1. 心理指导

首先指导产妇了解妊娠、分娩、产褥期的一般常识，避免一切不良的刺激，解除对分娩的恐惧心理，防止因情绪紧张、恐惧而引起交感神经兴奋，儿茶酚胺分泌增加使血管痉挛，肾血流量减少而加重病情。

2. 环境与休息及卧位指导

①居室环境要安静，减少探视，避免光声刺激，防止诱发抽搐。②绝对卧床休息，尽量取左侧卧位，有利于子宫胎盘的血液灌注，改善胎儿缺氧。每晚睡眠不少于 8 小

时，并保证有 1~2 小时的午休，可消除疲劳，减低机体的耗氧量，减轻心脏负担。③昏迷、抽搐时，平卧位将头偏向一侧，有利于口腔分泌物及呕吐物流出，防止吸入窒息。

3. 饮食指导

①多进高蛋白、高维生素和无刺激性食物，以补充从尿中丢失的蛋白质，避免诱发抽搐；水肿严重者，进低盐饮食，每日盐的摄入量要限于 2~4 g，以减少水钠潴留，避免加重水肿。②昏迷时，给予鼻饲流质，保证营养供给，防止鼻饲管脱出。

4. 血压的监测

血压超过 160/110 mmHg 者，应密切检测血压。

5. 体重的监测

每周测体重、尿检 1~2 次，以了解水肿程度，肾功能受损程度。

6. 先兆子痫症状的观察

注意有无头痛、眼花、眩晕、呕吐、上腹部不适等先兆子痫的症状，一旦出现，立即报告医护人员进行处理。

7. 子痫患者并发症的预防

子痫患者是妊娠期高血压疾病最严重的一种，常因昏迷、抽搐而引起外伤、窒息、泌尿系感染、口腔溃疡、压疮等并发症，应指导家属掌握有关预防知识。

1）防止外伤：①床边加床档，防止患者坠床；②适当地固定患者四肢；③不用暴力强行制止抽搐，以免引起误伤；④交缠包有纱布的压舌板置放于上、下臼齿之间，防止抽搐时咬伤舌唇。

2）保持呼吸道通畅，有活动假牙要取出，避免引起窒息。

3）为了防止患者尿失禁污染床单，需给予留置导尿管，应注意：①防止导尿管脱出，避免重插尿管增加尿路感染；②注意保持导尿管通畅，防止扭曲和受压；③尿液引流袋不要高于患者会阴平面，以免逆行感染；④引流袋内尿液满后，应从尿袋下通的活塞处流出尿液；⑤每日要用消毒水棉球擦洗会阴部 1~2 次，以预防上行感染。

4）保持口腔清洁，预防口腔感染，每日用漱口液棉球清洗口腔 1~2 次。

5）保持床单清洁、平整、干燥，协助医护人员为患者翻身每 2 小时 1 次，防止压疮发生。

（刘卫霞）

第三节　产褥中暑

中暑是发生在高温环境中的一种急性病，发生在产褥期，称产褥中暑。

【病因和发病机制】

现代医学认为，暑天分娩，居室门窗紧闭不通风，室内温度及湿度均升高，以致体温不能消散而骤升。其机理为产后体质虚弱，受高温、高湿环境影响，热积体内，从而引起中枢性体温调节障碍及水、电解质代谢紊乱。

中医学认为，盛夏暑热熏人，产妇产时用力过度，血去过多，气血两亏，暑热袭体，无力祛邪，遂致高热汗出不解。

【临床表现和诊断要点】

根据发病季节，患者所处环境及衣着、临床表现过程，可考虑诊断。

初起感觉恶心、头痛、头晕、口渴、多汗、胸闷、心慌、全身乏力等前驱症状。继而体温上升，脉搏与呼吸增快，进一步出现高热，体温可在 40～42℃，无汗，尿少，出现神志不清、谵妄、狂躁、昏睡、昏迷、抽搐等中枢神经系统症状。严重者出现呼吸循环衰竭而死亡。

【鉴别诊断】

本病需与产褥感染相鉴别。产褥感染多有分娩不顺利或经阴道操作史；产后恶露延续不净，量较多，气味重，检查腹部或子宫有压痛，体温呈弛张热型。此外，应与乳腺炎发热鉴别，产后四五日，开始形寒发热，乳房胀痛，引及腋下，乳汁不通畅等可资鉴别。

【治疗】

（一）中医治疗

1. 辨证论治

1）中暑发热：症见高热，汗多，口渴引饮，神疲乏力，时有头晕，纳食不多，胸闷心悸，下腹有阵痛（宫缩痛），恶露尚可，小溲甚少，腑行艰结。舌暗红，苔光少津，脉虚大。

治宜：清热生津，益气和胃。

方药：竹叶石膏汤。

竹叶、麦冬、党参、制半夏、知母、荷叶、碧玉散（包煎）各 9 g，生石膏（先入）15 g，甘草 3 g。

如大便数日不通，加生大黄（后下）5 g；出现头昏，神志不清，防其热入营分，加犀角粉 1 g（冲服），或牛黄清心丸 1 粒，化服。

2）暑热夹湿：症见身热缠绵不退，热势不扬，汗出不畅，胸闷纳少，头晕泛恶，口渴而黏，不欲多饮，小溲短赤，恶露尚可，下腹痛阵作（宫缩痛）。苔薄黄根腻质红，脉濡带数。

治宜：清热渗湿，化湿畅中。

方药：三仁汤加减。

薏苡仁 12 g，杏仁、竹叶、苍术、黄芩、赤苓、猪苓、鸡苏散（包煎）各 9 g，砂仁（后下）、川朴、木通各 6 g。

如冷恶甚者加鲜藿香、佩兰各 30 g；如恶露不畅者，加益母草 30 g，川芎 9 g。

2. 中成药

高热神昏者可选用安宫牛黄丸、紫雪丹、至宝丹等。

3. 验方

1）生石膏、粳米各 60 g，知母 15 g，甘草 12 g，人参 6 g（可用西洋参代替）。热甚加卷心竹叶、青蒿梗各 12 g，西瓜翠衣 15 g，鲜茅根 30 g，鲜芦根 1 支。有清热解暑，益气生津之功。

2）元参芯、连芯麦冬各 9 g，莲芯 1.5 g，竹叶卷芯、连翘芯各 6 g，犀角（冲）0.6 g。若热深厥深，面色苍白，四肢厥冷者，先予独参汤（人参 12 g）或参附汤（人参 12 g，炮附子 9 g）急救。有清心开窍之功。适于高热，神昏谵语，甚则昏迷，面色苍白，四肢厥冷。舌红绛，脉微而数之患者。

3）生石膏、粳米各 60 g，知母 15 g，甘草 12 g，人参 6 g。水煎服，每日 1 剂。可配合人丹 3~5 粒，每日 3 次；西瓜随患者意，多吃无妨。可用治产褥中暑热盛津伤者。

4）元参、麦冬、金银花、连翘各 12 g，竹叶芯 9 g，丹参 6 g，黄连 4.5 g，犀角（冲服）0.6 g。用治产褥中暑热入营血者。

（二）西医治疗

治疗原则是迅速有效地降温，纠正酸中毒及休克，补充水和电解质。对高热、抽搐、昏迷者，用冬眠Ⅰ号合剂（氯丙嗪、异丙嗪各 50 mg，哌替啶 100 mg）置于 5% 葡萄糖液 250 ml 中，或氯丙嗪 25 mg 溶于 500 ml 生理盐水，并严密观察生命体征，亦可加用氢化可的松或地塞米松静脉滴注。出现循环衰竭、血压降低者，给予输液、输血浆。酸中毒者给碱性液，如 5% 碳酸氢钠 250 ml 静脉滴注。对频繁抽搐、瞳孔不等大，有脑水肿现象者，可用 20% 甘露醇 250 ml 静脉滴注，在半小时内滴完。对心力衰竭者可用毛花苷 C 0.2 mg 静脉注射，必要时重复给药。呼吸衰竭者，用尼可刹米、洛贝林等对症治疗。当患者体温降至 36℃ 左右，应立即停止一切物理及药物降温。

（刘卫霞）

第四节　产褥感染

产褥感染是指分娩时及产褥期生殖道受病原体感染，引起局部和全身的炎性变化，是产妇死亡的四大原因之一。引起产褥感染常见的病原体有 β 溶血性链球菌、大肠杆菌、葡萄球菌、厌氧性链球菌、厌氧杆菌、梭状芽孢杆菌、淋病双球菌及支原体、衣原体等。感染来源有自身感染和外来感染，以自身感染更重要。其病理表现为：①急性外阴、阴道、宫颈炎；②急性子宫内膜炎，子宫肌炎；③急性盆腔结缔组织炎，急性输卵管炎；④急性盆腔腹膜炎及弥漫性腹膜炎；⑤血栓性静脉炎；⑥脓毒血症及败血症。本病在中医属"产后发热""产后腹痛""产后恶露不绝"等范畴。

【病因和发病机制】

现代医学认为，下列情况将增加产褥感染的发生机会，多因素的存在更增加危险性。

（一）自身因素

女性生殖器官具有一定的防御能力，但妊娠分娩降低了产妇机体及生殖道的机会。如果孕妇由于身体虚弱、贫血、营养不良，有慢性消耗性疾病或某些局部病灶，或妊娠末期性交、盆浴及产前产后的出血等，使机体抵抗力降低，则可导致感染发生。

（二）胎儿监护

近年来，子宫内胎儿监护装置的应用逐渐增加。通过宫颈置入胎儿监护装置，有可能使细菌进入宫内，造成产褥期子宫内膜炎的发生率上升。有报道，采用内监护技术超过 8 小时，子宫内感染机会与时俱增，产褥感染率可达 71%。

（三）胎膜早破

胎膜可阻止细菌侵入。破膜后细菌可侵入羊膜腔导致感染。有人报道破膜 12 小时以上在羊水内发现细菌污染。破膜后的多次肛查或阴道检查则增加感染机会，易发生子宫内膜炎或盆腔炎。

（四）剖宫产

剖宫产产后感染率及其严重程度均较阴道分娩者高。剖宫产产后的子宫内膜炎发生率为 38.5%，而阴道分娩仅为 1.2%。菌血症的发生率前者为后者的 10 倍。说明剖宫产产后感染不仅发生率高，且感染严重。目前认为，临产后的剖宫产产后感染率较未临产者为高，胎膜早破或产程延长，更使剖宫产产后感染率显著上升。子宫上段剖宫产的产后感染较子宫下段剖宫产为高。

（五）阴道手术

产钳等阴道助产手术使细菌侵入子宫的机会增多，产道损伤则为细菌开辟侵入机体的门户，感染坏死组织也有利于细菌的滋长。

（六）细菌种类

产褥感染多数为内源性细菌所致，且多为需氧菌和厌氧菌的混合感染。

1. 需氧菌

需氧菌产褥感染多数为内源性细菌所致，且多为需氧菌和厌氧菌的混合感染。

1）革兰阴性杆菌：以大肠杆菌最多见，是产后感染的主要致病菌，产生内毒素，引起菌血症时易发生感染性休克。

2）革兰阳性菌：链球菌是常见的致病菌，包括 A 族、B 族和 D 族链球菌，其中以 β 溶血性链球菌的致病力最强，可产生多种外毒素和溶组织酶，使细菌侵袭、致病和毒力及播散能力增强，从而引起严重的感染，需隔离治疗。近年来，在我国淋病双球菌感染也屡有发生。

2. 厌氧菌

1）厌氧性链球菌：是产褥感染常见的致病菌，这类细菌对青霉素、林可霉素、头孢菌素、氯霉素等多种抗生素均敏感。

2）类杆菌属：常与厌氧性链球菌、大肠杆菌混合感染，是产褥感染的主要致病菌。当组织坏死缺氧时，细菌迅速繁殖并侵入周围组织导致感染，产生大量脓液，常形成局部脓肿。对青霉素、氯霉素、林可霉素、甲硝唑等敏感，但也容易产生耐药性。

在产后生殖道感染中，厌氧菌感染占70%，需氧菌感染占30%。

中医学认为，本病主要是产时创伤或护理不当，感染邪毒，正邪交争，产后阴血骤虚，阳易浮散，元气亏虚，易感外邪；或瘀血内阻，壅遏气机而发病。

【临床表现】

有产程过长、胎膜早破及手术等诱因。感染症状一般在3~7日出现，栓塞性静脉炎症状则迟至1~2周出现。

（一）急性外阴、阴道、宫颈炎

分娩时会阴破裂或会阴切开手术后受到感染，伤口局部红肿、发硬，拆线后伤口裂开，有稀稠不等的脓性液流出，若拆线不及时，可向深部蔓延。阴道感染表现为充血或溃疡。宫颈创伤感染除局部红肿、有脓性分泌物外，可扩散至宫旁组织，且合并子宫内膜感染。

（二）急性子宫内膜炎、子宫肌炎

其为最常见的产褥感染病变，常于产后3~4日起发热，体温在38℃以上，下腹部疼痛，宫体有压痛，恶露增多，湿浊伴臭味，当炎症侵及子宫肌层，体温进一步增高，伴寒战、腹痛加剧。子宫复旧不良，恶露反而减少，宫体压痛明显。

（三）急性盆腔结缔组织炎

多由急性子宫内膜炎发展而成，宫颈深度撕裂时细菌可经淋巴管或直接蔓延达宫旁结缔组织。患者寒战，发热，体温波动于37.5~39℃，单侧或双侧下腹疼痛，病程较长。子宫固定，其一侧或两侧的组织增厚、压痛。病变范围可逐渐扩展，出现包块且其质地逐渐由软变硬。病变如未被控制，可化脓而形成盆腔脓肿；脓肿溃破后，可引起腹膜炎。

（四）急性输卵管炎

通常感染经宫旁淋巴扩散，先侵入输卵管系膜、浆膜，最后累及管壁，多与盆腔结缔组织炎并存。淋病双球菌感染沿生殖道黏膜上行，输卵管黏膜水肿，有浆液性脓性渗出，炎症很快波及输卵管全层，若伞端闭锁，则形成积脓。患者发热、下腹痛。

（五）急性盆腔腹膜炎及弥漫性腹膜炎

腹膜炎是继子宫内膜炎、子宫肌炎、盆腔结缔组织炎或输卵管炎而发生，开始时局限性或盆腔腹膜炎，进一步则扩散为弥漫性腹膜炎。患者持续高热或伴寒战，呼吸心跳加快，腹胀、腹痛，有腹壁紧张、压痛、反跳痛。高热时可有神志不安、谵妄等神经症状。弥漫性腹膜炎系产褥感染的严重阶段，几乎占产褥感染死亡者的1/3。腹膜面广大，吸收力亦强，容易发展为败血症。

（六）血栓性静脉炎

多为厌氧菌感染所致。胎盘剥离面的感染血栓，可引起盆腔内血栓性静脉炎。患者多发生在产后 1~2 周，体温呈弛张热型，寒战与高热交替出现，体温高达 40℃，下降时低至 36℃，因静脉位置深，双合诊检查无明显体征。

下肢血栓性静脉炎是盆腔静脉炎向下扩展或继发于周围结缔组织炎所致，常在产后 2~3 周发病，使下肢静脉血液回流受阻，下肢水肿、疼痛，皮肤紧张发白，即所谓"股白肿"。感染的血栓脱落进入血液循环，可引起脓毒症。在身体各处都可形成转移性脓肿，除肺常见外，肾、心脏、皮肤、肌肉均可累及，病情重病程长。若细菌及其毒素直接进入血液循环，可引起败血症。产妇出现持续性高热，体温可达 40℃，寒战、呼吸急促。重者有昏迷、谵语等全身中毒症状，若抢救不及时可危及产妇生命。

【诊断要点】

1. 产后 24 小时内体温超过 38℃ 或持续不恢复正常，实验室检查白细胞显著增高，分类核左移，并有毒性颗粒。
2. 会阴伤口红肿压痛及下腹痛。
3. 下腹及宫体压痛，子宫复旧不良，恶露有臭味。
4. 确定产褥感染的病原菌。主要取宫腔分泌物做培养。
5. 产后持续发热，除外泌尿道、乳腺及上呼吸道感染，也诊断为产褥感染。

【鉴别诊断】

本病需与引起产褥病率（分娩 24 小时后的 10 日内，用口表每日测量 4 次，体温连续 2 次≥38℃）的非生殖道疾病鉴别，如上呼吸道感染、肾盂肾炎、乳腺炎等。

【治疗】

（一）中医治疗
1. 辨证论治
1）热毒壅盛：产后恶露量多，色紫暗，混浊如败酱，臭秽难闻，发热，下腹疼痛，拒按。舌红绛，苔光或苔黄焦黑而干，脉洪大而数。
治宜：清热解毒，凉血止血。
方药：五味消毒饮加味。

蒲公英、紫花地丁、败酱草、红藤各 30 g，金银花、野菊花、紫背天葵子、侧柏叶各 15 g，连翘、地榆、失笑散（包）各 12 g。

苔光少津，舌暗红，属阴亏液乏者，加元参、生地、麦冬各 12 g；气喘、虚汗淋漓者，加太子参 15 g；高热、神昏、谵语者，加紫雪丹或至宝丹、安宫牛黄丸。

2）湿热瘀结：产后恶露量多或淋漓不爽，夹有瘀块，色紫暗，味秽，小腹疼痛，拒按。舌红，苔黄厚腻，脉滑弦数。
治宜：清热利湿，化瘀止血。
方药：银翘红藤解毒汤。

金银花、红藤、败酱草各 15 g，连翘、薏苡仁、丹皮、赤芍、延胡索、川楝子各 12 g，栀子、桃仁各 9 g，乳香、没药各 3 g。

胞宫瘀滞，淋漓不净，加熟军炭、炮姜炭各 6 g；小便黄赤，尿道灼热者，加金钱草、海金沙各 15 g，木通 9 g。

2. 中成药

1）益母草膏：10 ~ 15 g，每日 2 ~ 3 次。

2）崩漏丸：每次 6 g，每日 2 次。

3）四红丸：每次 1 丸，每日 2 次。

4）荷叶丸：每次 1 丸，每日 2 次。

5）清开灵注射液：用治感受邪毒之产褥感染。每日 2 ~ 4 ml，肌内注射；或稀释后静脉滴注，每日 20 ~ 40 ml。

6）妇科千金片：由党参、当归、千金拔、金樱子根、鸡血藤、穿心莲、两面针、十大功劳组成。具有益气养血，清热解毒之功效。用治湿毒热盛之产褥感染。每次 4 片，每日 2 次。

7）金鸡冲剂：由金樱根、功劳木、鸡血藤、两面针、千斤拔、穿心莲组成。用治感受邪毒型之产褥感染。每次口服 6 g，每日 2 次。

3. 验方

1）党参 30 g，生石膏（先煎）25 g，知母、连翘各 10 g，生甘草 6 g，败酱草 15 g，陈皮 5 g。用于产后发热。

2）金银花、蒲公英、野菊花、紫花地丁各 30 g，紫背天葵 15 g，熟地、当归、白芍各 10 g，川芎 6 g。气虚加黄芪、党参；热甚加黄芩、黄连、黄柏；血瘀加赤芍、桃仁、红花、丹参；阴虚加生地、麦冬。文献报道治疗产后感染性发热 17 例，总有效率 94.1%。

3）生石膏 15 g，苍术、连翘、当归各 10 g，薏苡仁、山楂各 12 g，知母、竹叶、川芎、桃仁、甘草各 6 g。文献报道治疗湿热瘀血所致的产后发热 36 例，31 例在 3 日内体温恢复正常，最短 1 日恢复正常有 3 例，最长 5 日恢复正常 2 例。

4. 饮食疗法

1）金银花 30 g，薄荷 10 g，鲜芦根 60 g，白糖适量。先煎金银花、芦根 15 分钟，再加入薄荷煮 5 分钟，去渣取汁，加入白糖温服。每日 3 ~ 4 次。用治产后感染发热。

2）桃仁 10 g，大米 50 g，红糖适量。桃仁去皮尖，打碎，与大米放煲内加水适量，煮稀粥，加红糖适量食用，每日 1 次。用治产后血瘀发热。

3）何首乌 60 g，大米 100 g，大枣 3 枚，冰糖适量。先将何首乌煎浓汁去渣取汁，加入大米、大枣煮粥，待粥将成加入冰糖再煮冰糖溶化后，分次食用。用治产后血虚发热。

4）桃仁 10 g，白莲藕 250 g，红糖适量。先将桃仁去皮尖，莲藕洗净切片，放煲内加水 500 ml 煮汤，加糖调味，食藕饮汤。每日 1 次。用治产后血瘀发热。

5. 针灸治疗

刺曲池、合谷、阳陵泉、腰骶部压痛点，起到止痛消炎作用。

（二）西医治疗

治疗败血症休克有四大原则：①感染病灶需清除，选用适当抗生素或外科手术引流或切除原发病灶；②严重的心血管、肺或其他器官功能不全者应在重症监护室（ICU）良好的监护下复苏；③有毒的内源性介质应该抑制或中和；④支持疗法。

对于产褥感染的患者治疗顺序应该是：

1. 积极控制感染

首先确定感染的原发病灶及病情的轻重，一旦高度怀疑产褥感染应立即行血、尿、分泌物细菌培养和药敏试验，在结果回报以前根据可能的病原菌种类选用对革兰阴性及阳性菌均有效的广谱抗菌素如氨苄西林、头孢菌素、氨基糖苷类抗生素和甲硝唑、林可霉素，待结果回报后可参考药敏试验的结果，选用敏感的抗生素。抗生素用量一定要足够大，用杀菌剂量，经静脉途径给药。

基于产褥感染多系需氧菌和厌氧菌的混合感染故多联合用药，目的是增加药物协同作用，提高疗效，缩短疗程，降低毒性，减少耐药性。近年来由于抗生素广泛应用，并不断更新换代和升级，耐药菌株也不断增加，其菌种分布依年代不同而有所变化。目前国内致病菌中需氧菌大多为大肠杆菌、变形杆菌、β溶血性链球菌和厌氧性链球菌、厌氧杆菌等混合感染。不同种类的病原菌对不同抗生素有不同敏感性，大肠杆菌对庆大霉素特别敏感，对头孢菌素、氨苄西林也很敏感。β溶血性链球菌对青霉素极为敏感。厌氧性链球菌对青霉素、头孢菌素、林可霉素及甲硝唑均很敏感，特别是甲硝唑对厌氧菌有特效，杀菌力强，且毒性低又廉价，目前已广泛应用。故配伍的抗菌素常选用庆大霉素与甲硝唑；庆大霉素与林可霉素；庆大霉素与青霉素；头孢菌素与甲硝唑或头孢霉素与林可霉素静脉滴注。注意剂量要足，应用时间一定要适当使血液保持药物有效浓度。治疗必须彻底，剂量不足只能导致耐药菌株产生，病灶持续存在，病程迁延，病情得不到完全控制。一般在急性感染时，病程短，不易迁延，感染控制后3日即可减少剂量而停药。慢性或亚急性感染，病程迁延，疗程应适当延长，以免复发。注意肝、肾功能，肝功能差者药物代谢障碍易蓄积，应给小量。肾功能差者药物排泄缓慢，半衰期延长，应减少剂量或给药间隔延长。为减少抗药应避免长期用药，给予足量、联合、短期用药，可定期轮换各组药物，若发生耐药应及时停药，改用其他药物，逐渐升级。据观察，停止一段时间后再用某药，可以使效果如初。有效治疗的标志是症状体征逐渐好转，一般48~72小时可显示，故不宜轻易改换抗生素。针对急性严重的产褥感染，几种常见抗生素的配伍如下：青霉素1 000万~2 000万U/24 h＋庆大霉素16万~24万U/24 h；先锋霉素4~6 g/24 h＋甲硝唑1 g/24 h；氨苄西林6~8 g/24 h＋庆大霉素16万~24万U/24 h；庆大霉素16万~24万U/24 h＋甲硝唑1 g/24 h；庆大霉素16万~24万U/24 h＋林可霉素1.2 g/24 h；红霉素2 g/24 h＋氯霉素2 g/24 h。

2. 如果出现盆腔脓肿，可行经阴道或腹部切开引流术。

3. 如果经全面抢救6小时后病情不见好转，宫腔感染抗生素治疗无效，而且出现全身炎症反应综合征和一个脏器衰竭时，均不宜姑息疗法，应立即去除病灶切除子宫，以免延误抢救时机。

4. 治疗并发症

患者出现心血管或其他脏器衰竭，低血压休克均应在 ICU 监护下进行复苏，给予扩容、升压药、扩张血管、改善微循环，呼吸衰竭时给予正压给氧或呼吸机维持血氧浓度。维持平衡动脉压至少在 60 mmHg，PAWP 14～18 mmHg，血红蛋白＞100 g/L，SaO_2＞92%，血酸度正常，心脏指数在非败血症休克患者＞2.2，休克患者＞4.0。器官功能恢复正常的指标：肾脏为血尿素氮、肌酐正常，尿量正常，肝脏血胆红素正常，肺泡氧梯度正常，心血管平均动脉压、心脏指数正常，中枢神经系统表现为神志状态正常。

5. 肝素的应用

妇产科 DIC 是否用肝素应根据诱发疾病和 DIC 的发展阶段来决定。感染性中毒败血症应早期足量应用肝素。DIC 在高凝阶段用足量肝素，低凝阶段用量不宜过大，继发纤溶阶段原则上不用肝素。输血是为保护凝血因子不被破坏，可加少量肝素。多脏器功能严重损害者肝素可以避免 DIC 反复，疏通微循环，改善脏器功能。据观察，早期使用足量肝素者，很少并发肾衰竭和休克肺。妇产科 DIC 使用抗纤溶药要慎重。高凝期禁用，低凝期可与肝素并用，继发纤溶期可用较大量。补充凝血因子在妇产科 DIC 的治疗中很重要，输新鲜血效果最好，有条件可输血小板，ATⅢ，纤维蛋白原。

6. 积极防治肾衰竭

妇产科感染性疾病，急骤发生少尿或无尿，伴血尿素氮和肌酐浓度高，应疑有急性肾衰竭发生的可能。故抗生素的选用应特别注意，应选用对肾脏无毒性或毒性小的抗生素。通过肾脏排泄而又具有肾毒性的抗生素如链霉素、庆大霉素、卡那霉素、先锋霉素Ⅰ和Ⅱ等类药物应避免使用。通过肾脏排泄但毒性不大者如青霉素、氨苄西林等，必须减量后使用。主要从肾外途径排泄者如红霉素等可按常规给药。另外，去除原发病灶也是治疗急性肾衰竭的重要一环。对子宫增大，估计病变累及子宫肌层，宜早切除病灶。盆腔其他感染灶也应切除或引流。子宫不大，估计病变仅局限在宫腔内，应及时钳刮宫腔内容物或刮宫。

7. 脓毒性盆腔血栓性静脉炎的治疗

脓毒性盆腔血栓性静脉炎主要是由厌氧杆菌和厌氧球菌感染所致。临床特点为产后或术后 1～21 日发病，反复发生寒战，伴有弛张热，体温高达 41℃，20% 病例可在阴道穹隆部、单侧或双侧宫旁附件区触及硬而触痛的索条状物即为血栓栓塞静脉。血培养为厌氧链球菌、类杆菌、溶血性链球菌、大肠杆菌或其他细菌阳性，高烧期阳性率可达35%。产褥感染腹膜炎经强有力的抗生素治疗 48～72 小时仍持续弛张型高热，妇科检查和 B 超检查未发现盆腔脓肿应高度怀疑脓毒性盆腔血栓性静脉炎，静脉滴注足量肝素后 36 小时，如体温恢复正常即可确定诊断。治疗应用对厌氧和需氧菌有效的抗生素，常用甲硝唑、青霉素和氨基糖苷类联合应用。手术仅用于少数患者，其适应证为：药物治疗无效；脓毒性血栓继续扩展；禁忌使用抗凝治疗者。手术范围包括下腔静脉结扎和双侧卵巢静脉结扎。

8. 支持疗法

改善患者一般情况至为重要，对贫血及体弱者应输血、补液，纠正水电平衡，补充热量以增强免疫力及手术耐受能力。

【护理】

1. 病室内应空气流通、整洁，避免过堂风，定期消毒。

2. 患者应卧床休息，半卧位，以利恶露引流。供应足够的维生素和水分，增加营养，给予高热量、高蛋白、高维生素饮食，增强机体抵抗力，饮食不佳者应予静脉补液，补充水、电解质，以维持机体水、电解质平衡。

3. 避免交叉感染，产妇所用便盆必须严格隔离，出院后应严格消毒其所用卧具及其他用具。

4. 保持大小便通畅，以解除盆腔充血。

5. 高热时，执行发热护理常规。停止哺乳，定时吸出乳汁，保持乳房清洁，以防止乳腺炎。

6. 避免交叉感染，便盆专用，应定期消毒。

7. 做好口腔护理，饭前、便后应清洗双手。

8. 做好病情观察并记录，内容包括生命体征、恶露量及性状、子宫复旧情况、腹部体征、会阴伤口情况等。若产后 3~4 日发热，恶露增多、味臭，子宫有压痛、复旧迟缓，可能有子宫内膜炎或子宫肌炎。若细菌毒性强，产妇抵抗力差，炎症迅速扩散，出现寒战、高热（体温在 39℃ 以上）、脉搏细弱、全腹压痛、败血症，甚至出现中毒性休克、中毒性脑病、产妇昏迷、谵语。发现上述异常，及时报告医生并协助处理。

9. 按医嘱给予抗生素治疗。保持外阴清洁，用消毒液如 0.1% 苯扎溴铵擦洗外阴，每日 2 次。会阴伤口感染扩创引流者，每日用消毒液换药或酌情坐浴。会阴水肿可做热敷或 5% 硫酸镁湿热敷。盆腔脓肿切开者应注意引流通畅。会阴伤口于产后 3~5 日拆线，如有感染情况，酌情提前拆线引流。

10. 健康指导

加强孕期卫生宣教，做好孕期保健，孕妇应保持全身清洁，经常洗澡，每日清洗外阴，妊娠最后 2 个月避免盆浴和性生活；摄取足够的营养及维生素，预防与纠正贫血，治疗其他并发症，要有充足的休息，增强抵抗力。正确处理产程，严格无菌操作，防止产道损伤和产后出血，有胎膜早破、手术产者应给抗生素预防感染，产褥期鼓励产妇早下床活动，以利于子宫的复旧和恶露的排出。

（董俊英）

第十二章　角膜病

第一节 单纯疱疹病毒性角膜炎

HSV 引起的角膜感染称为单纯疱疹病毒性角膜炎（HSK）简称单纯疱疹性角膜炎。此病是最常见的角膜溃疡，而且在角膜病中致盲率占第一位，全球可能有超过 1 000 万 HSK 患者。本病的临床特点为反复发作。由于目前尚无有效控制复发的药物，多次发作后角膜混浊逐次加重，常最终导致失明。

本病中医称为"聚星障""花陷白翳""混睛障"。

【病因和发病机制】

现代医学认为，HSV 对人的传染性很强。20 岁以上的成年人中，血清抗体阳性率达 90%，而出现临床症状者只占 1% ~ 10%。原发感染仅见于对本病毒无免疫力的儿童，多为 6 个月至 5 岁的小儿。原发感染后病毒终生潜伏于体内待机再发。继发感染多见于 5 岁以上儿童和成人。一些非特异性刺激如感冒、发热、疟疾、感情刺激、月经、日晒、应用糖皮质激素、退翳及创伤等都可能成为复发的诱因。

中医学认为，本病由外感六淫，内伤七情及外伤引起。多见于老年以及劳累过度，饥饱不节。此外病后虚损，失血过多以及痘疹、梅疮结毒等都可引起。

【临床表现】

（一）原发感染

原发感染仅发生血清抗体阴性者，多见于儿童。6 个月以内婴儿可通过胎盘从母体获得抗 HSV 抗体，以后随着这种抗体逐渐消失。1 ~ 3 岁最易感染，至 5 岁时已有 60% 感染，15 岁时有 90% 以上感染。

（二）复发感染

既往已有疱疹病毒感染，血清中存在抗体，受某些因素影响导致病毒激活，第一次发病或复发病例均属复发感染。其感染来源多为内源性（即病毒存在于角膜、泪腺、结膜、系三叉神经节内），少数亦可为外源性。

1. 浅层型角膜炎

病变波及上皮及浅基质层，是本病最基本的类型，也是临床上最常见，最易诊断的类型。包括树枝状角膜炎和地图状角膜溃疡。

2. 树枝状角膜炎

本型是 HSV 直接感染上皮细胞的结果。病毒侵入上皮细胞后，引起细胞增殖变性，随之坏死脱落形成上皮缺损，病损区域边缘部的上皮细胞显示病毒增殖活跃（即上皮细胞内浸润），因此病毒分离率可为 90% ~ 100%。

形态呈树枝状。病灶大小不一，可单枝也可多枝，其末端或分枝处呈结节状膨大，病灶宽 1 mm，中央微凹陷，边缘部呈灰白色增殖性隆起。裂隙灯后部映照法检查，该隆起缘是由细小的灰白色颗粒所组成。病灶区荧光素染色阳性，并可由此逐渐弥散到周围上皮下。树枝状角膜炎的初期或呈不典型改变，有小疱性角膜炎、点状角膜炎、星芒状角膜炎和卷丝状角膜炎等。

【实验室及其他检查】

（一）血清学诊断

因 90% 的成年人血清中均有一定水平的抗 HSV 抗体，即使在复发感染阶段，其抗体水平也未必升高，故实用意义不大。

（二）检测包涵体及多核巨细胞

病灶刮片和组织切片用普通染色法检测嗜酸性核内包涵体和多核巨细胞，如阳性则对临床诊断有很大支持，此法仅能证实病毒感染而不能区分是否 HSV 感染。电镜虽然可看到病毒颗粒的存在，但其取材烦琐，且电镜设备昂贵，需有经验，经特殊培训的人员，诊断价值较低，不宜广泛采用。

（三）病毒培养

刮取角膜溃疡边缘组织，进行小白鼠接种或鸡胚囊膜培养或组织培养，不但可分离出病毒，而且还可鉴定出病毒类型，但病毒培养并非易事，且仅适用于上皮型 HSK，对于基质型，内皮型 HSK 都很难培养出病毒。

（四）免疫技术

1. 免疫荧光法

其又称荧光素抗体法，是一种抗原抗体结合反应与形态学相结合的方法，即把抗体标记上荧光素，使与相应的抗原相结合，然后在荧光显微镜下观察显示荧光的抗原抗体复合物，此法能快速地将组织或细胞内的病原体或其他抗原成分加以鉴别和定位。

2. 免疫酶染色法

此法简单，从刮片到观察结果仅需 3 小时左右，普通光学显微镜即可检测，因此具有迅速，简便易行的优点。

3. 放射免疫测定法

是一发展迅速的免疫学检查方法，又称核素标记法，其原理是用放射性核素标记抗体（或抗原），再使抗体抗原相结合，以达检测抗原（或抗体）的目的。

（五）聚合酶链反应

聚合酶链反应是一种在体外将特异性 DNA 序列进行高效扩增的方法，在临床疾病的病因诊断方面显示出极大的优势，对 HSK 检测 HSV DNA 有良好的应用前景。

（六）免疫组织化学检查

使用 HSV – 1 的 McAb 诊断药盒，进行包括免疫荧光染色和酶免疫测定，能在 4 小时内对上皮刮片做病原学快速诊断，结果极为可靠。

（七）其他

1. 树枝状角膜炎

2% 荧光素染色，呈明显树枝状淡绿色着色，故称树枝状角膜炎。

2. 地图状角膜炎

病变溃疡边缘不整齐，呈灰白色地图状或阿米巴形。

3. 盘状角膜炎

角膜表面粗糙，呈颗粒状水肿或上皮完整，而基质层则由于浸润，水肿而增厚，呈毛玻璃样灰色混浊，病变区多位于角膜中央，呈盘状，境界清楚，有时可表现为基质的弥漫性浸润，后弹力层出现皱襞，内皮有水肿；有较多灰色带色素斑点状角膜后沉降物。

【诊断要点】

（一）临床诊断

原发感染的诊断依据多发生于幼儿时期，成人较少见。出现眼部症状者仅占1%左右。主要表现为疱疹性水疱，急性滤泡性结膜炎及点状角膜炎。愈后不留瘢痕，偶见树枝状角膜炎。其诊断主要依靠血清学检查。

（二）实验室诊断

1. 荧光抗体染色技术

取病变区的感染细胞或房水细胞，直接用荧光抗体染色检查，在被感染的细胞质或细胞核内可以找到特异的颗粒荧光染色，能在1~2小时做出快速诊断。由于标记荧光抗体有型的特异性，故在荧光显微镜下还可区分出Ⅰ型或Ⅱ型病毒。

2. 病毒分离

病毒分离是本病最可靠的病因诊断。

【治疗】

（一）中医治疗

1. 辨证论治

1）外感风热：多发生于上呼吸道感染后，症见畏光流泪，睫状充血，角膜浅层见点状或树枝状浸润。舌红，苔薄黄，脉浮数。

治宜：疏风清热。

方药：羌活防风汤加减。

大青叶25g，黄芩、赤芍、羌活、连翘、防风、丹皮、柴胡各15g，薄荷、蝉衣各10g。

头痛重，加白芷10g；畏寒恶风，汗出泪多，眼局部痛轻，睫状充血呈淡红色，舌淡，苔薄白，脉浮数，为风重于热，加板蓝根、黄芪各15g，党参10g，茯苓6g；寒重加细辛3g。

2）肝火炽盛：症见眼痛剧烈，畏光流泪，球结膜混合充血，角膜病变向深部发展，口干口苦，小便色赤。舌红苔黄，脉弦数。

治宜：清肝泻火。

方药：龙胆泻肝汤加减。

胆草、山栀、黄芩、生地、当归、车前子、泽泻、木通各9g，千里光、板蓝根各

15 g，柴胡 6 g，甘草 3 g。

前房积脓，加石膏 30 g；便秘，加大黄 10 g；实质层有新生血管，加丹参、赤芍各 10 g，红花、丹皮各 6 g。

3）湿热蕴蒸：症见角膜病变迁延不愈，且有头重胸闷。舌红，苔黄腻，脉濡数。

治宜：清热利湿。

方药：三仁汤加减。

薏苡仁 30 g，蔻仁、法半夏、厚朴、竹叶各 10 g，通草 6 g，蒲公英、杏仁、滑石、青叶、土茯苓各 15 g。

4）阴虚留邪：由于疲劳过度发病，或病情迁延日久不愈，症见眼部症状较轻。舌红少苔，脉细或数。

治宜：滋阴散邪。

方药：驻景丸加减。

枸杞、车前子（布包）、楮实子各 9 g，菟丝子、生地、熟地、生芪、板蓝根各 15 g，防风、菊花、五味、当归各 6 g。

退翳者，加蝉衣、蒺藜、木贼各 6 g。

2. 中成药

1）保眼散：外用，取消毒玻璃点眼棒，取药粉如小米粒大小。点下睑缘处，每日 3 次。具有明目退翳，清热止痛之功效。用治以风热上犯型表现为主的聚星障。

2）特灵眼药：外用，用消毒玻璃棒，取药如小米粒大小，点于下睑缘，每日 3 次。具有明目退翳，清热消肿之功效。用治以风热上犯型表现为主的聚星障。

3）银翘冲剂：1 次 10 g，每日 2～4 次。具有辛凉解表，清热解毒之功效。用治以风热上犯型表现为主的聚星障。

4）川芎茶调片：1 次 4～6 片，每日 3 次。具有发散风寒的作用。用治以风寒犯目型表现为主的聚星障。

5）风寒感冒冲剂：1 次 15 g，每日 3 次。具有辛温解表之功效。用治以风寒犯目型表现为主的聚星障。

6）清火眼丸：外用，用药丸溶化后涂于眼角内眦有眼皮四周，每日 3 次。具有清肝泻火之功效。用治肝火炽盛型表现为主的聚星障。

7）风火眼药：外用，取玻璃点眼棒，取药粉如小米粒大小，点下睑缘近泪点处，每日 2 次。具有清火散风之功效。用治以肝火炽盛型表现为主的聚星障。

8）龙胆泻肝丸：1 次 1 丸，每日 3 次。具有清肝泻火之功效。用治以肝火炽盛型表现为主的聚星障。

9）三仁合剂：1 次 20～30 ml，每日 3 次。具有化湿清热之功效。用治以湿热蕴蒸型表现为主的聚星障。

10）拔云散：外用，用消毒玻璃棒，取药粉，如小米粒大小，点下睑缘处。每日 2～3 次，2 日为 1 个疗程。具有清热解毒，收湿止痒，消肿止痛之功效。用治以湿热蕴蒸型表现为主的聚星障。

11）明目丸：1 次 1 丸，或 1 次 6 g，每日 2 次。具有补益肝肾，祛风明目之功效。

用治以阴虚邪留型表现为主的聚星障。

12）明目滋肾片：1次6片，每日3次。具有滋补肝肾，益精明目之功效。用治阴虚邪留型表现为主的聚星障。

3. 验方

1）生地、沙参、白及、白芍、胆草各12 g，麦冬、草决明各15 g，黄芩、菊花各9 g。水煎服，每日1剂。效佳。

2）地丁、金银花、蒲公英各20 g，菊花、赤芍、决明子、车前子各12 g，柴胡9 g，薄荷、木通、蝉衣各6 g，黄精或太子参15 g。水煎服，每日1剂，早晚分服；药渣再煎熏洗眼部，每日15~20分钟，分2~3次。

3）栀子、黄芩、柴胡各10 g，车前子30 g，生地15 g，当归12 g，甘草、薄荷、蝉蜕、胆草各6 g。随证加减。每日1剂，水煎，分2~3次。

4）金银花、连翘、竹茹各10 g，桔梗、淡豆豉、牛蒡子各6 g，薄荷、甘草各3 g。水煎服，每日1剂，早晚2次分服。

（二）西医治疗

1. 一般治疗

热敷、散瞳、局部包扎或盖眼垫，防止继发感染。

2. 药物治疗

1）碘苷（IDU）：目前仍是治疗本病的主要药物。剂型有0.1%眼液和0.25%的软膏2种。方法是用0.1%眼液昼间每小时，夜间每两小时点眼，但夜间点眼对患者是困难的，所以多在就寝前以涂软膏代替夜间点眼。如小儿频繁点眼困难或点眼液效果不佳时，还有用软膏1日5次点眼的方法。经10日到2周可减少点眼次数，在溃疡消失后为了预防再发多主张继续用药1周左右。对树枝状角膜炎、地图状角膜炎等是相当有效的。

2）阿昔洛韦：通常用3%软膏每日5次点眼，全身给药也会有好效果，可以预期本剂将是较好的药物。

3）阿糖胞苷：0.05%~0.2%阿糖胞苷眼药水滴眼，每小时1次。重症患者球结膜下注射0.2%阿糖胞苷注射液0.5 ml，每日1次。

4）安西他滨：0.05%安西他滨眼药水滴眼，每小时1次。

5）利巴韦林：方法为0.5%利巴韦林眼药水滴眼，溃疡阶段每小时滴1次，每次1~2滴。溃疡愈合后，基质尚有浸润及水肿者改为每2小时1次。

6）三氟胸苷：国内有学者报告用1%三氟胸苷眼液滴眼，白天每2小时1次（一般滴6次），晚上涂金霉素眼膏，同时用散瞳剂如1%阿托品眼液或眼膏。有继发性葡萄膜炎者，滴0.5%可的松眼液，每日3次。内服维生素A、B族维生素、维生素C等。病程短者，早期用药3~5日，即见炎症控制，7~10日治愈。急发病例用药时间均在2周左右见效，或仅见部分炎症控制。

7）IFN：IFN不仅有抗病毒的作用，并借助淋巴细胞和吞噬细胞对免疫反应有影响。可与清除病灶或抗HSV药如阿昔洛韦眼水、利巴韦林眼水并用。最近应用IFN-β有疗效，据说对基本型的HSK可能超过IDU的效果。

8）左旋咪唑：本品对该病有较好疗效，若与转移因子联合应用疗效更佳。一般采用左旋咪唑常用量口服，转移因子患侧眼下穹窿结膜下注射及耳前淋巴结注射。

9）转移因子：用法为本品 1 U 溶于 2 ml 生理盐水中，皮下或肌内注射，开始每周 1 次，以后减为每 2 周 1 次。亦可用本药做结膜下注射，每周 1 次。

10）过氧化氢：文献报道 75 例曾用多种药物治疗无效的患者（其中浅层型角膜炎 62 例，深层型角膜炎 13 例，病程 2 日到 6 年），用 2% 盐酸普鲁卡因注射 2 ml 加 3% 过氧化氢 0.2 ml，混匀后结膜下注射每次 0.2 ml，每日 2 次。结果 36 例获得治愈，无效 10 例其他均有不同程度的改善，总有效率 86.7%，治愈率 48%。

11）利福平：常配成 0.1% 滴眼液或 1% 眼膏局部外用，以防止继发细菌感染。

12）其他：可用 1% 阿托品眼药水充分散瞳，每日 3 次；内服 B 族维生素及维生素 C、胱氨酸、泛酸钠、吲哚美辛、阿司匹林等。

3. 手术治疗

1）病灶清除术：常用机械清创，清创后对患眼加压包扎，有利促进上皮愈合，减轻症状。

2）炎症消退后 3 个月，视力低于 0.1，可考虑穿透性角膜移植术。

【护理】

1. 室内应保持清洁卫生，环境宜安静。注意休息，保证足够的睡眠。宜进易消化的高蛋白和富含多种维生素的食物，忌食辛辣刺激性食物，避免血管扩张而致眼部充血。注意预防感冒，保持大便通畅，以防因咳嗽或便秘所致腹腔压力增高，导致角膜穿孔。

2. 注意患者视力变化，眼睑红肿结膜充血情况，分泌物的量及其性质和色泽。用散瞳药后应及时观察瞳孔是否散大，同时注意眼痛、畏光、异物感等有无变化，若患者出现全身乏力、酸软、低热等情况，说明病情有变化应及时向医生汇报。以便及时处理。

3. 角膜炎的主要症状有眼痛，畏光、流泪、分泌物增多，后弹力层膨出等。畏光：可指导患者配戴茶色眼镜，避免在强光环境中活动。流泪、分泌物多：可用清洁的棉棒或手帕及时轻轻擦拭，保持眼部清洁。后弹力层膨出：因随时有角膜穿孔的可能，故在滴眼药水、做检查时避免对眼球施加压力，局部用药后应加压包扎患眼，同时加用降眼压药物降低眼压减轻膨出。

4. ①按时点眼药：每次 1~2 滴，滴后闭眼 5~10 分钟，利于药物充分吸收。点眼药时应避免开睑时对眼球施加任何压力以防角膜溃疡处穿孔，勿多种眼药水同时滴用以防降低药效或减少药量，使用 2 种眼药水应间隔 10~20 分钟，用 1% 阿托品眼药水散瞳时应注意压迫泪囊区皮肤，防止通过泪道黏膜吸收引起全身药物反应。急性期眼药水可 30~60 分钟滴 1 次，随病情好转减少用药次数。②眼部有创性治疗：角膜病变严重，局部滴药难以控制，可行此类治疗，如结膜下注射，病灶区域化学烧灼或冷冻。其不良反应可能引起眼胀、眼痛等不适，故治疗前应向患者讲清治疗意义，积极配合。并嘱患者避免过度挤眼。治疗前应充分麻醉，可滴 2~3 次表面麻醉药物，眼周围皮肤常规消毒。治疗操作应规范，手法轻柔。治疗后可给予镇静止痛药物解除不适。

5. ①角膜穿孔：角膜穿孔前多表现眼痛、烦躁，随后有热泪流出感，同时伴有前房消失，虹膜嵌于穿孔处。此时应嘱患者平卧，保持心境平静，积极协助医生行包眼、降眼压等急救措施。在治疗原发病的同时行结膜瓣覆盖或角膜移植术。②继发性青光眼：由于角膜炎症反应或虹膜粘连出现眼胀、头痛、恶心、呕吐等症状。在排除进食不洁及颅脑疾病后，应积极协助医生给予降眼压药物，给药后，应注意患者的心率变化及有无手脚麻木、排尿异常等改变，因降眼压药物噻吗洛尔可引起心率减慢，乙酰唑胺除有降眼压作用，还为排钾利尿药，其不良反应可引起水、电解质紊乱，故年老体弱患者尤需严密观察。

病情稳定后嘱患者继续局部滴用抗生素眼药水2~4周，同时避免全身及眼部过度疲劳，以防复发。角膜上皮修复后，为减轻角膜瘢痕，恢复透明度，需遵医嘱局部加用激素类眼药水，并教会患者如何注意眼压变化，如眼胀、头痛、视力下降，以防发生继发激素性青光眼。嘱患者定期门诊复查，及时接受医生合理性指导。

（郑晓霞）

第二节　急性闭角型青光眼

急性闭角型青光眼是一种以眼压急剧升高并伴有相应症状和眼前段组织改变为特征的闭角型青光眼，故又称急性充血性青光眼。多见于50岁以上人群，女性更常见，男女之比约为1:2，常双眼先后或同时发病。具有家族性、遗传性及双眼性特征。

根据本病发作时和发作后的临床特点，与中医眼科学中的"五风变内障"基本相同。

【病因和发病机制】

现代医学认为，本病的病因目前尚不明确。眼球局部的解剖结构变异，被公认是主要发病因素，这种解剖变异具有遗传倾向。在小角膜、短眼轴、浅前房、窄房角和晶状体增厚的解剖学基础上，晶状体与虹膜的接触面增大，房水从后房流经晶状体与虹膜之间的阻力就会增大，产生病理性瞳孔阻滞，后房房水经虹膜—晶状体间隙进入前房的阻力增加，后房压力增高，晶状体虹膜前移、周边部虹膜薄弱而前膨。随着年龄增长，晶状体厚度增加，前房更浅，瞳孔阻滞加重，发病率增高。如果周边虹膜与小梁网发生接触，房角即告关闭，眼压急剧升高，即可发生本病。

诱发因素：情绪激动、精神创伤、过度劳累、气候骤变、暴饮暴食、黑暗环境及药物散瞳等因素可诱发本病。一般认为，本病的发生与神经体液调节失常，血管舒缩功能失调，葡萄膜充血，血管渗透性增加，房水增多，虹膜前移，致使房角阻塞加重有密切的关系。而其诱因大多可影响血管神经的稳定性。

中医学认为，七情内伤，尤好发于性情急躁或忧郁多愁之人，工作过分紧张、疲劳、失眠与精神刺激等，均可引起急性发作。七情所伤，最易伤气，气伤影响及血，使气血同时受病，上乱清道，蒙蔽空窍，壅遏发病。

【临床表现】

常见于女性。年龄在 40 岁以上，特别是 50～70 岁者居多。情绪波动、过劳、气候突变、长时间在暗处等常为发病诱因。根据临床经过可分六期：

（一）临床前期

临床前期指具有闭角型青光眼的解剖结构特征：浅前房，窄房角等，但尚未发生青光眼的患眼。这里有两种情况：一类是具有明确的另一眼急性闭角型青光眼发作病史，而该眼却从来未发作过。临床资料表明两眼发作间隔最长者可达数十年。另一类是没有闭角型青光眼发作史，但有明确的急性闭角型青光眼家族史，眼部检查显示具备一定的急性闭角型青光眼的解剖特征，暗室激发试验可呈阳性表现。这些眼，均被认为是处于临床前期，存在着急性发作的潜在危险。

（二）前驱期

自觉症状和他觉症状均较轻微，表现为一过性虹视、雾视及眼胀，若即刻检查，可发现眼压轻度升高，角膜轻度水肿，经休息后症状消失。

（三）急性发作期

此期房角完全关闭，眼压急剧升高，眼球静脉出口受压，回流障碍，使眼球各组织处于淤血水肿状态，眼压更为升高。临床表现为：

1. 疼痛伴恶心、呕吐

剧烈眼痛及偏头痛，并沿三叉神经分布放射到前额、耳部、鼻旁窦及牙齿，并有畏光流泪等。由于迷走神经刺激常有恶心、呕吐，有时有腹泻，从而掩盖眼痛及视蒙，误认为胃肠道疾病。此外，因眼心反射产生心搏过缓、盗汗和畏寒，被误认为感冒等。

2. 眼压升高

一般在 50～80 mmHg，严重者可在 100 mmHg 以上，指试眼球坚硬如石，是诊断急性闭角型青光眼的主要依据，必须紧急处理，否则有迅速失明的危险。

3. 视力下降、虹视

因突然升高的眼压使角膜板层伸张，角膜上皮水肿和小泡形成，呈雾状混浊，患者看灯光时角膜起到衍射光栅的作用，而产生虹视现象，蓝绿色光带最靠近光源，影响视力，同时眼压急剧升高使视网膜及视神经缺血，视力严重下降，如不及时抢救可致失明。

4. 瞳孔散大

眼压升高使瞳孔括约肌麻痹，瞳孔散大，这是青光眼与虹膜睫状体炎的重要区别之一。持续眼压升高常因上方房角粘连较著，牵拉虹膜使瞳孔轻度上移，而成垂直椭圆形的散大，固定不动。因为屈光间质含水量增加，在暗黑色的背景中，瞳孔呈一种如深海般的绿色反光，此即青光眼名称的由来。

5. 眼部充血

眼压急剧升高约 1 小时，静脉回流障碍，便出现充血，先出现虹膜血管充盈，以后表层巩膜血管淤血，呈混合性充血，并有球结膜水肿，严重时出现眼睑水肿。

6. 前房变浅及房角闭塞

裂隙灯检查可见虹膜根部几乎与周边角膜相贴，如果角膜清晰可用前房角镜检查，证实房角关闭。

7. 眼底检查

急性发作时因屈光间质水肿混浊，眼底常不能看清。眼压下降后，眼底可见视盘充血和水肿，视网膜血管充盈，动脉有搏动，有时可见出血。

8. 虹膜节段性萎缩

眼压较高情况下，可使局部虹膜血液供应中断，导致缺血和萎缩，常见于上部虹膜，呈扇形。由于色素脱落，在角膜后面和虹膜前面常常见到尘埃状色素沉着。此种节段性虹膜萎缩，只有急性闭角型青光眼及眼带状疱疹才会出现，故有诊断价值。

9. 晶状体改变

晶状体可见到许多灰白色卵圆形或点状混浊，位于前囊下晶状体纤维末端，沿裂缝线分布，称为青光眼斑，为有过青光眼急性发作的诊断依据。

（四）间歇期

急性发作经治疗后在停止一切降压药物 48 小时以上，症状和体征消失，视力部分或完全恢复，此期称为间歇期或缓解期，但随时有急性发作的可能。

（五）慢性期

病情呈慢性进展，视力下降，视野改变，前房角常有周边虹膜前粘连，房角引流功能部分或大部分破坏，眼压中度升高，一般降压药效果不好。应积极治疗，否则进入晚期，视盘呈病理性凹陷及萎缩，视力下降及至失明。

（六）绝对期

持续性高眼压，视力全部丧失。

如果是发生在急性发作未能控制的基础上，则在早期仍保留着急性期的症状和体征，但程度减轻。到后期则仅留下虹膜、瞳孔以及晶状体方面的体征。如果是通过不典型发作而来，则除了房角大部分或全部粘连外，亦可无其他症状或体征。另一种情况也可进入慢性进展期，即在一些间歇缓解期，甚至临床前期的患者，因不愿手术治疗而长期滴用缩瞳剂，虽然避免了急性发作，但房角粘连却在逐步缓慢地进行着，当达到一定程度时则表现出眼压的持续升高。

慢性进展期的早期，眼压虽然持续升高，但视盘尚正常。到一定阶段时，视盘就逐渐凹陷和萎缩，视野也开始受损并逐渐缩小，最后完全失明（绝对期）。确定病程已进入慢性进展期的主要依据是眼压升高，相应范围的房角粘连，房水 C 值低于正常。如果视盘已有凹陷扩大，慢性进展期的诊断更可确定。

急性闭角型青光眼的慢性进展期与慢性闭角型青光眼是两个不同的概念，虽然处理原则已基本相同，但有必要对其有所认识和区别。

【诊断要点】

根据发作的典型病史及有浅前房、窄房角表现即可诊断，必要时行暗室加俯卧试验。

暗室加俯卧试验：是较为有意义的诊断急性闭角型青光眼的一种激发试验。对具有前房浅、房角狭窄、疑有闭角型青光眼可能者可行暗室加俯卧试验。暗室促进瞳孔散大，引起瞳孔阻滞，房角关闭，眼压升高。俯卧使晶状体位置前移，前房更浅，更易发生和加重瞳孔阻滞。方法：先测量眼压，再将被检者带入绝对暗室中，头取俯卧位，睁眼，不能入睡，1 小时后问其有无眼胀痛感觉，如无明显症状可延长 1 小时，然后在暗室中弱光下再测量眼压，如眼压升高，超过试验前 8 mmHg，观察前房角，有关闭者，为试验阳性。

【鉴别诊断】

（一）急性虹膜睫状体炎

两者区别见表 12 - 1。

表 12 - 1　急性闭角型青光眼与急性虹膜睫状体炎的区别

项目	急性闭角型青光眼	急性虹膜睫状体炎
角膜	混浊水肿，有后弹力层皱褶，有色素性 KP	透明，KP 为灰白色
前房	极浅	深度正常、闪辉（＋）
瞳孔	散大、椭圆形，对光反应消失	缩小、后粘连，用散瞳药瞳孔呈花瓣状
晶状体	可能有青光眼斑	可能有渗出膜
眼压	明显升高	正常、轻度升高或偏低

（二）神经系统或消化系统疾病

急性闭角型青光眼急性发作期多有剧烈头痛、恶心、呕吐，部分伴有腹泻、畏寒等症状，眼部症状却很轻微，患者常常误认为是神经系统或消化系统疾病，而首先去内科就诊，非眼科医生由于对急性闭角型青光眼急性发作的临床特点缺乏足够的认识，常会造成误诊而延误治疗。

（三）青光眼睫状体炎综合征、急性虹膜睫状体炎并发性青光眼、晶状体溶解性青光眼

这 3 种疾病与急性闭角型青光眼虽然发病原因不同，临床各有特点，治疗原则也不一样，但是若不仔细鉴别，也容易出现误诊。

（四）原发性恶性青光眼

由于原发性恶性青光眼临床表现和眼部解剖体征同原发性急性闭角型青光眼有许多类同，因而容易误诊。另外，两病的处理原则不同，由于误诊可造成无法挽回的严重损失，两者之间的鉴别诊断尤为重要。恶性青光眼也具有眼前段狭小的解剖特征，同急性闭角型青光眼相比，眼前段往往更小，眼轴更短，晶状体的厚度更厚，晶状体的位置更

为靠前，前房更浅且表现为一致性变浅，最重要的是当用缩瞳剂治疗时病情反而更加恶化。

（五）其他继发性闭角型青光眼

血影细胞性青光眼、晶状体膨胀性青光眼、晶状体半脱位性青光眼、新生血管性青光眼、葡萄膜炎引起的继发性闭角型青光眼等均可导致急剧性眼压升高，甚至遗留下高眼压造成的眼部体征，为了同上述继发性闭角型青光眼进行鉴别，最重要的是详细地询问病史和对侧健眼的对比性检查。在继发性闭角型青光眼出现急剧性眼压升高之前，均有原发病史，如外伤、葡萄膜炎病史等，认真追问病史后多能明确诊断。

【治疗】

（一）中医治疗

1. 辨证论治

1）肝胆火治，风火攻目：青光眼急性大发作。症见溲赤便结。舌红苔黄，脉弦数。

治宜：清肝祛风，除湿降浊。

方药：羚羊角汤。

羚羊角粉（兑服）0.6 g，防风 6 g，知母、玄参、茯苓、酒黄芩、车前子（布包）、夏枯草各 9 g，五味子 3 g。

恶心、呕吐，加竹茹 9 g，法半夏 6 g；大便秘结，加大黄、芒硝各 9 g。

2）肝胃虚寒，饮邪上犯：青光眼急性大发作。症见伴有泛吐涎沫，食少神疲，四肢不温，大便稀薄，小便清长。舌淡苔白，脉弦。

治宜：温肝暖寒，降逆止痛。

方药：吴茱萸汤加减。

党参、茯苓、吴茱萸、法半夏各 10 g，川芎、白芷、陈皮各 6 g，炙甘草 3 g，车前子（布包）12 g。

冷汗多，脉迟细者，加附子 6 g（先煎半小时后再加余药），炙甘草 4.5 g，党参加至 30 g。

3）肝郁气滞，气火上逆：多见于早期患者。症见间有雾视，虹视，眼胀，情志不舒，易激动，口苦咽干，胸胁胀满刺痛，喜叹息，食欲下降。舌红苔黄，脉弦数。

治宜：清热疏肝，降逆和胃。

方药：丹栀逍遥散。

丹皮、栀子、夏枯草、当归、香附、柴胡、白术、赤芍各 10 g，薄荷 6 g，茯苓、车前子（布包）各 12 g，甘草 3 g。

4）阴虚阳亢，风阳上扰：多见于慢性进行期。症见患者头、眼胀时轻时重，瞳孔时散时收，伴有心烦失眠，眩晕耳鸣，口燥咽干。舌红少苔，脉弦细而数或细数。

治宜：滋阴降火，平肝息风。

方药：平肝潜阳汤。

生地 15 g，五味子 3 g，白芍、玄参、菊花、石决明、生牡蛎、车前子（布包）各

9 g。

2. 中成药

1）龙胆泻肝丸：每次 6～9 g，每日 2 次。用于肝胆火炽型。

2）胆草片：4 片，每日 3 次。用于肝胆火炽型。

3）杞菊地黄丸：1 丸，每日 2 次。用于肝肾两虚型。

4）丹栀逍遥丸：6～9 g，每日 2 次。用于肝郁气逆型。

5）黄连羊肝丸：1 丸，每日 2 次。用于肝郁气逆型。

6）石斛夜光丸：1 丸，每日 2 次。用于肝肾两亏型。

7）石斛明目丸：30 粒，每日 2 次。用于肝肾两亏型。

8）二至丸：9 g，每日 2 次。用于肝肾两亏型。

3. 验方

1）桔梗、茺蔚子、车前子、葶苈子、防风、黄芩、香附各 9.6 g，夏枯草、芦根各 32 g，甘草 3.2 g。治青光眼，症见半边头目剧痛，而无恶心、呕吐等症，舌苔薄白，脉弦数者。水煎服，每日 1 剂。大便燥，加番泻叶 9.6 g；胃纳欠佳，加吴茱萸、神曲、山楂、麦芽各 9.6 g；心悸失眠，加远志、炒枣仁各 9.6 g。此方对肝经郁热型青光眼有效。

2）熟地、山药、茯苓、枸杞、山萸肉、当归、生地、银柴胡、盐知母、盐黄柏、麦冬各 9.6 g，泽泻、五味子各 3.2 g，丹皮 4.8 g。治青光眼慢性期头晕、耳鸣、口苦咽干、舌赤苔薄、脉弦细。水煎服，每日 1 剂。如大便燥，可加番泻叶 9.6 g；胃纳欠佳，加青皮、神曲、麦芽、山楂各 9.6 g。

3）芦荟、丁香、黑丑各 50 g，磁石 100 g。上药共研细末，混匀装入空胶囊内，每日早晚饭后 1 小时服用，每次 3～5 粒。

4）泽泻、木通、车前子、桑白皮、大腹皮各 15 g，茯苓、猪苓各 18 g，白术、胆草各 12 g，桂枝 10 g。水煎日服 1 剂，一般连服 4 剂药物。

（二）西医治疗

急性闭角型青光眼是容易致盲的眼病之一，须紧急处理，其治疗原则是：先用缩瞳剂、β 受体阻滞剂及碳酸酐酶抑制剂或高渗剂等迅速降低眼压，使已闭塞的房角开放，待眼压下降后及时选择适当手术防止再发。

1. 药物治疗

目的在于降低眼压及缓解瞳孔阻滞。

1）缩瞳：主要为 1%～2% 毛果芸香碱眼药水。只有当急性闭角型青光眼高眼压状态缓解后，局部滴缩瞳剂才能发挥作用。开始每 5 分钟滴 1 次，共 30～60 分钟，以后每日 4 次即可。在紧急处理时还可加用 0.25% 毒扁豆碱眼药水，此药缩瞳作用较强，刺激性也较大，不宜长期使用。注意每次滴药后应用棉球压迫泪囊区数分钟，以免药物被鼻黏膜吸收而引起全身中毒症状。

2）碳酸酐酶抑制剂：常用乙酰唑胺，一般首次剂量 0.5 g，以后每日 2～4 次，每次 0.25 g。应用时口服氯化钾及同等量的碳酸氢钠片，可减少药物的不良反应。该药能抑制房水的产生，并有利尿作用，故可降低眼压。常见的不良反应有：四肢及口唇麻木、食欲缺乏、尿路结石、肾绞痛、血小板减少等。严重者可发生剥脱性皮炎及过敏性肾炎，故应慎用，不宜长期口服。

3）β受体阻滞剂：常用药为0.25%～0.50%噻吗洛尔眼药水，每日1～2次滴眼。与乙酰唑胺或毛果芸香碱合用可加强疗效，单独使用对急性闭角型青光眼作用有限。该药无缩瞳作用，对心动过缓、心功能不良、支气管哮喘等患者忌用。

4）高渗剂：20%甘露醇250～500 ml，快速静脉滴注，该药因直接渗透作用及间接渗透作用而影响血—房水渗透压梯度，使眼压下降。

5）辅助用药：若患者烦躁不安，疼痛剧烈，可给予苯巴比妥或氯丙嗪使其充分休息。便秘者可给予缓泻剂。此外，术前可局部滴用0.5%吲哚美辛悬液或0.03%欧可芬滴眼液，对减轻术后反应及降低眼压均有一定作用。

2. 手术治疗

急性闭角型青光眼在间歇期施行虹膜周边切除术或滤过性手术。对侧眼应施行预防性的虹膜周边切除术。

3. 医用激光治疗

根据不同病期选用激光虹膜切开术、激光虹膜成形术、激光房角小梁成形术。

【护理】

1. 患者入院后，热情接待，详细介绍病房环境、规章制度等。测量体温、脉搏、呼吸，每日2次。

2. 在手术前，一般情况下应做好血常规、尿常规及出凝血时间的检查。遵医嘱及时滴消炎药，使结膜囊清洁，以预防感染。

3. 术前1日做好个人卫生，淋浴及洗发。做好心理护理，消除患者紧张、恐惧情绪。

4. 密切观察眼压的变化，发现异常及时报告医生。

5. 该病多为双眼发病，若一眼已有急性发作，而健眼因解剖原因具有潜在发作危险，虽无青光眼症状，也应用缩瞳剂预防，并及早做预防性周边虹膜切除术。

6. 如果患者需要反复输入甘露醇，要注意患者是否出现低血钾症状，必要时可以静脉或口服补钾。

7. 在用药过程中，应密切注意不同药物反应。严禁缩瞳药与阿托品混放，切不可用错，要按时点药，确保抢救及时。

8. 应告诫患者，不可擅自停药和改变用药方式；睡眠要充分，情绪要稳定，看电视电影时间不宜过久；每次饮水喝茶不超过500 ml；因腹痛、胃痛就诊时，告诉有关医生禁用莨菪碱类和阿托品等。

9. 手术前、后处理

1）术前准备

（1）对急性发作期患者，入院后应立即报告医生，并即刻使用缩瞳剂、碳酸酐酶抑制剂、β受体阻滞剂及高渗剂，迅速降低眼压，使闭塞房角开放。要严格按照医嘱按时用药。

（2）加强心理护理，说明该症发作与情绪激动有密切关系，要求患者有自控能力。

（3）注意观察体温及大便情况，保持大便通畅，以防大便用力。

（4）如有眼痛眼胀等症状及时通知医生。

（5）执行眼科手术前一般护理。

（6）按时给术前镇静及降低眼压药物。术前1小时按医嘱服乙酰唑胺0.5g或静脉滴注20%甘露醇250ml。

（7）患眼局部滴用抗生素眼液，并剪睫毛，进行结膜囊冲洗等一切术前准备工作。

2）术后处理

（1）手术当日给予易消化半流质饮食，第2日可改为普食。

（2）手术后1~3日一级护理，以后根据病情可改为二级护理。按医嘱应用抗生素眼药水点眼。

（3）术后平卧休息。

（4）注意包扎敷料有无移位和松脱。

（5）观察是否前房形成，前房形成良好者，拆线后可做眼球按摩，促进引流通畅。

（6）注意前房积血。如出血不多可半卧位，如前房充满积血应与医生联系进行处理。

（7）患者出院时嘱其情绪稳定、保持大便通畅、适当休息等。

10. 康复

对前房浅和有青光眼家族史者须重点随访，或可为青光眼可疑者进行检查。老年人平时应陶冶情操，调节情绪，加强锻炼，注意用眼卫生。忌用阿托品等散瞳剂，以防恶化。

（逄增容）

第三节　化脓性中耳炎

急性化脓性中耳炎是细菌感染引起的中耳黏膜的化脓性炎症。病变主要位于鼓室，但中耳其他各部亦常受累。

脓耳以耳内疼痛或不痛，鼓膜穿孔，耳内流脓，听力下降为主要诊断依据。为耳科多发病、常见病之一。

古代医家对脓耳的论述较多，有聤耳、耳疳、耳底子、耳湿、耳痈、耳中生毒等名称，并根据其病因病理将其分为急脓耳和慢脓耳，急脓耳的症状表现类似于急性化脓性中耳炎，慢脓耳症状表现类似于慢性化脓性中耳炎。

小儿脏腑娇嫩，形气未充，易感邪毒，或致邪毒滞留，故小儿脓耳多于成人。

【病因和发病机制】

现代医学认为，急性上呼吸道感染、急性传染病时，致病菌常乘虚经咽鼓管侵入中耳。在污水中游泳、跳水以及不适当的咽鼓管吹张，细菌亦可经咽鼓管侵入中耳。婴幼儿哺乳位置不当，如平卧位吃奶，乳汁亦可经咽鼓管流入中耳。此外，鼓膜外伤时，致病菌可由外耳道侵入中耳。

本病主要致病菌为肺炎球菌、流感嗜血杆菌、溶血性链球菌、葡萄球菌等。

病变早期中耳黏膜充血，鼓室内炎性渗出物积聚，逐渐变为脓性。随着脓液增多，鼓室内压力增高，压迫鼓膜，终至局部坏死，出现鼓膜穿孔，脓液经外耳道流出。

中医学认为，脓耳有以下因素：

（一）风热外袭，循经上犯

多因起居不慎，风热外袭或风寒化热，循经上犯，阻于耳窍；或污水入耳，或乳儿乳汁入耳，湿热邪毒结聚耳窍。

（二）肝胆火盛，邪热外侵

素有肝胆湿热蕴热，再加以风湿热邪侵袭，内外合邪，邪热交结耳窍，蒸灼肌膜，血肉腐败而成脓。《辨证录》："少阳胆气不舒，而风邪乘之，火不得散，故生此病。"

（三）脾虚湿困、上犯耳窍

素体脾气虚弱，健运失职，湿浊内生，加之正不胜邪，邪毒滞留，与湿浊困聚耳窍以致脓耳缠绵难愈。

（四）肾元亏损，邪毒停聚

先天不足，或后天肾精亏耗，以致肾元虚损，耳窍失养，邪毒乘虚侵袭或滞留，使脓耳迁延难愈，肾虚耳部骨质失养，不堪邪毒腐蚀，久之骨腐脓浊而臭，甚至邪毒内陷，导致脓耳变证。《疡科心得集》："因肾经真阴亏损相火亢甚而发。"

【临床表现】

（一）全身症状

轻重不一。可有畏寒、发热、倦怠、食欲减退。小儿全身症状较重，常伴呕吐、腹泻等消化道症状。鼓膜一旦穿孔，体温即逐渐下降，全身症状明显减轻。

（二）耳痛

耳深部痛，逐渐加重，如搏动性跳痛或刺痛，可向同侧头部或牙放射，吞咽及咳嗽时耳痛加重，甚者夜不能眠，烦躁不安。鼓膜穿破流脓后，耳痛顿减。

（三）听力减退及耳鸣

开始感耳闷，继则听力下降，伴耳鸣。耳痛剧者，耳聋可被忽略，偶伴眩晕。穿孔后耳聋减轻。

（四）耳漏

鼓膜穿孔后耳内有液体流出，初为血水样，以后变为黏稠或纯脓。

【诊断要点】

（一）急脓耳

1. 病史

大多有外感或鼓膜外伤病史。

2. 症状

起病急，初起时耳内深部疼痛、胀闷感，逐渐加重，呈搏动性跳痛或刺痛，可向同侧头部及牙齿放射，随即鼓膜穿孔出脓，脓出痛减，听力下降，伴耳鸣。全身伴有发热恶寒，脓出热减。小儿患者则有高热、啼哭、烦躁拒食等，鼓膜穿孔后全身症状减轻。

3. 检查

初起鼓膜松弛部充血，锤骨柄及鼓环区可见放射状扩张的血管，继之为鼓膜弥漫性充血，色鲜红或深红，向外突出，正常标志消失。穿孔前鼓膜局部有小黄点，然后出现穿孔，穿孔处有闪烁搏动的亮点，有脓液涌出。坏死型者鼓膜迅速融溃，形成大穿孔。听力检查为传导性耳聋。

（二）慢脓耳

1. 病史

有反复耳流脓病史。

2. 症状

病程长，耳内流脓，时发时止，或缠绵不断，常因感冒、污水入耳等而诱发或加重，脓液可清稀，或黏稠，或臭秽。

3. 检查

鼓膜穿孔位置、大小不定，鼓室内或有肉芽或息肉形成，或有白色豆渣样分泌物。X线可见乳突慢性炎症，或见上鼓室、鼓窦区扩大，边缘整齐（提示有胆脂瘤形成）。听力检查示传导性或混合性耳聋。

若患者出现脓液由多突然变少，同时伴有头痛、恶心、呕吐、高热、眩晕、走路不稳等症状时，必须考虑脓耳变证的可能，应速令患者做颅脑及乳突 CT 以明确病变部位。

【鉴别诊断】

脓耳当与耳疖、耳疮、鼓膜炎相鉴别。

【治疗】

（一）中医治疗

1. 辨证论治

1）风热外袭，循经上犯：起病急，耳痛逐渐加重、听力下降，继之耳内流脓；可见鼓膜色鲜红，鼓膜正常标志不清，或见鼓膜小穿孔及搏动性溢脓；全身伴有发热、恶寒、头痛、鼻塞、流涕。舌红，苔薄黄，脉浮数等风热表证。听力检查多为轻度传导性耳聋。

治宜：疏风散热、解毒消肿。

方药：蔓荆子散加减。

2）肝胆火盛，邪热外侵：耳内疼痛加剧，耳鸣耳聋，脓多而黄稠或带血色，脓出痛减；鼓膜红赤饱满，或鼓膜有穿孔，脓液黄稠，量多；全身见有发热，口苦咽干，便秘，尿赤。舌红苔黄腻、脉弦数等症。小儿可见高热、啼哭、烦躁不安、拒食等。

治宜：清肝泻火、解毒排脓。

方药：龙胆泻肝汤加减。

若火热炽盛，可选用仙方活命饮加减。小儿脓耳，热毒内陷，高热烦躁者，可酌加钩藤、蝉衣之属；出现神昏、抽搐者加服安宫牛黄丸、紫雪丹等。小儿脏腑娇嫩，用药切忌过于苦寒以防损伤正气。

3）脾虚湿困、上犯耳窍：耳内流脓缠绵日久，脓液清稀，量较多，无臭味，听力下降；鼓膜多有中央性大穿孔，鼓室内可见肉芽、息肉；全身可有头晕、头重或周身乏力，面色少华，食欲减退，大便溏薄。舌质淡，苔白腻，脉缓弱；听力检查多呈传导性聋。

治宜：健脾渗湿，补托排脓。

方药：托里消毒散加减。

4）肾元亏损，邪毒停聚：耳内流脓不畅，量不多，耳脓秽浊或呈豆腐渣样，有恶臭气味，日久不愈，反复发作，听力明显减退；可见鼓膜边缘部或松弛部穿孔，有灰白色或豆腐渣样脓液；全身可伴头晕，神疲，腰膝酸软。舌淡红，苔薄白或少苔，脉细弱；乳突CT检查多示有骨质破坏或有胆脂瘤阴影。

治宜：补肾培元，祛腐化湿。

方药：肾阴虚者，用六味地黄丸加减。

若肾阳虚者，用附桂八味丸；耳聋甚者加石菖蒲、苍耳子等通窍聪耳；虚烦不眠耳鸣甚者加珍珠母、磁石安神息鸣。若湿热久困，腐蚀骨质者，宜配合活血祛腐之法，可在前方基础上选用桃仁、红花、乳香、没药、泽兰、皂角刺等。

2. 外治法

1）清洁：可用3%过氧化氢清洁外耳道，促使引流通畅，有助于局部药物的使用和吸收。

2）滴耳：选用具有清热解毒，消肿止痛作用的药液如黄连滴耳液滴耳。

3）吹耳：可用可溶性药粉吹布患处。吹药前应先清除耳道积脓及残留的药粉，吹药时用喷粉器将药粉轻轻吹入，均匀散布于患处，1日1~2次，严禁吹入过多造成药粉堆积，妨碍引流。鼓膜穿孔较小或引流不畅时，应慎用药粉吹耳。

4）涂敷：耳郭或耳后有红肿，可用紫金锭涂敷。

5）滴鼻：脓耳患者常因鼻塞流涕导致病情加重，或迁延不愈，可用芳香通窍的滴鼻剂滴鼻。

6）乳突根治术：适用于中耳胆脂瘤。

7）切开排脓：原则鼓膜未穿孔者，可以用酚甘油滴耳，红紫外线照射局部，有高热者，可考虑鼓膜切开。

（二）西医治疗

1. 全身治疗

1）早期及时应用抗生素控制感染，务求彻底治愈。首选青霉素或头孢菌素，如过敏可选用磺胺类药物，应用至症状消退后1周停药。配合糖皮质激素的应用，效果甚佳。鼓膜已穿孔流脓者，采取上述措施，2~3周亦可治愈。

2）剧痛时应用镇痛剂。

2. 局部治疗

1）鼓膜穿孔前：在全身应用抗生素的同时，用2%苯酚甘油滴耳，可消炎止痛。鼓膜穿孔后应立即停药。如鼓膜突出、耳剧痛、听力大减或鼓膜虽有小孔而引流不畅或有并发症可疑，均应施行鼓膜切开术。

2）鼓膜穿孔后：先以3%过氧化氢或硼酸水尽量彻底清洗并拭净外耳道的脓液，以便药物进入中耳发挥作用。局部用药以抗生素水溶液为主，如0.25%~1%氯霉素液、0.5%金霉素液、复方小檗碱液、3%林可霉素液等。脓液减少、炎症逐渐消退时，可用甘油或乙醇制剂滴耳，如3%硼酸甘油、3%硼酸乙醇、5%氯霉素甘油等。感染完全控制、炎症完全消退后，穿孔多可自行愈合。流脓确已停止而鼓膜穿孔长期不愈合者，可做鼓膜修补术。

【护理】

1. 适当休息，多饮水，进食易消化富含营养的饮食，保持大便通畅。

2. 密切观察耳道有无分泌物，分泌物的颜色、量、性质、气味等，注意耳后是否有红肿、压痛现象。如出现剧烈头痛、恶心、喷射性呕吐、烦躁不安等症状时，立即通知医生，警惕并发症的发生。

3. 高热时观察体温变化。鼓励患者多饮水，伴呕吐、腹泻的患者应给予补液治疗，防止水电解质紊乱。高热者给予物理降温或遵医嘱给予药物降温。

4. 观察耳痛的部位、程度及持续时间。根据患者疼痛情况对症处理。必要时给予镇痛药物。

5. ①遵医嘱使用足量广谱抗生素控制感染，观察用药效果及不良反应。②教会患者正确使用滴耳液，滴耳时，取侧位或坐位，头偏向健侧，患耳向上，牵拉耳郭（成人向后上方，小儿向后下方）将外耳道拉直。然后将药液顺耳道后壁滴入2~3滴。按压耳屏数次，使药液进入耳道及中耳腔内，保持该体位3~4分钟。切记禁用粉剂，以免与脓液结块，影响引流。③保持咽鼓管引流通畅，并发上呼吸道感染或有鼻炎、鼻窦炎者给予血管收缩剂滴鼻。

6. 手术配合，需行鼓膜切开术者，切开前向患者及家属讲解手术的目的、配合事宜等。配合医生行鼓膜切开术，以利排脓。

7. ①普及正确的哺乳姿势及方法，避免婴儿溢奶、呛咳。②指导患者及时清理外耳道脓液，禁止游泳等可能导致耳内进水的活动。③教会其正确的滴耳及擤鼻方法。④有鼓膜穿孔或行鼓膜置管者避免剧烈活动，保持耳内清洁、干燥。⑤嘱患者定期复查、随访。⑥建议患者锻炼身体，增强机体抵抗力，有上呼吸道感染等疾病积极治疗，做好各种传染病的预防接种工作。

（逄增容）

第四节　鼻出血

鼻出血是鼻科学中最常见的临床症状之一，有以下几个特点：多由鼻腔、鼻旁窦疾病引起，少数由全身疾病引起；多数为单侧鼻腔出血，少数为双侧鼻腔出血；多数为间歇性少量出血，少数为持续性大量出血；多数为鼻腔易出血区的出血（尤其儿童及青壮年），少数为后鼻孔吴氏鼻—鼻咽静脉丛的出血（多见于老年高龄患者）。本病属中医学中"鼻衄"范畴。

【病因和发病机制】

现代医学认为，引起鼻出血的原因很多，可因鼻腔本身疾病引起，也可因鼻腔周围或全身性疾病诱发。

（一）局部原因

1. 鼻部损伤

1）机械性创伤：车祸、跌伤、拳击伤及挖鼻等，是引起鼻出血常见的原因。

2）气压性损伤：在高空飞行、潜水过程中，如果鼻旁窦内外的气压差突然变化过大，会使鼻腔鼻窦内黏膜血管扩张破裂出血。

3）放疗性损伤：头颈部放疗期间及放疗后，鼻黏膜发生充血水肿，或上皮脱落，也可出现鼻出血。

2. 鼻中隔偏曲

多发生在骨嵴或骨棘（矩状突）附近或鼻中隔偏曲的凸面，该处黏膜较薄，空气气流的流向在此处发生改变，故黏膜变得干燥，以致血管破裂出血。存在鼻中隔穿孔的患者，由于穿孔边缘的黏膜干燥、糜烂及干痂脱落，可引起反复鼻出血。

3. 鼻部炎症

1）鼻部非特异性炎症：急性鼻窦炎、干燥性鼻炎、萎缩性鼻炎等易引起鼻出血，出血量一般不多。

2）鼻部特异性感染：结核、狼疮、梅毒、麻风和白喉等特异性感染，因有黏膜糜烂、溃疡、肉芽、鼻中隔穿孔可引起鼻出血。

4. 鼻腔、鼻旁窦及鼻咽部肿瘤

其中最易发生鼻出血者为鼻中隔血管瘤、鼻咽纤维血管瘤、出血性鼻息肉和鼻腔鼻窦恶性肿瘤。少量鼻出血或涕中带血是恶性肿瘤的早期主要症状之一。

5. 鼻腔异物

常见于儿童，多为单侧鼻出血，因鼻腔异物长期存留于鼻腔内，可致鼻腔黏膜糜烂出血。动物性鼻腔异物，如水蛭等，可引起反复大量鼻出血。

（二）全身原因

1. 出血性疾病及血液病

1）血管壁结构和功能缺陷性疾病：遗传性出血性毛细血管扩张症、维生素 C 缺乏症、过敏性紫癜、药物性血管性紫癜、感染性血管性紫癜、血管性假血友病等。

2）血小板数量或功能障碍性疾病：如原发性血小板减少性紫癜、各种原因引起的继发性血小板减少等。

3）凝血因子障碍性疾病：各型血友病、维生素 K 缺乏症等。

4）血液的自身抗凝作用过强：抗凝剂使用不当、血循环中存在抗纤维蛋白原等抗凝物质，或纤维蛋白溶解过度或加快，如 DIC 等。

2. 急性发热性传染病

如上呼吸道感染、流感、出血热、猩红热、疟疾、麻疹及伤寒等。多因高热、血管发生中毒性损害，鼻黏膜充血、肿胀及干燥，以致毛细血管破裂出血。一般情况下出血量较少，多发生于发热期，且出血部位多位于鼻腔前部。

3. 心血管系统疾病

1）高血压和动脉硬化：高血压和动脉硬化是中老年人鼻出血的重要原因，血管硬化是其病理基础。血压增高，特别是在便秘、用力过猛或情绪激动时，可使鼻血管破裂，造成鼻出血。另外，打喷嚏、用力咳嗽、猛力地经鼻呼吸或鼻腔按摩，也是鼻出血反复和难以控制的因素。

2）静脉压增高：肺气肿、肺心病、二尖瓣狭窄、颈部或纵隔占位性病变等疾病，可致上腔静脉高压，这些患者的鼻腔及鼻咽静脉常怒张淤血，当患者剧烈咳嗽或其他诱因，血管则可破裂出血，出血部位多位于后鼻孔处的鼻咽静脉丛分布区。

4. 其他全身性疾病

妊娠、绝经前期、绝经期均可引起鼻出血，可能与毛细血管脆性增加有关。严重肝病患者可因肝脏合成凝血因子障碍引起鼻出血。尿毒症也可引起鼻出血。鼻出血可以是风湿热的早期表现之一。

鼻腔内血管分布丰富，上述各种病因作用下均可导致鼻出血的发生。

鼻腔的动脉主要来自颈内动脉的眼动脉和颈外动脉的上颌动脉，眼动脉在鼻腔的主要分支为筛前动脉和筛后动脉；上颌动脉在翼腭窝相继分出蝶腭动脉、眶下动脉和腭大动脉供应鼻腔。筛前动脉主要供应鼻腔外侧壁的前上部、鼻中隔前上部，筛后动脉供应鼻腔外侧壁的后上部、鼻中隔后上部，并与蝶腭动脉分支吻合。蝶腭动脉分支供应鼻中隔后部、下部及前下部。眶下动脉分支供应鼻腔外侧壁的前部。腭大动脉供应鼻中隔前下部分。另外，颈外动脉的面动脉分支上唇动脉供应鼻前庭及鼻中隔前下部。蝶腭动脉的分支、筛前动脉、筛后动脉、上唇动脉的分支与腭大动脉在鼻中隔前下吻合形成网状动脉丛，称为利特尔（Little's）区，是鼻出血最常见的部位。

鼻腔静脉在鼻腔吻合形成网状静脉丛，位于鼻中隔前下方的克氏静脉丛和位下鼻道外侧壁后方临近鼻咽部的吴氏静脉丛均为鼻出血的好发部位。

中医学认为，血由水谷之精气所化生。《灵枢·决气》说："中焦受气取汁，变化而赤，是谓血。"血液生化于脾、藏受于肝、总统于心、输布于肺、化精于肾，脉为血之府。血液生成之后在脉中运行不息，环周不休，以充润营养全身。当各种原因导致脉络损伤或血液妄行时，就会引起血液溢出脉外而形成血证。如《景岳全书·血证》概括血证的原因说："故有以七情而动火者，有以七情而伤气者，有以劳倦色欲而动火者，有以劳倦色欲而伤阴者，或外邪不解而郁于经，或纵饮不节而火动于胃，或中气虚寒则不得收摄而注陷于下，或阴盛格阳，则火不归原而泛滥于上，是皆动血之因也。"

感受外邪：由于外邪侵袭，损伤脉络而引起鼻衄，其中尤以热邪所导致者为多。

饮酒过多或嗜食辛辣厚味：过食辛辣厚味醇酒，主要引起两方面的病理变化，一是滋生湿热，湿热内蕴，熏灼血络，迫血妄行而引起鼻衄；二是过食辛辣厚味，损伤脾胃，脾胃虚衰，失其脾运统摄之职，以致血溢脉外而引起鼻衄。

情志过极：情志过极则动火于内，气逆于上，迫血妄行而引起鼻衄。如肝气郁结，化火犯肺，鼻是肺之外窍，所以可引起鼻衄。

劳倦过度：心主神明，神劳则伤心；脾主肌肉，体劳伤脾；肾主藏精，房劳伤肾。劳倦过度会引起心、脾、肾气阴的损伤。若损伤于气，则气虚不能统血，以致血液外溢而形成衄血；若损伤于阴，则阴虚火旺，迫血妄行而引起鼻衄。

久病或热病之后：久病或热病之后使阴津耗伤，以致阴虚火旺，迫血旺行而致出血；还可损伤阳气，气虚不摄，血溢肺外而引起鼻衄；久病入络，使血脉瘀阻，血行不畅，血不循经而引起鼻衄。

总之，血之溢出而为鼻衄，其因有二：火热熏灼，迫血妄行和气不摄血，血溢脉外两类。

【临床表现】

1. 出血常突然发生，而无明显诱因。患者感到恐慌，出血多发生在单侧鼻腔。

2. 口渴、乏力、面色苍白，估计失血量大于 400 ml，如伴有大汗淋漓、脉速无力，有休克表现，失血量多在 500 ~ 1 000 ml。

【诊断要点】

要迅速简要地询问出血情况，什么情况下发生的鼻出血，是否有外伤史，哪一侧鼻腔先出血，出血的速度、次数、估计总出血量。过去是否有出血史，近来有什么其他疾病，如发热、紫斑、高血压、贫血等。

1. 出血部位大多数发生于鼻中隔前下方的易出血区，有时出血发生在鼻腔后段的动脉性出血，来势凶猛，不易止血。鼻腔后段的静脉性出血可能为曲张的鼻咽静脉丛破裂所致。

2. 大量或反复出血可有休克及贫血症状。

3. 鼻中隔前下部黏膜静脉曲张、溃疡或见出血点，鼻腔后段出血不易发现出血点。

4. 全身性疾病继发鼻出血的尚有原发病症状。

除了有出血、凝血障碍的血液病患者，一般出凝血时间大都正常。失血量大时，血红蛋白及红细胞计数减少，血沉加快。

【治疗】

（一）中医治疗

1. 辨证论治

1）肺热上壅：症见衄血色鲜红，点滴而出量不甚多，鼻干疼痛，口干咽燥，身热汗出，咳嗽痰多。舌红，苔薄白，脉数。

治宜：清肺泄热，凉血止血。

方药：桑菊饮加丹皮、白茅根。

热甚者加黄芩、栀子；痰黄量多者加瓜蒌仁、贝母。

2）胃热熏蒸：症见出血量多，血色鲜红，鼻燥口干，口臭，龈肿齿衄，渴欲冷饮，消谷善饥，便秘溲赤。舌红，苔黄，脉数。

治宜：清胃降火，凉血止血。

方药：犀角地黄汤加白茅根、侧柏叶、旱莲草。

便秘者加大黄、瓜蒌仁；口渴重者加花粉、芦根。

3）肝火上逆：症见出血量多，来势迅猛，血色深红，口苦咽干，头晕耳鸣，面红目赤，胸胁苦满，烦躁失眠。舌红，苔黄，脉弦数。

治宜：清肝泻火，凉血止血。

方药：龙胆泻肝汤加旱莲草、白茅根、藕节。

热甚者加犀角、生石膏；肝阴不足、眼干盗汗者加知母、白芍。

4）脾不统血：症见鼻血渗渗而出，时发时止，血色淡红，面色㿠白，少气懒言，倦怠乏力，大便稀溏。舌淡胖，脉弱。

治宜：健脾益气，补血摄血。

方药：归脾汤加减。

出血甚者加侧柏叶、地榆炭、阿胶。

5）肝肾阴虚：症见血色淡量少，衄而止，止而复作，头晕目眩，耳鸣如蝉，失眠健忘，腰膝酸软，潮热盗汗。舌红瘦，少津，脉细数。

治宜：滋养肝肾，育阴止衄。

方药：杞菊地黄丸，加旱莲草、怀牛膝。

出血甚者加胶艾汤。

2. 中成药

1）万应锭：每次1.5～3 g，每日2次，温开水送服。小儿酌减，本品具有清热解毒、凉血止血之功。适用于口舌生疮、牙龈肿痛、吐血衄血等症。

2）失血奇效丸：具有凉血止血，清热泻火之功。用治肺经热盛引起的鼻衄等。每次6 g，每日3次。

3）犀角地黄丸：每次2丸，每日2次。用治胃热炽盛引起的鼻衄，口干口渴，舌红苔黄，脉数。

4）清胃黄连丸：每次9 g，每日1～2次。用治胃火盛引起的鼻衄，口舌干燥，牙龈肿痛等。

5）牛黄清胃丸：每次1丸，每日2次。用治胃热炽盛引起的鼻衄。

6）云南白药：每次0.5g，每日4次内服。外用粉剂吹入鼻中，或将药粉放于棉片上，填出血处。

7）栀子金花丸：每次9g，每日1次口服。本品具有清热泻火、凉血解毒之功。适用于肺胃热盛引起的吐血衄血。

8）黛蛤散：每次9~15g，每日2次，温水调服。用治肝肺火热上炎所致的鼻衄，口渴，咳嗽痰多等。

9）龙胆泻肝丸：每次6~9g，每日3次。用治肝火上逆引起的鼻衄等。

10）当归龙荟丸：每次6~9g，每日2次。用治肝火上逆引起的鼻衄等。

11）阿胶：每次3~9g，每日2次，烊化兑服。用治阴虚火旺所致的鼻衄等。

12）二至丸：每次9g，每日3次。用治肝肾阴虚、虚火上炎所致的鼻衄等。

13）血宝：每次2粒，每日3次，小儿酌减，饭后服。用治脾虚不能统血引起的鼻衄等症。

3. 单方、验方

1）大黄炭末用温开水调匀塞鼻，效验显著。

2）用脱脂棉球卷成鼻孔大小的条状，蘸白矾末塞鼻内，维持1~2分钟即可。

3）芦荟3~6g研粉，油纱布条粘着，填塞出血鼻腔。慢性出血者将芦荟0.5~1g加温开水5~10ml搅化，仰面滴入出血鼻腔1~2滴，每日3~5次。

4）鲜茅根30g，栀子炭、血余炭、大蓟、小蓟、丹皮各10g，大黄炭5g，生地12g。水煎服。必要时加仙鹤草20g，三七粉3g（分2次吞服）以增强疗效。

5）白及30g，研极细末，取适量药末用冷开水调拌（糯米粥汤尤佳）捏成条状，施药前清除鼻腔残存血块，然后将药条塞进患侧鼻腔，若两侧均出血，则用上药轮换塞鼻。注意避免着凉，忌食辛辣刺激食物。

6）麻黄碱、炉甘石、硇砂、藕节各20g，研粉装瓶待用。用消毒棉球或棉棒蘸药粉涂于出血部位，然后用消毒棉球稍加压即可迅速止血。

4. 饮食疗法

1）带须大葱10根，捣如泥，左鼻衄敷右足心，右鼻衄敷左足心，两鼻衄贴两足心。10分钟血止。

2）大蒜捣如糊，左鼻衄敷右足心，右鼻衄敷左足心。

3）米醋渍棉塞鼻中。

4）鼻衄不止，以井水洗足可止。

5）海带30~50g，冷水浸泡洗净切细水煎服（可酌加冰糖或白糖调味），每日3~4次。连服3~7日。服药期间忌吃煎炒辛燥之品。

6）鲜韭菜根茎30g，红糖10g。将韭菜根茎加水250ml，煎至100ml，加入红糖，分2次服，每日1剂，可连服2~3剂。

（二）西医治疗

患者多因出血情绪紧张，尤其反复大量出血情况，因此，首先应予以安慰，使之平静。了解病史，明确出血侧鼻腔出血诱因、出血量的多少、既往病史，对治疗有十分重要的意义。

1. 一般处理

消除患者的紧张情绪，可取坐位，病情严重者可取半卧位，疑有休克者，取平卧位。勿将血液咽下，以免刺激胃肠道引起呕吐，加重全身症状。

2. 常用止血方法

首先要估计出血部位，采用不同的止血方法。

1）简易止血法：对于鼻腔易出血区的出血，压迫鼻翼向内、上方，观察出血是否停止，若出血停止，则持续压迫 10～15 分钟，同时可冷敷前额及后颈部，可减少出血或达到止血目的，有条件的情况下可局部放置 1% 麻黄碱或 0.1% 肾上腺素棉片，同时压迫鼻翼数分钟可起到很好的止血效果，同时为进一步检查明确出血部位创造条件。

2）烧灼法：对于有明确出血部位或出血点病例，可使用烧灼法处理出血部位。有多种方法可选用，如传统的 30%～50% 硝酸银或 30% 三氯醋酸局部烧灼、电刀局部烧灼等。注意勿误伤周围黏膜，禁忌同时烧灼鼻中隔两侧对应区，以防中隔穿孔。烧灼后鼻腔内滴入油剂。注意保护鼻腔，以免烧灼部位再出血。

3）填塞法：对出血较剧、出血部位不明或渗血面较大，经以上处理仍然出血不止者应采用填塞法。

（1）前鼻孔堵塞：填塞前攊去鼻腔血块，用凡士林纱条或碘仿纱条填塞鼻腔。应从鼻底部开始，然后将纱条层层向上折叠，使整个鼻部平均受压，达到止血目的。亦可用吹张气囊或水囊代替纱条填塞。

（2）后鼻孔填塞：鼻腔后部的出血，可用此法。患者鼻腔及口咽部均以 1% 丁卡因溶液做黏膜表面麻醉，然后将消毒橡皮导尿管的一端插入出血侧鼻腔，经鼻咽部达口咽部，用血管钳夹至口外，将一预先准备好的、大小合适的锥形纱球，以双线端缚于导尿管露出于口外的一端，自前鼻孔回抽导尿管，将锥形纱球拉入后鼻孔，再行前鼻孔填塞法。将拉出于前鼻孔外的 2 根丝线缚在一小纱布卷上固定，剪短垂在口咽部的丝线，线端露于软腭下方，以备取出填塞物时用。填塞物应于 48 小时内取出。如再度出血，可再行填塞。应用抗生素以预防感染。

填塞注意事项：①注意无菌操作。②填塞一般不超过 3 日，如预防填塞时间在 5～6 日者，应采用碘仿或抗生素油膏纱条作填塞材料。③填塞期内应给予抗生素，防止中耳炎和鼻腔、鼻窦感染。④双侧鼻腔、后鼻孔填塞后，可引起 PaO_2 下降，$PaCO_2$ 上升，故对老年患者或有心血管、呼吸系统功能下降者，可经面罩给氧，避免缺氧造成脑或心肌的损害。

4）冷冻止血法：鼻黏膜表面麻醉后，看清出血部位，将冷冻器头置于出血点，直至出现白色为止，待解冻后，取出冷冻器头，创面涂以抗生素软膏。

5）其他止血法

（1）取一无菌脱脂棉球，使之成条状，采健康亲属的鲜血 2～3 ml，立即注入棉球上，继之将饱和的鲜血棉球用镊子填塞在鼻腔所出血部位，血凝后见有少量血清溢出。采取此法只需 4～5 分钟即可止血。主要适用于凝血机制障碍引起的严重出血。

（2）黏膜下注射法：鼻中隔前段小片状渗血者，可将 1% 普鲁卡因或 0.5% 利多卡因注射于患处黏膜下，以压迫破裂的血管，达到止血的目的。

文献报道取消痔灵注射液 0.1 ml 和 2% 普鲁卡因 0.1 ml 混合于出血部位黏膜下注射，治愈率 100%。

（3）人工冬眠：对顽固性鼻出血可用人工冬眠疗法。取 10% 葡萄糖液内加氯丙嗪 50 mg，异丙嗪 50 mg，哌替啶 100 mg，每日 1 次静脉滴注。还应密切观察病情，绝对卧床，如有继续出血，应及时行鼻填塞或其他止血措施。

6）血管结扎法：经上述各种止血方法无效时，可采用此法。血管结扎前，须判断出血的来源，再决定结扎相应的血管。

3. 全身治疗

出血量较多，为防止或治疗休克，应给予输液、补充血容量的治疗，并应用止血药物，以辅助制止鼻出血。随时观察出血情况，注意口腔清洁，保持呼吸道通畅，防止血液误吸，必要时给氧治疗。

4. 病因治疗

不管什么类型的鼻出血，都要积极寻找病因，针对病因治疗，才是最有效、最长久的治疗方法。

【护理】

1. 安置患者休息，一般取坐位或半卧位，大量出血疑有休克者宜采取平卧位，头偏向一侧，出血侧在下。血止后可逐渐恢复日常活动。

2. 安慰患者，消除患者紧张情绪和恐惧感。鼻腔填塞时说明可引起局部不适或疼痛及可能持续的时间，让患者有思想准备，树立信心，配合治疗护理。给予高蛋白、富含维生素的食物，避免刺激性食物，不吃热烫食物。

3. 根据出血程度给予适宜的止血处理：①少量出血进行简易止血法，如在患者前额和后颈部敷冷水袋或湿毛巾；嘱患者用手指紧捏鼻翼两侧压向鼻中隔 10～15 分钟；用浸以 1% 麻黄碱滴鼻液或 0.1% 肾上腺素溶液棉片置入鼻腔暂时止血。②出血点明确者协助医生用烧灼法止血。③对出血较剧、渗血面较大或出血部位不明者，迅速建立静脉通道，遵医嘱给予止血药、补液，并协助医生做好填塞止血术。

4. 嘱患者将口中痰、血液吐入痰杯中，以免血液咽下引起胃部不适、恶心、呕吐；避免低头、打喷嚏、用力咳嗽和擤鼻，以防填塞物脱出引起鼻出血。

5. 用鼻腔填塞止血的患者，口部宜盖以湿纱布，让患者多次少量饮水，以减轻因张口呼吸引起的咽干燥感，遵医嘱给润喉片。还应观察堵塞物有无松脱，如不慎纱条由后鼻孔脱出，应沿软腭缘剪断纱条，切勿将纱条拉出。

6. 保持口腔清洁，加强口腔护理，每日 3～4 次用 3% 复方硼酸溶液含漱。

7. 严密观察病情出血情况，应观察生命体征变化，并记录。流出的血量不多而患者面色苍白、出冷汗、烦躁不安、口干、脉速、胸闷或血压下降，提示血液流入胃中，患者已进入休克或休克前期，应及时处理。

8. 多次反复出血或高血压鼻出血者，尤应提高警惕。除每日早晚测量血压外，还必须重视患者的主诉。此类患者出血前多有头发热、发胀或其他不适的预兆，遇此情况报告医生，不要等出血时措手不及。

9. 出血严重者应准备输血，查血型及做交叉配血试验。

10. 平时注意保护鼻部，避免外伤。

11. 指导患者正确的擤鼻方法——手指压一侧鼻孔，行单侧擤鼻，避免两侧鼻腔同时剧烈擤鼻。

12. 切勿用手指挖鼻和剧烈喷嚏，以免机械性造成鼻出血。

13. 注意气候干燥季节，保护鼻黏膜湿润，可鼻腔涂液状石蜡。

14. 教育儿童切勿向鼻腔放置异物，如铅笔、豆类、球类等，以免损伤鼻黏膜引起鼻出血。

15. 患有心血管疾病者，应积极治疗，避免因高血压及血管硬化引起出血。

16. 老年患者鼓励多食新鲜蔬菜和水果，以增加维生素摄入，增强血管弹性。

（逢增容）

第五节　鼻咽癌

鼻咽癌是常见的恶性肿瘤之一，发病率以我国南方几省为高。在中医学文献中，属于"鼻渊""失荣""控脑砂""上石疽"等范畴。临床上常见有鼻衄、鼻塞、耳鸣、耳聋、头痛及听力减退等病证。

【病因和发病机制】

现代医学认为有以下因素：

（一）遗传因素

1. 家族聚集现象

许多鼻咽癌患者有家族患癌病史。鼻咽癌具有垂直和水平的家族发生倾向。

2. 种族易感性

鼻咽癌主要见于黄种人，少见于白种人；发病率高的民族，移居他处（或侨居国外），其后裔仍有较高的发病率。

3. 免疫遗传标记的观察

人类白细胞抗原（HLA）中 A 位点的 HLA – A2 及 B 位点的新加坡 2 与鼻咽癌的发生有关。Simons 对淋巴细胞进行 HLA 分型，发现广州人有单型 $A_2 - Bsin_2$ 抗原存在，患鼻咽癌的相对危险性增加 1.97 倍。

（二）病毒感染

自从 Old 等于 1966 年首次用免疫扩散法在鼻咽癌患者的血清中检测到高滴度抗 EB 病毒抗体以来，经过大量研究，现已基本公认 EB 病毒与鼻咽癌的发生有密切关系。除 EB 病毒外，冠状病毒等其他病毒对鼻咽癌发生的协同作用也引起了学者们的注意。

（三）环境因素

流行病学调查发现，广东鼻咽癌高发区内的婴儿，在断奶后首先接触的食物中便有咸鱼。另外，鱼干、广东腊味也与鼻咽癌发病有关。这些食品在腌制中均有亚硝胺前体物亚硝酸盐。人的胃液 pH 值在 1～3 时，亚硝酸或硝酸盐（需经细胞还原成亚硝酸盐）可与细胞中的仲胺合成亚硝胺类化合物。

（四）微量元素

流行病学调查结果显示，鼻咽癌高发区内的大米中镍的含量高于低发区，而钼、镉、镍的含量则低于低发区；饮水中镍和铅的含量高于低发区。

中医学认为，鼻咽癌的病因病机多为风邪挟毒所致，正气虚弱，感受风邪挟毒侵袭鼻咽，着而不去，气血瘀滞，积瘀不散而成肿块。历代医家认为本病多属肺热，因肺开窍于鼻，肺气通于鼻，肺的功能失常，气滞火灼，上焦热盛，迫血妄行而鼻衄；气血凝滞，壅塞不通，则成疮疽；肝郁气逆，瘀血不散，肝胆热盛，蕴结于脑则成脑漏。

【临床表现及辅助检查】

（一）临床表现

应注意地区、生活习惯和家族史以及接触放射物质和空气污染等。

鼻咽部由于位置隐蔽，早期症状轻微，故易被漏诊或误诊。医务人员必须密切关注，重视临床症状，才能早期发现，及时治疗。最常见的症状有：

1. 鼻出血

鼻咽癌早期即有出血倾向，鼻腔分泌物带血丝，最常见者为前鼻孔向鼻咽部抽吸鼻涕吐出涕中带血，或擤出鼻涕带血，以晨起时多见。开始出现少量血丝，时有时无，常被误诊为呼吸道炎症，未予重视，待出血量较多时，病变常已进入晚期。

2. 耳部症状

鼻咽肿瘤侵犯或压迫咽鼓管口，常可引起患侧耳鸣、耳闷塞感及听力下降，或伴有鼓室积液。

3. 鼻部症状

鼻咽部肿瘤逐渐长大，可阻塞后鼻孔，出现鼻塞，多为单侧性，瘤体增大时可能会发生两侧阻塞。

4. 头痛

早期即可有头痛，疼痛呈间歇性，部位不定，常偏于患侧颞、顶或枕部，晚期破坏颅底或向颅内蔓延则为持续性头痛，部位固定。

5. 颈部淋巴转移

早期即可发生一侧乳突尖下胸锁乳突肌前缘上端，颈深淋巴结增大，继之对侧亦有转移，增大的淋巴结无痛、质地较硬，活动度小或固定。

6. 颅神经症状

肿瘤破坏颅底或经破裂孔侵入颅内，常先侵犯 Ⅴ 及 Ⅵ 脑神经，故有头痛、患侧面部麻木、眼球不能外展及复视等症状。亦可引起其他脑神经症状。

（二）辅助检查

间接鼻咽镜或光导纤维鼻咽镜检查，于咽隐窝及鼻咽顶后壁可见黏膜溃疡或有菜花状、结节状肿物。鼻咽造影及 CT 检查可显示较小肿瘤。X 线颅底平片可显示颅底骨质情况。

【诊断要点】

1. 临床上早期症状不明显，常见症状有鼻塞、鼻衄、鼻涕带血、耳鸣、头痛及听力减退等。晚期可出现耳聋、复视、头痛剧烈及颈部淋巴结肿大等症状。

2. 鼻咽镜检查。

3. 鼻咽部或颈部肿块活检。

4. 鼻咽部涂片脱落细胞学检查。

5. EB 病毒血清学检测，对疑及鼻咽癌者，宜以免疫酶法检测 EB 病毒的 IgA/VCA 和 IgA/EA 抗体滴度。

6. 鼻咽侧位片、颅底片及 CT 检查，对于确定临床分期及制订治疗方案都极为重要。

【鉴别诊断】

（一）腺样体增殖

常见于 30 岁以下的年轻人，多位于鼻咽顶部，呈对称性，表面光滑呈纵行嵴状隆起，常因增生而形成结节或因感染而形成肉芽状结节，应注意癌变并存，常需活检鉴别。

（二）炎症

鼻咽黏膜粗糙，分泌物多或有普遍性的淋巴滤泡增殖，需活检鉴别。

（三）结核

鼻咽顶部黏膜糜烂、溃疡和肉芽肿样隆起、表面分泌物多而脏，还常伴颈部淋巴结肿大，与鼻咽癌难以鉴别，需活检确诊。

（四）坏死性肉芽肿

病程发展很快，常伴发热或有恶臭，鼻咽顶中央呈肉芽状坏死。其边缘清楚，常累及鼻腔，口咽甚至穿破上腭或鼻旁皮肤形成溃疡。

（五）纤维血管瘤

多见于 15～25 岁的女性，有经常反复鼻出血及鼻塞史，出血量多。病变多发生在鼻咽顶部及后鼻孔，呈圆形或分叶状，表面光滑呈紫红色，触诊实而富有弹性，亦可破坏颅底骨，并引起颅神经症状，应慎重加以鉴别。活检会引起大出血，应忌用。

（六）颈部肿块

1. 淋巴结炎

急性者常有红、肿、热、痛等典型症状，易鉴别。慢性炎症常有龋齿、慢性扁桃体炎和咽喉炎。淋巴结光滑、活动，直径一般在 2 cm 以内。

2. 淋巴结核

多见于青少年，颈深、浅淋巴结常同时受累。并常伴有淋巴结周围炎症与周围组织粘连成团或邻近多方淋巴结融合成多结节状或分叶状。触之质地较软，有轻度痛感。

3. 恶性淋巴瘤

多年轻，病程短，病变范围广，常为双侧颈部，可伴有腋下，纵隔和（或）其他区域淋巴结肿大，质地软，有弹性感。

【治疗】

（一）中医治疗

1. 辨证论治

鼻咽癌手术治疗很难达到根治的目的，一般较少采用，但对放疗甚为敏感，所以现以放疗为首选方法，化疗作为辅助治疗。因放疗常常耗人津液，损人真阴，一般在放射治疗时应配合中药治疗，预防真阴亏损，常用沙参麦冬汤加味：沙参30 g，麦冬15 g，天门冬15 g，天花粉15 g，石斛30 g，女贞子15 g，生地15 g，枸杞20 g，白芍12 g，元参15 g，每日1剂水煎服。

1）肝郁犯肺：症见鼻涕带血，耳内胀闷，头痛眩晕，自觉烦热，胸胁胀痛，大便秘结，烦躁易怒，颈部肿块。舌质暗或紫暗，苔黄脉弦。

治宜：疏肝解郁，消肿散结。

方药：丹栀逍遥散加减。

丹皮30 g，栀子12 g，柴胡12 g，赤芍12 g，胆草10 g，夏枯草30 g，丹参30 g，白茅根30 g，薏苡仁30 g，仙鹤草30 g，郁金10 g，苍耳子10 g，白花蛇舌草30 g，半枝莲30 g。

2）阴津亏耗：症见口干唇裂，咽燥，毛发干枯，大便干结，小便短赤。舌质红而干燥，或光削或有裂纹，脉细数。

治宜：滋阴生津，甘寒增液。

方药：沙参麦冬汤加减。

沙参30 g，麦冬30 g，天门冬20 g，生地15 g，知母15 g，丹皮12 g，芦根30 g，白茅根30 g，金银花15 g，天花粉15 g，石斛12 g，枸杞12 g，女贞子12 g，丹参15 g，生南星10 g（久煎），生半夏10 g（久煎），石上柏30 g，白花蛇舌草30 g，半枝莲30 g。

3）脾虚痰湿：头痛绵绵不休，鼻咽部分泌物多而清稀，头目眩晕，泛恶或呕吐，腹泻，痞满、食欲下降，倦怠乏力，面色少华，舌体肥胖而色淡，苔白腻或黄腻，脉濡细或细滑。

治宜：健脾化湿，祛痰消瘤。

方药：平胃散和导痰汤加减。

苍术15 g，白术30 g，茯苓15 g，半夏15 g，制南星12 g，陈皮10 g，薏苡仁30 g，党参12 g，厚朴15 g，扁豆10 g，砂仁8 g，猪苓15 g，白花蛇舌草30 g，半枝莲30 g，土贝母15 g，土茯苓30 g，夏枯草30 g。

4）热毒瘀结：症见头痛头晕，视物模糊，甚至面瘫，鼻衄，脓涕，牙痛龈肿，渴喜冷饮。舌质紫暗或有瘀斑，脉细或滑数。

治宜：清热解毒，化瘀消肿。

方药：五味消毒饮加减。

蒲公英30 g，紫花地丁20 g，金银花15 g，板蓝根30 g，黄连10 g，黄芩12 g，赤芍12 g，丹皮15 g，生地15 g，水牛角30 g，水蛭12 g，全虫10 g，蜈蚣3 条，蟾蜍皮12 g，五灵脂12 g，土元12 g，白茅根30 g，薏苡仁30 g。

5）气阴两虚：症见头晕头昏，神疲乏力，心悸气短，耳鸣耳聋，颧赤自汗，或五心烦热，大便干结，面㿠白或萎黄无华。舌质胖嫩，苔少，脉细数。

治宜：气养阴，扶正消瘤。

方药：四君子汤和沙参麦冬汤加减。

黄芪60 g，党参15 g，白术15 g，沙参30 g，麦冬15 g，天门冬30 g，元参15 g，黄精15 g，山药12 g，五味子12 g，女贞子15 g，旱莲草15 g，仙鹤草30 g，槲寄生30 g，生薏苡仁30 g，白花蛇舌草30 g，半枝莲30 g，五加皮20 g。

6）气血双亏：症见面色晦暗，四肢无力，肢冷畏寒，形体瘦弱，腰酸骨痛。舌质暗淡，舌苔白，脉沉细。

治宜：补气养血，健脾益肾。

方药：人参养荣汤加减。

人参10 g，党参15 g，茯苓30 g，黄芪30 g，甘草10 g，当归15 g，白芍20 g，熟地15 g，女贞子20 g，槲寄生30 g，仙灵脾30 g，五味子10 g，白花蛇舌草30 g，半枝莲30 g，薏苡仁30 g，仙鹤草30 g，紫草30 g，五加皮20 g。

2. 中成药

1）千柏鼻炎片：有清热解毒，活血祛风的功效。用于各种鼻炎及鼻咽癌。每次6～8 片，每日3 次。

2）平消片：有抑制肿瘤生长，提高免疫功能的疗效。可化瘀解毒，清热散结，止痛。每次4～8 片，每日3 次。

3）玉枢丹：适用于老年性鼻咽癌属于痰热壅盛者。每次1.5 g，每日2 次，温开水送服。

4）一粒止痛丹：对老年人鼻咽癌疼痛明显者，即气滞血瘀型疗效较好。每次1 粒，每日3 次。温开水送服。

3. 单方、验方

1）生晒参、丹皮、侧柏炭、百合各9 g，玄参、南北沙参各15 g，鱼腥草、藕节各20 g，七叶一枝花、生甘草各6 g。水煎服，每日1 剂。

2）金银花研粉，从患鼻吸入。每日3～10 次。据报道用此方治1 例鼻腔腺癌，获得痊愈。追踪调查，疗效确实。

3）十大功劳60 g，鲜石榴皮120 g，夏枯草45 g，甘草9 g。水煎服，每日1 剂。据报道用此方结合扶正治疗1 例鼻咽癌颈淋巴结转移，带瘤存活达5 年之久。

4）紫草根、白芍15 g，浙贝母、野菊花、连翘各9 g，党参、藁本、木通、黄芩各

12 g。水煎服，每日 1 剂。效验显著。

5）胆草、两面针、七叶一枝花、茅莓各 30 g，野菊花、苍耳子、元参、孩儿参各 15 g。水煎服，每日 1 剂。

（二）西医治疗

鼻咽癌的治疗包括放疗、手术治疗、化疗与免疫治疗。首选是放疗。

1. 放疗

选用 ^{60}Co γ 线或高能 X 线（6~8 MV）和电子束（4~5 MeV）。一般予常规连续放疗，每次 2 Gy，每周 5 次，鼻咽总量 66~70 Gy/6.5~7.0 周。早期病例可选用外照射加后装腔内治疗；中晚期病例无远处转移者，可选用放疗加增敏、超分割或加速超分割放疗；晚期病例有远处转移者，予姑息性放疗。放疗后复发或残存病灶可采用立体定向放疗。

2. 化疗

在鼻咽癌的治疗中，高能放疗是公认的主要有效治疗方法。事实上，放疗仅用于治疗原发肿瘤及区域淋巴结，而绝大多数鼻咽癌为低分化癌和未分化癌，主要为低分化鳞癌，恶性度高，发展快，除颈部淋巴结转移外还极易出现远处转移。而较晚期的患者，经放疗后仍易复发和转移。因此，鼻咽癌除放疗外应用化疗是十分必要的。化疗有全身疗法或动脉插管疗法 2 种，常用的药物有环磷酰胺（CTX）、顺铂（DDP）、5 - FU、ADM。

1）CBF 方案

CTX 0.6~1.0 g iv d1，4；

博来霉素（BLM）10 mg iv d1~5；

5 - FU 500 mg iv drip d2，5。

每 5 日为一周期，隔周后第二周期；4 个周期为 1 个疗程。

2）AVCC 方案

ADM 25 mg/m^2 iv d1；

CTX 500 mg/m^2 iv d1；

亚硝脲（CCNU）50 mg/m^2 po qn d1。

每 4 周 1 次。

3）FP 方案

5 - FU 750 mg/m^2 iv drip d1~5；

DDP　20 mg iv drip d1~5。

每 4 周重复 1 次。

4）BMP 方案

平阳霉素（BLMA5）10 mg im[①] d1，3，5，8；

MTX 40 mg/m^2 iv drip d1，8；

DDP 20 mg/m^2 iv drip d1~3 或 d1~5；

---

① im 为肌内注射。

每 3 ~ 4 周重复。

5）CAP 方案

CTX 200 mg/m² iv drip d1；

ADM 30 mg/m² iv d1；

DDP 90 mg/m² iv drip d1；

每 4 周重复。

6）IFOP 方案

异环磷酰胺（IFO）60 mg/kg iv drip d1，3，5，7，9，配合应用美司钠；

DDP 20 mg/m² iv drip d2，4，6，8，10。

此方案可加放疗。

7）B – CMF 方案

BLM 30 mg/d iv drip d1 ~ 4；

CTX 200 mg/m² iv d1 ~ 5；

MTX 20 mg/m² iv drip d1，5；

5 – FU 400 mg/m² iv drip d1 ~ 5。

在白细胞恢复正常时，每 3 ~ 4 周重复。BLM 的累积剂量限制为 300 mg，此后仅用 CMF。

8）BP 方案

紫杉醇 135 ~ 175 mg/m² iv drip d1，配合应用脱敏药和西咪替丁；

BLMA5 10 mg im d2，9；

DDP 100 mg/m² iv drip d2，配合水化、碱化、止吐剂。

每 21 ~ 28 日为 1 个周期。

3. 手术治疗

对放疗不敏感或放疗后复发残存的肿瘤，进行手术切除和颈部淋巴结清扫术，可提高疗效。但鼻咽癌一般不采取手术治疗。

4. 免疫治疗

当前临床上用于免疫治疗的药物有 IFN、IL – 2、胸腺素等。免疫治疗用于鼻咽癌的研究，仍处于初级阶段，有待进一步研究提高。

【护理】

1. 加强心理安抚，医护人员对患者应持积极治疗态度，工作耐心，消除顾虑，提高患者抗病信心。

2. 放疗开始时给软饭或普通饭，2 周后，如有食欲缺乏、味觉不敏、厌食肉类油腻之物时，可给清淡少油的素菜及蛋类。一旦发生口咽部溃疡应进半流质或流质饮食，以减少对黏膜的刺激，并可避免疼痛。此外宜适当补充牛奶、水果等，且须多饮水。重症摄食不足者应予补液，包括静脉高营养。

3. 放疗前

1）向患者讲明放疗的重要性及有效性，整个治疗过程需要多长时间及其有关注意事项等。鼻咽癌患者常有心理异常，认为癌为不治之症，有忧郁、恐惧、悲观、绝望等心理交织在一起，个别患者甚至有轻生的念头，医护人员应理解患者的心理，以高度的责任感、同情心和人道主义精神，处处体贴和关心患者，满足患者心理和生活上的需要，解除其恐惧心理，协助患者顺利度过放疗。患者入院时要热情接待，语言亲切，态度和蔼，主动和患者谈心，帮助患者熟悉医院环境，讲明在放疗期间会出现的反应以及如何配合治疗等，鼓励其树立战胜疾病的信心。

2）外照射前，应嘱患者去掉义齿、金耳环、金项链等，照射区皮肤勿涂红汞、碘酒等刺激性药物，也禁贴氧化锌胶布及其他各类治疗性药膏。主要是为防止重金属物产生的第二次射线，从而加重皮肤的损害。

3）劝告患者戒烟酒，忌食辛辣刺激性食物，以减少对口腔、食管及胃肠道的刺激，对鼻咽癌戒烟尤为重要，因其与治疗效果及复发密切相关。

4）对术后患者的伤口，在接受放疗前应妥善处置，尤其是接近软骨及骨组织的伤口，须在愈合以后方可实行照射。一般伤口除急需照射外，也应在伤口愈合后接受照射治疗。

5）对鼻咽癌在放疗之前，患者应洁齿，拔除深度龋齿及残根，伤口愈合 7～10 日方可放疗，因照射可破坏龋齿周围的骨组织。鼻咽腔部有如咽炎、鼻炎、鼻窦炎或鼻咽部及口腔肿瘤感染，应先控制感染，消除炎症，这是因为感染灶可降低放疗的敏感性。有出血者应先止血。

6）放疗之前应做肝肾功能及血常规检查，白细胞计数在 $4.0 \times 10^9/L$ 以上，血小板计数在 $100 \times 10^9/L$ 以上，肝肾功能正常方可放疗。慢性消耗引起的恶病质应先纠正其恶病质再行放疗。

4. 放疗中

1）注意口腔卫生，每次饭后用软毛牙刷刷牙，用多贝尔溶液或生理盐水漱口。

2）保持鼻腔清洁，每日用生理盐水冲洗鼻咽 1～2 次。

3）保持放射野皮肤干燥洁净。干反应：用无刺激性软膏涂擦。湿反应：注意放射区域皮肤清洁干燥，避免衣物摩擦。

4）耳部勿进脏水脏物，防止外来感染，以免继发化脓性中耳炎，适当给予抗生素滴耳剂局部滴用。

5）若鼻腔干燥可滴以无菌液状石蜡湿润，鼻塞可滴用麻黄碱。

6）嘱患者坚持使用木制螺旋张口器练习张口，以免放疗后由于咀嚼肌和下颌关节纤维变导致的张口困难。

7）放疗中因味觉的改变，口腔无味或有异味感需吃软质或流质，鼓励进食。

5. 放疗后

放疗后继续注意皮肤反应；嘱患者继续练习张口活动；防止头颈部蜂窝织炎等。

6. 手术治疗

1）向患者及家属说明手术的重要性，并多给予鼓励，增强其战胜疾病的信心。

2）给予患者高热量、高蛋白、高维生素的饮食。食物宜为温凉的软食，避免过酸过辣等刺激，以防损伤黏膜。可告知患者使用吸管，以利于吞咽。

3）手术前用多贝尔溶液或甲硝唑注射液漱口，每日4次，注意口腔卫生。

4）每日为患者冲洗鼻腔1~2次，保持鼻腔清洁。

5）患者全麻术后应由专人看护，密切观察患者的面色、呼吸、血压、脉搏和体温，及时发现病情变化，预防出血。

6）患者涕中有少量鲜血，局部可用麻黄碱、肾上腺素。

7）从术后第一日起，用1.5%过氧化氢擦拭口腔，生理盐水冲洗，及时用负压吸引抽吸冲洗液，每日4次，防止口腔感染。

7. 鼻咽部出血

1）少量涕中带血时局部可用麻黄碱。

2）中量出血时，局部可用麻黄碱或肾上腺素纱条堵塞鼻咽止血，肌内注射止血剂。

3）大量出血时嘱患者勿将血咽下，保持呼吸道通畅，防止窒息。吸氧，鼻部置冰袋冷敷，凡士林无菌纱布填塞后鼻孔压迫止血。准备好抢救用物，静脉给予止血药。

8. 康复指导

开展防癌普查，对中老年人有一侧颈上淋巴结不明原因地肿大，或反复一侧耳闷堵塞，中耳积液，或一侧鼻塞、鼻涕带血等，应尽快到肿瘤科请医生检查，如发现可疑病灶，进一步做脱落细胞学检查或病理活检以确诊。生活在鼻咽癌高发区的中老年人也应定期到医院做防癌查体和做EB病毒检查。积极治疗鼻咽部慢性炎症和增生溃疡，防止忧思郁怒，加强体育锻炼，不吸烟，少饮酒，患病后更应身心愉快，生活有节，并根据本人体质适当进行轻微活动。如打太极拳等。放疗期间，口干舌燥时宜多食新鲜蔬菜、水果，如胡萝卜、山楂、柠檬等，保持口腔清洁。鼻咽癌预后较好，放疗可使大多数早、中期患者治愈，中医中药对放疗后不良反应处理有一定疗效。

（逄增容）

第六节　慢性咽炎

慢性咽炎为咽部黏膜、黏膜下组织及淋巴组织的弥漫性炎症，常为上呼吸道慢性炎症的一部分。有时病程冗长，症状顽固，较难治愈。本病中医称为"虚火喉痹"。

【病因和发病机制】

现代医学认为，本病有以下因素：

1. 急性咽炎反复发作所致，此为主要原因。

2. 鼻腔、鼻旁窦、鼻咽部的慢性炎症炎性分泌物的刺激；鼻腔堵塞，被迫张口呼吸；慢性扁桃体炎、牙龈炎等病灶刺激，均可引起慢性咽炎。

3. 烟酒过度，粉尘、有害气体刺激，嗜食辛辣食物等，均可引起本病。

4. 职业因素，如教师、歌唱家等说话及用嗓过多者，可引起本病。

5. 全身因素，如贫血、便秘、心血管病（因血液循环障碍引起咽部淤血）、慢性支气管炎、支气管哮喘、风湿病等，均可继发本病。内分泌紊乱、自主神经功能失调、免疫功能紊乱、克雷伯菌感染及维生素缺乏等因素，既与萎缩性鼻炎相关，也和干燥性咽炎有关。

本病多因脏腑虚损，阴液耗伤，虚火上炎所致。属虚证，与肺、脾、肾关系密切。

【临床表现】

一般无明显全身症状。主要症状为咽异物感、烧灼感、干痒、微痛等，空咽时不适感明显。咽后壁常附有较黏稠的分泌物，由于分泌物的刺激可引起刺激性咳嗽。上述症状因人而异、轻重不一。

（一）慢性单纯性咽炎

黏膜充血，血管扩张，黏膜下组织增生，咽后壁有散在充血的淋巴滤泡。

（二）慢性肥厚性咽炎

黏膜色暗红，增厚明显，咽后壁淋巴滤泡明显增生肿大，甚至融合成片，咽侧索呈条束状肥厚。

（三）慢性萎缩性咽炎

咽黏膜变薄，如蜡纸状，可有薄痂附着。

【诊断和鉴别诊断】

本病诊断不难，诊断慢性咽炎应特别谨慎，以防遗漏某些疾病。食管癌早期可有类似的咽部不适及轻度咽下困难，对中老年人及食管癌多发地区尤应注意排除。会厌肿物及声门上型癌早期主诉咽喉部不适，逐渐加重，行喉镜检查可明确诊断。临床上另有咽异感症，系指不伴有局部器质性病变的咽部感觉异常。多发生于中年女性，中医谓之"梅核气"，主要与精神因素有关，如本人恐癌或因过分焦虑、抑郁、悲伤及神经衰弱等。患者常诉咽部梗阻感，但进食无碍，均为空咽时明显。此类患者用暗示疗法，进行心理疏导，酌用镇静剂治疗有效。

【治疗】

（一）中医治疗

1. 辨证论治

1）肺阴虚：症见咽喉微痛、痒，咽燥，吞咽不顺，时有"吭""喀"等动作，咽黏膜暗红，咽后壁少量淋巴滤泡，咳嗽少痰。舌质红、苔少，脉细数。

治宜：养阴清肺利咽。

方药：养阴清肺汤加减。

咳嗽有痰者加川贝母；咽痒明显者加蝉衣；咽中异物感者加香附、苏梗；咽后壁淋巴滤泡增生者加郁金、香附、橘核、荔枝核。

2）肾阴虚：症见咽微痛灼热，咽干而痒，咽黏膜暗红，肥厚，兼见盗汗，五心烦热，腰膝酸软。舌质红嫩，脉细。

治宜：滋阴降火，清利咽喉。

方药：六味地黄丸加减。

咽喉灼热明显者加知母、黄柏；心烦不眠者加枣仁、茯神、黄连。

3）阴血亏损：症见咽干微痛，渴不欲饮，咽黏膜暗红，唇淡无华，头晕目眩。舌质淡，脉沉细。

治宜：养血润燥，清利咽喉。

方药：四物汤加减。

头晕明显者加首乌、枸杞；咽干者加麦冬、元参；虚烦不眠者加炒枣仁、合欢皮。

4）气虚咽痛：症见咽干不适，干咳少痰、少气懒言，动则气喘，纳谷不香。舌质淡，舌体胖，苔薄白，脉虚。

治宜：益气健脾利咽。

方药：补中益气汤加减。

咽中有异物感者加玉蝴蝶、苏梗；咽干少津者加百合、玉竹。

5）阳虚咽痛：症见咽隐痛，声低，面色㿠白，小便清长，大便溏泄。舌苔白润，脉微弱。

治宜：扶阳温肾，引火归原。

方药：肾气丸加减。

咽喉不利者加玉蝴蝶；咽痛明显者加射干、青果。

2. 中成药

1）丹参注射液：本品 8 ml 置于超声雾化吸入器中，每次雾化吸入 30 分钟，每日 2 次，4 周为 1 个疗程。若并发咽部糜烂或溃疡，可每日加庆大霉素 4 万 U，至创面愈合为止。

2）鱼腥草注射液：本品 4 ml、板蓝根注射液 2 ml、醋 0.5 ml，装入超声雾化瓶内雾化吸入，每日 2 次，每次 20 分钟，7 日为 1 个疗程。

3）核酪注射液：开始隔日肌内注射产品 2 ml，2 周后每周注射 2 次，20 支为 1 个疗程。

4）板蓝根注射液：用 5 ml 注射器吸取本品 4 ml，采用口腔科 5 号针头，分别注入咽后壁两侧黏膜下（每侧黏膜上下两点各注射 1 ml），不可过深，以观察注射部位黏膜发白并稍隆起。每周 3 次，2 周为 1 个疗程。

5）七厘散：用七厘散内服或局部喷入治疗慢性咽炎，多能获效。

3. 单方、验方

1）川芎 15 g，丹参 18 g，当归、桃仁、赤芍、射干各 10 g，桂枝、桔梗各 5 g，甘草 8 g。水煎 300 ml，分 2~3 次服，10 剂为 1 个疗程。具有活血化瘀，利咽散结之功。

2）鲜蛇毒全草 100~200 g（干品 10~50 g）。水煎分早、晚 2 次服，每日 1 剂。亦可和适量瘦猪肉煲水服。20 日为 1 个疗程。

3）射干、金银花、玉竹、麦冬、知母各 250 g，红糖 400 g。上药加水 7 500 ml，浓煎成 2 500 ml，装瓶备用。每次服 10 ml，每日 3 次。10 日为 1 个疗程。休息 3~5

日，再服 1 个疗程。

4）太子参 25 g，丹参、玉竹各 20 g，郁金、佛手、石斛、玄参、鸡内金各 15 g，木瓜、乌梅各 10 g。水煎服，每日 1 剂。疗效显著。

5）生地、玉竹各 60 g，桂枝 6 g。分 2 次煎服，每日 1 剂。

6）金银花、麦冬各 10 g，胖大海 2 枚。开水冲泡代茶饮。

（二）西医治疗

本病症状顽固，一直令临床医生棘手。对其治疗应从中西医结合入手，中医辨证用药以治其本，配合局部治疗以去其标，才能收到满意的疗效。

1. 一般治疗

积极治疗急性咽炎及鼻和鼻咽部慢性炎症，治疗全身疾病以增强机体抵抗力。做好解释工作，以消除患者的思想负担。

2. 局部治疗

1）慢性单纯性咽炎：保持口腔、口咽清洁，用生理盐水、复方硼砂溶液、呋喃西林溶液、2% 硼酸液等含漱；含服华素片、度米芬喉片、薄荷喉片等；用复方碘甘油、2% 硼酸甘油、5% 硝酸银溶液涂于咽后壁，有收敛及消炎作用。

2）慢性肥厚性咽炎：除上述治疗慢性单纯性咽炎的方法外，还可用电凝固法、液氮冷冻、激光、微波、25% ~50% 硝酸银烧灼等处理淋巴滤泡。但应注意分多次进行治疗，切忌局部破坏过重，形成瘢痕甚至萎缩性咽炎。

3）干燥性及萎缩性咽炎：一般治疗可参考慢性单纯性咽炎，含漱可改为咽部灌洗，以使药液达到咽腔并清除咽部痂皮；用乙酰半胱氨酸、α 糜蛋白酶等雾化吸入，可改善症状，减轻咽喉干燥；口服小剂量碘化钾（0.1 ~0.2 g，每日 2 ~3 次，多饮水）可促进咽分泌物增加，减轻咽干；口服维生素 A、B_2、C、E，可促进黏膜和腺体增生。

【护理】

（一）加强身体锻炼

锻炼能增强人的体魄，疾病自然就会远离人们，平时要加强身体锻炼，提高身体的免疫系统，对慢性咽炎的防范有很大作用。

（二）远离烟酒

长期抽烟喝酒患有慢性咽炎的概率高出不抽烟喝酒的人，烟酒会刺激咽喉，导致病菌的感染。平时尽量减少抽烟喝酒，使身体慢慢恢复。

（三）注意口腔卫生

早晚漱口对预防病原菌感染有很大帮助，漱口的时候可以在牙膏上加上少许的食盐，这样不仅能预防疾病感染，还能美白牙齿。

（四）合理饮食

少吃辛辣刺激性食物，多吃新鲜的蔬菜和水果，例如小白菜或花菜，保证饮食的营养搭配，有效地预防疾病。

（五）保护嗓子

喜欢大声说话或大声高歌的人，嗓子最容易受损，嗓子受损之后就会发炎形成慢性咽炎，平时要保护嗓子，尽量避免大声喊叫。

（六）咽喉不适及时治疗

如果感觉喉咙不舒服，必须尽快到医院诊治，这样才能控制病情，预防慢性咽炎。

（七）多喝水

人体缺少水分就会上火，生活最容易影响到喉咙，平时要多喝水，多吃一些清热去火的食物，例如金银花和胖大海泡水，能有效预防慢性咽炎。

（逄增容）